シリーズ MIに基づく歯科臨床 vol.01

外傷歯の診断と治療

増補新版

月星光博●――著

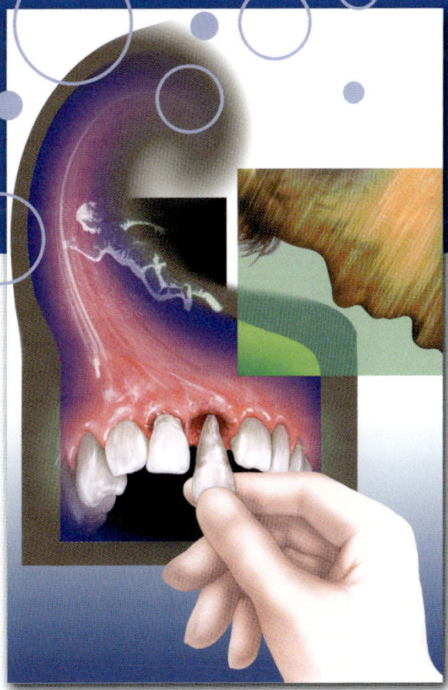

クインテッセンス出版株式会社 2009

QUINTESSENCE PUBLISHING

Berlin | Chicago | Tokyo

Barcelona | London | Milan | Mexico City | Moscow | Paris | Prague | Seoul | Warsaw

Beijing | Istanbul | Sao Paulo | Zagreb

緒　言

『外傷歯の診断と治療』の第１版が出版されてから11年が経過した．出版当時には思ってもみなかったことであるが，この本はその後11年をかけて，英語，ドイツ語，イタリア語，フランス語，スペイン語，韓国語，ブルガリア語，チェコ語，オランダ語，トルコ語，中国語の11か国の言葉で翻訳出版されることになった．このことは名誉であると同時に，少なからず驚きでもあった．このように多くの言語で翻訳出版された背景を筆者なりに解釈すれば，外傷歯に関する情報が世界的に十分でないことがあげられる．う蝕および歯周病に対する治療法の発展は，その予防も含めて著しいものがあるが，外傷歯のそれは，発現頻度の高さに比して歯科教育のなかで現在でも置き去りにされているかもしれない．

筆者は増補新版を上梓するにあたり，この本を歯科治療におけるミニマルインターベンション（MI）の「入り口」あるいは「原点」に位置づけたい．外傷歯はう蝕や歯周病と異なり，急性の疾患である．いい換えれば，基本的に感染のないあるいは少ない歯科疾患として扱える．また，外傷歯の患者は比較的低年齢層であることから，若年者ゆえの高い生体治癒力を期待できる．したがって，歯の硬組織・歯髄・歯根膜・歯槽骨などに対して，より保存的で，生物学的許容性，予知性の高い治療結果をもたらしてくれる．いい換えれば，できるだけ被せない，抜髄しない，抜歯しない治療，すなわち，MI を求めなければならないし，またそれが可能である．

外傷歯学には，保存修復学，歯内療法学，歯周療法学，歯の移植学，インプラント治療学などの，歯科のあらゆる分野にその知識・技術がフィードバックされる部分は少なくない．外傷歯学に興味のある人もそうでない人も，また，外傷歯を頻繁に治療する人もそうでない人にも，歯科治療へのヒントは少なくないと信じている．この本が，多くの歯科医師・学生の臨床指針になることを期待したい．

2009年５月

月星光博

この本をJens O. Andreasenに捧げる

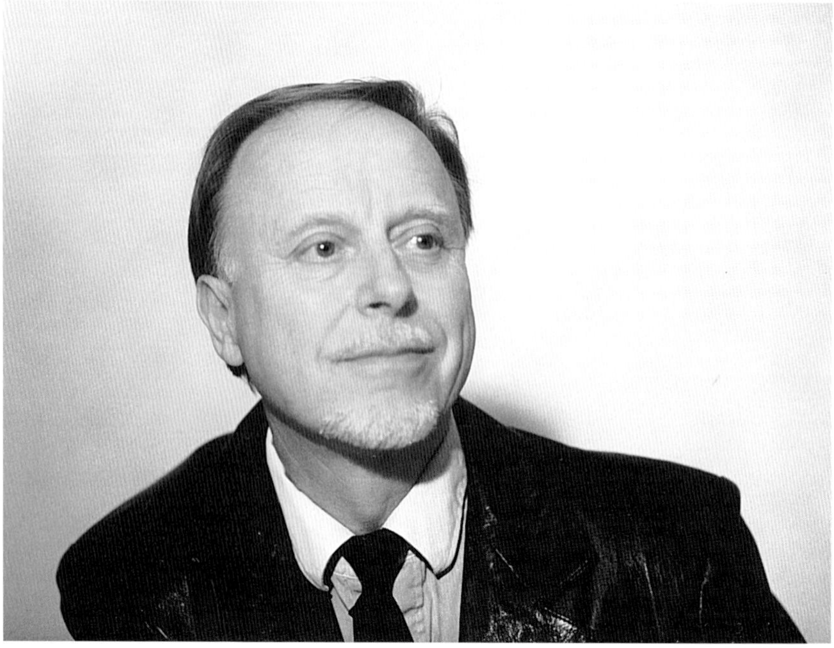

Jens O. Andreasen (1935〜　)

謝　辞

この本を上梓するにあたり，まず，世界外傷歯学会の初代会長であるDr.Jens O. Andreasenに感謝の意を表したい．彼は現代外傷歯学の父であり，長年にわたる多くの研究により，この学問を大きく発展させ，世界中の外傷歯学教育や治療の啓発に貢献したことに，尊敬の念を禁じ得ない．この本も私の多くの症例も，彼の研究や著書がなければ存在しなかったに違いない．

CONTENTS

INTRODUCTORY CHAPTER
歯と歯周組織を理解するために

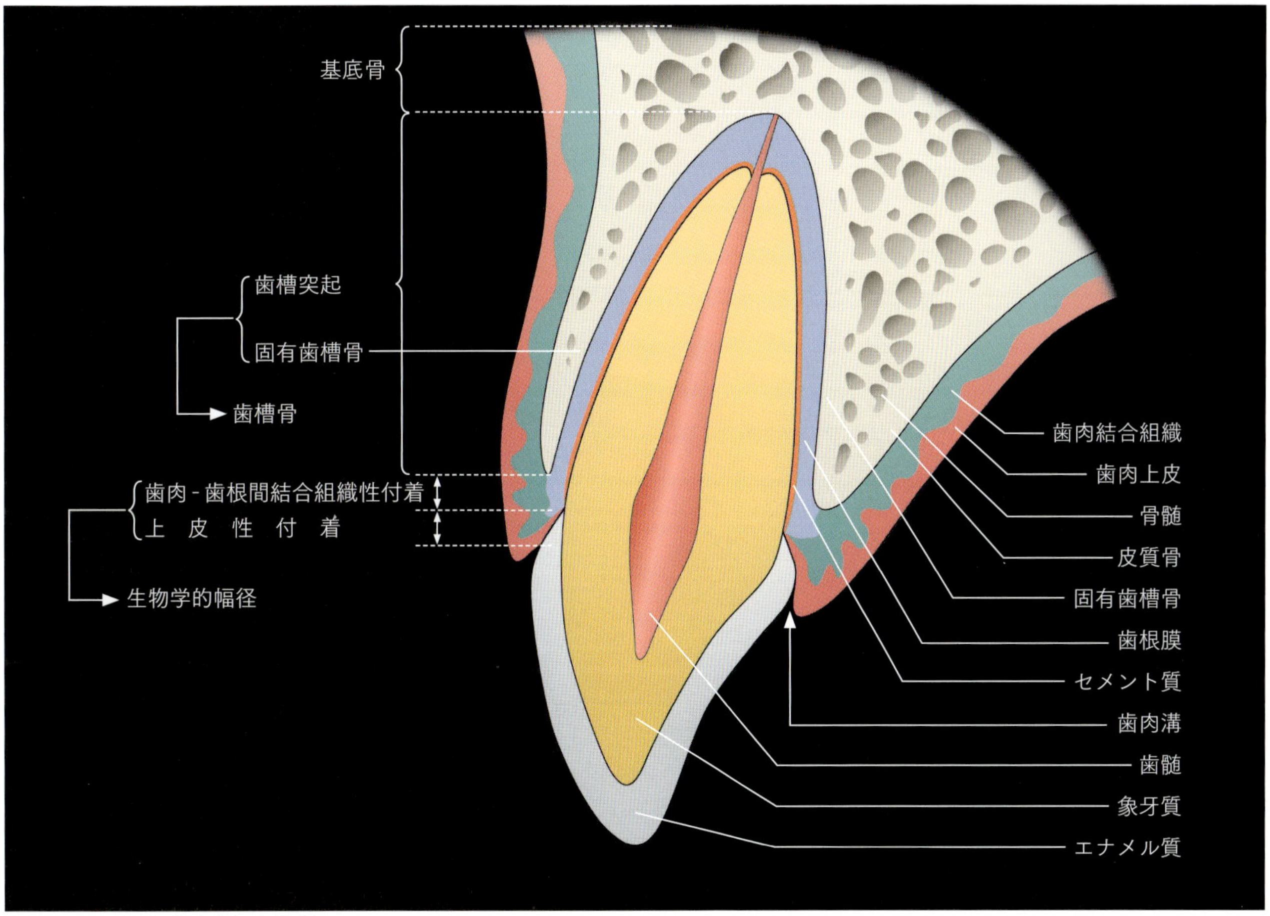

Fig 1 歯と歯周組織を表わす模式図.

歯と歯周組織の解剖

ここでは，以下の外傷歯の診断と治療方針を理解するために，まず歯と歯周組織の解剖について簡単に解説する.

正常な歯と歯周組織を **Fig 1** に模式図として示した．歯はエナメル質，象牙質，セメント質の 3 つの硬組織からできており，象牙質は歯髄細胞によって，セメント質は歯根膜細胞によって形成された組織である[1, 2]．歯槽骨は発生学的に固有歯槽骨と歯槽突起の 2 つの部分からできており，固有歯槽骨(白線，硬線)は，歯根膜細胞によって添加，形成された歯槽窩内面の緻密骨(皮質骨)である[3]．歯根膜は，歯槽骨あるいは歯肉結合組織とセメント質の間に介在する組織であり，シャーピー線維により歯を歯槽骨あるいは歯肉結合組織に結び付けている(この状態を結合組織性付着とよんでいる)．この歯槽骨縁上にある結合組織性付着は通常約 1 mm であり，この歯冠側にある約 1 mm の上皮性付着を合わせた合

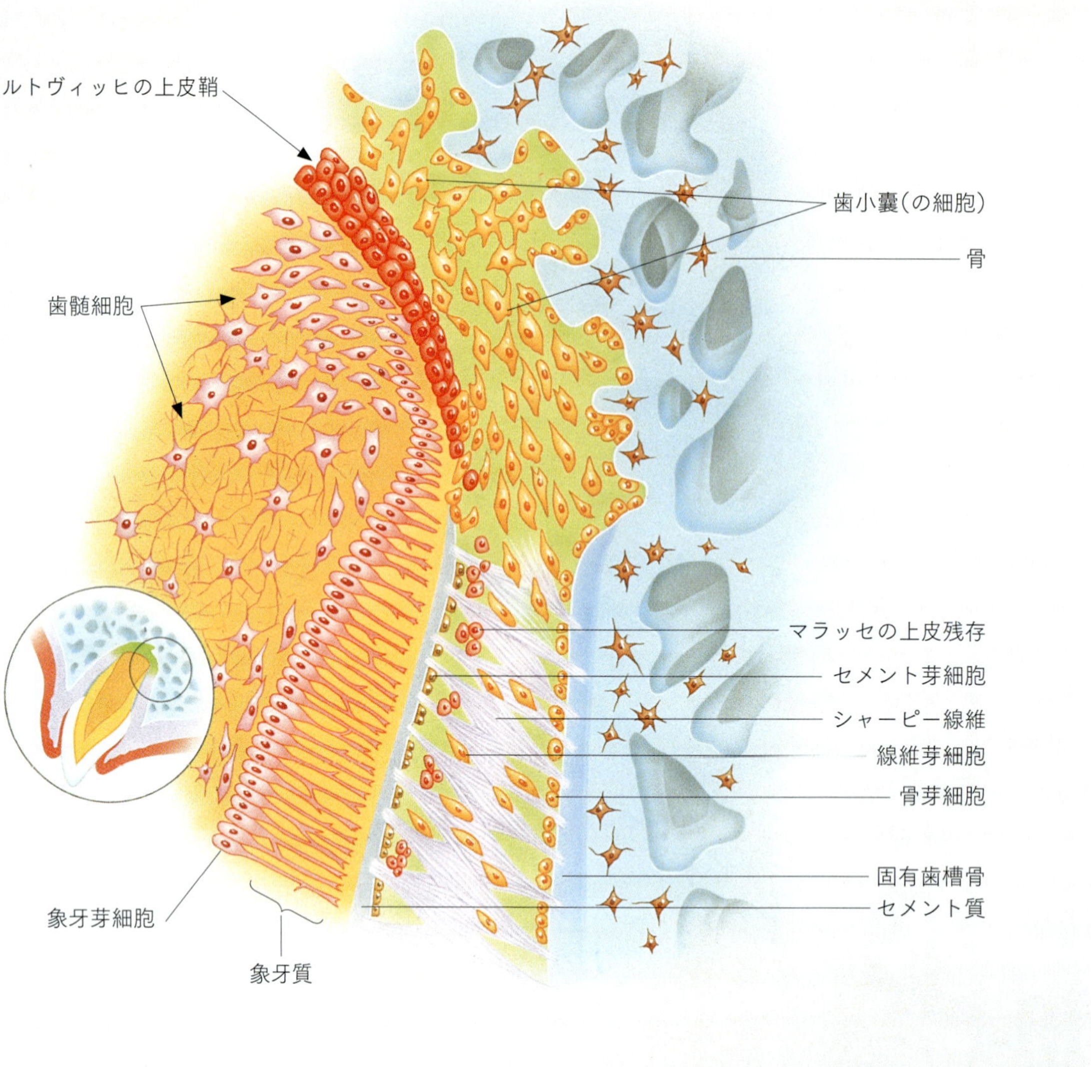

Fig 2 歯根未完成歯と根尖付近の歯周組織を表わす模式図.

計約 2 mm の幅を生物学的幅径とよんでいる[4].

歯根未完成歯では，根尖部にヘルトヴィッヒの上皮鞘が存在する(**Fig 2**). ヘルトヴィッヒの上皮鞘は本来，内エナメル上皮と外エナメル上皮が結合した退縮エナメル上皮がエナメル器から離れたものであり，歯根を完成に導く重要な役割を担っている. ヘルトヴィッヒの上皮鞘の歯髄側では歯髄細胞が象牙芽細胞に誘導分化され，歯根膜側では歯小嚢の細胞が歯根膜細胞(セメント芽細胞，線維芽細胞，骨芽細胞)に誘導分化される.

参考文献

1．Ten Cate AR. Oral histology, development, structure and function. 3rd ed. St. Louis：Mosby, 1989.
2．Bhaskar SN. Orban's oral histology and embryology(10th ed). St. Louis：Mosby, 1986.
3．Lindhe J. Textbook of clinical periodontology. Copenhagen：Munksgaard, 1984.
4．Ingber JS, et al. The "biologic width"：A concept in periodontics and restorative dentistry. Alpha Omegan, Scientific Issue 1977 Dec：62.

CHAPTER 1
外傷歯の分類と診査・診断

CHAPTER 1 では，まず外傷歯の種類や状態を大まかに理解するために分類を提示し，つぎに実際の臨床例を参考にしながら，外傷歯の診査・診断のポイントについて解説を行う．

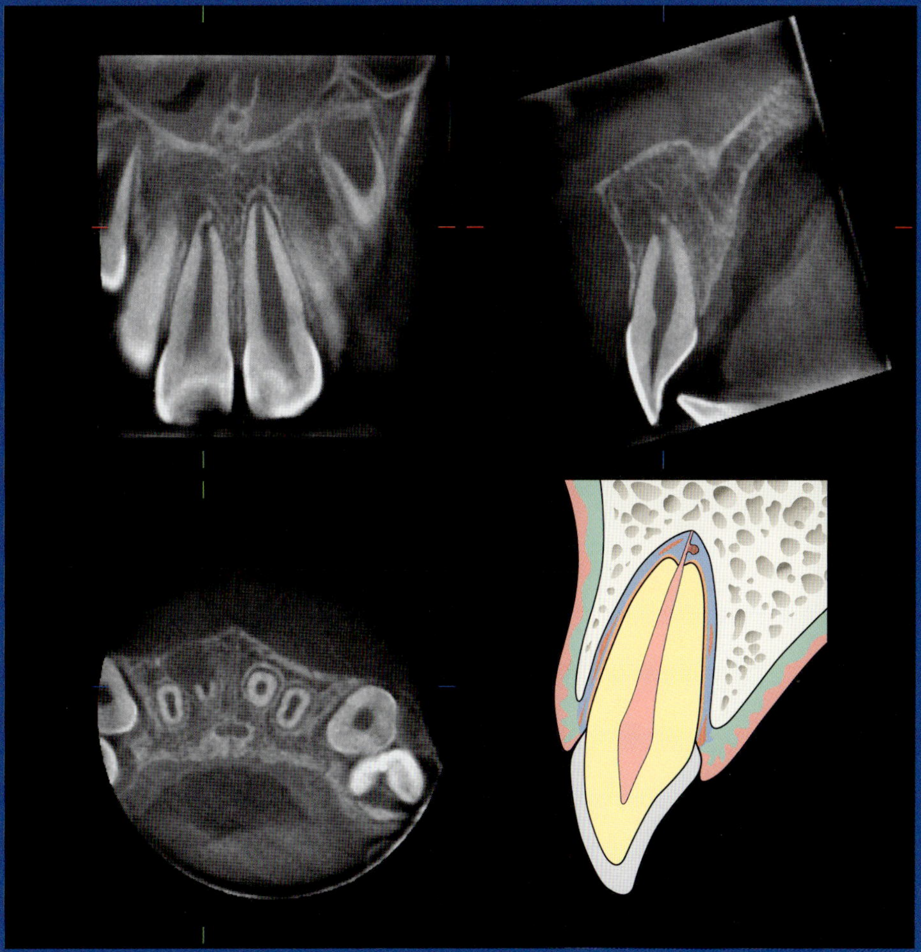

「外傷歯」の分類

歯あるいは歯周組織に外傷力が加わると，その方向と大きさの違いなどによって，さまざまな破壊が歯と歯周組織に生じる．ここでは，Jens O. Andreasen[1~3]の基準に準じて分類を行う．歯の外傷は，「破折性の外傷」(**Fig 1**)と「脱臼性の外傷」(**Fig 2**)の 2 つに大別することができる．

「破折性の外傷」は歯の硬組織の損傷をさし，「エナメル質の亀裂」「歯冠破折」「歯冠 - 歯根破折」「歯根破折」に細分類される．

「脱臼性の外傷」は歯根膜の損傷をさし，「振盪・亜脱臼」「挺出性脱臼」「側方性脱臼」「脱離」「埋入」に細分類される．

さらに，軟組織の裂傷や歯槽骨の骨折といったことも外傷によって生じる．以下に，Andreasen の外傷歯の分類にしたがって，それぞれについて簡単に解説する．

破折性の外傷(Fig 1a～f)

エナメル質の亀裂(enamel infraction)

実質欠損をともなわないエナメル質の不完全破折(ひび)(**Fig 1a**).

歯冠破折(crown fracture)

エナメル質あるいはエナメル質と象牙質の破折．歯冠破折はさらに，露髄をともなわない「単純歯冠破折」(uncomplicated crown fracture)と，露髄をともなう「複雑歯冠破折」(complicated crown fracture)に分けることができる(**Fig 1b～d**).

歯冠 - 歯根破折(crown-root fracture)

エナメル質，象牙質，セメント質に及ぶ破折で，露髄をともなうものと，ともなわないものがある(**Fig 1e**).

歯根破折(root fracture)

象牙質，セメント質，歯髄を巻き込んだ破折．外傷では水平性または斜めの破折が主である(**Fig 1f**).

また，「破折性の外傷」と同時に「脱臼性の外傷」が生じていることも多いので，注意が必要である(**CHAPTER 4, 5** 参照).

破折性外傷歯の分類

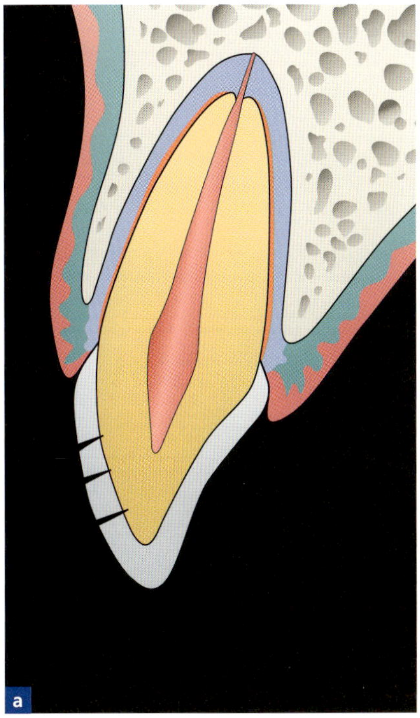

Fig 1a　エナメル質の亀裂.

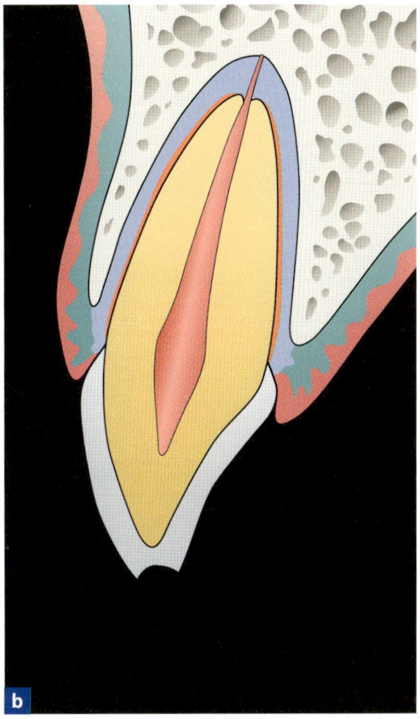

Fig 1b　歯冠破折：エナメル質に限局した歯冠破折.

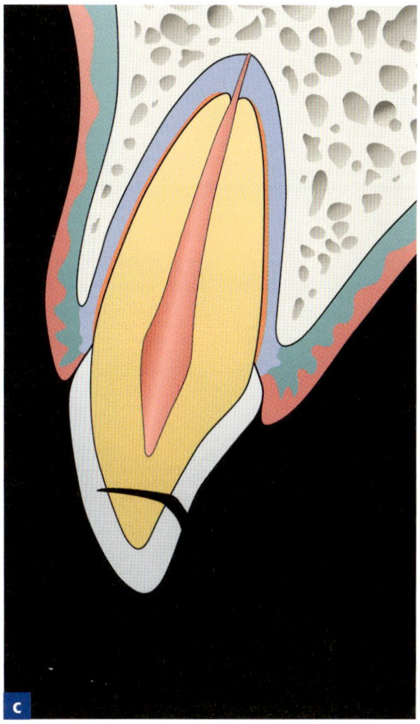

Fig 1c　歯冠破折：露髄をともなわない歯冠破折（単純歯冠破折）.

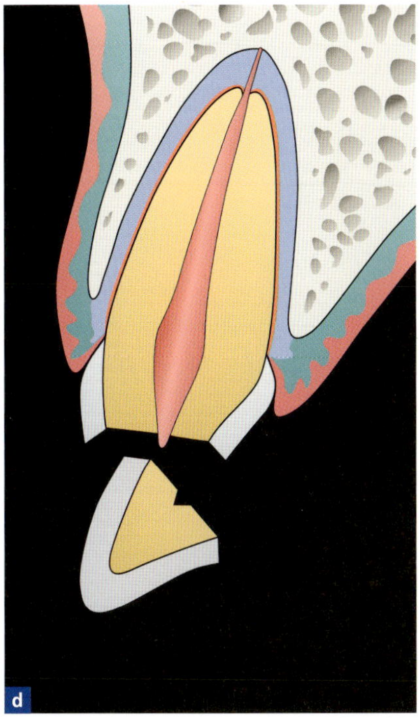

Fig 1d　歯冠破折：露髄をともなう歯冠破折（複雑歯冠破折）.

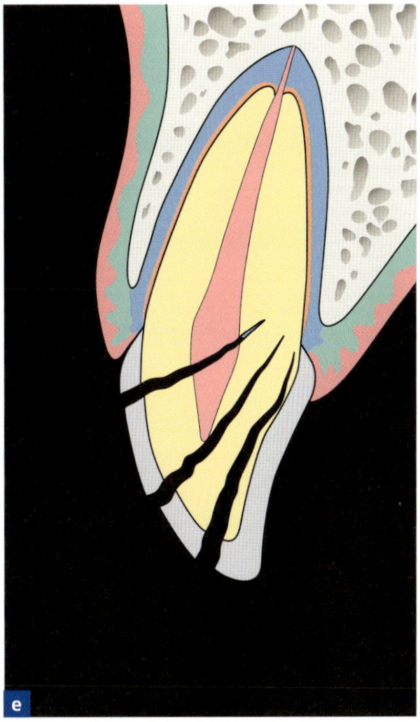

Fig 1e　歯冠－歯根破折.

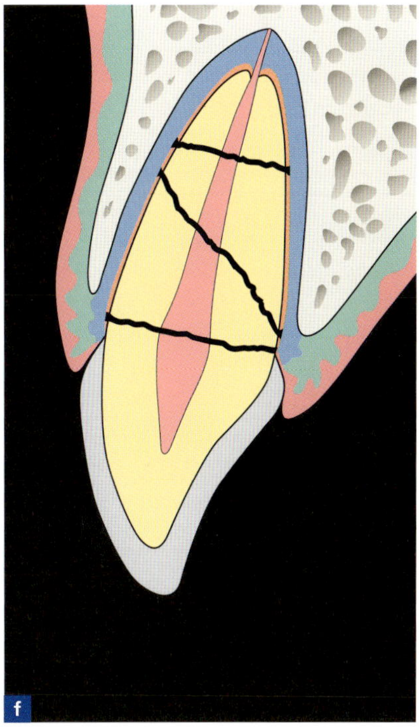

Fig 1f　歯根破折.

脱臼性外傷歯の分類

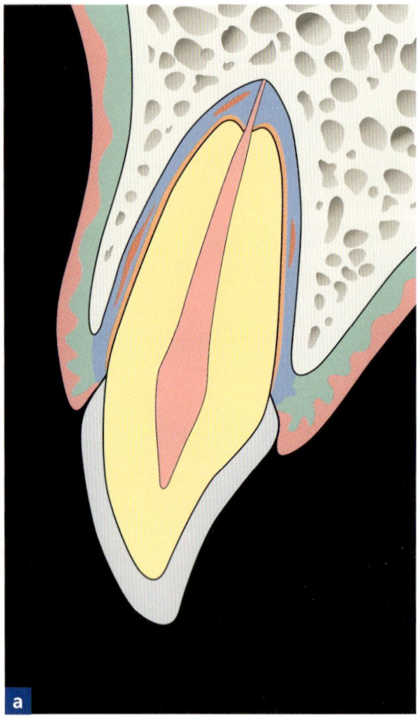

Fig 2a　振盪.

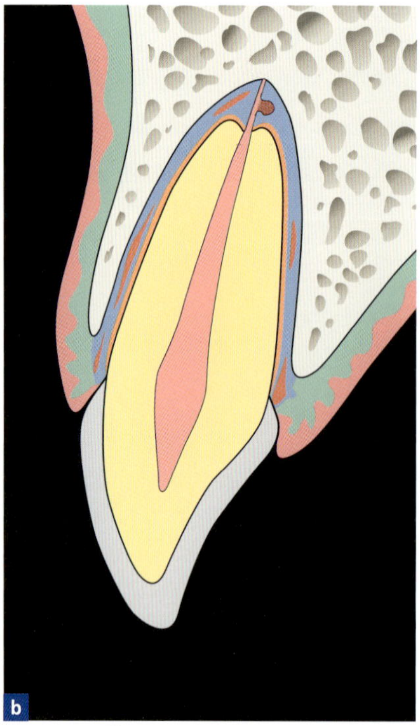

Fig 2b　亜脱臼.

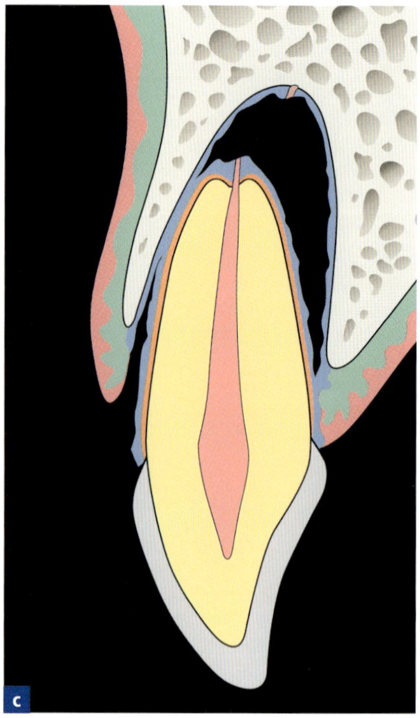

Fig 2c　挺出性脱臼.

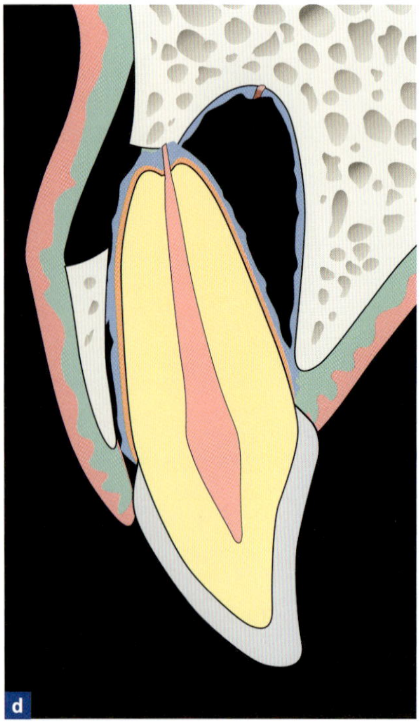

Fig 2d　側方性脱臼.

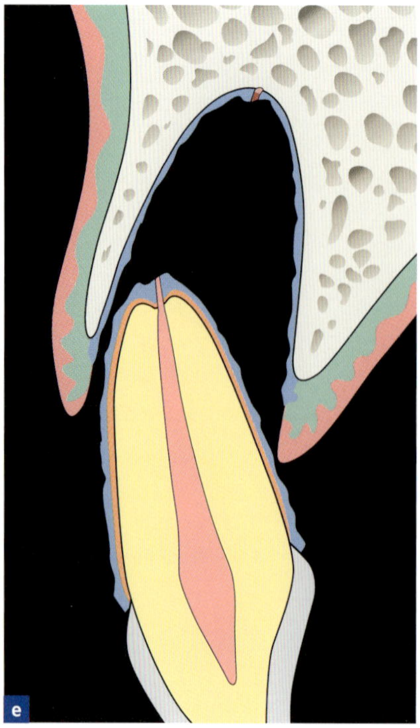

Fig 2e　脱離（脱落）.

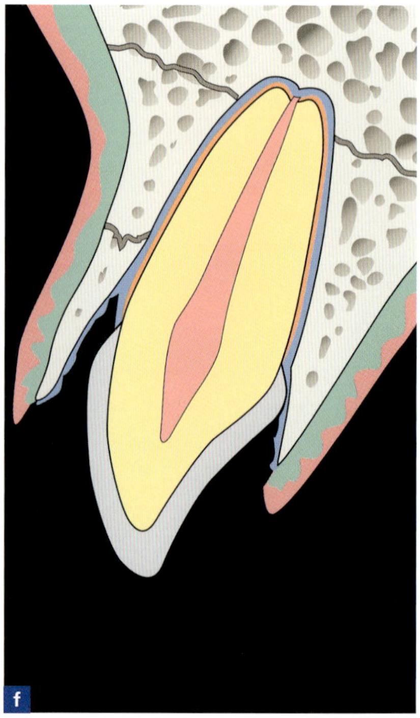

Fig 2f　埋入.

脱臼性の外傷(Fig 2a〜f)

振盪・亜脱臼(concussion, subluxation)

「振盪」は歯の変位・動揺をともなわない歯周組織へのわずかな傷害．「亜脱臼」は変位をともなわないが，わずかな動揺がみられる歯周組織への傷害．どちらも歯根膜への血流傷害がほとんどないが，「亜脱臼」では歯髄への血液供給を司っている脈管の一部または全部に断裂が生じている可能性がある(**Fig 2a, b**)．

挺出性脱臼(extrusive luxation)

歯冠側へ歯が変位するような歯周組織への傷害．歯根膜への血液供給は完全には離断されていないが，歯髄への血液供給は完全に離断されている可能性が高い(**Fig 2c**)．

側方性脱臼(lateral luxation)

側方へ(唇側へ)歯が変位するような歯周組織への傷害．したがって，歯槽骨の骨折をともなって歯は唇側へ脱臼している．歯根膜への血液供給は完全には離断されていないが，歯髄への血液供給は完全に離断されている可能性が高い(**Fig 2d**)．

脱離(avulsion)

歯が完全に支持組織から離れた状態をさす．歯根膜・歯髄への血液供給は完全に離断している(**Fig 2e**)．

埋入(intrusive luxation)

歯が根尖側の歯槽骨中へめり込んだ状態をさす(**Fig 2f**)．

「外傷歯」の診査・診断

「亜脱臼」と思われる症例

Fig 3a〜t は「亜脱臼」と思われる症例の診査・診断から治療経過を，規格写真，デンタルエックス線写真，歯科用コーンビーム CT(以下，CBCT と略)画像で示したものである．初診時 6 歳 9 か月のこの男子は，1|の外傷を主訴として来院した(**Fig 3a〜h**)．1|には高い動揺度がみられ，歯肉溝からは出血がみられる(**Fig 3c, d**)．下顎前歯部にも歯肉から出血があるが，歯の動揺や打診痛はない(**Fig 3b**)．1|は歯根未完成歯であり電気歯髄診断(以下，EPT と略)には応答しないので，根尖部で歯髄が断裂しているかどうかは判断できない(**Fig 3e〜h**)．

結果的には，初診から 1 年 6 か月後に 1|の歯髄壊死(実際には部分的な壊死)が判明したが，その根拠は，歯冠の変色(**Fig 3i, j**)，EPT(−)に加え，CBCT 像で根尖部に透過像が確認されたことである(**Fig 3l** と **Fig 7**)．初診時と 1 年 6 か月後の CBCT 像を比べると，歯根が明らかに完成へ導かれつつあることが理解できる．にもかかわらず，治癒のある時点で歯髄壊死が生じたことは興味深い．さらに興味深い点は，根尖病変のある 1|が全部性歯髄壊死ではない点である．CBCT 画像でわかるように，歯冠部の断髄 1 年後には根尖病変は改善し，歯根発育が生じている(**Fig 3q, r**)．また，断髄部覆髄材直下には硬組織の形成が確認でき(**Fig 3r**)，歯髄腔の狭小化も確認できる(**Fig 3r, t**)．

亜脱臼と思われる症例の診査・診断

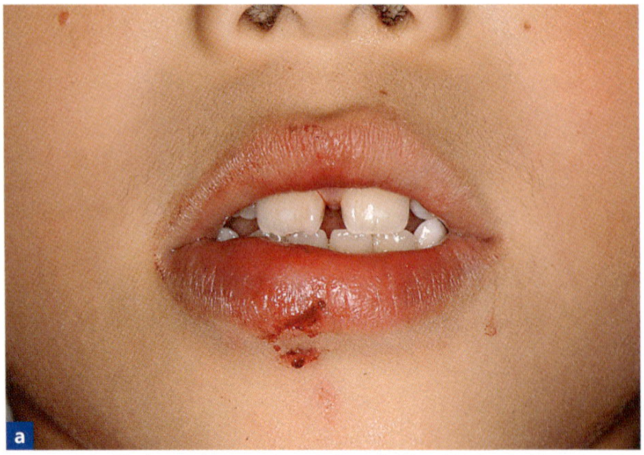

Fig 3a　初診時の下顔面写真．6 歳 9 か月，男子．転倒により顔面と前歯部を強打した．

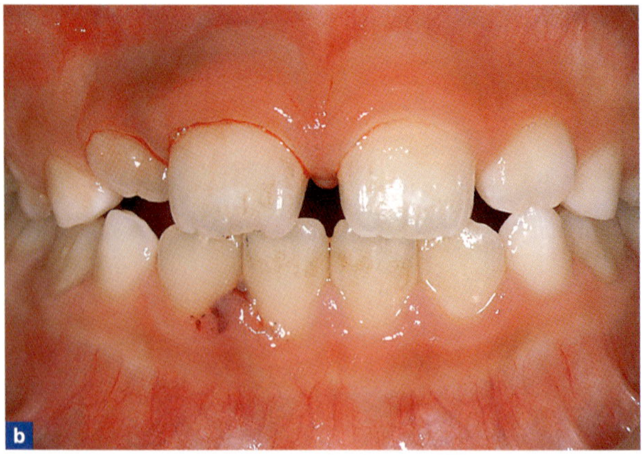

Fig 3b　上下前歯部唇側面観．1|の歯肉部と2|の近心歯間乳頭部に出血がみられる．

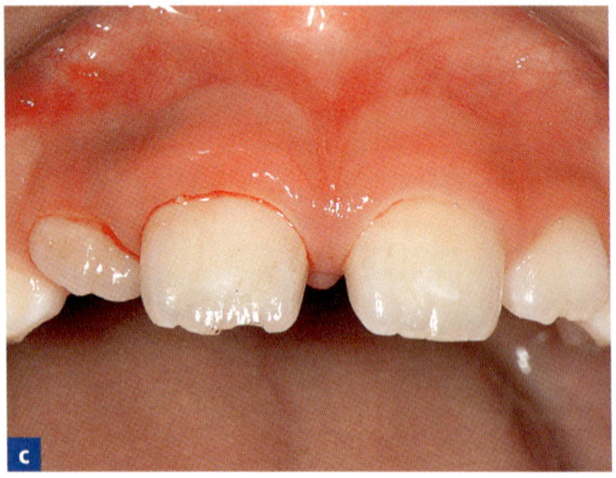

Fig 3c　上顎前歯部唇側面観．

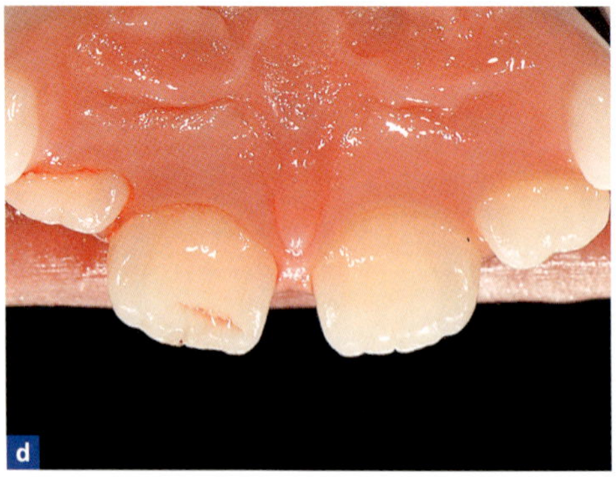

Fig 3d　上顎前歯部の口蓋側面観．

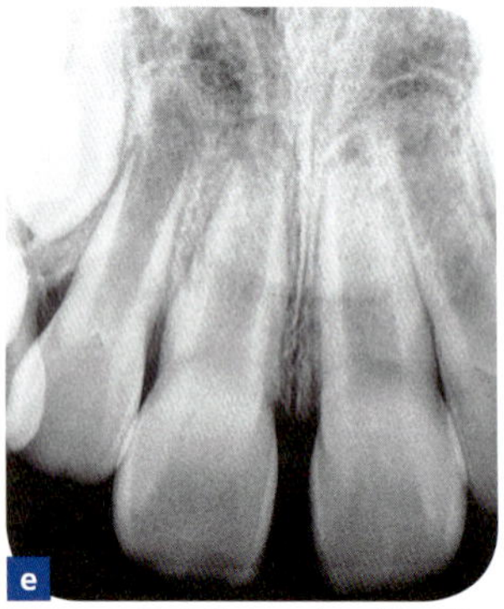

Fig 3e　初診時エックス線写真．歯根膜腔の拡大や破折は確認できない．歯根はまだ未完成である．

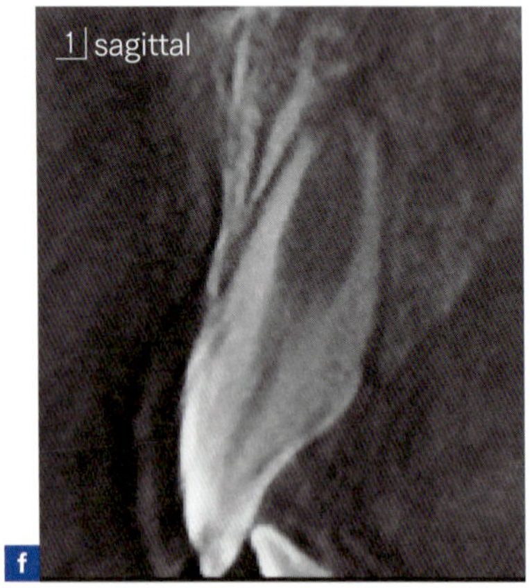

Fig 3f　1|の CBCT の sagittal 像(矢状面断)．根尖部硬組織が唇側に少し折れ曲がっているようにみえる．

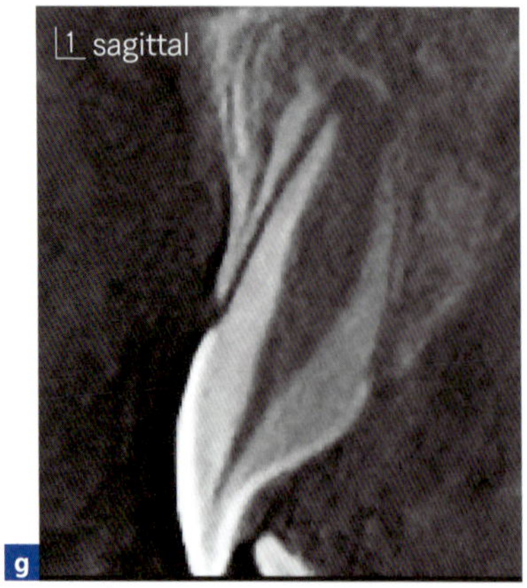

Fig 3g　|1の CBCT の sagittal 像．

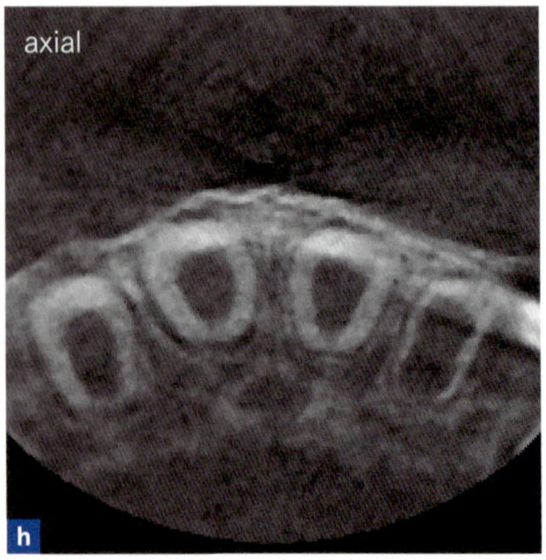

Fig 3h　上顎前歯部の CBCT の axial 像(水平面断)．歯根壁がまだ薄いことがわかる．

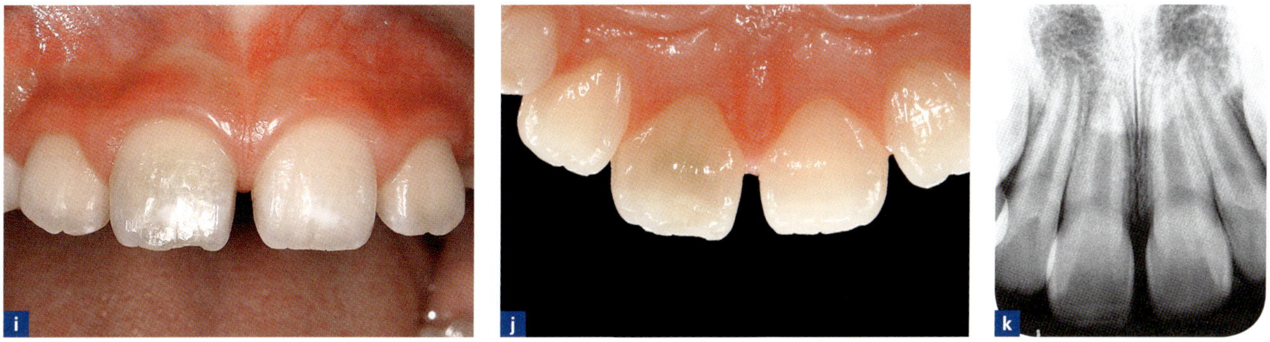

Fig 3i〜k　初診から1年6か月後．1|の歯冠の変色を気にして来院した．1|：EPT(−)，|1：EPT(＋)．エックス線写真からは1|1とも同じように歯根が成長発育しているようにみえる．また，明らかな根尖病変は確認できない．

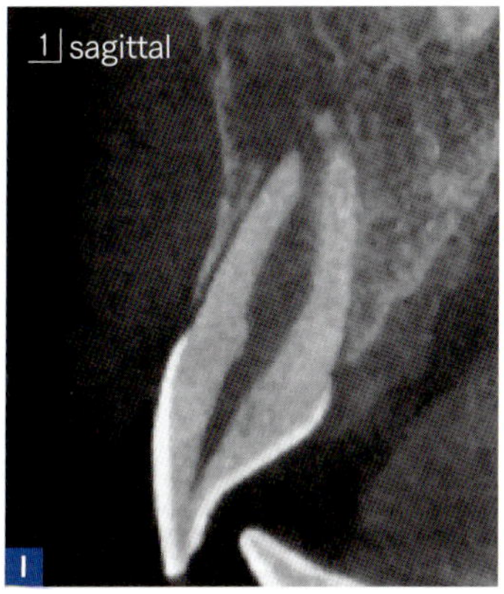

Fig 3l　1|の CBCT 像．根尖孔開口部が唇側に偏位しており，根尖病変が確認できる．

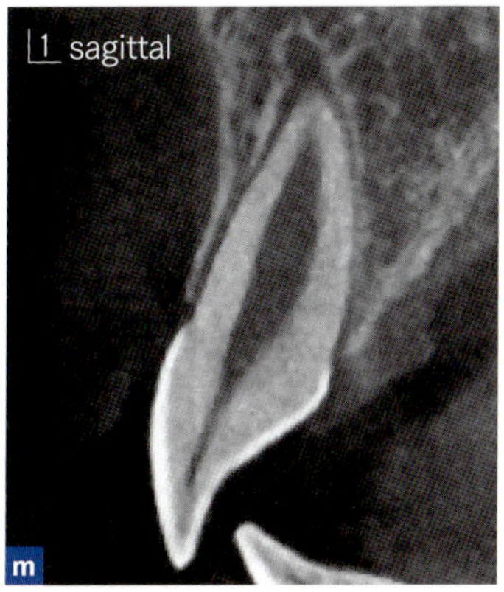

Fig 3m　|1の CBCT 像．問題はみられない．

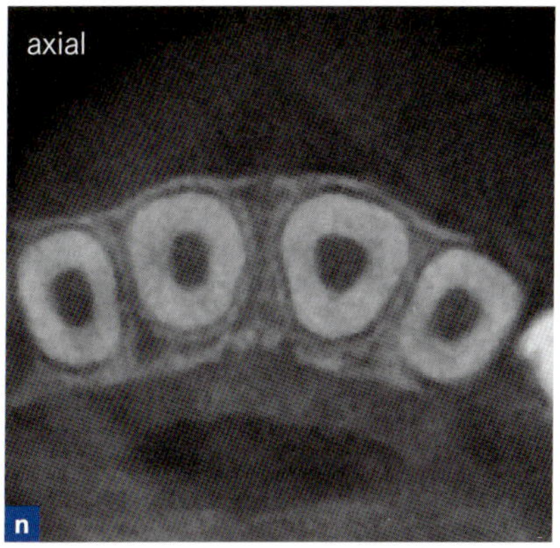

Fig 3n　上顎前歯部の CBCT 像(歯根中央部の axial 像)．歯根壁が厚くなっている．

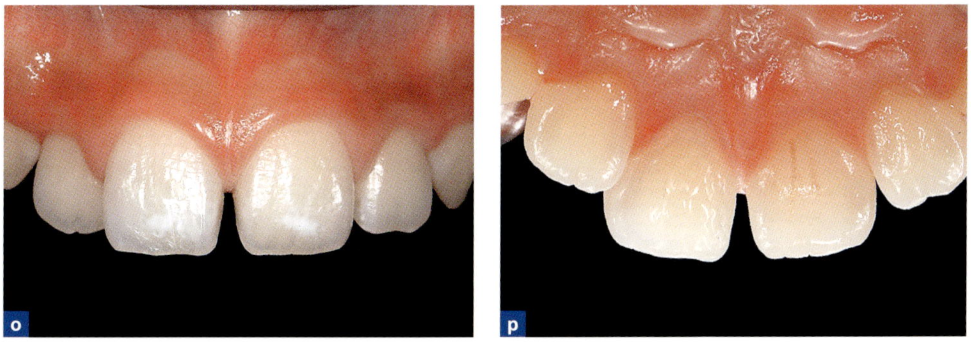

Fig 3o, p　1|の断髄処置1年後(初診から2年6か月後)．1|は根管処置が完了したあと，ウォーキングブリーチとコンポジットレジン(CR)による歯冠修復がなされている．

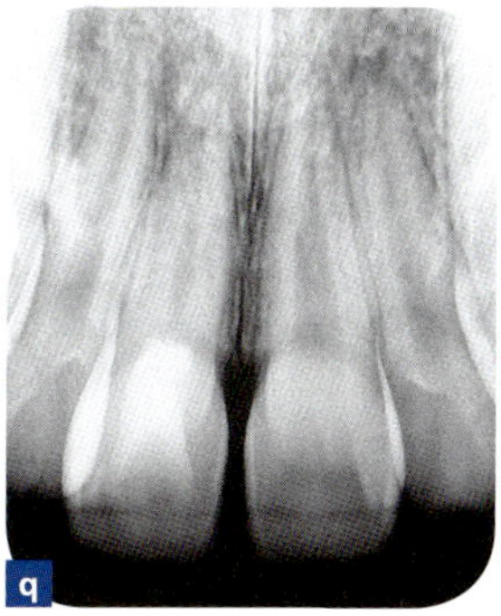

Fig 3q　**o, p** と同日のエックス線写真．1|1：EPT(＋)．

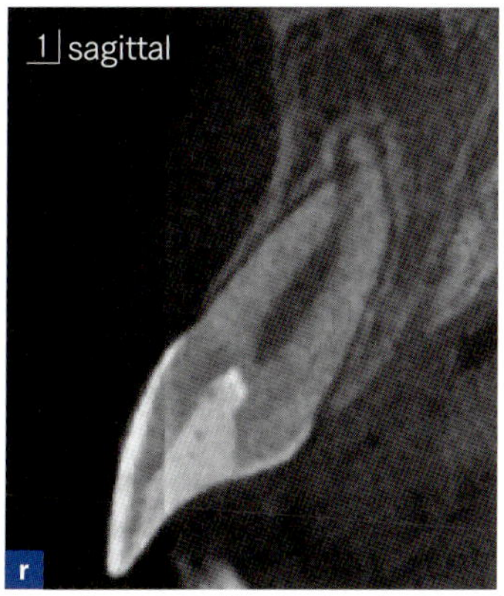

Fig 3r　1|の CBCT 像．根尖はわずかであるが完成し，根尖病変は消退している．断髄部の覆髄材直下には硬組織の形成が認められる．また，歯髄腔の狭小化がみられる．

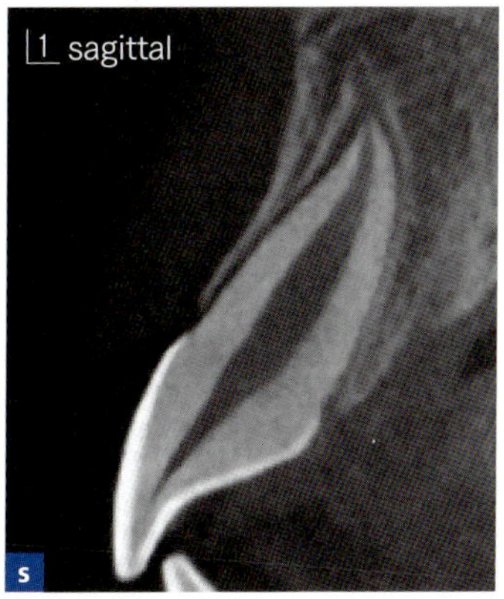

Fig 3s　|1の CBCT 像．

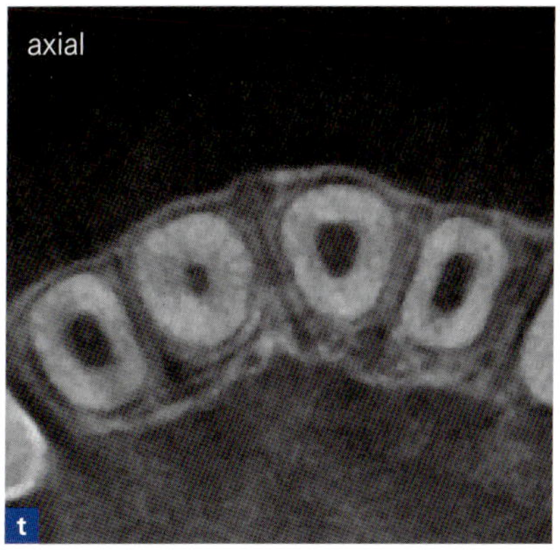

Fig 3t　上顎前歯部の CBCT の axial 像．歯根壁はさらに厚みを増してきている．1|は|1に比べ根管が閉塞傾向にある．

診査項目のポイント

前述の症例が示すように，外傷歯の診断(どのような種類の外傷が生じているか，どのような治療を行うべきか，どのように治るか，といったこと)は，規格性のある口腔内写真，エックス線写真，EPT，CBCT像など，いくつもの情報を総合判断して初めて，正確に判断を下すことができる．また，外傷に限ったことではないが，診断には時間の経過があって初めて可能な部分がある．

以下に，検査項目別にそれぞれのポイントについて，簡単に考察する．

問診(外傷の現病歴と既往歴)

◆いつ，どこで，どのように外傷が起きたか？

患者本人あるいは付き添いに尋ねる．外傷歯の治療では，事故から治療までに経過してしまった時間が，予後にとって重要な意味をもつことがある．また，受傷部位・方向によって，口腔内診査のポイントを絞ることができる．

◆歯の破折片，脱離歯があるかどうか，また持参しているかどうか？

破折片や脱離歯が存在すれば必ず保管し，あるいは，持参するように指示する．とくに電話による治療依頼があった場合はこのことを伝える．

◆意識消失があったかどうか？(重要)

もし，意識消失があれば，脳の精密検査が歯科の治療に優先して行われなければならない．

◆外傷の既往歴の有無は？

問題が今回生じたものか，以前から存在していたものかどうかを把握できることがある．

◆かみ合わせができるかどうか？

もし歯の変位がみられないにもかかわらずかみ合わせに異常があれば，顎骨体の骨折が疑われる．

口腔内写真検査(Fig 4a～h)

口腔内写真は検査というよりは記録のために撮る．しかし，歯冠の変色，歯肉部からの出血，歯の変位，破折の状態など，言葉では記録できない状態を写真によって一瞬に記録することができる．このことは，結果的に正しい診査・診断に役立つことから，口腔内の状態を記録にとることは，重要な外傷歯の検査になる．写真の撮り方は，**Fig 4a～h** に示すように，咬合した状態での正面観，患歯の唇側面観，口蓋側・舌側面観を撮影しておくと診査に役立つ[4]．

口腔内写真検査

口腔内写真の撮り方

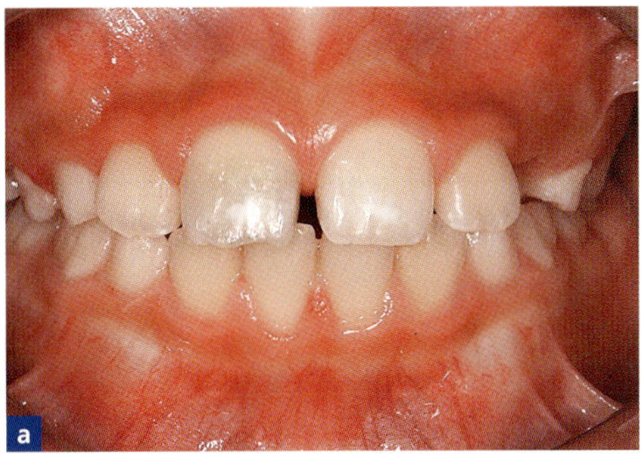

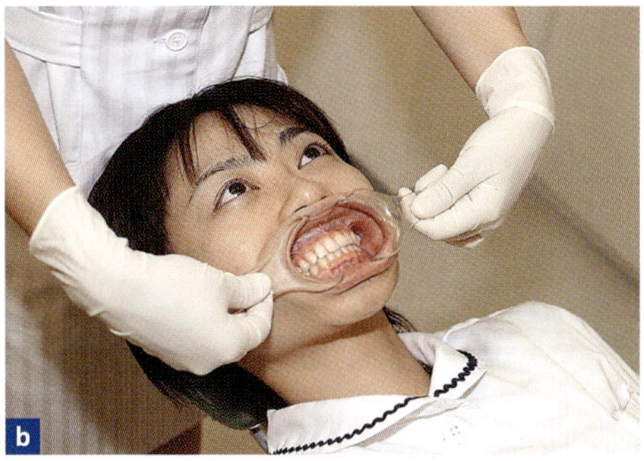

Fig 4a 上下前歯部唇側面観.
Fig 4b **a** の撮影方法. 口角鉤を入れ, 口唇を排除して, 上下をかみ合わせて撮影する.

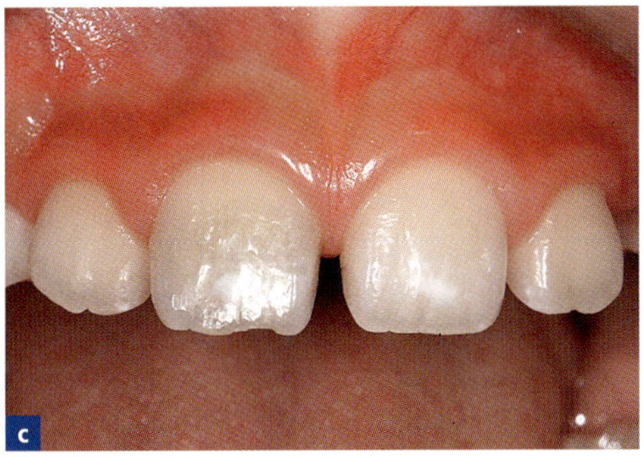

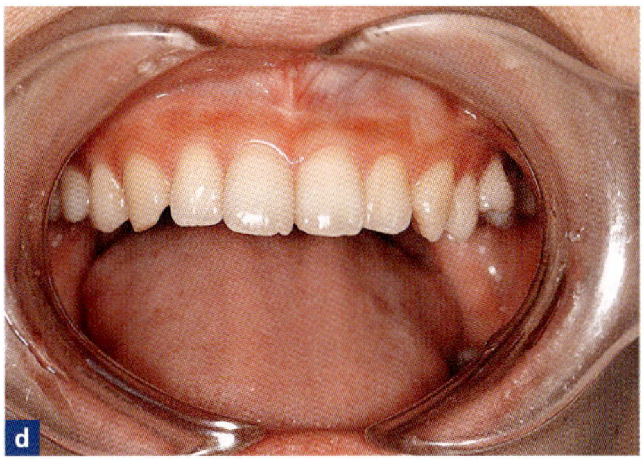

Fig 4c 上顎前歯部唇側面観.
Fig 4d **c** の撮影方法. **b** の状態から, 患者に少し口をあけてもらって撮影する.

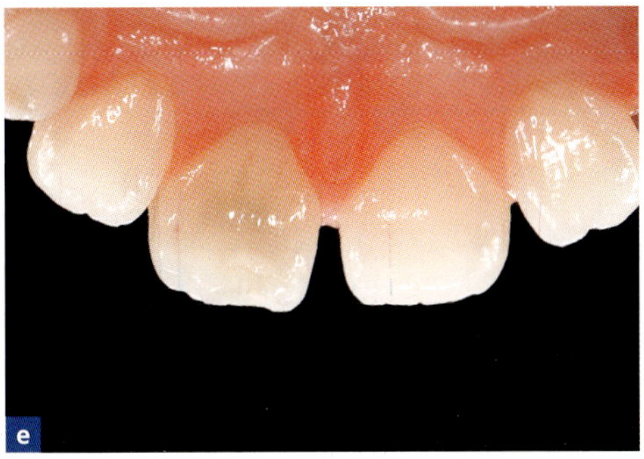

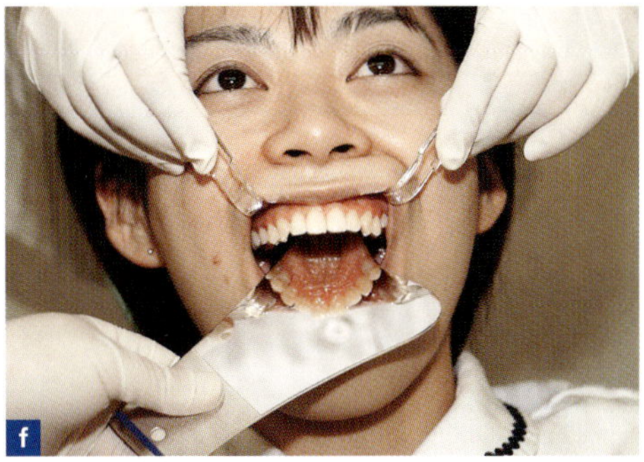

Fig 4e 上顎前歯口蓋側面観.
Fig 4f **e** の撮影方法. 細い口角鉤で上口唇を排除し, ミラーの角を図のように挿入して歯の口蓋側面を撮影する.

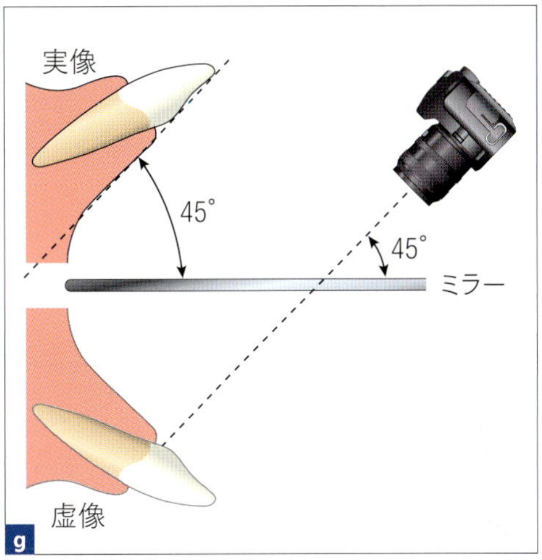

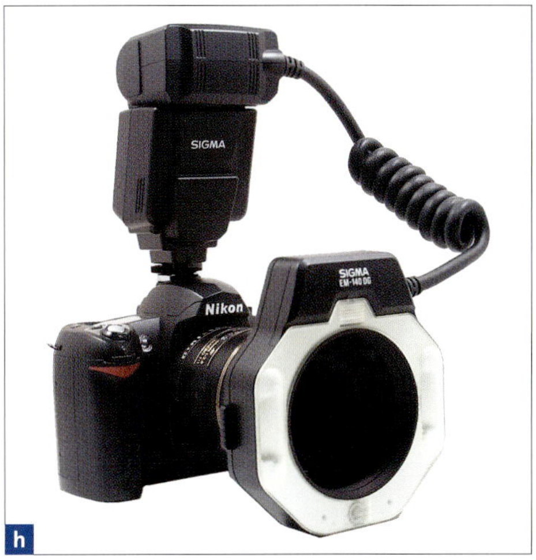

Fig 4g 上顎前歯口蓋側面の撮影時のミラーと被写体の位置関係. ミラーと口蓋側面のなす角度をできるだけ45°に近づける.
Fig 4h 口腔内写真撮影用1眼レフカメラセットの1例. 写真は, ボディ：ニコン D70, レンズ：タムロン SP AF Di 90mm. ストロボ：シグマ EM-140DG

エックス線写真検査(Fig 5a〜f)

規格性のあるエックス線写真を撮影することで，経時的にどのような問題や治癒が生じているかを診断・比較・検討できる(Fig 5a〜c)．Fig 5d〜f に示すように，インジケーター付のフィルムホルダーを使い，できるだけ平行法に近づけて撮影するよう心がけたい[5]．

エックス線写真検査

デンタルエックス線写真の撮り方

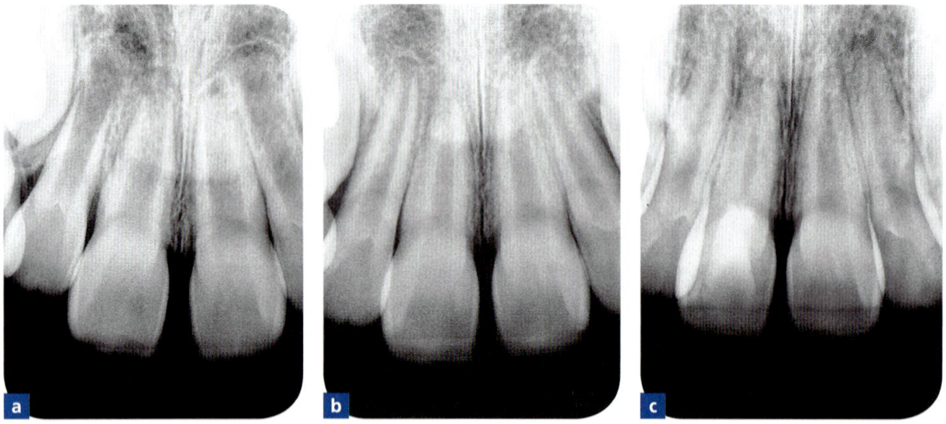

Fig 5a〜c 左から，Fig 3 の症例の初診時，1年6か月後，2年6か月後のエックス線写真．このように，規格化された撮影をすることで，経時的な比較をより正確に行うことができる．

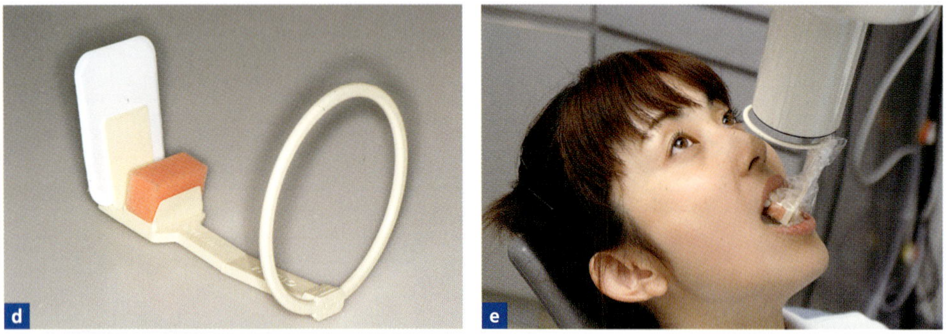

Fig 5d 前歯部を撮影するためのインジケーター付フィルムホルダー(阪神技術研究所)．
Fig 5e 上顎前歯部の撮影状況．ホルダーとフィルム全体をディスポーザブルな袋に入れて撮影すると衛生的である．

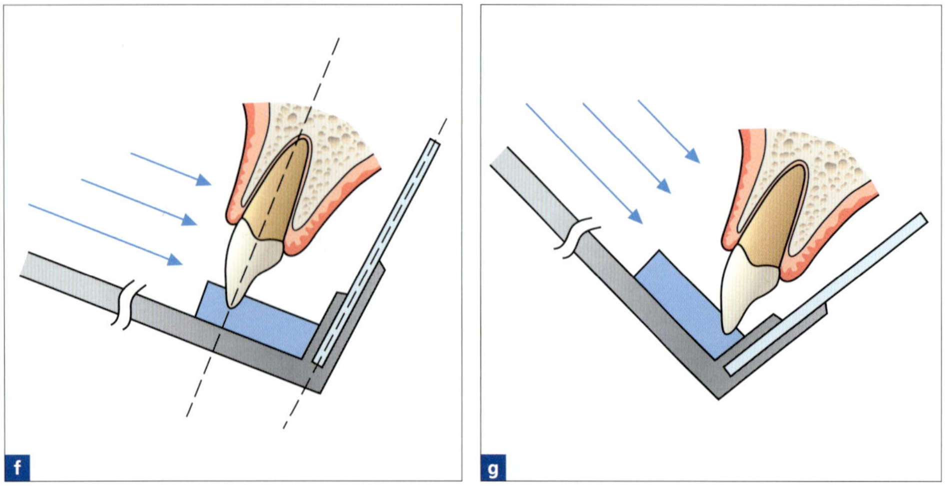

Fig 5f 好ましい撮影状態．できるだけフィルムを歯から遠ざけて設定することで，より平行法に近い撮影が可能になり，歯や歯周組織の形態が正確に写し出される．
Fig 5g 好ましくない撮影状態．フィルムと歯が近づきすぎると，2等分法の撮影になりやすく，歯や歯周組織はフィルム上に変形して投影されるので，正しい診断が困難になる．

エックス線検査では，歯根の完成度，歯の変位(脱臼)の有無，破折の有無や位置，歯槽骨骨折，根尖病変の有無，歯髄腔の閉塞の有無，歯根吸収の有無あるいは進行度などを把握する．また，口唇などに異物が埋入している可能性がある場合にも，エックス線検査により見つけ出すことが可能な場合がある．しかし，デンタルエックス線写真は二次元であり，外傷歯の種類によっては診断が困難な場合がある．その意味でも，次項の CBCT が診査・診断に大きな力を発揮する．

歯科用コーンビーム CT(CBCT)検査

革新という言葉がこれほど当てはまる歯科器材は他にないのではないだろうか．わが国では，2002年に世界に先駆けて，CBCT が臨床へ導入された．筆者は2003年から臨床導入しているが，導入当時覚えた感動は今も覚めやらない．

CBCT の特徴は，小照射野，低被曝，高画質にある[6〜10]．筆者が使用しているモリタの CBCT は，一般医科で使用されているヘリカル CT の数十分の一のエックス線量で，数倍の高画質な像を得ることができる．具体的には，前歯部の撮影に必要な被曝線量は，D 感度のデンタルフィルムを用いた撮影の約 2 倍に過ぎず，画質は医科用 CT の約 8 倍の鮮明度がある(**Fig 6，7**)[10]．

三次元でみることの重要性は論を待たないが，歯科での外傷ではとくに CBCT の必要性を実感している．**Fig 8** は，歯冠-歯根破折と歯根破折を併発している症例である．口腔内所見やデンタルエックス線写真では，歯冠-歯根破折にみえるが，CBCT 像では，歯根口蓋側中央から唇側やや根尖側に新たな破折線がみえる．すなわち，この歯は，3 ピースに破折していることがうかがわれる．治療方針やその結果については，**CHAPTER 4** に示されているので参照されたい．

歯科用コーンビーム CT 検査

歯科用コーンビーム CT による撮影

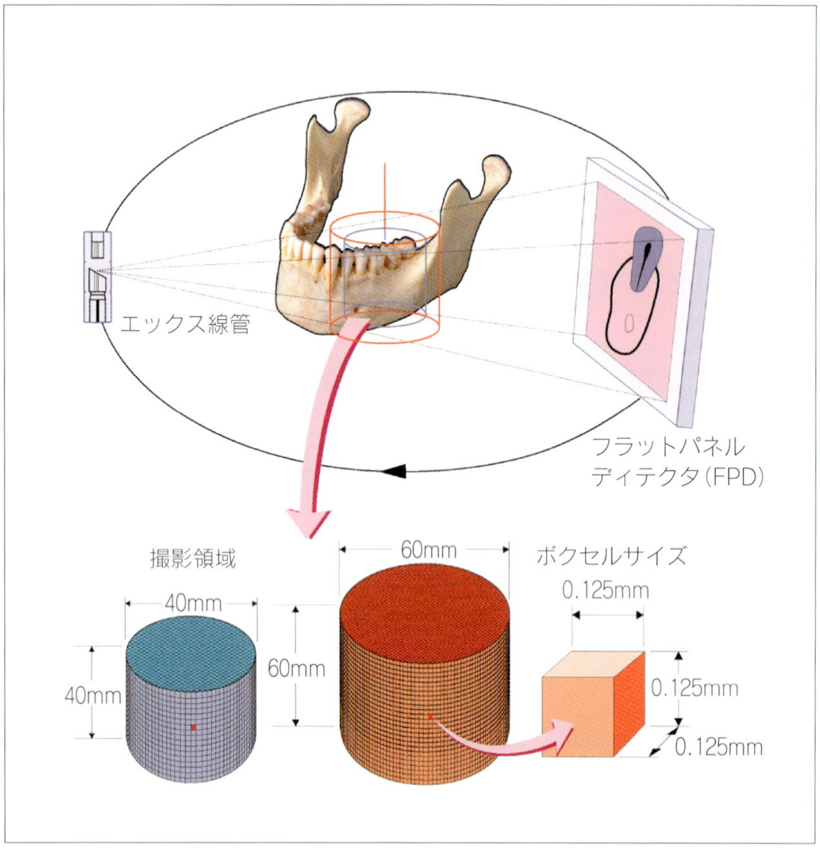

Fig 6 歯科用コーンビーム CT の撮影原理を示す模式図(モリタより). アームの回転中心にあるイメージングボリュームに, 患者椅子を調整して関心領域を正確に位置づけする. イメージングボリュームを中心に回転アームを約18秒で360°回転(または9秒, 180°回転)させながらコーンビームエックス線を照射し, 回転角度に対応した正確な原画像データをコンピュータに送り, デジタル化する. 必要な補正を行い, 画像再構成アルゴリズムにより三次元画像を構築し, 解像度の高い画像がモニタに表示される. 分解能は医科用 CT 装置(ボクセルサイズ 0.25mm 正立方体)と比較して約 8 倍の解像度(2line pair／mm 以上)を実現している.

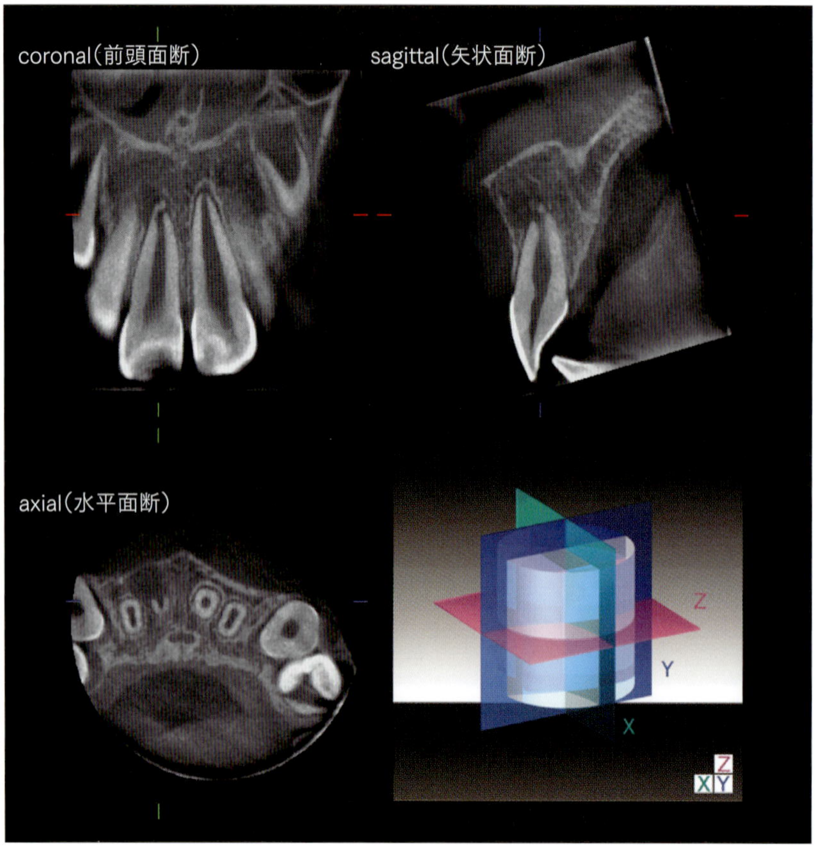

Fig 7 「3DX FPD」モデルで撮影された三次元画像. 直径40mm, 高さ40mm の円柱状イメージングエリアの三次元画像が, 前頭面(coronal)方向, 矢状面(sagittal)方向, 水平面(axial)方向ごとにスライスされた画像で示されている. 硬組織のみならず, 舌, 鼻粘膜, 口唇などの軟組織も観察できる. この図は, **Fig 3** の症例の初診から 1 年 6 か月後の状態を示している.

歯冠 - 歯根破折と歯根破折が同時に生じている症例

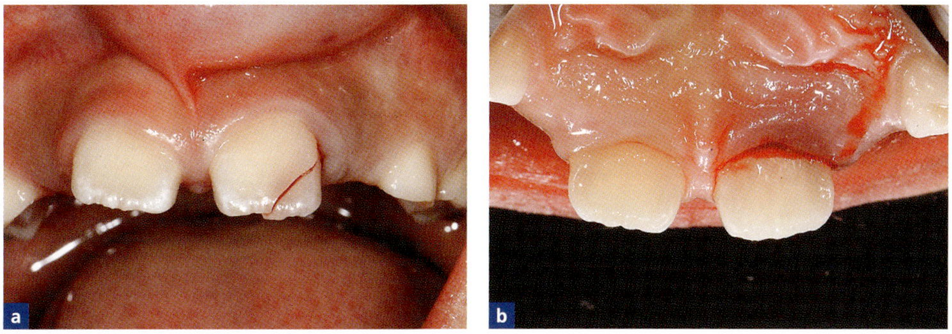

Fig 8a, b　初診時口腔内写真．6 歳 6 か月，男子．破折片が口腔内にとどまっていることから歯冠 - 歯根破折が疑われる．ちなみに，⌊1 には髄角部にわずかに露髄がみられた．

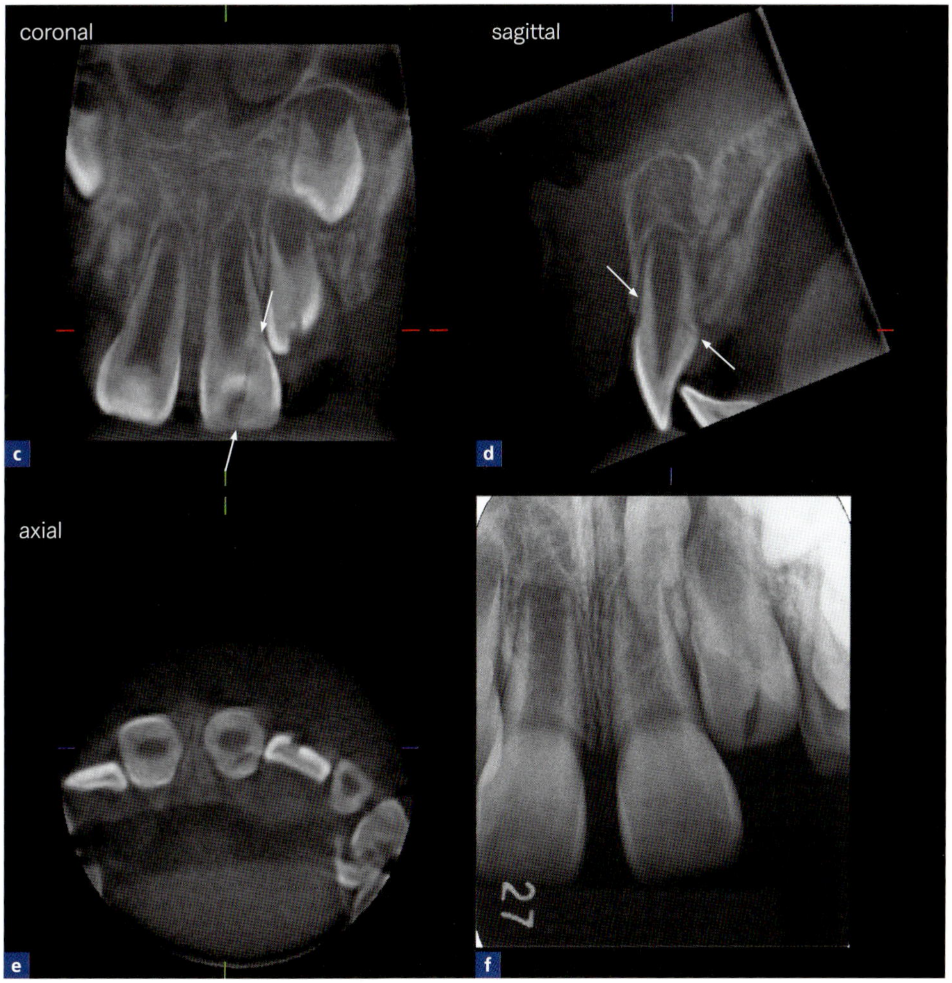

Fig 8c〜e　CBCT 像．
Fig 8c　⌊1 の歯冠 - 歯根破折の破折線が明瞭に把握できる．⌊2 には歯冠の形成不全がみられる．
Fig 8d　口蓋側歯頸部付近から唇側歯根側へ向かって破折線（歯根破折）が認められる．すなわち，⌊1 には，歯冠 - 歯根破折と，歯根破折が同時に起こっており，歯は最低 3 ピースに割れていることが想像される．
Fig 8e　⌊1 の歯冠 - 歯根破折の破折線が認められる．また，⌊2 には歯冠の形成不全がみられる．
Fig 8f　初診時デンタルエックス線写真．⌊1 の歯冠切端中央から遠心骨縁下に向けて，破折線が認められる．⌊2 の歯冠部には，エナメル質形成不全と思われる像がみられる．
（くわしい治療経過は，**CHAPTER 4**・**Fig 11a〜P** に示されている）

歯根破折は，通常のエックス線写真では診断が困難な場合がある（**Fig 9a〜e**）．理由は破断面が斜めの場合，通常のエックス線に写りにくいこと（エックス線の主線と破断面の方向が一致しないとみえにくい）や，破断面が三次元的にどのように走向しているかは，二次元の解析では把握できない．また，CBCT はあたかも組織切片をみているかのような治癒像を提供してくれる．**Fig10a〜f** は，歯根破折の治療後 2 年の状態である．口腔内写真（**Fig10a**）やデンタルエックス線写真では，どのような治癒が起こっているか把握できないが，CBCT ではそれが可能である（**Fig10c〜f**）．

外傷歯のなかで，診断が困難なものに「側方性脱臼」を挙げることができる．視診（**Fig11a, b**）やエックス線写真（**Fig11c**）では，「側方性脱臼」であることを確定できないが，CBCT では一目瞭然である（**Fig11d, e**）．また，本当にうまく治っているかどうかの術後経過を CBCT で把握することも可能である（**Fig11f〜j**）．

歯根破折の診断

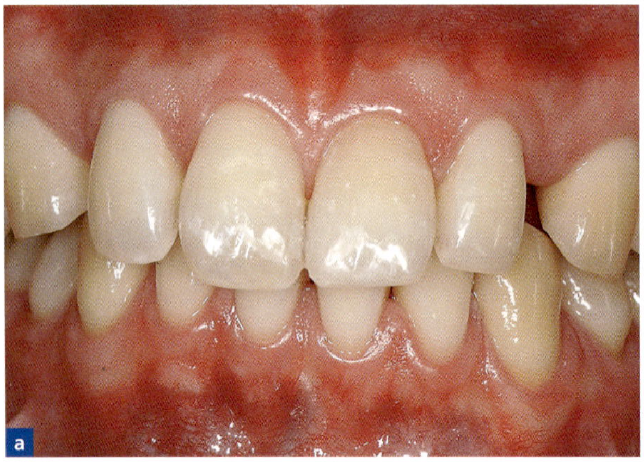

a

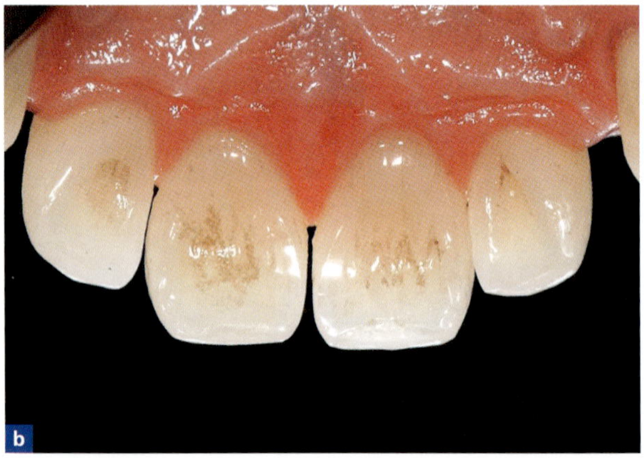

b

Fig 9a, b　初診から 4 か月後の口腔内写真．32歳，男性．約 4 か月前に階段から落ちて 1|1 を強打．1|1 には高い動揺度がみられたので 4 か月間固定を行った．初診時からこの時点まで，1|1 は EPT（＋）である．

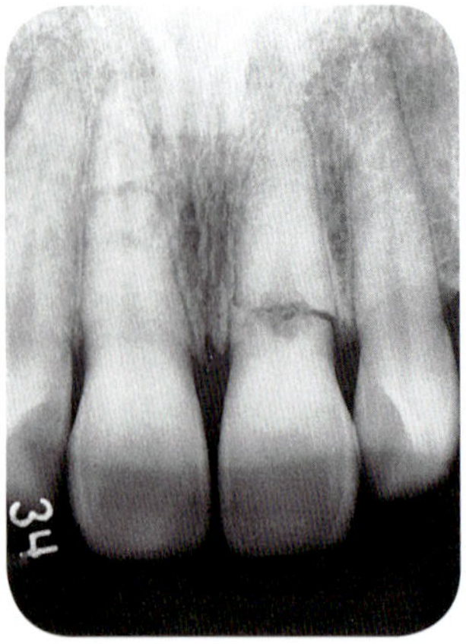

c

Fig 9c　初診から 4 か月後のエックス線写真．1| には根尖よりに，|1 には歯頸部付近に破折線がみられる．また，|1 の歯髄腔には閉塞がみられる．1|1：EPT（＋）．

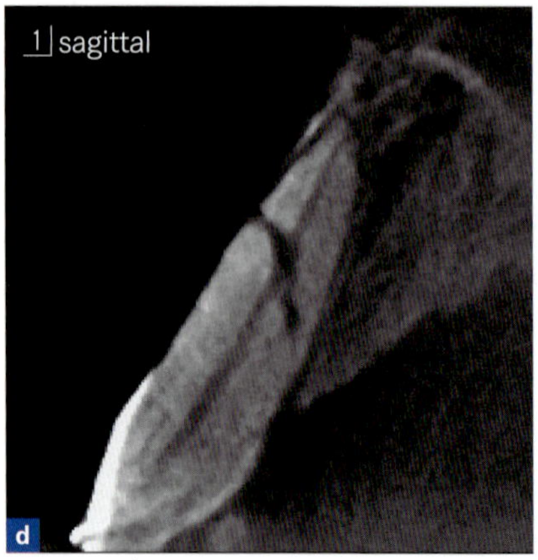

d

Fig 9d　1| の CBCT 像．破折線は唇側根尖部から口蓋側歯頸部に向かって斜めに走っていることがわかる．

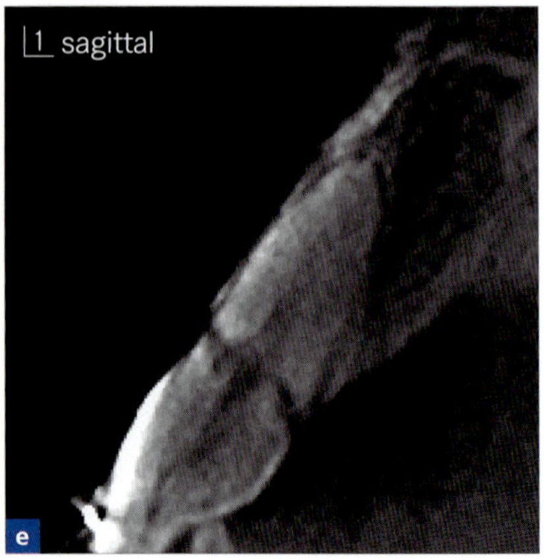

e

Fig 9e　|1 の CBCT 像．歯頸部に水平性の破折線がみられる．歯髄腔には閉塞がみられること，破断面に球面化が生じていることから，|1 の歯根破折は，かなり以前に生じたものであることが推測できる．

歯根破折の治癒像

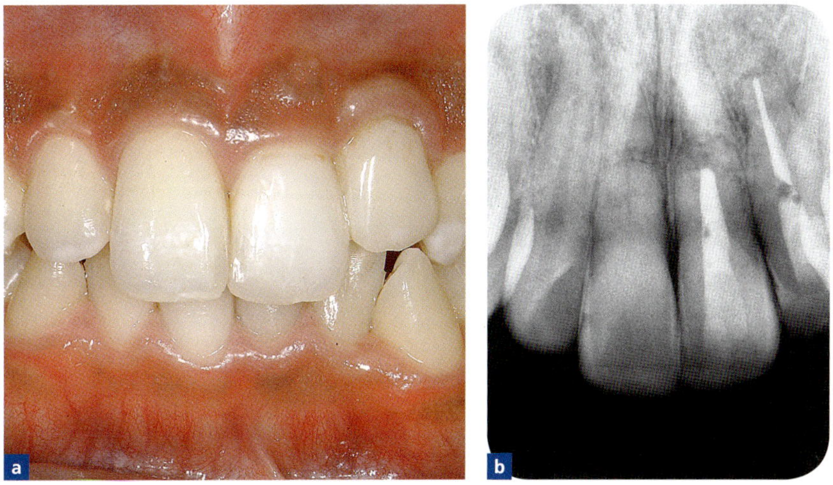

Fig10a, b　22歳，男性．外傷から5年6か月後のエックス線写真．1|1 には歯根破折が，|2 には歯冠-歯根破折が生じていた．|2 は外科的挺出後にCRで修復が行われている．1| には何も治療は行われていない．|1 は外傷6か月後に歯髄壊死が判明したので，歯冠側の根管だけにアペキシフィケーションが行われ，さらに半年後にシーラーとガッタパーチャによる根管充填が行われている．

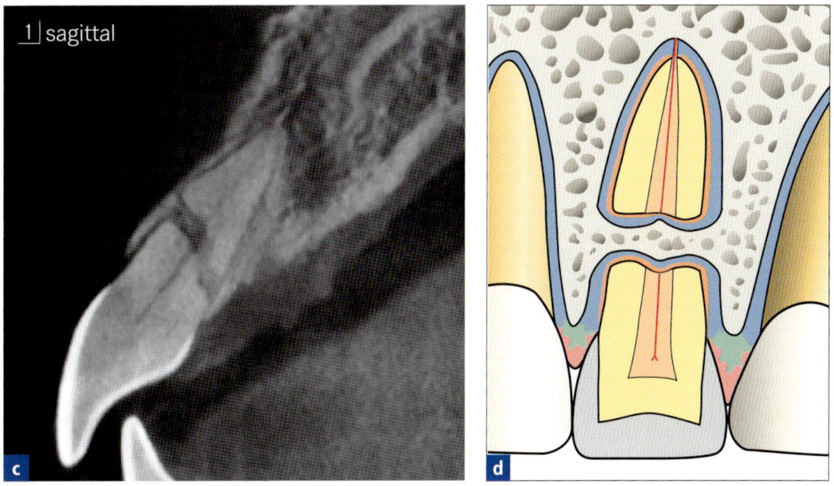

Fig10c　1| の外傷5年6か月後のCBCT像．歯冠側，歯根側の歯髄腔に閉塞がみられる．破断した歯根面間には，骨組織が介入している．
Fig10d　**c** の状態を模式図で示したもの．結合組織（歯根膜）と骨の介在による治癒が生じている（**CHAPTER4** 参照）．

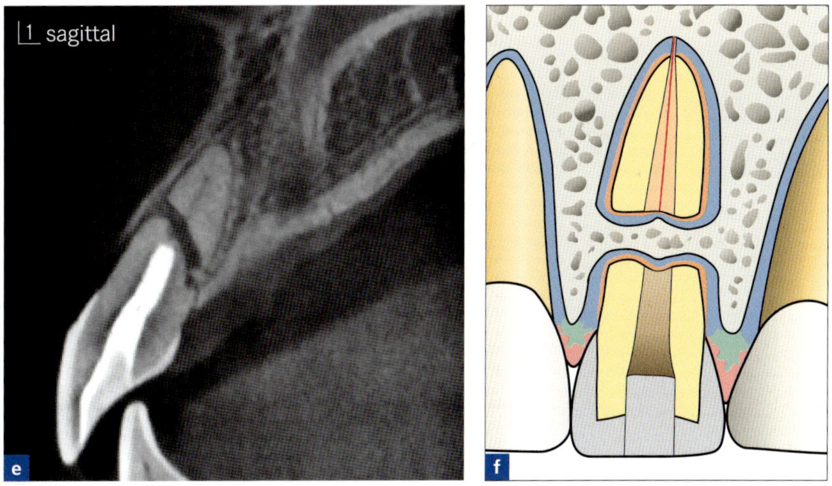

Fig10e　|1 の外傷5年6か月後のCBCT像．根尖側の歯髄腔に閉塞が生じている．歯冠側の歯髄腔は根管充填材が満たされており，根管充填材の破断面側には硬組織が添加されている（アペキシフィケーションが起こっている）．歯根の断裂部には，骨組織が侵入しつつある．
Fig10f　**e** の状態を模式図で示したもの．
（くわしい治療経過は，**CHAPTER 4**・**Fig 12a〜u** に示されている）

側方性脱臼の診断と治療の確認

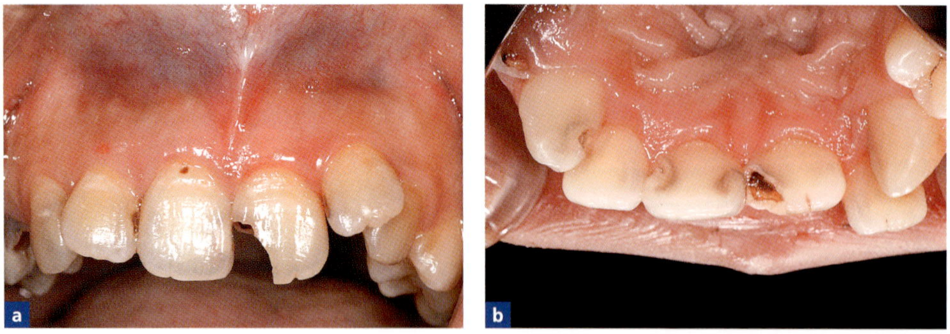

Fig11a, b　初診時の口腔内写真．24歳，女性．転倒による前歯部の強打．上顎前歯部にはもともとう蝕による歯の硬組織の実質欠損がある．

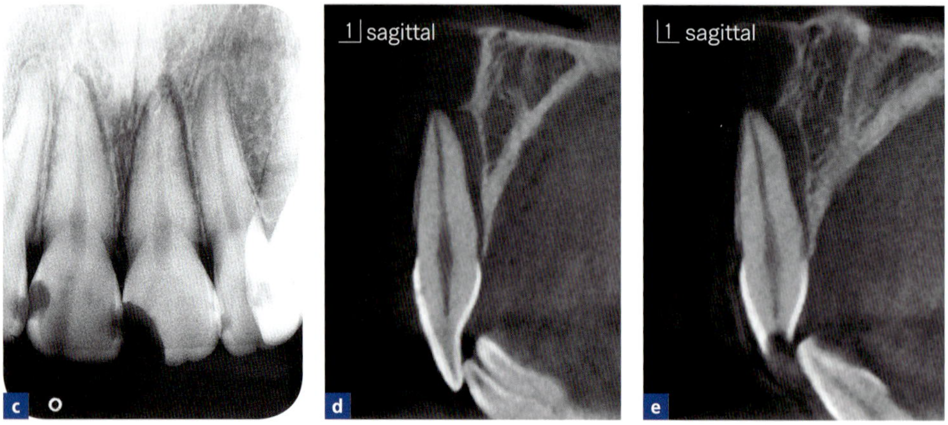

Fig11c　初診時のエックス線写真．1|1 は EPT(−) であり，歯槽窩と歯根の外形にずれがあることから，脱臼性の外傷が疑われる．
Fig11d　1| の CBCT 像．側方性脱臼が明瞭に映し出されている．
Fig11e　|1 の CBCT 像．側方性脱臼が生じている．

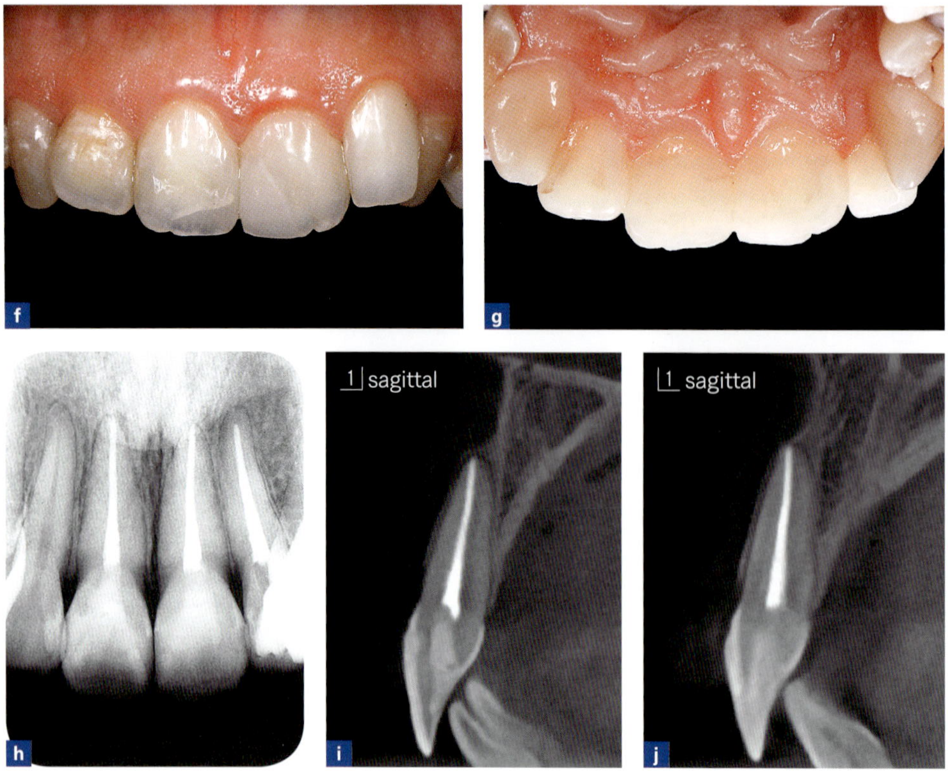

Fig11f〜j　初診から 1 年後の状態．1|1 には整復・固定(固定は 3 か月後に除去) と根管処置，CR 修復が行われている．|2 は，患者の強い希望で，抜髄後 CR による形態修正が行われている．

その他の臨床診査

通常行われる臨床診査には，視診・触診・温度診・EPT などがある．

まず視診によって，軟組織の裂傷・出血の程度の確認をする．もし出血や汚染が多い場合は，まず受傷部位を洗浄し，止血処置を施した後で術野を明視できるようにすることが大切である．つぎに歯の破折，変位，喪失，露髄の有無や程度を確認，記録する．術後観察時には，歯冠の変色の記録も重要診査事項となる．

触診では，動揺度，打診痛・自発痛の有無を記録する．動揺度は脱臼の程度や埋入の有無を知るうえで重要である．術後経過では，アンキローシス（骨性癒着）の有無を想像できる．

歯髄反応（冷水痛，電気歯髄診断）を調べ，歯髄の壊死の可能性を把握する．外傷の種類に関係なく，電気歯髄診断は必ず行わなければならない重要な診査であるが，歯根未完成歯では正しく応答しないので注意が必要である．

脱離歯（avulsed tooth）の場合，口腔外におかれた時間と口腔外での保存状態を問診し，記録しておくことが大切である．脱離歯の再植の成功の鍵は，脱離歯に付着している歯根膜の生死にあるからである．

つぎのページの **Table 1** は，外傷歯の記録表である．これに則って診査を行えば診査もれが少なく，的確な診断や治療方針を決定することができる．また，将来の統計処理にも役立つので，いつもコピーをして準備しておくとよい．

参考文献

1．Andreasen JO. Traumatic injuries of the teeth. 2nd revised and enlarged edition. Copenhagen ; Munksgaard, 1981.
2．Andreasen JO, Andreasen FM. Essentials of traumatic injuries to the teeth. Copenhagen ; Munksgaard, 1990.
3．Andreasen JO, Andreasen FM. Textbook and color atlas of traumatic injuries to the teeth. 3rd ed. Copenhagen ; Munksgaard, 1994.
4．眞田浩一，月星光博．改訂版　撮る，見る，見せる，デジタル口腔内写真．東京：クインテッセンス出版，2005.
5．月星光博．エックス線写真撮影の種類と方法．the Quintessence 1998；17(12)：2161 - 2175.
6．Arai Y, Tammisalo E, Hashimto K, Shinoda K. Development of ortho cubic super high resolution CT(Ortho-CT). In : Car'98. Computer Assisted Radiology and Surgery 1998：Amsterdam：Elsevier：780 - 785.
7．Arai Y, Hashimoto K, Iwai K, Shinoda K. Fundamental efficiency of limited cone-beam X-ray CT(3DX multi image micro CT)for practical use, Jpn. Dent Dadiol 2000；40(2)：145 - 154.
8．岩井一男，新井嘉則，橋本光二，西澤かな枝．小照射野コーンビーム CT 撮影における実効線量．歯科放射線 2000；40(4)：251 - 259.
9．篠田宏司・監修，新井嘉則・編集．歯科用小型エックス線 CT による３次元画像診断と治療．東京：医歯薬出版，2003.
10．橘昭文，鈴木正和，吉川英基，桐村晋．3DX マルチイメージマイクロ CT　FPD．デンタルマガジン（モリタ製作所第３研究開発部）2005；12月号．

Table 1 外傷歯の記録表サンプル.

外傷歯の記録表

分類
A
B
C
D
E
F
G
H
I

患者氏名 ______

生年月日 ______

診査日時　　　年　月　日　時　分

紹介医師：______

＜外傷の現病歴＞日付：　年　月　日　時刻

場所：

原因：

＜全身所見＞　頭痛：　有／無　意識：　明瞭／不明瞭

嘔吐感：　有／無

＜外傷の既住歴＞日付：　年　月　日　部位：

＜口腔内所見＞　自発痛：　有／無　冷水痛：　有／無

打診痛：　有／無

部位　露髄の有無：　有／無

電気歯髄診断(EPT)：＋(　　)　／　－

歯冠の変色：　有／無

歯の動揺度：　M_0　M_1　M_2　M_3

粘膜損傷　口唇の裂傷　その他

初診時
術後経過
永久歯
乳歯
男性
女性
歳

＜エックス線所見＞　歯根の完成度：完成／未完成(根尖孔約　mm)

歯根の破折：　有／無　根尖病変：　有／無

歯髄腔の閉塞：有／無　歯根吸収：　有／無

歯根吸収の種類：表面／炎症／置換

歯根膜腔の拡大(脱臼の有無)：　有／無

歯槽骨の破折：　有／無

＜脱落歯の保存状態＞　口腔外の時間(　分)　乾燥／水道水／唾液／牛乳

＜診断＞　破折性外傷：A)歯冠破折　B)歯冠-歯根破折　C)歯根破折

脱臼性外傷：D)振盪　E)亜脱臼　F)挺出性脱臼　G)側方性脱臼

H)脱離　I)埋入

＜治療方針＞

CHAPTER 2
歯冠破折

CHAPTER 2 では，外傷歯のなかで頻度の高い「歯冠破折」の治療方針について，歯髄保護と破折片の再接着の方法に力点をおいて解説する．抜髄をしない，被せない保存的治療の重要性を強調したい．

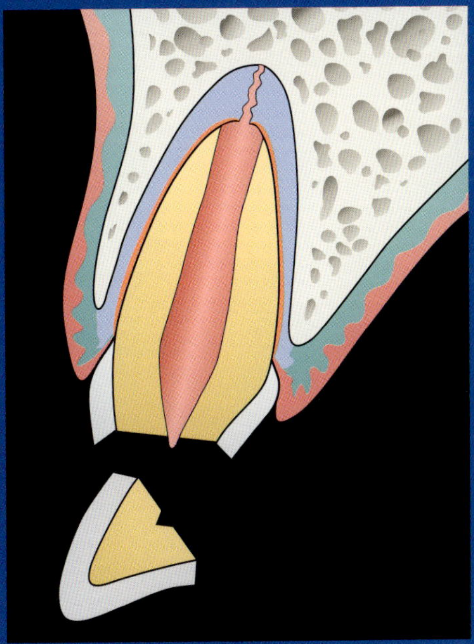

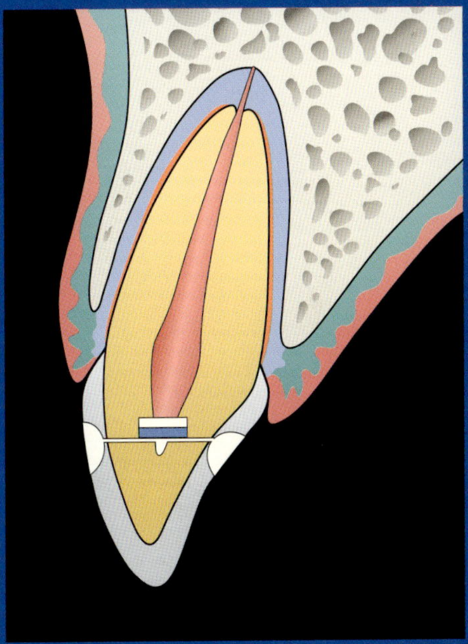

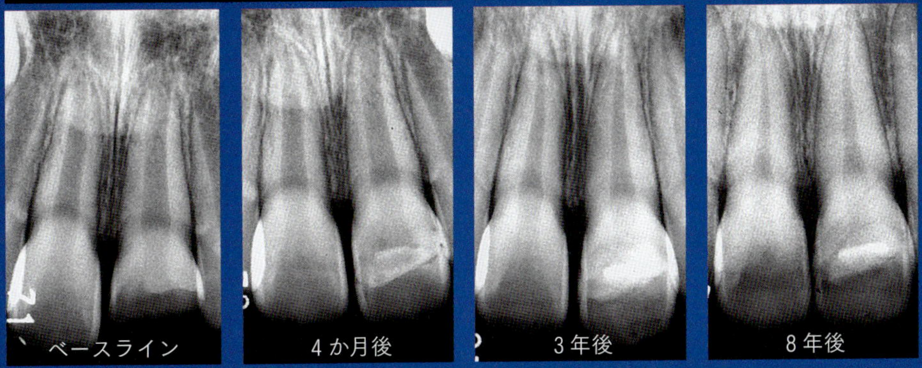

「歯冠破折」の分類と定義(Fig 1a〜d)

エナメル質破折(enamel fracture)

破折がエナメル質に限局するもの(Fig 1a).

単純歯冠破折(uncomplicated crown fracture)

破折がエナメル質と象牙質に限局し，露髄をともなわないもの(Fig 1b).

複雑歯冠破折(complicated crown fracture)

破折がエナメル質と象牙質に限局し，露髄をともなうもの(Fig 1c).

歯冠破折の分類

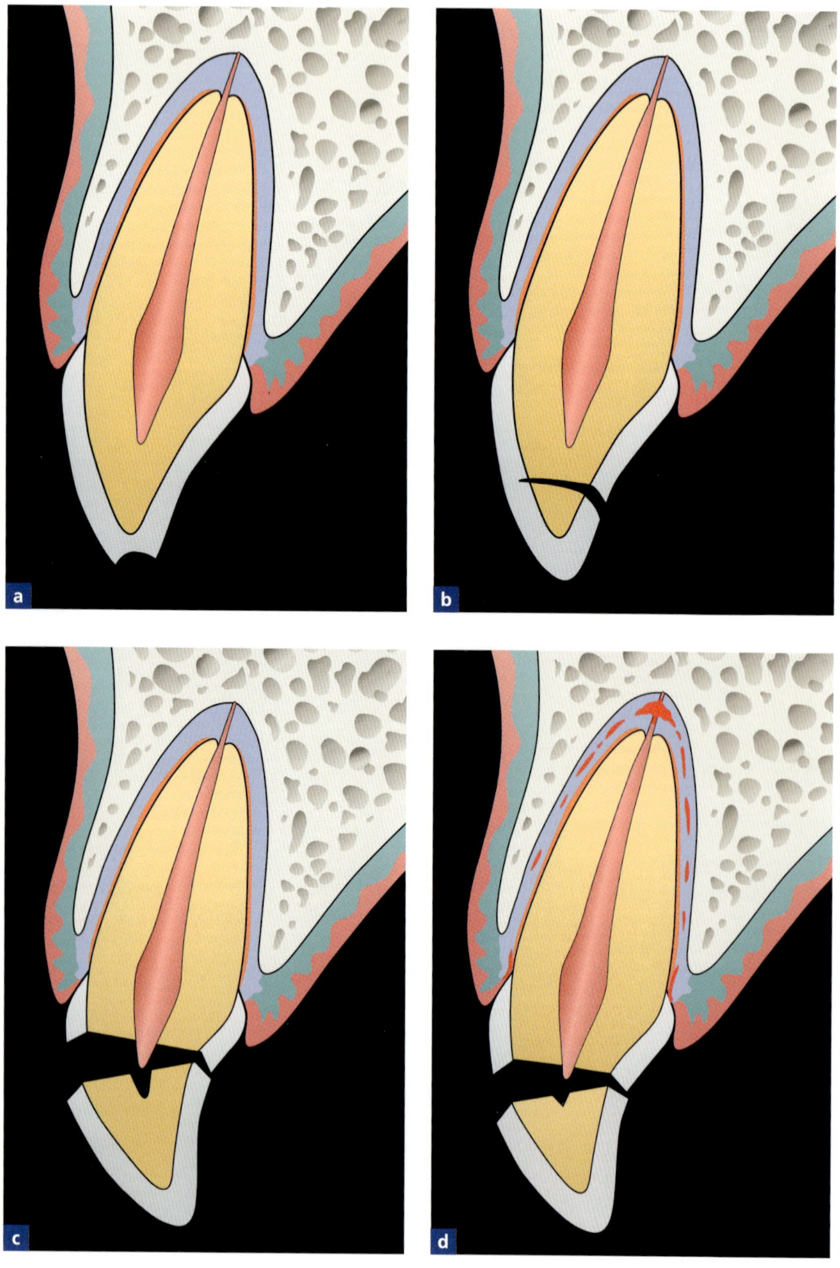

Fig 1a〜d　歯冠破折の種類を表わす模式図.
Fig 1a　エナメル質に限局した歯冠破折.
Fig 1b　エナメル質と象牙質におよぶ歯冠破折.
Fig 1c　露髄をともなう歯冠破折.
Fig 1d　脱臼性の外傷をともなう歯冠破折.

脱臼複合歯冠破折(crown fracture combined with luxation)

歯冠破折と同時に亜脱臼などにより，歯髄に虚血性変化(歯髄死)あるいは歯髄壊死が生じている場合(**Fig 1d**).

「歯冠破折」の診査・診断のポイント

視診，触診，エックス線写真検査，電気歯髄診断(以下，EPT と略)で，破折(問題)がエナメル質あるいはエナメル質と象牙質に限局していること，破折の形態，破折片の有無，露髄をともなっているか・いないか，歯髄死が生じていないかどうか(脱臼性の外傷を併発していないかどうか)を把握する．歯根未完成歯では，EPT に応答しにくいので，冷温検査で知覚の有無(歯髄の生死)を判断すると有意義である．

「歯冠破折」の治療方針

エナメル質破折

破折の程度が軽微であれば，破折部の研磨か選択削合にとどめる(**Fig 2a〜d**)．実質欠損が大きければコンポジットレジン(以下，CR)による修復を行う．

単純歯冠破折

破折片がない場合は，CR による歯冠修復を行う(**Fig 3a〜d**)．破折片があれば，破折片の再接着を行う[8](**Fig 4a〜d**).

複雑歯冠破折

露髄面が小さい場合(ピンクスポット程度であれば)，洗浄後に露髄部を直接覆髄するか，わずかに露髄表層(0.5 mm ほど)を断髄してから直接覆髄を行う(**Fig 5a〜d**)．露髄面が大きい場合, 部分的な断髄処置を行った後で洗浄, 止血を確認してから直接覆髄を行う(**Fig 6a〜h**)．歯冠修復は**「単純歯冠破折」**に準じて行うが, できれば修復は覆髄と同日に行いたい(**「単純歯冠破折」**および**「複雑歯冠破折」**の詳しい治療術式は，次項「治療の流れ」に解説されている)．

脱臼複合歯冠破折

歯髄に生活反応がみられない場合，亜脱臼を併発している可能性があり，歯髄死が疑われる．若年者(18歳ぐらいまで)では，歯髄死の有無にかかわらず，まず歯冠修復を**「単純歯冠破折」**または**「複雑歯冠破折」**に準じて行う．歯髄の生活反応が回復することを数か月間(3〜6か月間)待つ．最終的に歯髄壊死であることが診断されたら，その時点で根管処置を行う．その場合，外傷歯は若年者に多いことを考慮すれば，アペキシフィケーションが選択されることが多い(**CHAPTER 5** 参照)．成人の歯根完成歯では，歯髄死が初診時で確認できれば，根管処置を完了してから歯冠修復を行う場合が多い．この場合，感染の危険性を減らす意味で，抜髄，即日根管充填が推奨されよう．

歯冠破折の治療方針

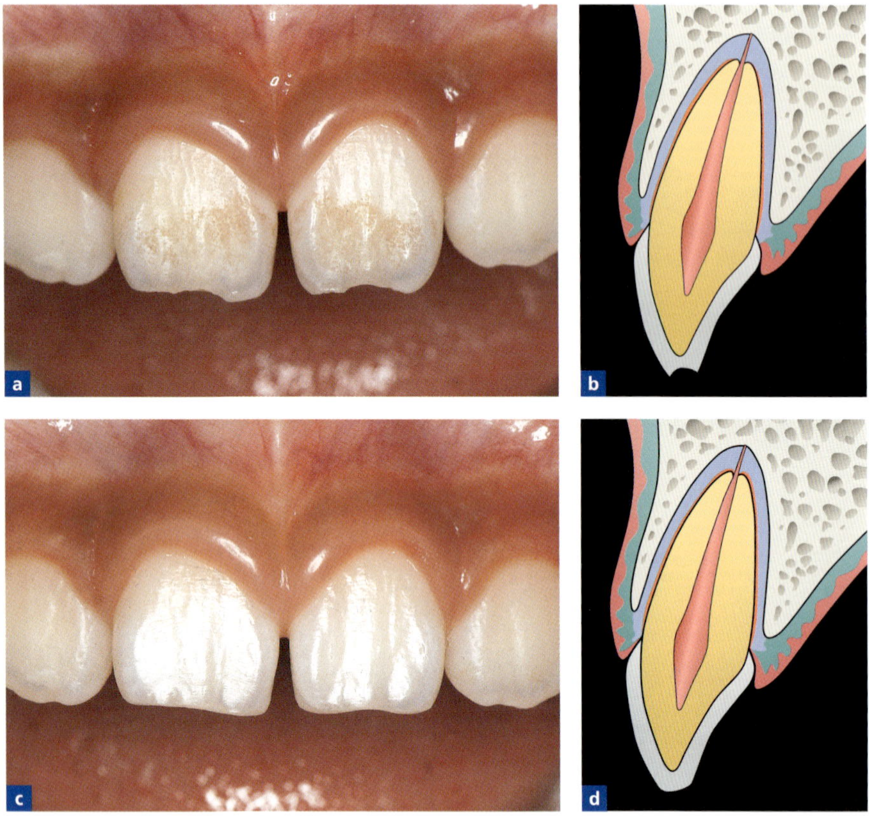

エナメル質破折の治療方針

Fig 2a, b　術前.
Fig 2c, d　術後．エナメル質の選択削合.

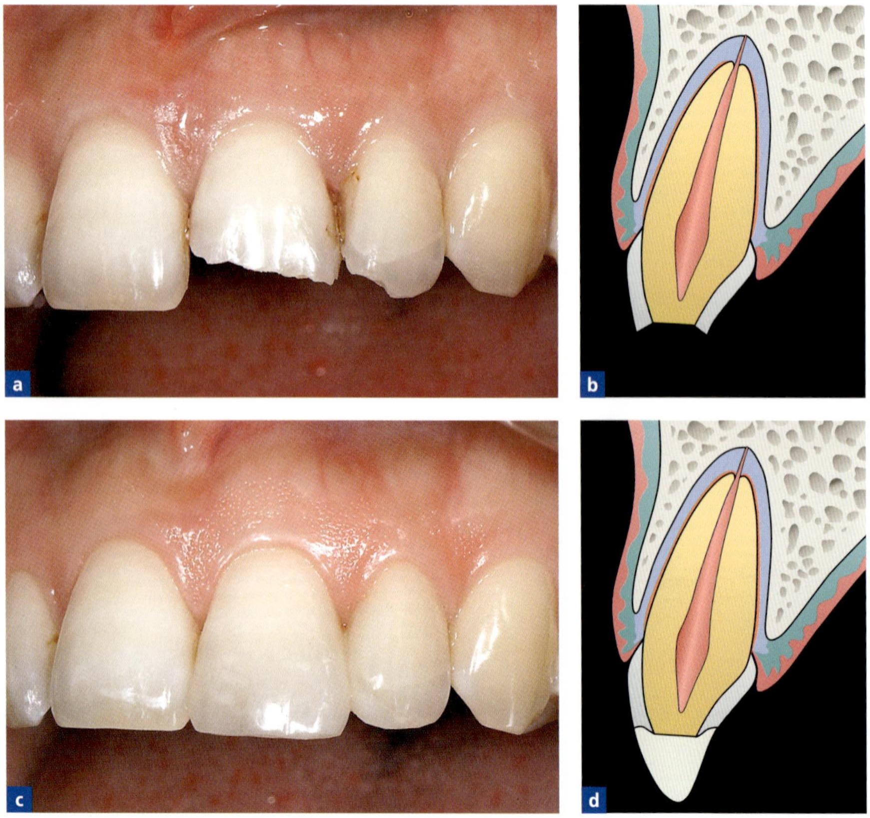

単純歯冠破折（破折片がない場合）の治療方針

Fig 3a, b　術前.
Fig 3c, d　術後．コンポジットレジン（CR）による歯冠修復.

単純歯冠破折（破折片がある場合）の治療方針

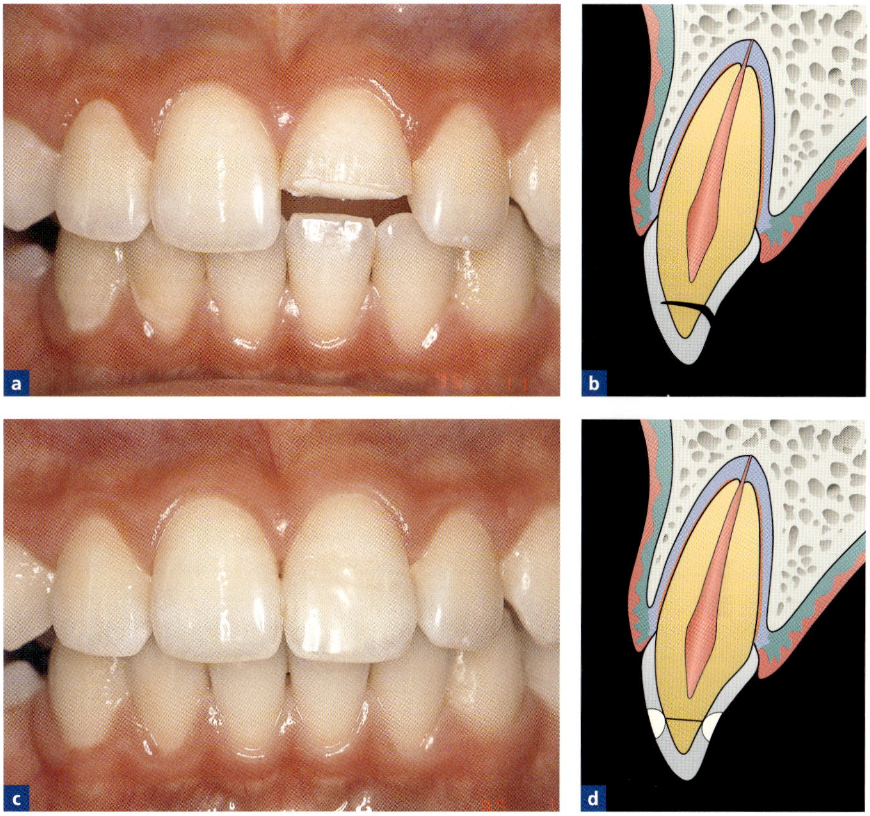

Fig 4a, b　術前.
Fig 4c, d　術後．破折片の接着.

小さな露髄をともなう複雑歯冠破折（破折片がある場合）の治療方針

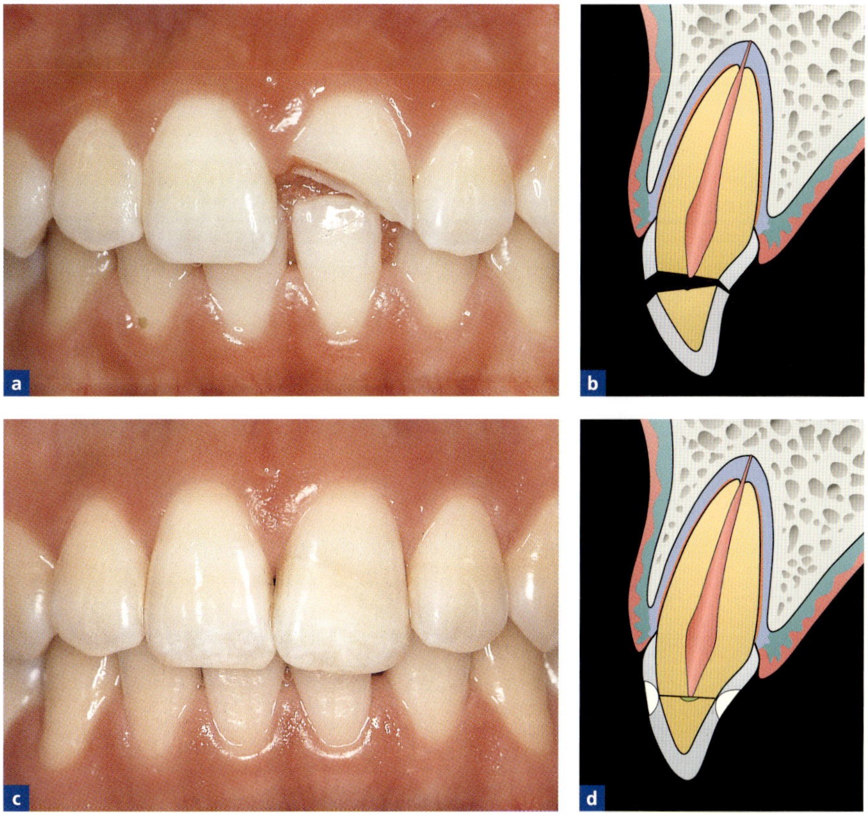

Fig 5a, b　術前.
Fig 5c, d　術後．覆髄と破折片の接着（**c** は術後５年）.

大きな露髄をともなう複雑歯冠破折（破折片がある場合）の治療方針

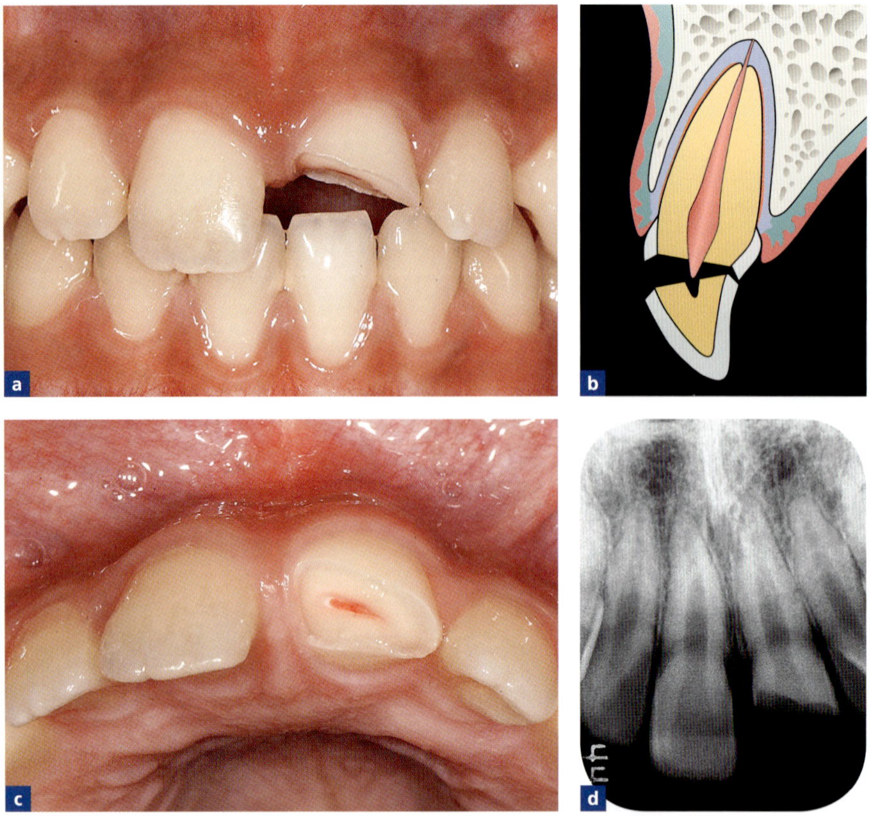

Fig 6a〜d　術前.

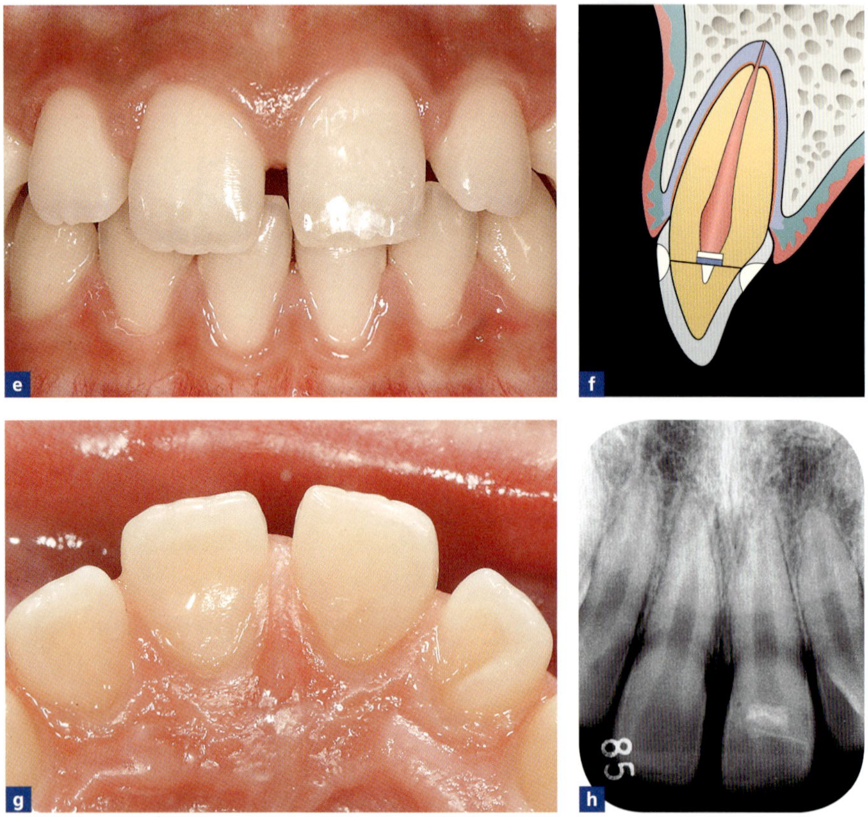

Fig 6e〜h　術後．浅い断髄と直接覆髄と破折片の再接着（写真は術後３年）.

「歯冠破折」の治療の流れ[1〜37]

診査・診断・治療方針

視診による露髄の程度，触診による歯の動揺度，エックス線写真による歯根の完成度や他の破折線の存在の有無，EPT や冷水診による歯髄の生死，などを的確かつすばやく把握する(**Fig 7a〜c**)．歯の外傷は，歯冠破折に一見みえても，亜脱臼などの脱臼性の外傷をともなっている場合もある．したがって，歯根完成歯では必ず EPT を行い，歯髄の生死を確認することが大切である．歯根未完成歯では，EPT に応答しにくいので，冷水痛の有無などによって歯髄の生死を確かめておく．歯根未完成歯では，歯根完成歯よりよい予後が期待できる．歯髄が生きていることが確認できたらつぎの処置に進む．

麻酔とラバーダム

該当歯の局所麻酔を行い，ラバーダムを装着する．ラバーダムは，術中の感染防止の観点からも，大切な術式である(**Fig 7d〜f**)．ラバーダムは，穴を 8 個あけ(**Fig 7d**)，クランプを第一小臼歯にかけると装着しやすい(**Fig 7e**)．小臼歯萌出前の若年者では，クランプを乳臼歯にかける場合もあるが，さまざまな理由でラバーダムを使用しない，あるいはできない場合もある．

破折片の試適

破折片があれば，それを元の歯に試適して，戻り具合を確認する(**Fig 7g**)．これにより，外傷時に起こった歯の実質欠損の有無や，本来の歯並びを確認できる．

ステントの作成

筆者は最近になってステントを作成している．このほうが正確に破折片を元の位置へ戻した状態で再接着できるためである．まず破折片を試適した状態で，患歯と両隣在歯の切端部に即時重合レジンを盛る(**Fig 7h**)．即時重合レジンの色は，歯の色と識別しやすいほうがよい．レジンが硬化したら，破折片をステントにつけたまま口腔外に取り外し，ステントの不必要な部分を削除し形態を整える．最終的には，両隣在歯に確実に戻り，破折片を十分に保持できる，しかもマトリックスバンドと干渉しないような形態に仕上げる(**Fig 7i**)．

断髄と覆髄

大きな露髄がみられる症例では，露髄部(破断面)から約 2 mm 根尖側で歯髄を断髄する(**Fig 7j, k**)．この術式(shallow pulpotomy)により，感染した表層の歯髄組織を除去できるし，覆髄材を収めるスペースを確保できる．断髄は，タービン(ハイスピード)に滅菌したダイヤモンドバーを取り付け，通常の注水下でゆっくりと 2 mm 掘り下げる(**Fig 7j**)．覆髄操作は，まず．2% NaOCl と3% H_2O_2 で交互洗浄を行い，断髄面の止血を行う(**Fig 7k**)．筆者は，レーザー(Er:YAG レーザー装置「アーウィンアドベール」モリタ)で創面の止血と滅菌を行っている[38]．止血が確認できた後，水酸化カルシウムセメント(「ダイカル」デンツプライ三金)で直接歯髄面を覆い(**Fig 7l, m**)，その後に象牙質接着性のある材料(「スーパーボンド」サンメディカル，あるいは「マルチボンド」トクヤマデンタル)でさらに覆髄を行っている

歯冠破折の治療の流れ

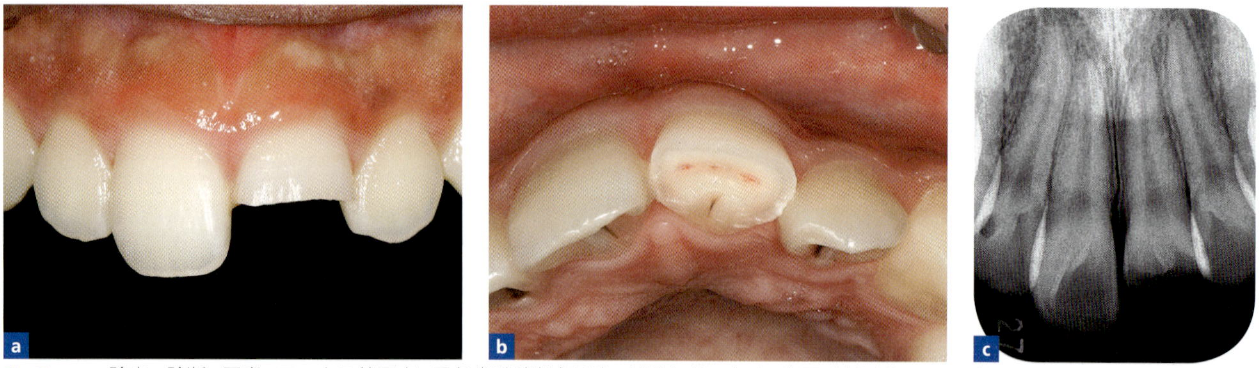

Fig 7a～c　診査・診断．写真，エックス線写真，電気歯髄診断（EPT），触診などにより，歯冠破折以外の問題が生じていないことを確かめる．13歳，女子．⌊1：EPT（＋）．

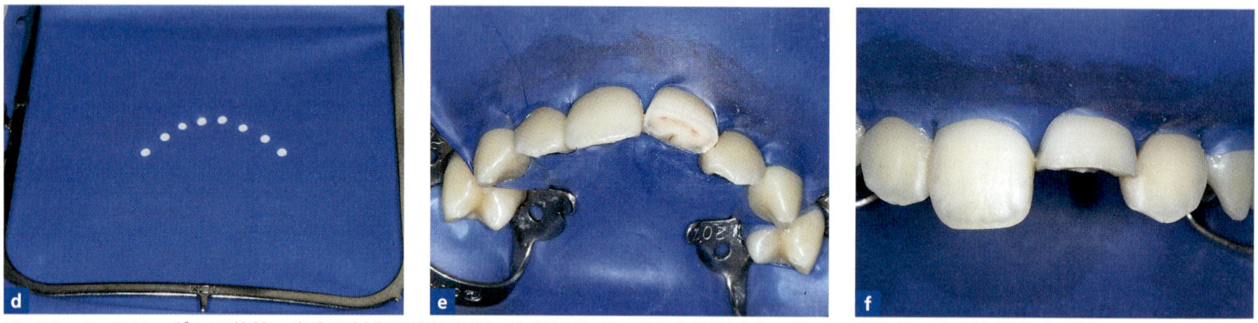

Fig 7d～f　ラバーダムの装着．患歯を対象に麻酔を行った後にラバーダムを装着する．ラバーダムは，穴を比較的広い間隔で 8 個あけ，⌊4 から 4⌋までを露出させて装着する．

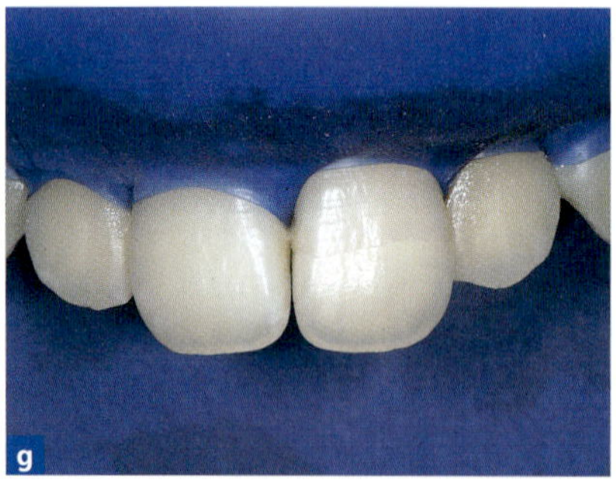

Fig 7g　破折片の試適．元の歯と破折片の適合を確認する．

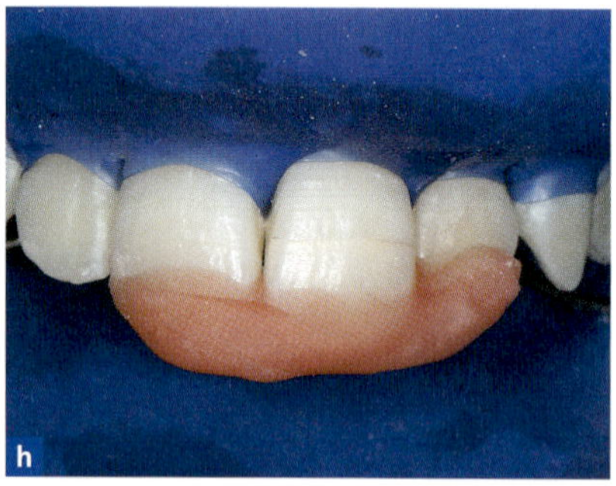

Fig 7h　ステントの作成．即時重合レジンでステントを作成する．

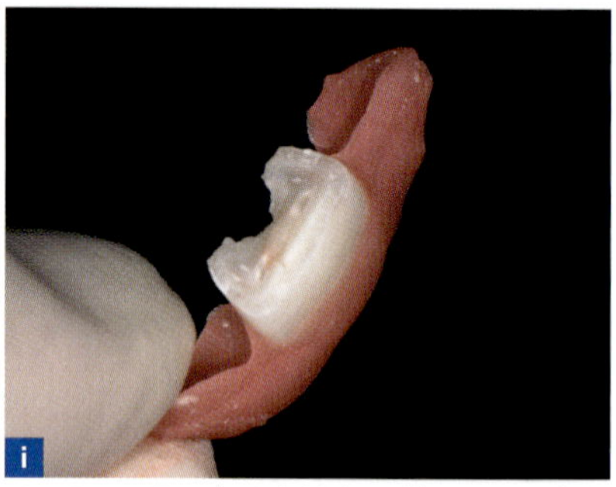

Fig 7i　ステントのトリミング．ステントと破折片をくっつけたまま外し，口腔外で不必要な部分を削除する．破断面の周囲や隣接面を十分にトリミングしておく．

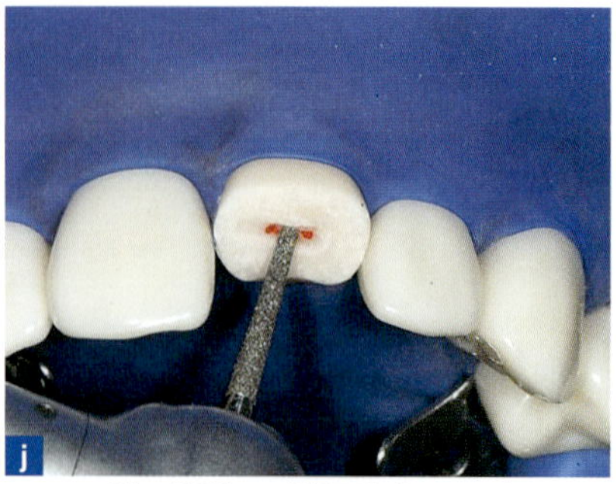

Fig 7j　浅い断髄．破断面から1.5～2 mm の表層歯髄を高速タービンにダイヤモンドポイントバーをつけ，注水下で除去する．

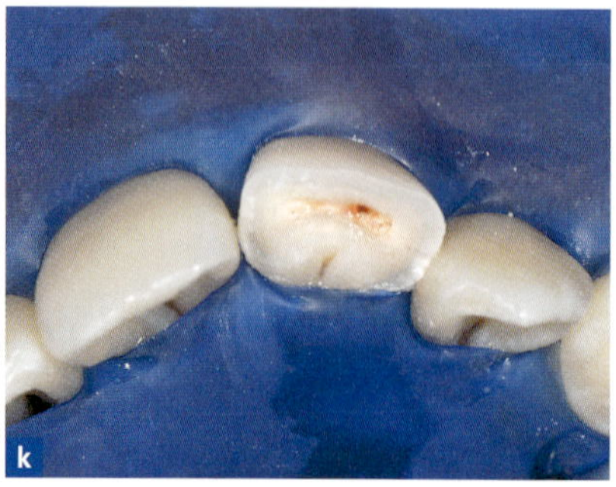

Fig 7k　断髄面の止血確認．2％ NaOCl と 3% H_2O_2 で交互洗浄を行い，止血を待つ．

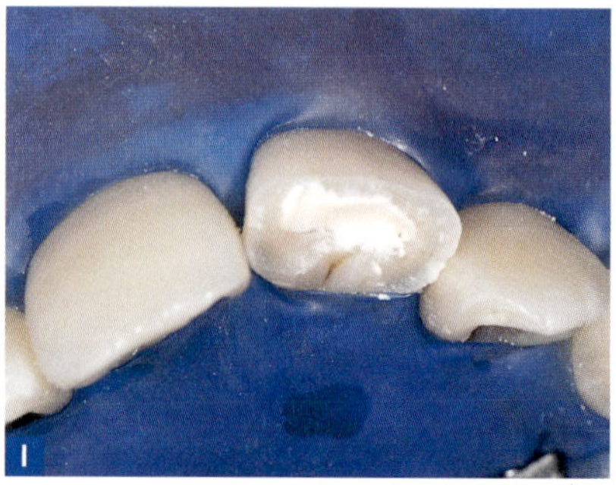

Fig 7l　水酸化カルシウムセメントによる直接覆髄．

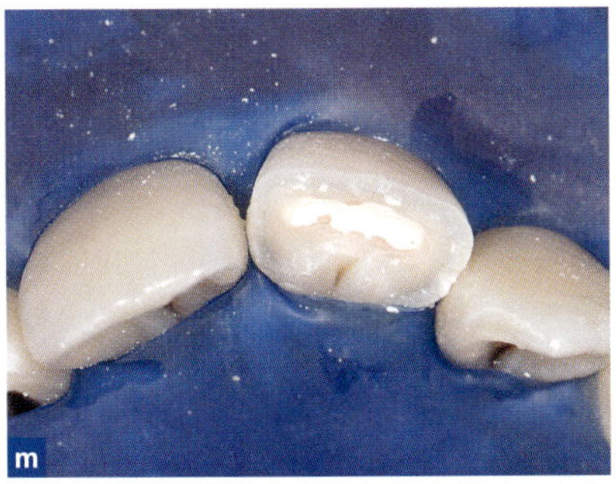

Fig 7m　余剰水酸化カルシウムセメントの除去．ダイヤモンドバーあるいはエクスカベータで，1 mm の覆髄材を残して余剰部を除去する．

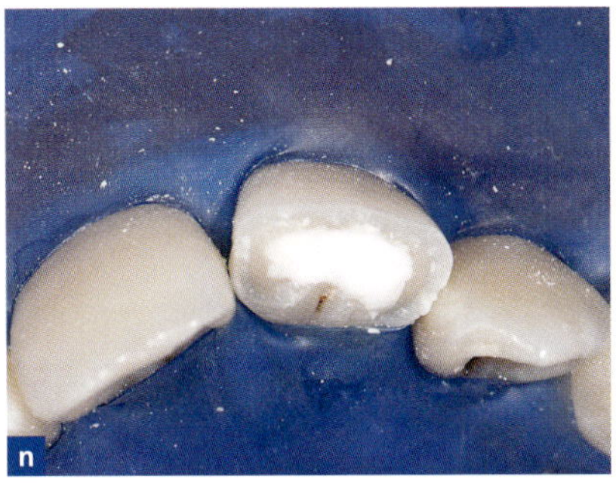

Fig 7n　象牙質接着性レジンによる間接覆髄．マイクロリーケージ(微小漏洩)を防ぐ目的と接着力を高める目的で，断髄窩洞の残りの部分を接着性レジンで裏層する．

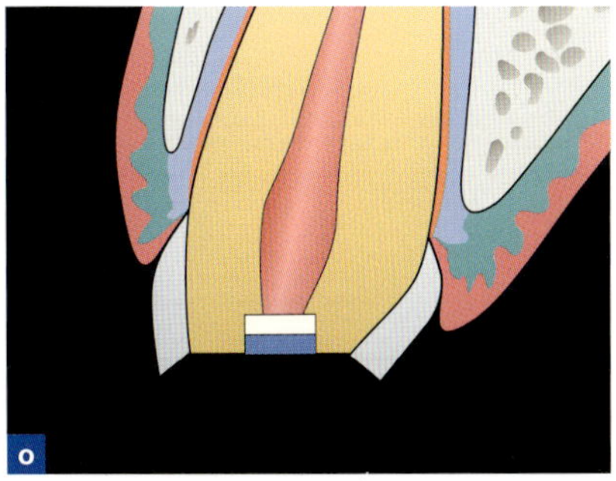

Fig 7o　断髄と覆髄処置が終わった状態を示す模式図．覆髄は，水酸化カルシウムセメント(白)と象牙質接着性レジンの2層から成り立っていることに注目．

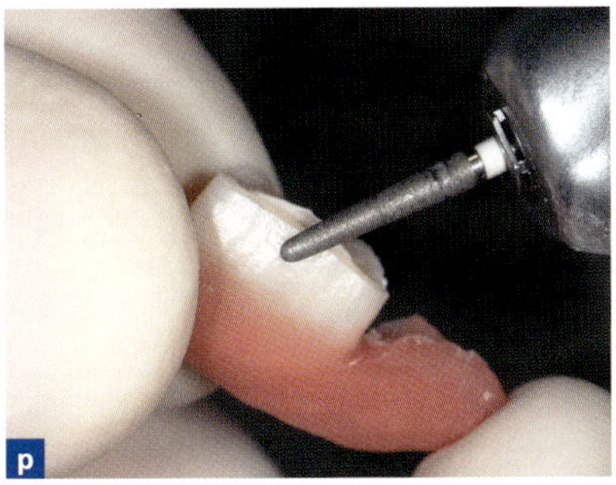

Fig 7p　破折片辺縁エナメル質へのベベルの付与．ベベルは，スーパーファインのダイヤモンドバーで付与する．

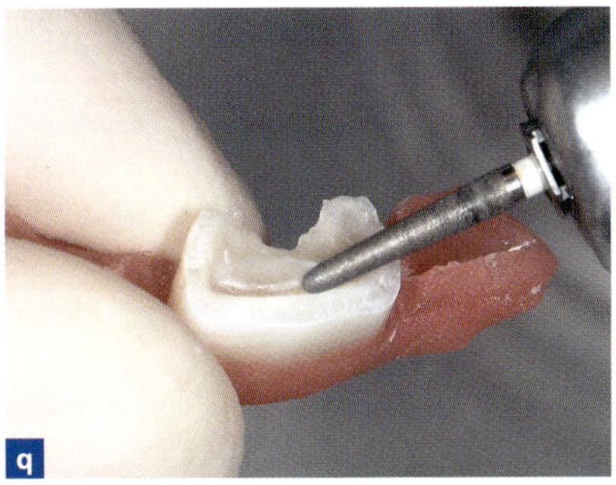

Fig 7q　髄角部象牙質の除去．変色の原因となるような軟組織は歯質の内面から除去しておく．

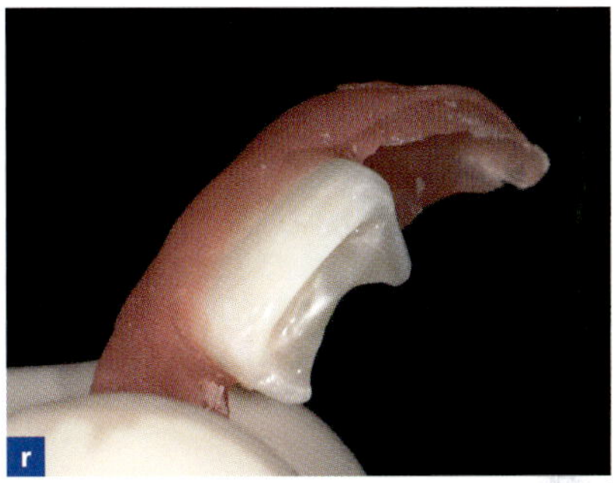

Fig 7r　ベベル付与と髄角部のトリミングが終わった破折片．

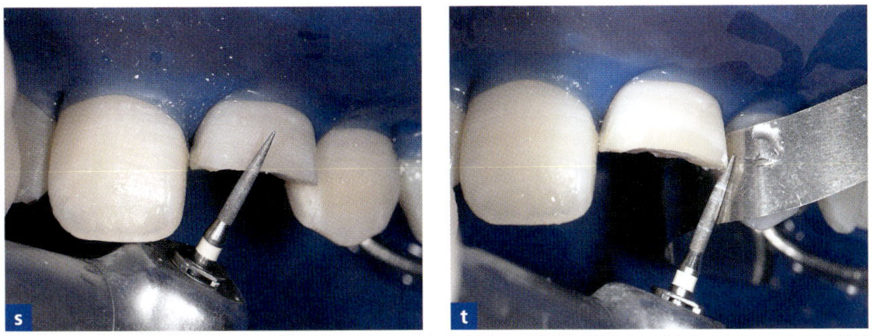

Fig 7s, t　元の歯のエナメル質辺縁へのベベルの付与．隣接面部は，金属マトリックスで隣在歯を保護しながらベベルをつける．

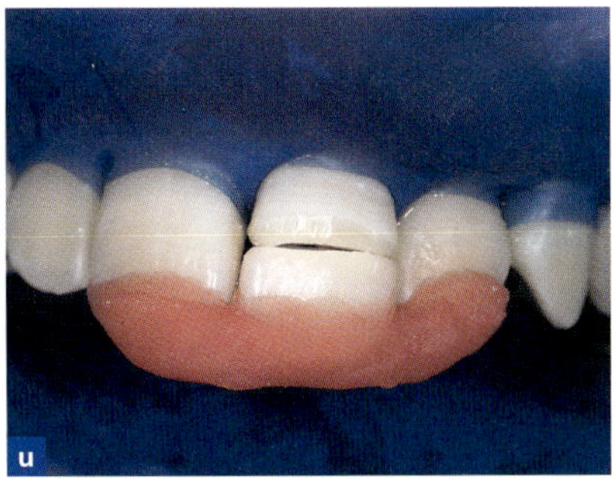

Fig 7u　ステントと破折片の試適．

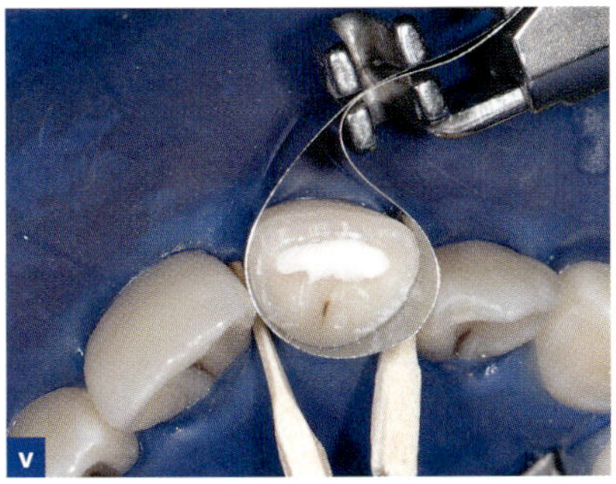

Fig 7v　トッフルマイヤーのリテーナーとマトリックスの装着．最初はゆるく締めておく．両隣接面に口蓋側からウェッジを入れることで，適合と安定が増す．

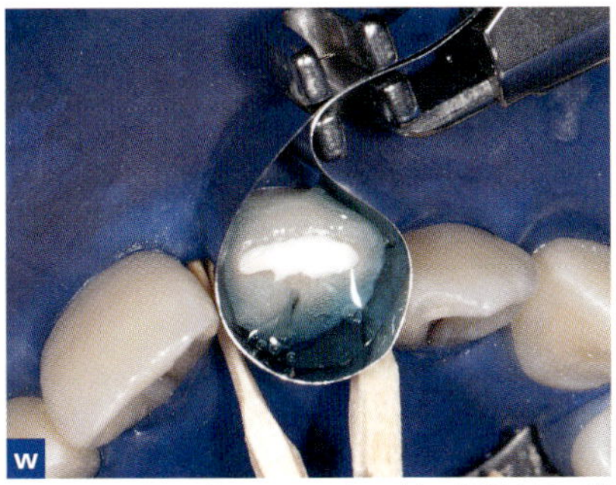

Fig 7w　元の歯のエッチング．37%リン酸水溶液を用いてエナメル質を約15秒間エッチングする．水洗乾燥後，ボンディングシステムを用いて歯質の表面処理を行う．

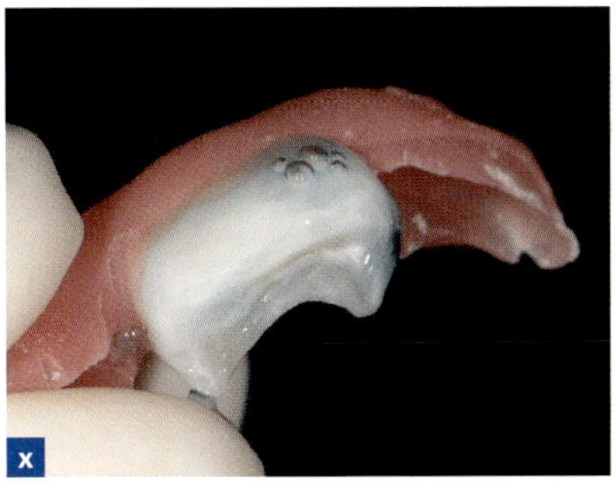

Fig 7x　破折片のエッチング．口腔外で，37%リン酸水溶液で歯質全体を約15秒エッチングする．その後，ボンディング処理を行う．

(**Fig 7n**). 理由は，水酸化カルシウムセメントに修復象牙質の形成を期待し，象牙質接着性材料にはマイクロリーケージ(微小漏洩)を防止する役目を期待しているからである．断髄の予後は，主に術後に起こる可能性のあるマイクロリーケージに左右されるので，覆髄材を収めるスペースをつくることと，象牙質接着技術を駆使することにより，より十分なマイクロリーケージの防止を図ることができる(**Fig 7o**).

歯面清掃とベベルの付与

象牙質接着性レジンの硬化を待つ間に，破折片の歯面清掃とベベルの付与を行う(**Fig 7p～r**). 歯面清掃を怠ると，後に歯とレジンの接着界面にギャップが生じ，白線や褐線の原因となる．また，ベベルは破断面の全周につけるが，破断面に鋭角なエッジが残らないように丸く仕上げることと，歯面になだらかに移行させることがコツである．このときバーはレジン研磨用のスーパーファインを用いるとよい．もし髄角部に軟組織が残存していれば，その部分の歯質を少し除去しておく(**Fig 7q**). 覆髄材が十分に硬化すれば，元の歯にも同様の処理(歯面清掃とベベルの付与)を行う(**Fig 7s, t**).

ステントと破折片の戻りの再確認

ステントを破折片とともに術部に戻し，適合度の再確認を行う(**Fig 7u**).

マトリックスの装着とエッチングとボンディング

破折片を接着する場合，マトリックスを利用する必要がある．理由は，①エッチング・ボンディング操作を行うときに，隣在歯を隔離・保護できる，②破折片を正しい位置に誘導・固定できる，③歯頸部付近の滲出液や出血をブロックアウトできる，④研磨ができにくい隣接面部にマトリックスの研磨面を残すことができる，ことなどである．マトリックスとしては，筆者はトッフルマイヤーのリテーナーと金属マトリックスを多用している．また，マトリックスはこの時点ではゆるく装着しておくほうがよい(**Fig 7v**).

マトリックスを装着したあと，エナメル質を約40%のリン酸溶液で15秒エッチングを行う(**Fig 7w**). 同様に破折片も口腔外でエッチングを行う(**Fig 7x**). 現在広く受け入れられている一液性のボンディング材は，象牙質には理想的と考えられるが，エナメル質に十分な接着性が期待できるかどうかは臨床的に疑問が残る．したがって，筆者は，エナメル質のリン酸エッチング処理を重要なステップと考えている．エッチング剤を十分水洗，乾燥した後，ボンディング材(「AQ ボンド」サンメディカル，「エキサイト」白水貿易，「ボンドフォース」トクヤマデンタル)を塗布して，光重合器で硬化させる．

破折片の接着と研磨

ボンディング処理がおわった破折片と元の歯の両方に，光重合型 CR(「パルフィークエステライト」のレギュラータイプ，または，「エステライトクイック」トクヤマデンタル)を盛り(**Fig 7y, z**)，ステントを利用して破折片を元の歯へ圧接する(**Fig 7aa**). ステントを手で押さえながら，マトリックスを強く締めることにより，破断面に CR が正確にいきわたる．切端側から光を照射して CR を硬化させる(**Fig 7bb**). 光は切端の頬側よりと口蓋側よりの両方から十分に当てれば CR は硬化するので問題はない．ただ，CR をより確実に硬化させるには，マ

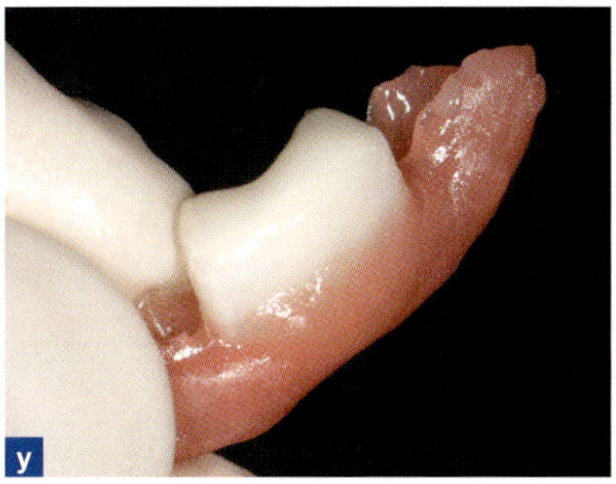

Fig 7y　ボンディング処理が終わった破断面にフロアブルタイプのCRまたはレギュラータイプのCRの添付．フロアブルタイプのCRを使用する場合は，流れのよいものは扱いにくい．

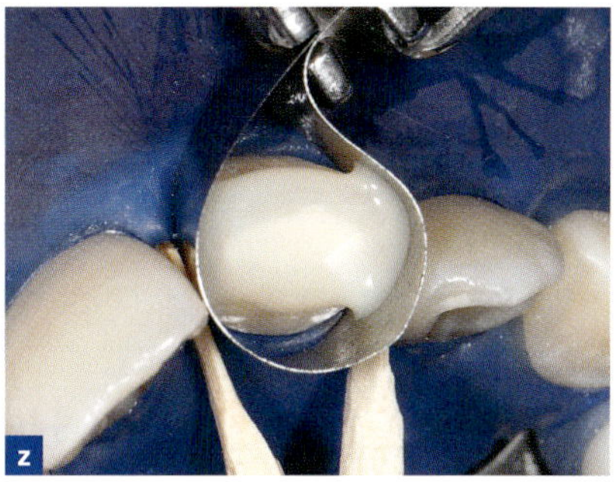

Fig 7z　ボンディング処理の終わった元の歯へのCRの添付．フロアブルタイプまたはレギュラータイプで破断面全体に多めに盛る．

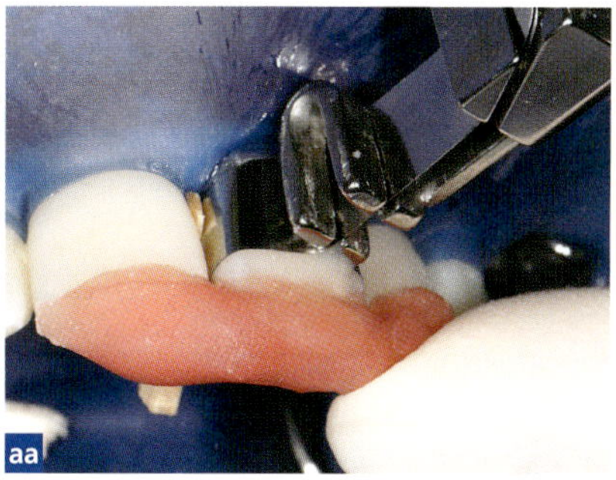

Fig 7aa　ステントを利用して破折片を元に戻し，トッフルマイヤーのリテーナーをきつく絞める．このとき，指でステントを押さえておく．

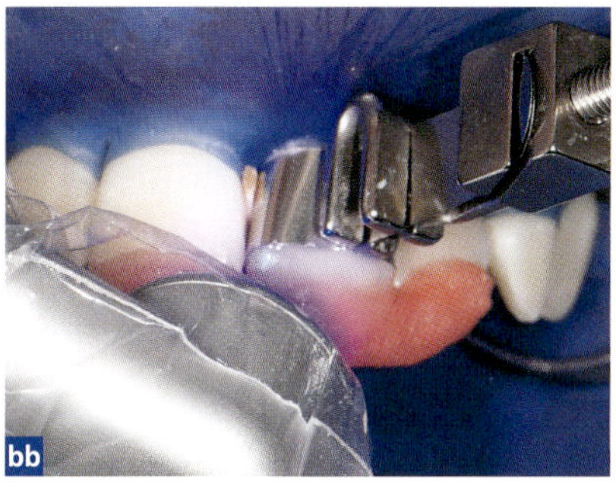

Fig 7bb　光重合照射．切端頬側および口蓋側の隙間から光を十分照射してCRを硬化させる．

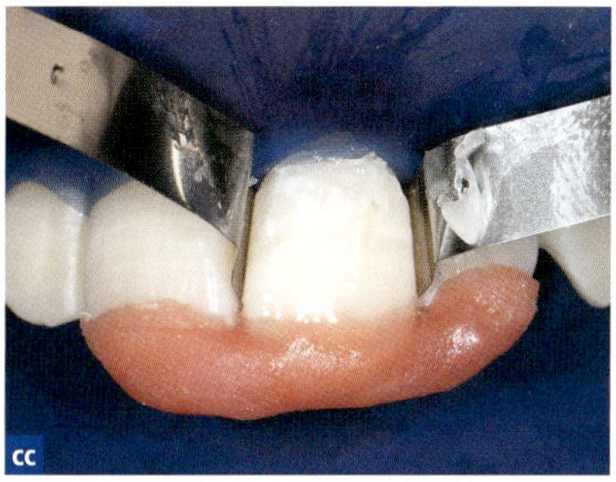

Fig 7cc　マトリックスの除去．マトリックスを完全に除去する前に，もう一度光重合照射を行う．

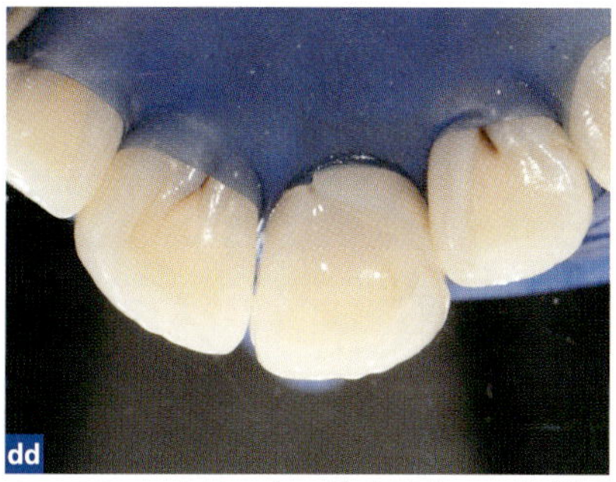

Fig 7dd　マトリックス除去直後の口蓋側面観．口蓋側にももう一度光重合照射を行う．

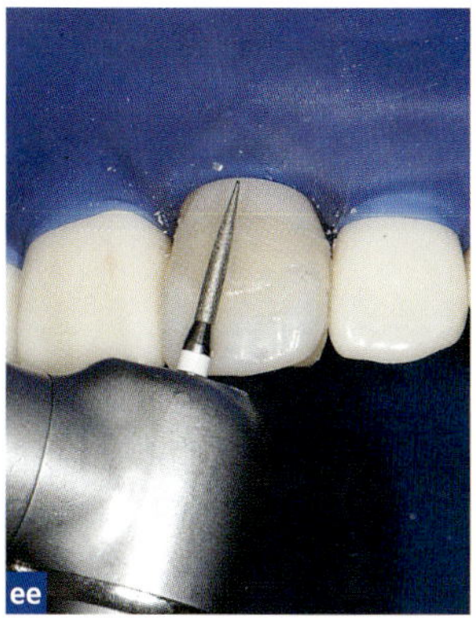

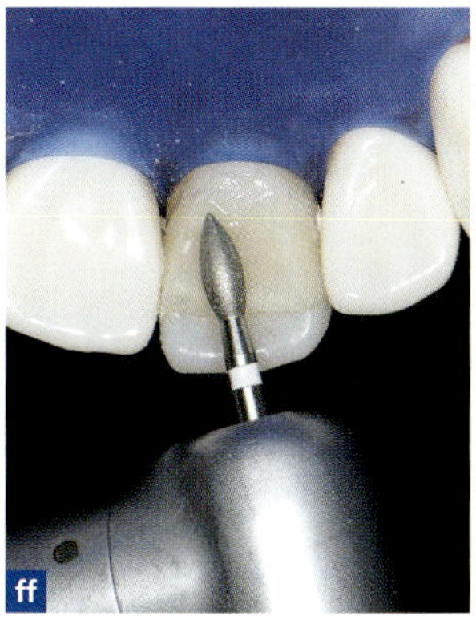

Fig 7ee, ff　トリミング．研磨用のダイヤモンドバーを用いて過剰CRの除去と形態修正を行う．

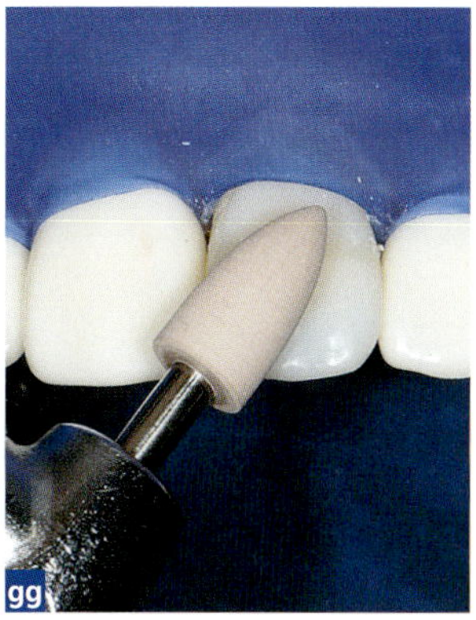

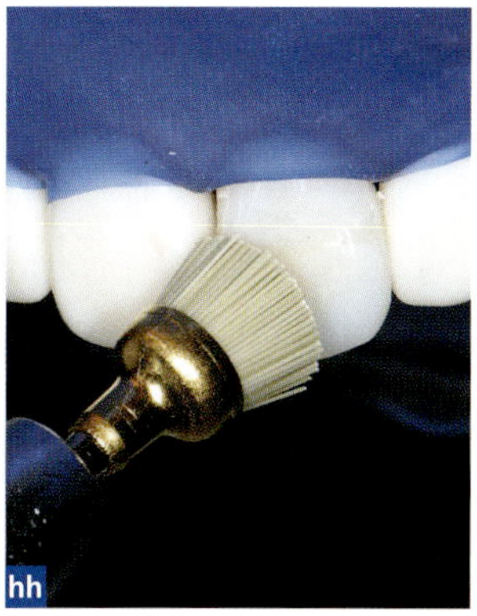

Fig 7gg, hh　研磨．シリコンやブラシタイプの研磨ポイントで最終研磨を行う．

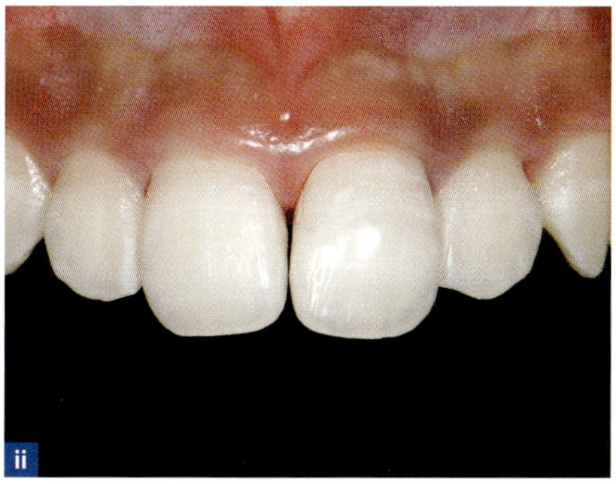

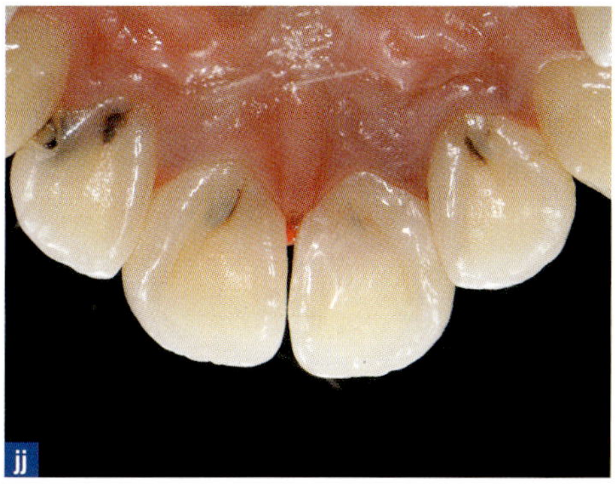

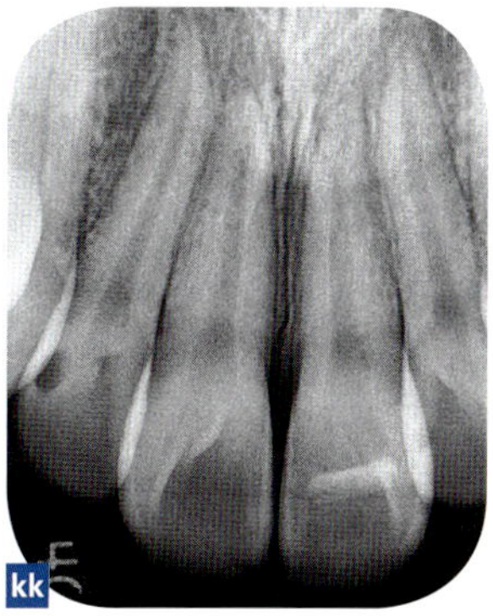

Fig 7ii～kk　術後の唇側面観と口蓋側面観とエックス線写真．この症例では，CRは「エステライトクイック」（トクヤマデンタル），シェードはOA 2を用いた．

トリックスを外した後にもう１度，頬側および口蓋側から光照射を行うとよい．

重合直後の接着面はレジンのバリや不規則な面，未重合な面が存在するので(**Fig 7cc, dd**)，トリミングと研磨が必要である(**Fig 7ee〜jj**)．トリミングはスーパーファインのダイヤモンドバー(「メリーダイヤ：C-22Sfff，K13Sfff」日向和田精密製作所)を用い，最終研磨は研磨用のシリコンポイント(「セラマスターHP11」「コンポマスターCA28」松風，または「アストロポリッシャー　HP タイプ」白水貿易)を筆者は用いている．

上記に処置方法を詳しく解説したが，症例によってはステントを作成できない場合もある．そのような場合は，ステントの作成を省いたその他すべての治療の流れを実行することで，同じような治療結果を得ることができよう．ただし，破折片の位置や向きがずれる可能性があることに注意する必要がある．

経過観察

大きな露髄をともなう歯冠破折の症例を，上記の処置法で治療を行った場合，１週間後，１か月後，３か月後に検診を行う必要がある．検診の内容は，EPT，打診痛，歯冠の変色，冷水痛，などである．エックス線写真診断は，６か月後・１年後に行い，以後は２年に１回ぐらいの頻度で術後観察を行う(後述 **Fig 8, Fig 9** 参照)．検診時に冷水痛を患者が訴えれば，接着界面でのマイクロリーケージが疑われるので，ボンディング材を塗布したあと，光重合照射を行うことで改善が得られる場合がある．残念ながら，不可逆な歯髄炎症状がでた場合や歯髄壊死がみられた場合，通常の根管処置や根未完成歯ではアペキシフィケーションなどの処置が必要になる．しかし，根管処置が終了すれば，アクセスホールを再び CR で修復するのみでよく，審美や機能が損なわれることはない．術式の不備や再度の外傷により，再接着した破折片が再脱離することがある．このような場合には，再度破折片の再接着を行えばよい(**Fig 9, 13** 参照)．再脱離の原因の多くが再度の外傷であるが，破折片が脱離することでより大きな外傷を未然に防ぐことができると考えられる．また，術者の技術や知識不足によっても再脱離が起こるが，この術式そのものに問題があるとは考えにくい．

「歯冠破折」の創傷の治癒

上記の治療の流れで示したように，筆者は露髄をともなう歯冠破折の治療の大半を，浅い残髄と破折片の再接着で行ってきた．また，直接覆髄材として水酸化カルシウムセメント(「ダイカル」デンツプライ三金)，間接覆髄材として象牙質接着性レジン(「スーパーボンド」サンメディカル)を多用してきた．そして，この方法により歯髄の生活力がほとんどの症例で長期間保存されることを経験している．断髄の成否を判断する方法の１つとして，デンティンブリッジ(象牙質橋)の形成を確認することが挙げられる[39〜46]．

デンティンブリッジの形成は，通常のエックス線写真で確認できる場合もあるが，近年わが国の歯科臨床に急速に導入が進んでいる歯科用コーンビーム CT(以下，CBCT と略)を用いれば，より正確に確認できる(**Fig 8j, k, Fig 9k**)．また，偶然起こった再外傷による破折片の再脱離にも，肉眼でデンティンブリッジの形成が確認できる(**Fig 9e**)．デンティンブリッジの形成メカニズムは41ページ以下のようである．

創傷の治癒

症例１：術後経過と治癒の確認

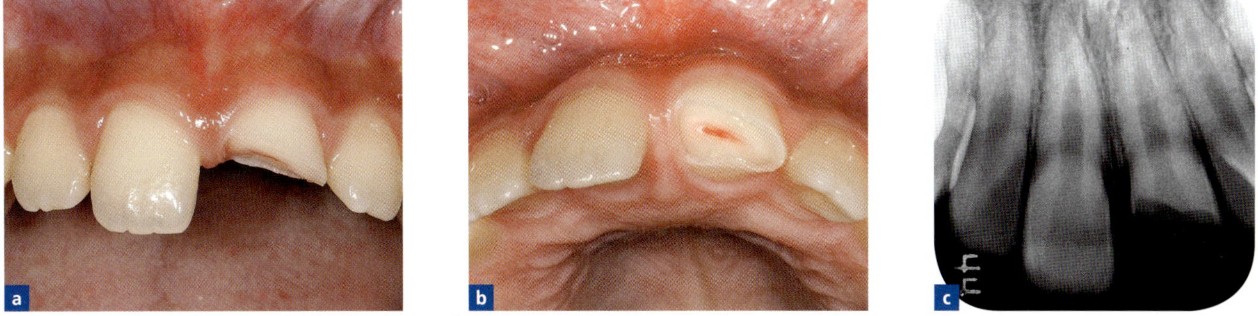

Fig 8a～c　術前．11歳，男子．学校で転倒して|1を破折．|1：EPT(＋)．

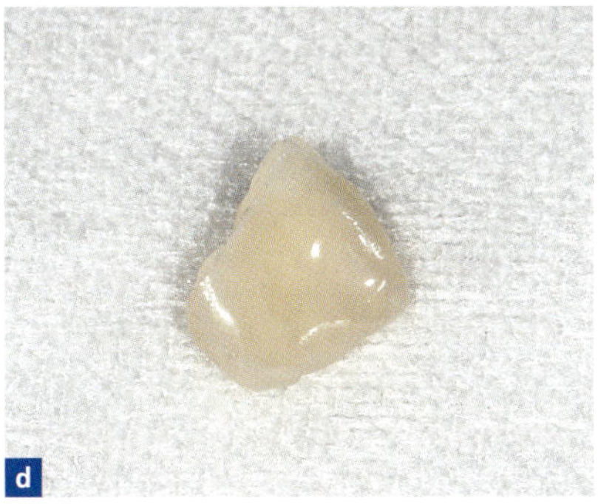

Fig 8d　破折片．

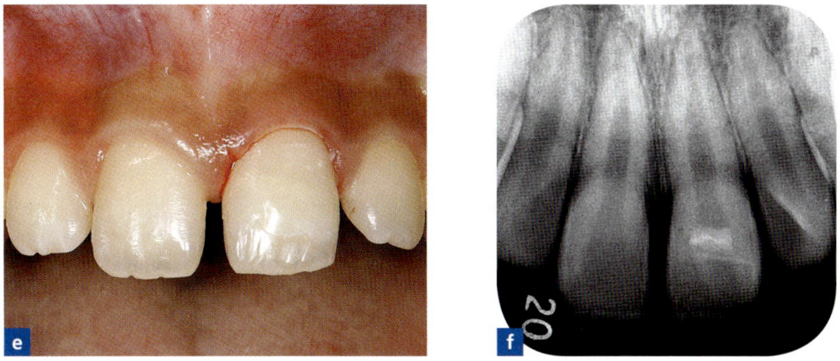

Fig 8e, f　断髄と覆髄と破折片の再接着直後．直接覆髄は「ダイカル」(デンツプライ三金)，間接覆髄は，「スーパーボンド」(サンメディカル)で行った．

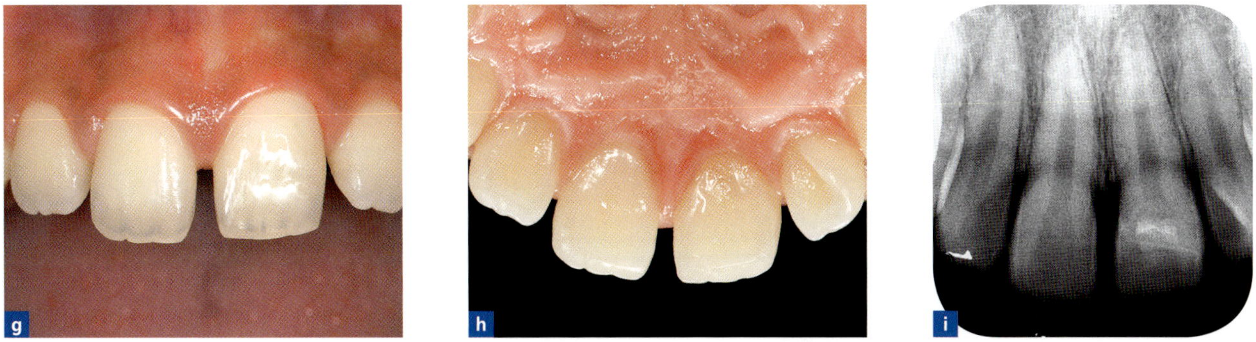

Fig 8g～i　３年後．審美と機能の改善が維持されている．|1：EPT(＋)．歯冠の変色や不快症状もない．

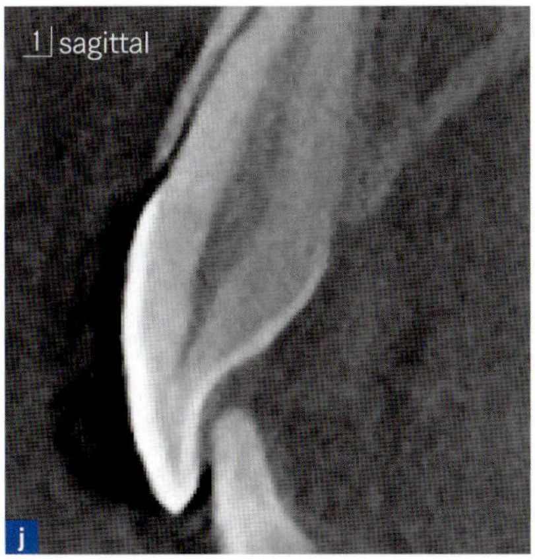

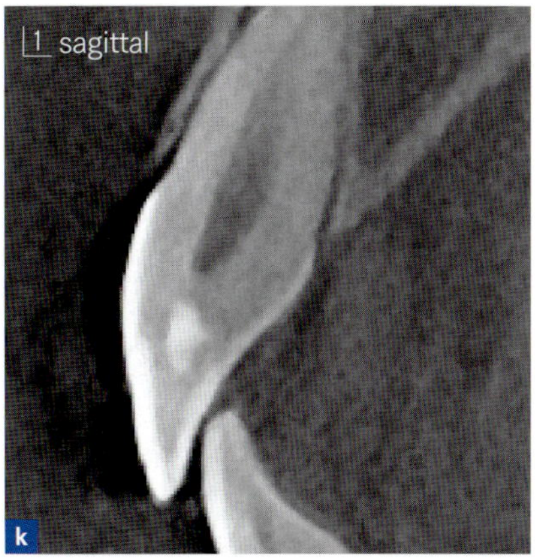

Fig 8j　術後３年の1|の CBCT 像．正常な歯髄腔が観察できる(コントロールとしての像)．

Fig 8k　術後３年の|1の CBCT 像．覆髄材に接して硬組織の形成がみられる．

症例２：術後経過と治癒の確認(アペクソジェネシス)

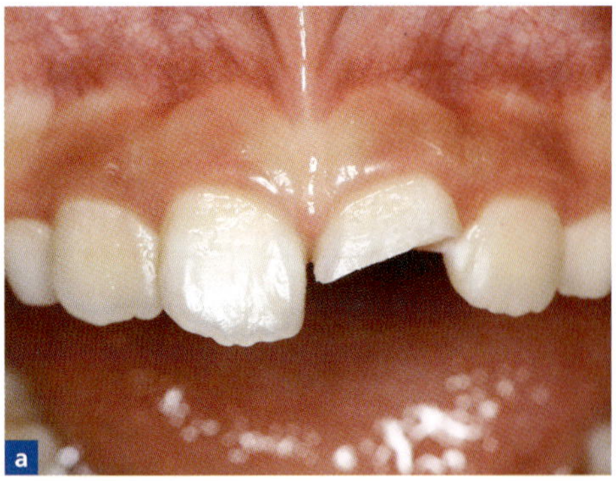
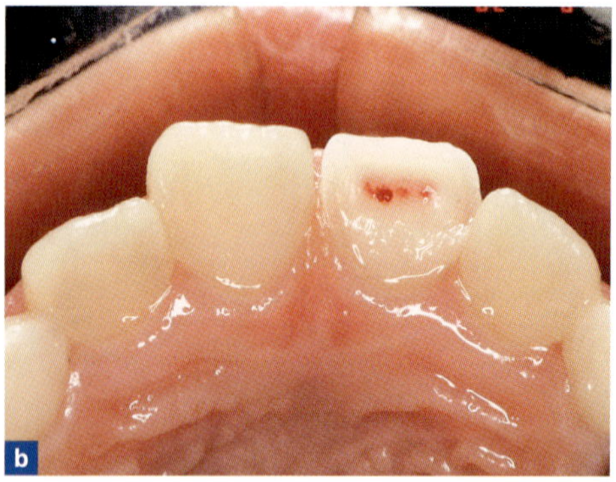
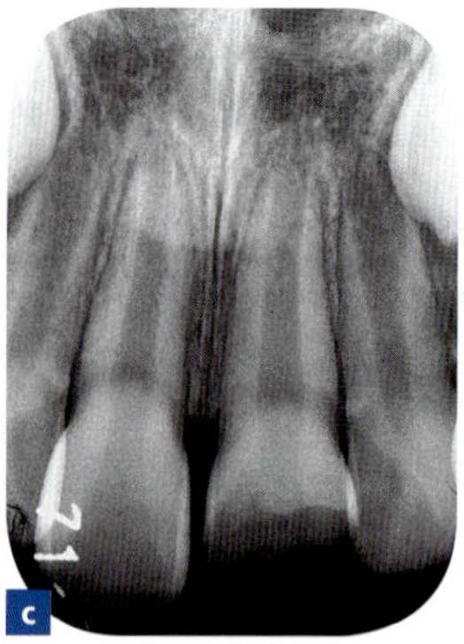

Fig 9a〜c　初診時．８歳，女子．転倒による歯冠破折．露髄部は冷水痛を示す．

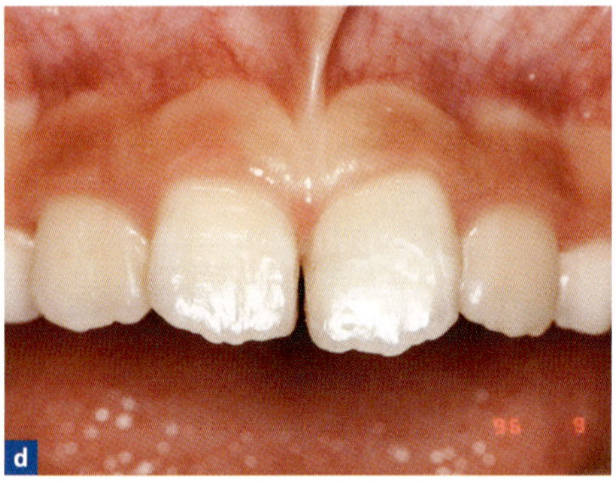

Fig 9d　断髄と覆髄と破折片の再接着直後．直接覆髄は「ダイカル」，間接覆髄はグラスアイオノマーセメントで行った．

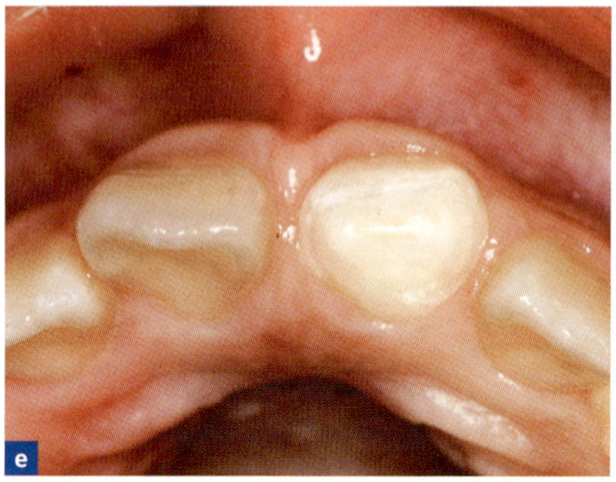

Fig 9e　術後２年．破折片が再脱離したときの状態．断髄部は硬組織で閉鎖されていることがわかる．$\underline{|1}$：EPT(＋)．

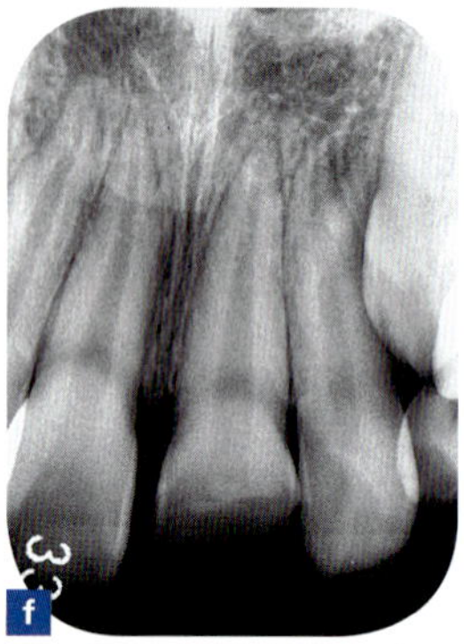

Fig 9f　**e** と同日のエックス線写真．

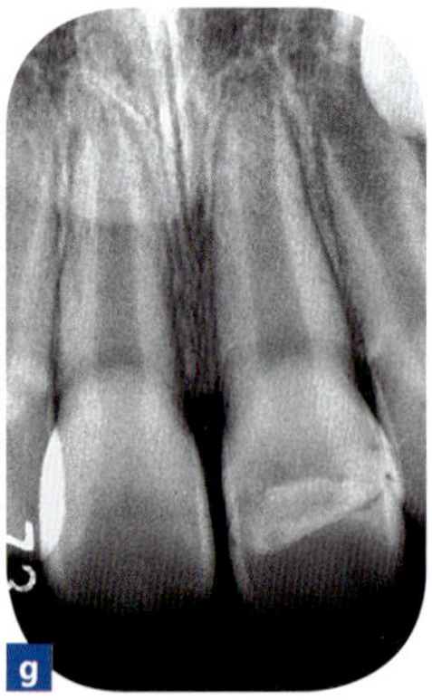

Fig 9g　初診日(**a〜c**)と同日で術直後のエックス線写真．

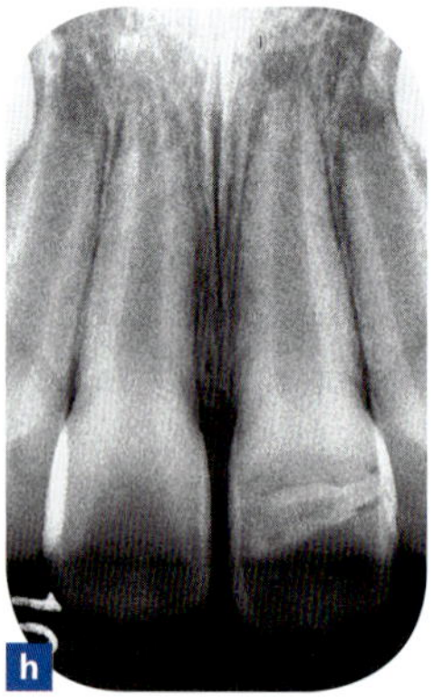

Fig 9h　４か月後．

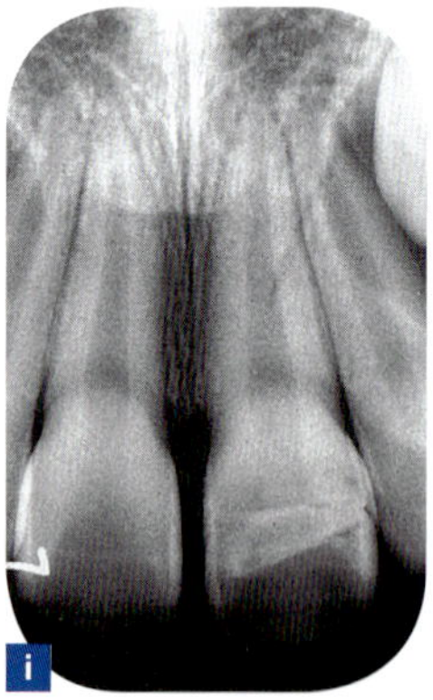

Fig 9i　１年４か月後．

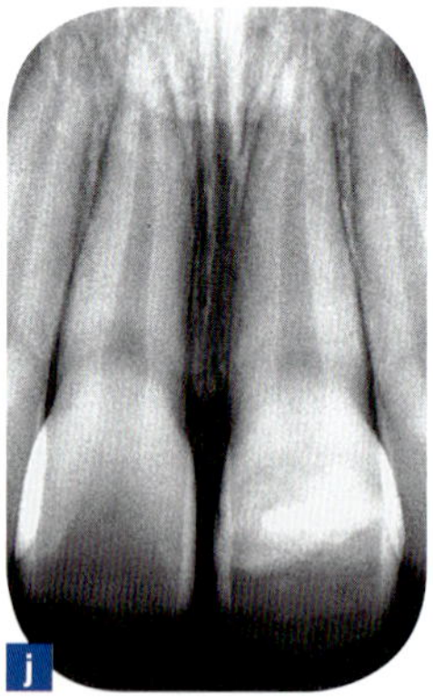

Fig 9j　３年後．

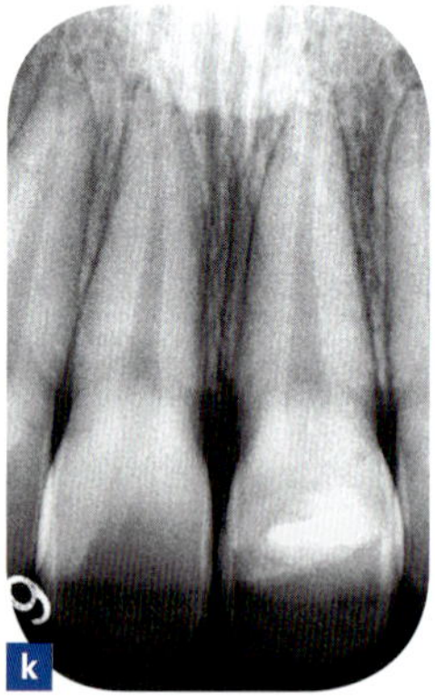

Fig 9k　６年後．

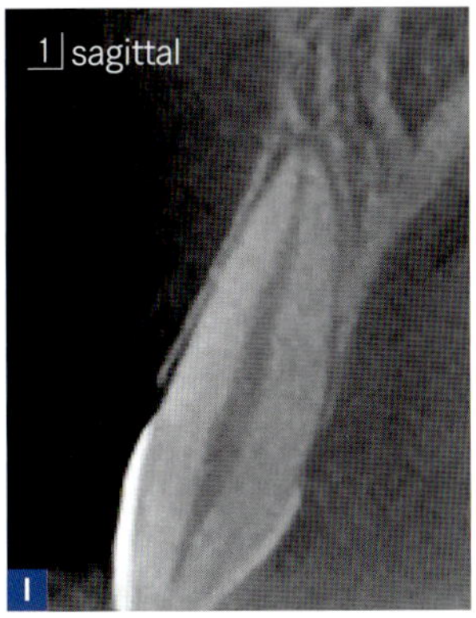

Fig 9l　7 年後の 1| の CBCT 像(コントロール).

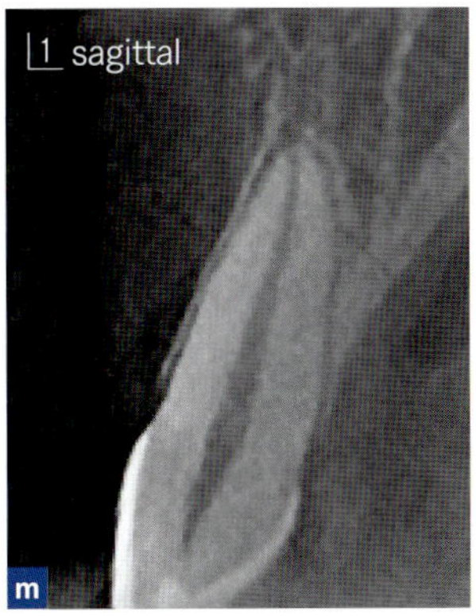

Fig 9m　7 年後の |1 の CBCT 像．断髄面直下の硬組織形成と正常な歯髄腔が認められる.

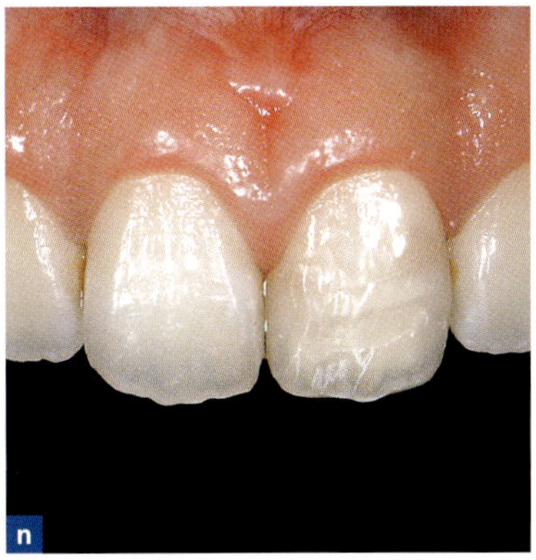

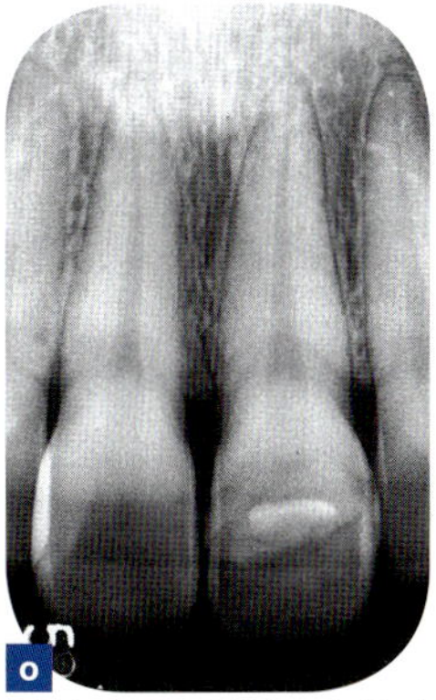

Fig 9n, o　術後10年．|1：EPT(＋)．歯冠破折した歯の機能・審美は回復・維持されている.

デンティンブリッジの形成メカニズム[47〜49]

術直後

水酸化カルシウム直下に壊死層が認められ，さらにその下に組織の炎症反応がみられる(Fig 10a).

1～2 週間後

炭酸カルシウム顆粒の沈着が著明な層が存在し，やがてその下に歯髄細胞から派生したと考えられる骨様象牙芽細胞が現われる(Fig 10b).

4～5 週間後

骨様象牙芽細胞によってつくられた骨様象牙質の直下には，その誘導によって(と考えられている)，やはり歯髄から派生した象牙芽細胞が配列する(Fig 10c).

数か月後(最終段階)

骨様象牙質と象牙細管を有する象牙質の 2 層の硬組織からなるデンティンブリッジが形成される(Fig 10d).

デンティンブリッジの形成メカニズム①

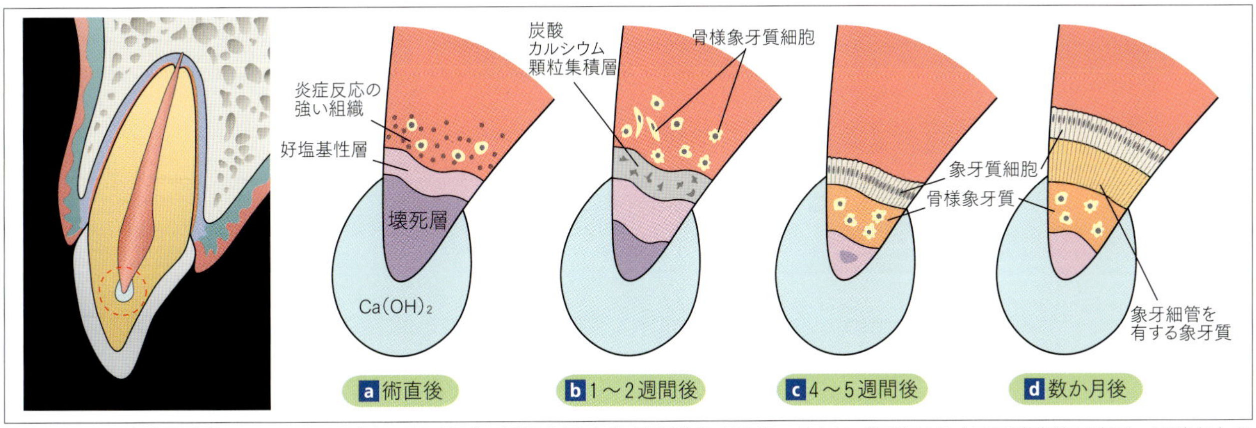

Fig 10a～d　直接覆髄後のデンティンブリッジの形成の過程を示す模式図(参考文献47～49より／日数はあくまで臨床的目安で，正確なものではない).

デンティンブリッジの形成メカニズム②

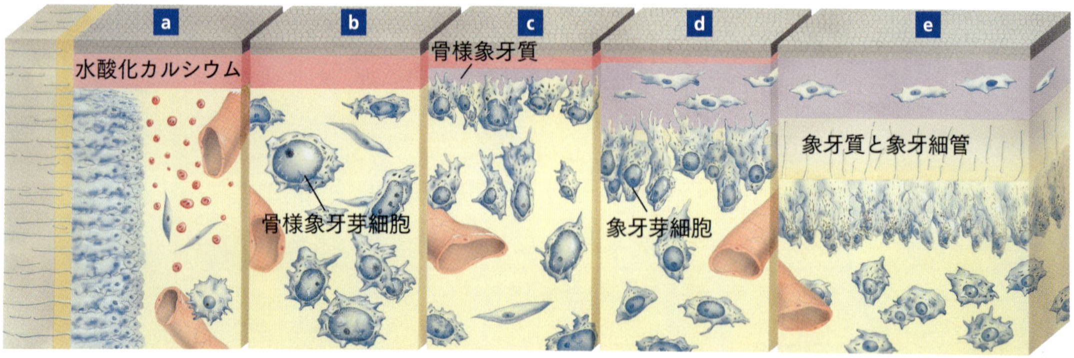

Fig 11a～e 水酸化カルシウム直下の硬組織の形成メカニズムを示す模式図（参考文献49より改変）.
Fig 11a 水酸化カルシウムによる直接覆髄直後.
Fig 11b 骨様象牙芽細胞の出現.
Fig 11c 骨様象牙質の形成.
Fig 11d 象牙芽細胞の出現.
Fig 11e 細管構造を有する象牙質の形成.

アペクソジェネシス

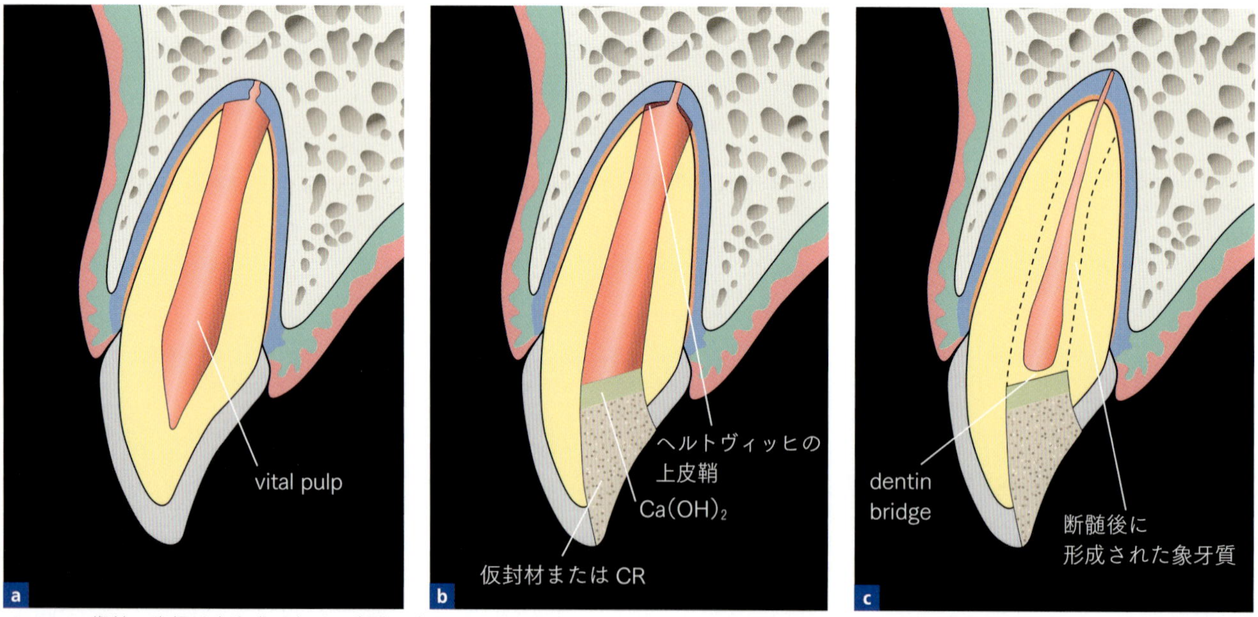

Fig 12a 術前．歯根は未完成であり，歯髄は生きていることを示す.
Fig 12b 断髄と覆髄直後．残存歯髄には感染がほとんどないことを示す.
Fig 12c 数年後．断髄面直下には硬組織（デンティンブリッジ）の形成がみられる．ヘルトヴィッヒの上皮鞘により，歯根は正常に発育し，正常な歯髄腔の狭小化もみられることを示している.

歯髄の生死は EPT で診断できるが，歯根未完成歯では EPT に応答しにくい．このような場合，歯根が経年的に完成することをエックス線写真で観察することで，治療の成否を判断できる（**Fig 9**）．このような現象（治癒経過）は「アペクソジェネシス」（apexogenesis）とよばれている[50～60]（**Fig 12a～c**）．アペクソジェネシスは，「歯根未完成歯の断髄後にみられる歯根の発育」と解釈されており，歯髄に感染があれば，正常な歯根発育は期待できないことを筆者は多く経験している（**CHAPTER 5** 参照）．

覆髄材の選択

直接覆髄材には，適切な機械的強度，硬組織形成促進（誘導）能，抗菌性，歯質接着性，歯髄低為害性などが要求される．直接覆髄材として，水酸化カルシウム製剤，象牙質接着性レジン，MTA の 3 つについて簡単に考察を加える．

水酸化カルシウム製剤

直接覆髄材として長年信頼を得てきたにもかかわらず[61~64]，水酸化カルシウム製剤の評価は定まっていない[65~68]．理由は，2 ペーストタイプの水酸化カルシウム製剤の抗細菌効果は一時的であり，材料が非接着性であるため，修復材による長期間の機械的封鎖が望めないためである[66, 68]．また，水酸化カルシウム（この場合は試薬を水で練和したもの）で形成されたデンティンブリッジが，トンネル状欠損をもつ不完全デンティンブリッジであるため，将来起こるかもしれないマイクロリーケージ（微小漏洩）による歯髄感染を防げないことが指摘されている[66]．

上記の指摘にもかかわらず筆者は直接覆髄材に水酸化カルシウム製剤を現在も第一選択にしている．理由は，きわめて硬化が速い点と，筆者自身の多くの長期的臨床成功例の裏打ちがあるためである（**Fig 8, 9** 参照）．直接覆髄の成功の鍵は，傷害のある組織の除去，術中の組織残渣の除去，創傷部の無菌操作，止血，マイクロリーケージの防止である[65]．このうち，直接覆髄材としてまず重要な性質が露髄面の止血の確保であると考えている．露髄面における不完全な止血は初期の炎症を惹起し，不良なマイクロリーケージへとつながりかねない．断髄面の止血は，2 % NaOCl と 3 %過酸化水素水による交互洗浄，レーザーによる痂皮形成などで達成できるが，止血状態はそれほど長くは続かない．均一なデンティンブリッジの形成にとって，止血状態が長く維持されることが重要な条件であるなら，創面を覆ったほぼ瞬間に硬化反応が完了することは，水酸化カルシウム製剤の他の直接覆髄材にはない魅力である．また，練和・塗布したあとの表面が均一なことも利点であると考えている．しかし，歯質に対する接着性がほとんどないことから，水酸化カルシウム製剤を単独で直接覆髄材として用いることは危険である．必ず象牙質接着性のある裏装材あるいは修復材（接着性レジン）との併用が望ましい．

象牙質接着性レジン

樹脂含浸層を形成して象牙質に接着するレジンを直接覆髄材として使用しても，歯髄に為害作用がほとんどないことがわかっている[69~73]．この歯科材料を用いる利点は，マイクロリーケージを防ぐことにより歯髄保護がより予知性をもって行えることや[74~76]，レジン直下にデンティンブリッジの形成が期待できることである[36~40]．しかしその欠点は，エッチングやプライミング処理時の出血のコントロールが確実に行えないことや，レジンの最終硬化前に出血がみられた場合，創傷面に長期間の炎症の存在がみられることである[71, 72]．また，う蝕象牙質をわずかに残した場合に十分な接着性が発揮・維持されるか疑問の残るところである[77]．抗菌性がないこと，熱膨張係数が歯質の3～5倍あることも不安材料の1つである．象牙質接着性レジンを直接覆髄材の第一選択とするには，もう少し時間を置きたいと考えている．

MTA

直接覆髄材として，現在もっとも信頼のおける生体材料の1つはMTA(mineral trioxide aggregate)である[78～82]．抗菌性，歯質接着性，硬組織形成促進能，適切な機械的強度などの利点を有している．MTAは，リン酸カルシウムと酸化カルシウムを主成分とする微細親水性顆粒を基本としており，「PROROOT MTA」(デンツプライ三金)として発売されている．MTAは水と混ぜると硬化反応が起こり，およそ3～4時間で固まる．初期はpH10.2であるが，やがて水酸化カルシウムと同じpH12.5になる．歯髄に対する毒性は低く，高い辺縁封鎖性を示し，すぐれた硬組織(セメント質あるいは象牙質)形成能を示す．したがって，この材料を覆髄材「ダイカル」(デンツプライ三金)の代わりに用いることがより理想的と考えられる．

覆髄材の選択：MTAの直接覆髄への応用

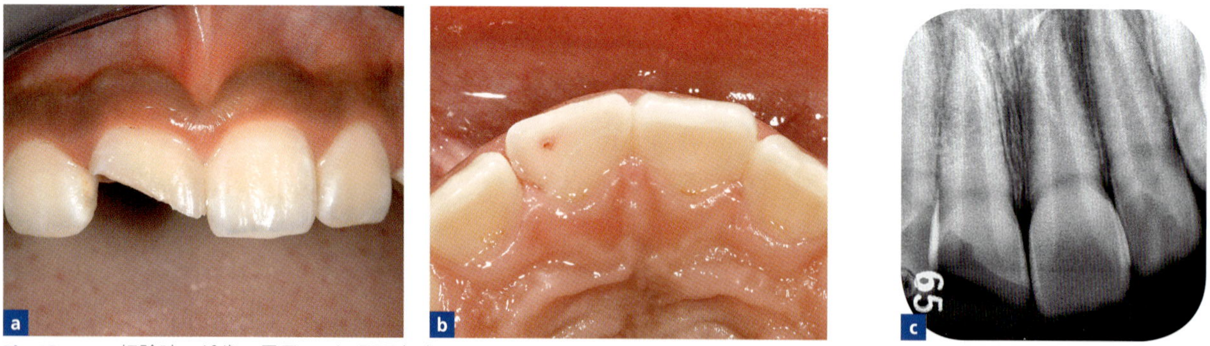

Fig 13a～c　初診時．10歳，男子．1|：EPT(＋)．

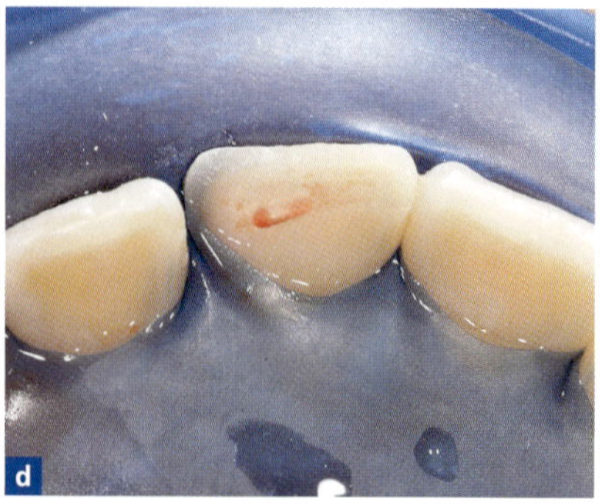

Fig 13d　浅い断髄直後．

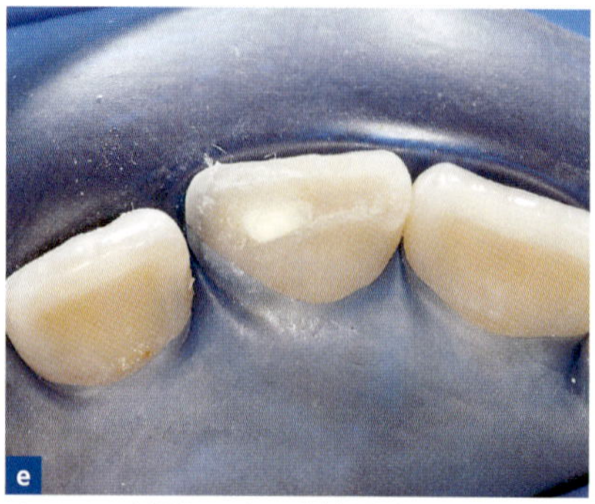

Fig 13e　MTAによる直接覆髄．

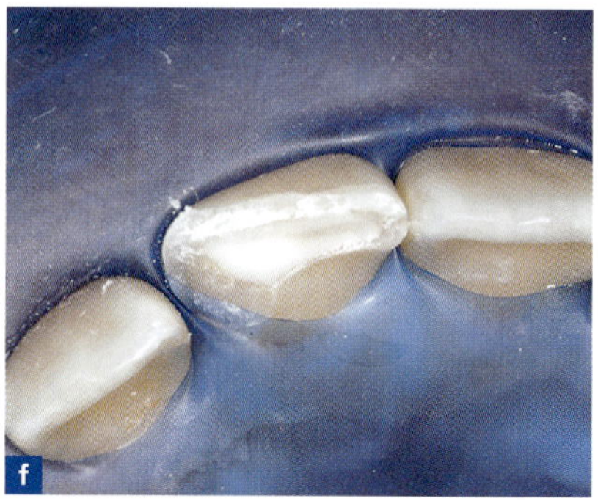

Fig 13f　従来型グラスアイオノマーセメントによる間接覆髄．

MTA の初期の製品は褐色を呈しており，この理由で前歯部には用いることがためらわれた．この問題を解決すべく近年白い MTA が開発され，前歯部への応用の期待が高まった[45, 46]．筆者も期待してこの材料を用いたが，残念ながらほとんどすべての症例で MTA 自身の変色と MTA と接した象牙質の変色が生じることがわかった(**Fig 13a〜o**)．理由は，MTA が血液か蛋白と反応することで白い MTA 自身が褐色に変化することと，その色素が象牙質に浸透することにあるように思われる(筆者の想像)．したがって，直接覆髄に MTA を用いることを筆者は今のところ前歯部では第一選択にはしていない．

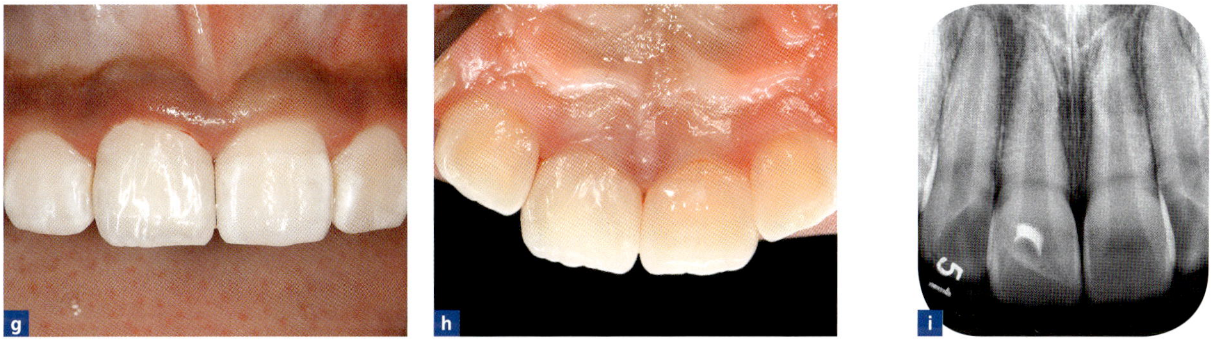

Fig 13g〜i　破折片の接着直後．初診時と同日．

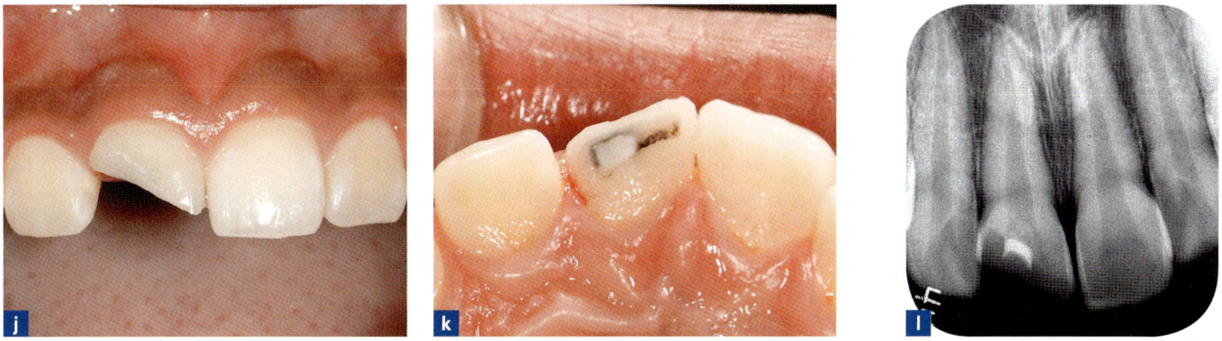

Fig 13j〜l　１年後．再外傷による再歯冠破折．1|：EPT(＋)．MTA による変色が顕著である．エックス線写真では，断髄直下に硬組織の形成がみられる．

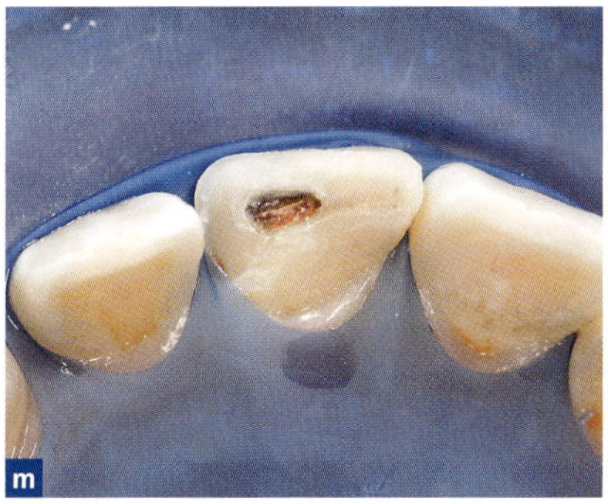

Fig 13m　覆髄剤と着色した象牙質の除去後．断髄面に硬組織の形成が確認できる．

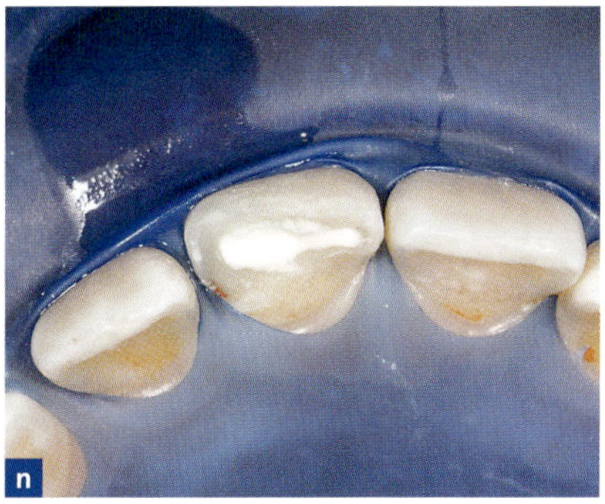

Fig 13n　象牙質接着性レジンによる間接覆髄(裏層)．

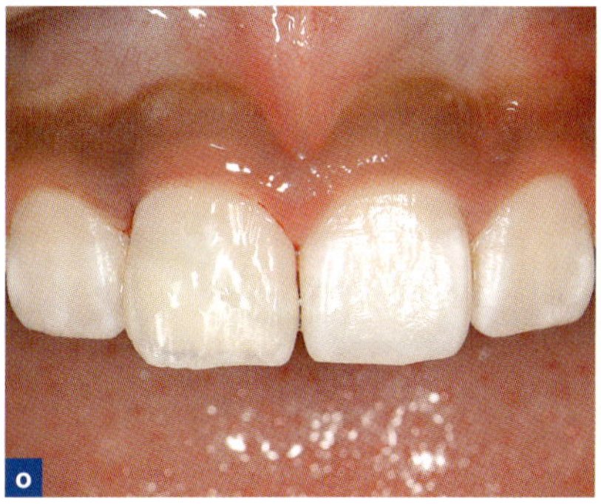

Fig 13o　破折片を再び接着した直後．

破折片がない場合の対応

破折片がない場合，歯質の実質欠損をすべてCRで回復する．CRの材料学的進歩は目覚しく，十分な審美と機能を長期間提供してくれると信じている．**Fig 14a〜o**に，外傷による歯冠破折（IV級窩洞）のCR修復法を詳しく解説した．破折が歯肉縁近く，または縁下に達している場合，滲出液や出血をブロックしながらCR充填をする必要がある．このような場合，金属マトリックスとトッフルマイヤーのリテーナーが役立つ（**Fig 14g**）．また，フロアブルレジンで隣接面と舌側の歯牙概形シェルを先につくっておくと修復がスムーズである．また，若年者では，歯冠は透明感の少ない白色の色を指定することが多く，オペーク系のCRを用いるほうがシェードが合いやすい（**Fig 14m, o**）．

破折片がない歯冠破折のCR修復法

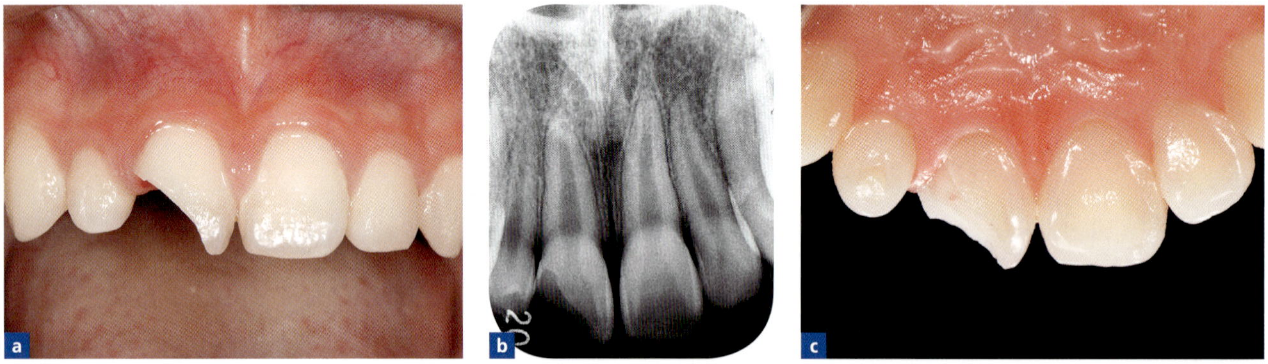

Fig 14a〜c　初診時．11歳，男子．わずかな露髄をともなう歯冠破折．1|：EPT（＋）．

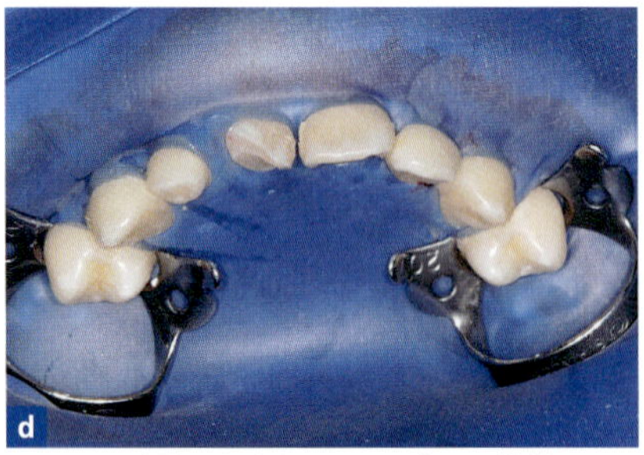

Fig 14d　浸潤麻酔とラバーダムの装着．

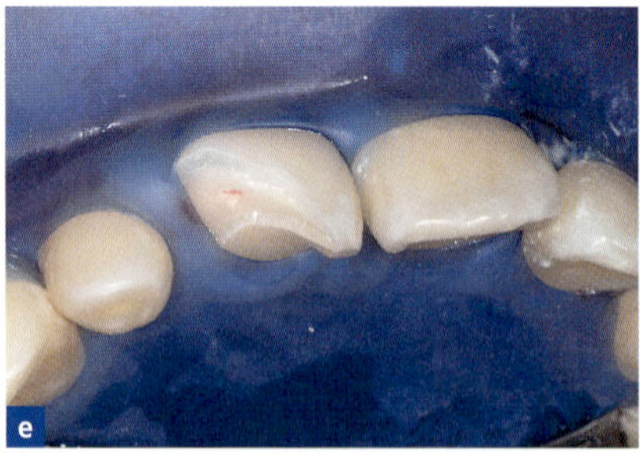

Fig 14e　髄角部のわずかな断髄．

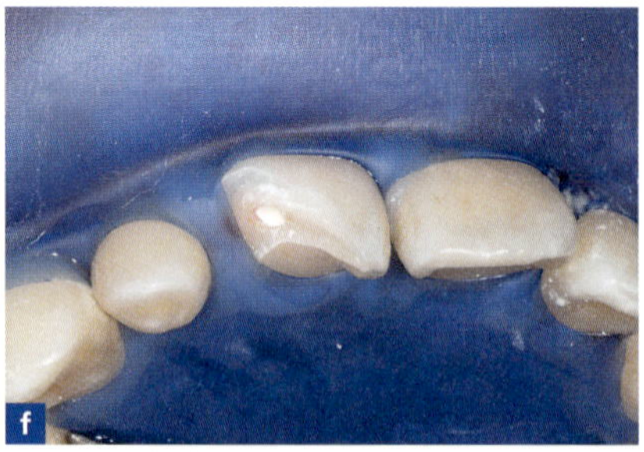

Fig 14f　水酸化カルシウムセメントによる覆髄．

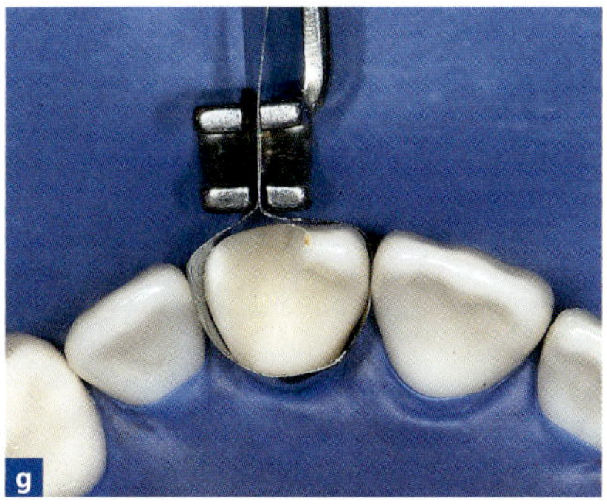

Fig 14g　トッフルマイヤーのリテーナーと金属マトリックスの装着．

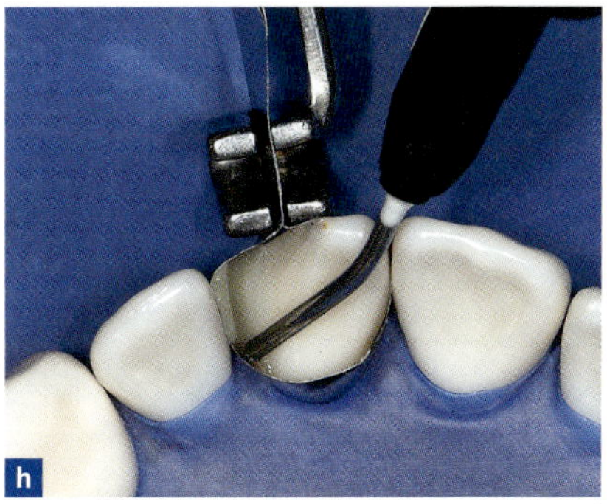

Fig 14h　隣接面のシェルの築盛．フロアブルタイプの CR で，隣接面の外形を築盛する．

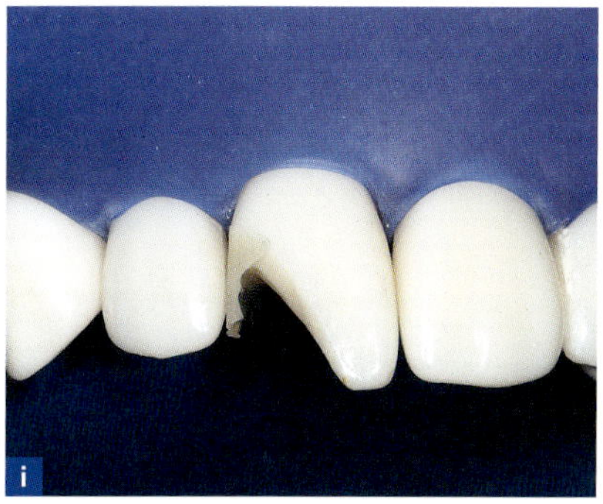

Fig 14i　光重合を行い，金属マトリックスを除去した直後．

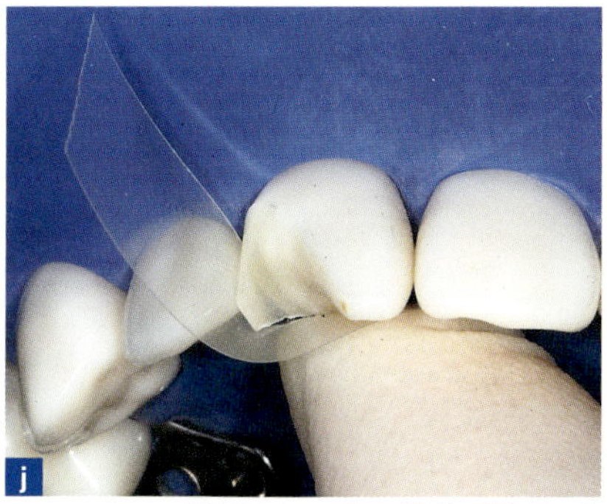

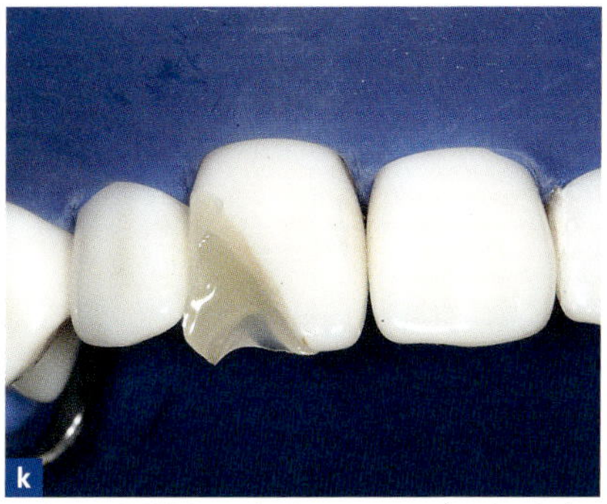

Fig 14j, k　口蓋側のシェルの築盛．透明マトリックスで隔壁をつくり，フロアブルタイプの CR で口蓋側の外形を築盛する．

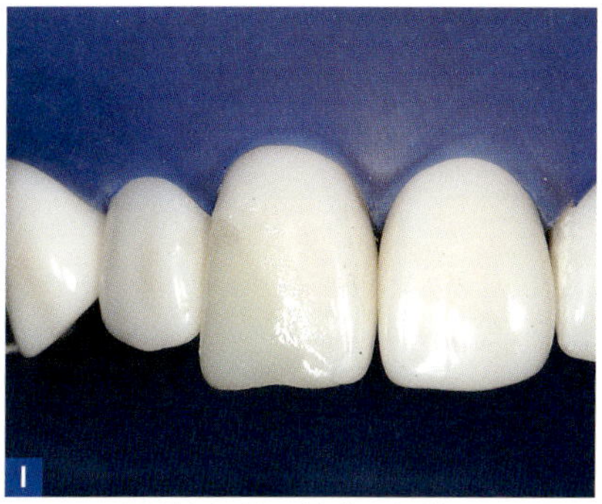

Fig 14l　唇側と切端の築盛．レギュラータイプの CR で唇面と切端を築盛する．

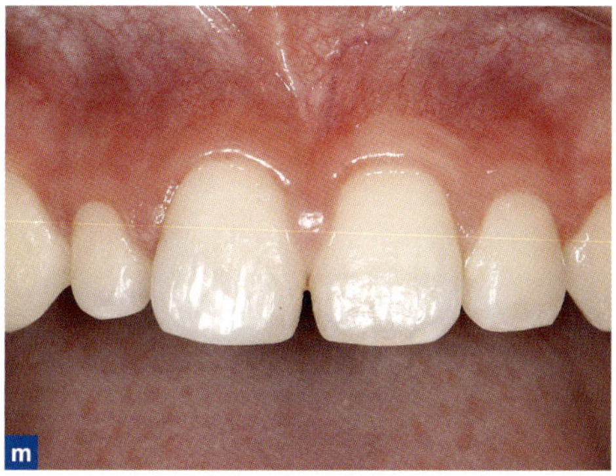

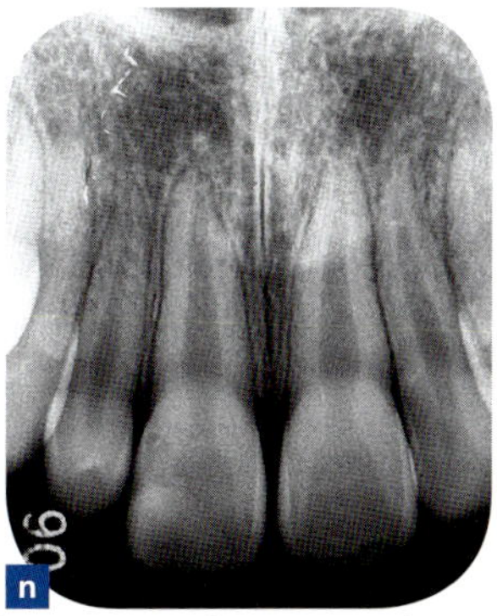

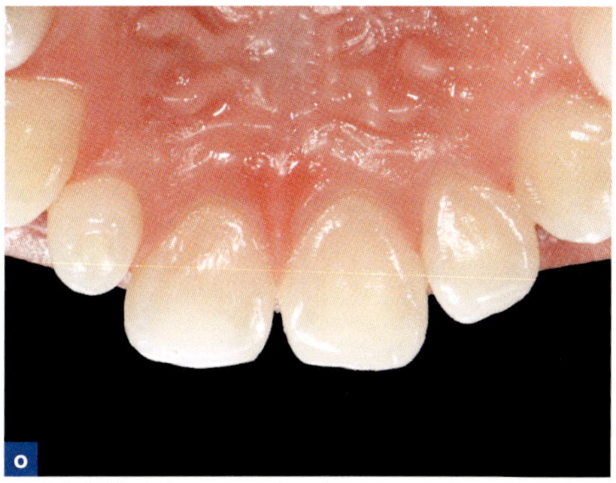

Fig 14m〜o　形態修正と研磨直後．研磨は **Fig 7** に準じる．CR は「パルフィークエステライト」（トクヤマデンタル），シェードは OA1を用いた．

参考文献

1．月星光博．外傷歯の診断と治療．東京：クインテッセンス出版，1998.

2．Andreasen JO, Andreasen FM・著．月星光博・監訳．カラーアトラス　外傷歯治療の基礎と臨床．東京：クインテッセンス出版，1995.（原著 Andreasen JO, Andreasen FM. Textbook and color atlas of traumatic injuries to the teeth, 3rd ed. Copenhagen：Munksgaard, 1994.

3．Cvek M. A clinical report on partial pulpotomy and capping with calcium hydroxide in permanent incisors with complicated crown fracture. J Endod 1978；4(8)：232-237.

4．Ehrmann EH. Restoration of a fractured incisor with exposed pulp using original tooth fragment：report of case. J Am Dent Assoc 1989；118(2)：183-185.

5．Kanca J 3rd. Replacement of a fractured incisor fragment over pulpal exposure：a case report. Quintessence Int 1993；24(2)：81-84.

6．Ram D, Holan G. Partial pulpotomy in a traumatized primary incisor with pulp exposure：case report. Pediatr Dent 1994；16(1)：44-48.

7．Cavalleri G, Zerman N. Traumatic crown fractures in permanent incisors with immature roots：a follow-up study. Endod Dent Traumatol 1995；11(6)：294-296.

8．Andreasen FM, Noren JG, Andreasen JO, Engelhardtsen S, Lindh-Stromberg U. Long-term survival of fragment bonding in the treatment of fractured crowns：a multicenter clinical study. Quintessence Int 1995；26(10)：669-681.

9．Walker M. Fractured-tooth fragment reattachment. Gen Dent 1996；44(5)：434-436.

10. Vissichelli VP. Restoration of a fractured maxillary central incisor by using the original tooth fragment. Gen Dent 1996；44(3)：238-240.

11. Bakland LK, Milledge T, Nation W. Treatment of crown fractures. J Calif Dent Assoc 1996；24(2)：45-50.

12. de Blanco LP. Treatment of crown fractures with pulp exposure. Oral Surg Oral Med Oral Pathol Oral Radiol Endod 1996；82(5)：564-568.

13. Liebenberg WH. Reattachment of coronal fragments：operative considerations for the repair of anterior teeth. Pract Periodontics Aesthet Dent 1997；9(7)：761-72；quiz 774.

14. Murchison DF, Worthington RB. Incisal edge reattachment：literature review and treatment perspectives. Compend Contin Educ Dent 1998；19(7)：731-734, 736, 738 passim；quiz 744. Review.

15. Baguilat CD. Partial pulpotomy：a conservative approach to a complicated crown fractured permanent incisor. J Philipp Dent Assoc 1998 Dec-1999 Feb；50(3)：23-25.

16. John R, Prabhu NT, Munshi AK. Reattachment of a fractured maxillary incisor crown--case report. J Indian Soc Pedod Prev Dent 1998；16(1)：17-20.

17. Koparal E, Ilgenli T. Related articles, links reattachment of a subgingivally fractured central incisor tooth fragment：report of a case. J Clin Pediatr Dent 1999 Winter；23(2)：113-115.

18. Maguire A, Murray JJ, al-Majed I. A retrospective study of treatment provided in the primary and secondary care services for children attending a dental hospital following complicated crown fracture in the permanent dentition. Int J Paediatr Dent 2000；10(3)：182-190.

19. Dietschi D, Jacoby T, Dietschi JM, Schatz JP. Treatment of traumatic injuries in the front teeth：restorative aspects in crown fractures. Pract Periodontics Aesthet Dent 2000；12(8)：751-758；quiz 760.

20. Chu FC, Yim TM, Wei SH. Clinical considerations for reattachment of tooth fragments. Quintessence Int 2000；31(6)：385-391.

21. Dietschi D, Jacoby T, Dietschi JM, Schatz JP. Treatment of traumatic injuries in the front teeth：restorative aspects in crown fractures. Pract Periodontics Aesthet Dent 2000；12(8)：751-758；quiz 760.

22. Gorecka V, Suliborski S, Biskupski T. Direct pulp capping with a dentin adhesive resin system in children's permanent teeth after traumatic injuries：case reports. Quintessence Int 2000；31(4)：241-248.

23. Robertson A, Andreasen FM, Andreasen JO, Noren JG. Long-term prognosis of crown-fractured permanent incisors. The effect of stage of root development and associated luxation injury. Int J Paediatr Dent 2000；10(3)：191-199.

24. Garcia-Ballesta C, Perez-Lajarin L, Cortes-Lillo O, Chiva-Garcia F. Clinical evaluation of bonding techniques in crown fractures. J Clin Pediatr Dent 2001 Spring；25(3)：195-197.

25. Nogueira Filho Gda R, Machion L, Teixeira FB, Pimenta LA, Sallum EA. Reattachment of an autogenous tooth fragment in a fracture with biologic width violation：a case report. Quintessence Int 2002；33(3)：181-184.

26. Olsburgh S, Jacoby T, Krejci I. Crown fractures in the permanent dentition：pulpal and restorative considerations. Dent Traumatol 2002；18(3)：103-115. Review.

27. Roeters J, Bressers JP. The combination of a surgical and adhesive restorative approach to treat a deep crown-root fracture：a case report. Quintessence Int 2002；33(3)：174-179.

28. Rappelli G, Massaccesi C, Putignano. Clinical procedures for the immediate reattachment of a tooth fragment. Dent Traumatol 2002；18(5)：281-284.

29. Sari S. Cvek pulpotomy：report of a case with five-year follow-up. ASDC J Dent Child 2002 Jan-Apr；69(1)：27-30, 11.

30. Blanco L, Cohen S. Treatment of crown fractures with exposed pulps. J Calif Dent Assoc 2002；30(6)：419-425.

31. Kupietzky A, Holan G. Treatment of crown fractures with pulp exposure in primary incisors. Pediatr Dent 2003 May-Jun；25(3)：241-247.

32. Hegde RJ. Tooth fragment reattachment--an esthetic alternative：report of a case. J Indian Soc Pedod Prev Dent 2003；21(3)：117-119.

33. Maia EA, Baratieri LN, de Andrada MA, Monteiro S Jr, de Araujo EM Jr. Tooth fragment reattachment：fundamentals of the technique and two case reports. Quintessence Int 2003；34(2)：99-107.

34. Terry DA. Adhesive reattachment of a tooth fragment：the biological restoration. Pract Proced Aesthet Dent 2003；15(5)：403-409；quiz 410.

35. Svizero Nda R, Bresciani E, Francischone CE, Franco EB, Pereira JC. Partial pulpotomy and tooth reconstruction of a crown-fractured permanent incisor：a case report. Quintessence Int 2003 Nov-Dec；34(10)：740-747.

36. Rappelli G, Coccia E, Putignano A. Restoration of anterior teeth with indirect composite partial coverage crowns：a clinical report. J Prosthet Dent 2004；92(6)：519-522.

37. Say EC, Altundal H, Kaptan F. Reattachment of a fractured maxillary tooth：a case report. Quintessence Int 2004；35(8)：601-604.

38. Jayawardena JA, Kato J, Moriya K, Takagi Y. Pulpal response to exposure with Er：YAG laser. Oral Surg Oral Med Oral Pathol Oral Radiol Endod 2001；91(2)：222-229.

39. Kuwana Y. Histochemical studies on experimental formation of the dentin bridge. Shikwa Gakuho 1966；66(2)：87-114.

40. Inoue H, Taniguchi K, Okamura K, Izumi T, Tamura N, Kajiwara S, Yamada K, Kuroda E, Watanabe K, Kitamura K. Ultrastructural relation between nerve terminals and dentine bridge formation after pulpotomy in human teeth. Arch Oral Biol 1995；40(7)：669-675.

41. Oguntebi BR, Heaven T, Clark AE, Pink FE. Quantitative assessment of dentin bridge formation following pulp-capping in miniature swine. J Endod 1995；21(2)：79-82.

42. Subay RK, Demirci M. Pulp tissue reactions to a dentin bonding agent as a direct capping agent. J Endod 2005；31(3)：201-204.

43. Ersin NK, Eronat N. The comparison of a dentin adhesive with calcium hydroxide as a pulp-capping agent on the exposed pulps of human and sheep teeth. Quintessence Int 2005；36(4)：271-280.

44. Markovic D, Zivojinovic V, Vucetic M. Evaluation of three pulpotomy medicaments in primary teeth. Eur J Paediatr Dent 2005；6(3)：133-138.

45. Maroto M, Barberia E, Planells P, Garcia Godoy F. Dentin bridge formation after mineral trioxide aggregate (MTA) pulpotomies in primary teeth. Am J Dent 2005；18(3)：151-154.

46. Parirokh M, Asgary S, Eghbal MJ, Stowe S, Eslami B, Eskandarizade A, Shabahang S. A comparative study of white and grey mineral trioxide aggregate as pulp capping agents in dog's teeth. Dent Traumatol 2005；21(3)：150-154.

47. Ingle JI. Endodontics. 3rd ed Philadelphia：Lea & Febiger, 1985：782-809.

48. 丸島　勝. 水酸化カルシウム貼布による歯髄の創傷の治癒について. 口病誌 1958, 25：149：782-809.

49. 山村武夫, 下野正基, 井上　孝, 井口裕一, 山根秀樹, 山根　瞳. 失われた象牙質はどのようにして再生されるのか. the Quintessence 1986；5(1)：14-30.

50. Tenca JI, Tsamtsouris A. Continued root end development：apexogenesis and apexification. J Pedod 1978 Winter；2(2)：144-57.

51. Webber RT. Apexogenesis versus apexification. Dent Clin North Am 1984；28(4)：669-697.

52. Saad AY. Calcium hydroxide and apexogenesis. Oral Surg Oral Med Oral Pathol 1988；66(4)：499-501.

53. Rice RT, Rice PL. Endodontic therapy for an open apex-apexification or apexogenesis. Dent Assist 1991 May-Jun；60(3)：13-5, 33.

54. Goldstein S, Sedaghat-Zandi A, Greenberg M, Friedman S. Apexification & apexogenesis. N Y State Dent J 1999；65(5)：23-5.

55. Welbury R, Walton AG. Continued apexogenesis of immature permanent incisors following trauma. Br Dent J 1999；187(12)：643-644.

56. Shabahang S, Torabinejad M. Treatment of teeth with open apices using mineral trioxide aggregate. Pract Periodontics Aesthet Dent 2000；12(3)：315-320；quiz 322.

57. Bishop BG, Woollard GW. Modern endodontic therapy for an incompletely developed tooth. Gen Dent 2002 May-Jun；50(3)：252-256；quiz 257-258.

58. Farhad A, Mohammadi Z. Calcium hydroxide：a review. Int Dent J 2005；55(5)：293-301.

59. Kontham UR, Tiku AM, Damle SG, Kalaskar RR. Apexogenesis of a symptomatic mandibular first permanent molar with calcium hydroxide pulpotomy. Quintessence Int 2005；36(8)：653-657.

60. Seo R, Maki K, Hidaka A, Higuchi M, Kimura M. Long term radiographic study of bilateral second premolars with immature root treated by apexogenesis and apexification. J Clin Pediatr Dent 2005 Summer；29(4)：313-316.

61. Stanley H. Calcium Hydroxide and Vital Pulp Therapy. In：Hargreaves KM, Goodies HE (eds)：Seltzer and Bender's Dental Pulp. Chicago：Quintessence, 2002：309-324.

62. Cvek M. A clinical report on partial pulpotomy and capping with calcium hydroxide in permanent incisors with complicated crown fracture. J Endod 1978；4：232-237.

63. McWalter G. El-Kafrawy A, Mitchell D. Long-term study of pulp capping in monkeys with three agents. J Am Dent Assoc 1976；93：105-110.

64. Ranly D. Pulp therapy at the turn of the century. Am Acad Pediatr Dent 1999；21：384-386.

65. Cox CF, Bogen G, Kopel HM, Ruby J. Repair of pulpal injury by dental materials. In：Hargreaves KM, Goodies HE (eds)：Seltzer and Bender's Dental Pulp. Chicago：Quintessence, 2002：325-343.

66. Cox CF, Subay RK, Ostro E, Suzuki S, Suzuki SH. Tunnel defects in dentine bridges：Their formation following direct pulp capping. Oper Dent 1996；21：4-11.

67. Fischer FJ. The effect of three proprietary lining materials on micro-organisms in carious dentine. Br Dent J 1977；143：231-235.

68. Goracci G, Mori G ：Scanning electron micrographic evaluation of resin-dentine and calcium hydroxide-dentin interface with resin composite restorations. Quintessence Int 1996；27：129-135.

69. 下野正基，井上孝．接着性レジンに対する歯髄の反応．In：治癒の病理　臨床編，第１巻　歯内療法，東京：医歯薬出版，1993：195-210.

70. 鈴木司郎，Cox CF，井上孝，下野正基．覆髄を成功させるには：臨床から基礎，基礎から臨床へ．デンタルダイヤモンド 1995；20：56-65.

71. 北迫勇一．接着性レジンの直接覆髄材としての覆髄効果ならびに露髄部創傷治癒いついて．日歯保存誌 1997；40：414-444.

72. 冨士谷盛興，他．露髄症例に応用された接着性レジンの歯髄刺激性と接着界面の超微細構造　第２報：4 META/MMA-TBB 系レジンに対する露出歯髄組織の反応．日歯保存誌 1997；40(春季特別号)：14.

73. Cox CF, Hafez AA, Akimoto N, Otsuki M, Suzuki S, Tarim B. Biocompability of primer, adhesive and resin composite systems on non-exposed and exposed pulps of non-human pimate teeth. Am J Dent 1998；11(special issue)：s55-63.

74. Nakabayashi N. Resin reinforced dentine due to the infiltration of monmers into the dentine at the adhesive interface. J Ipn Soc Dent Mat Dev 1982；1：78-81.

75. Nakabayashi N, Kojima K, Masuhara E. The promotion of adhesion by the infiltration of monomers into tooth substrates. J Biomed Mater Res 1982；16(３)：265-273

76. Nakayabashi N, Nakamura M, Yasuda N. Hybrid layer as a dentin-bonding mechanism. J Esthet Dent 1991；3：133-138.

77. 吉山昌宏，松尾敬志，浦山明久，木持健．齲蝕感染象牙質へのレジン接着性：セルフエチングボンディングシステムの効果．接着歯学 1999；17：186-191.

78. Pitt Ford TR, Torabinejad M, Abedi HR, Bakland LK, Kariyawasam SP ：Using mineral trioxide aggregate as a pulp-capping material. J Am Dent Assoc 1996；127：1491-1494.

79. Abedi HR, Torabinejad M, Pitt Ford TR, Bakland LK. The use of mineral trioxide aggregate cement (MTA) as a direct pulp capping agent [abstract 44]. J Endod 1996；22：199-209.

80. Junn DJ, McMillan P, Bakland LK, Torabinejad M. Quantitative assessment of dentine bridge formation following pulp capping with mineral trioxide aggregate (MTA). J Endod 1998；24：278-288.

81. Koh ET, Pitt Ford TR, Torabinejad M, McDonald F. Mineral trioxide aggregate stimulate cytokine production in human osteoblast [abstract]. J Bone Res 1995；10(suppl)：S406.

82. Koh ET, McDonald R, Pitt Ford TR, Torabinejad M. Cellular response to mineral trioxide aggregate. J Endod 1998；24(８)：543-547.

CHAPTER 3
歯冠 - 歯根破折

治療が困難な，あるいは，保存的な治療方針を立てにくい外傷歯の１つに，「歯冠 - 歯根破折」を挙げることができる．理由は，通常は破折の程度が大きく，破折線が歯肉縁下にまで達しているために，歯冠破折のような修復治療が簡単に行えない場合が多いからである．**CHAPTER 3** では，外科的挺出や矯正的挺出による生物学的幅径の再確立の意義や方法について理解を深めたい．

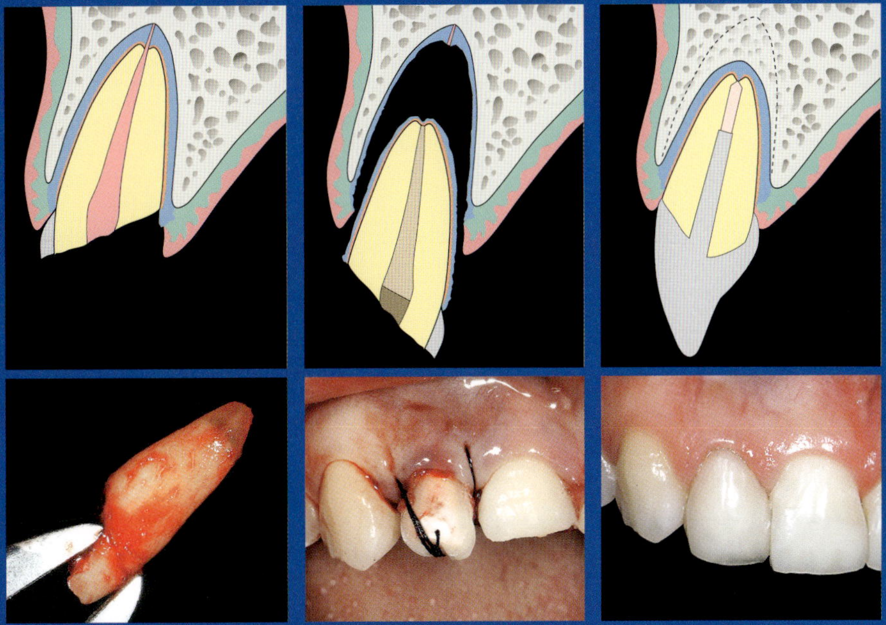

「歯冠 - 歯根破折」の分類と定義[1,2]

単純歯冠 - 歯根破折(uncomplicated crown - root fracture)

破折片がエナメル質，象牙質，セメント質を通過しており，露髄はみられないか，あっても髄角のわずかな露出(ピンクスポット)程度である場合(**Fig 1ab, 2ab**)．通常セメント質内での破折の位置が骨縁近くか骨縁上である場合が多く，歯周組織からの出血がないか，わずかである．

複雑歯冠 - 歯根破折(complicated crown - root fracture)

破折片がエナメル質，象牙質，セメント質を通過しており，大きな露髄をともなっている場合(**Fig 1c, Fig 2c**)．セメント質内での破折の位置は，骨縁上から骨縁下までさまざまであり，通常，歯周組織と歯髄から出血がみられる．

「歯冠 - 歯根破折」の診査・診断のポイント

歯冠 - 歯根破折の一般的な特徴は，歯冠部に破折線がみられ，しかも，歯冠の変位があるにもかかわらず，破折片がその部位に存在することである．理由は，歯冠 - 歯根破折の定義が示すように，破折片の一部は歯根膜を介して歯槽骨または歯肉と結合されたままで

歯冠 - 歯根破折の分類

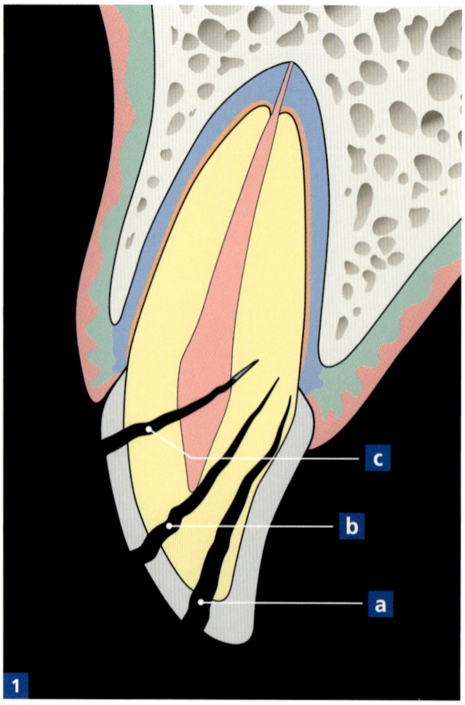

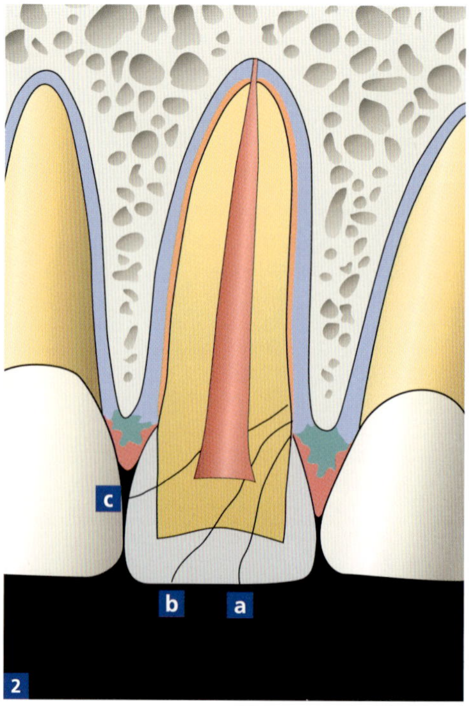

Fig 1　歯冠 - 歯根破折の定義と分類(月星[2]より)．歯冠 - 歯根破折は，破折線がエナメル質からセメント質に及ぶような破折を指す．露髄をともなわないか，露髄があってもわずかな場合を「単純歯冠 - 歯根破折」(**a**, **b**)，大きな露髄をともなう場合を「複雑歯冠 - 歯根破折」(**c**)と分類する．

Fig 2a, b　単純歯冠 - 歯根破折．

Fig 2c　複雑歯冠 - 歯根破折．

あるためである．したがって，次項で述べる生物学的幅径が侵されているので，治療方針を立てる場合，まずそれについて理解をしておくことが大切である．

診査の注意点は，視診と触診によって破折の大きさ(破折線の到達位置)，形態，露髄の有無，出血の有無，を把握することである．とくに歯周組織と歯髄からの出血の有無や程度は，治療方針に影響を与えるかもしれないので，必要以上に出血をさせないように注意深く診査することが大切である．

生物学的幅径の再確立の意義

生物学的幅径(biologic width)とは，歯槽骨縁上にある約 1 mm の結合組織性付着と約 1 mm の上皮性付着をあわせた約 2 mm の幅，またはこれに健全な歯肉溝の深さ約 1 mm を加えた約 3 mm の幅を指す[3~10](**Fig 3b**)．この平均約 2 mm ないし 3 mm の生物学的幅径は，どの歯のどの歯面にも存在し，歯肉溝から歯周組織への細菌感染を防御するために生体が必要とする幅と考えられている．したがって，修復処置を行う場合，生物学的幅径を破壊あるいは機械的に侵襲しないように注意しなければならない．逆に，う蝕や破折などで生物学的幅径が喪失した歯では(**Fig 3a**)，骨縁上に最低 3 mm の健全歯質を確保したうえで，修復処置を行わなければならないことを意味している．しかし，臨床的には，補綴物の脱離や，修復後の歯根破折を防ぐ目的から，歯肉縁上に修復物のマージンを設定するための 1 mm 以上の健全歯質を必要とすることから，できれば骨縁上には 4 mm 以上の健全歯質を確保したいと考えられる(**Fig 3b**)．

生物学的幅径

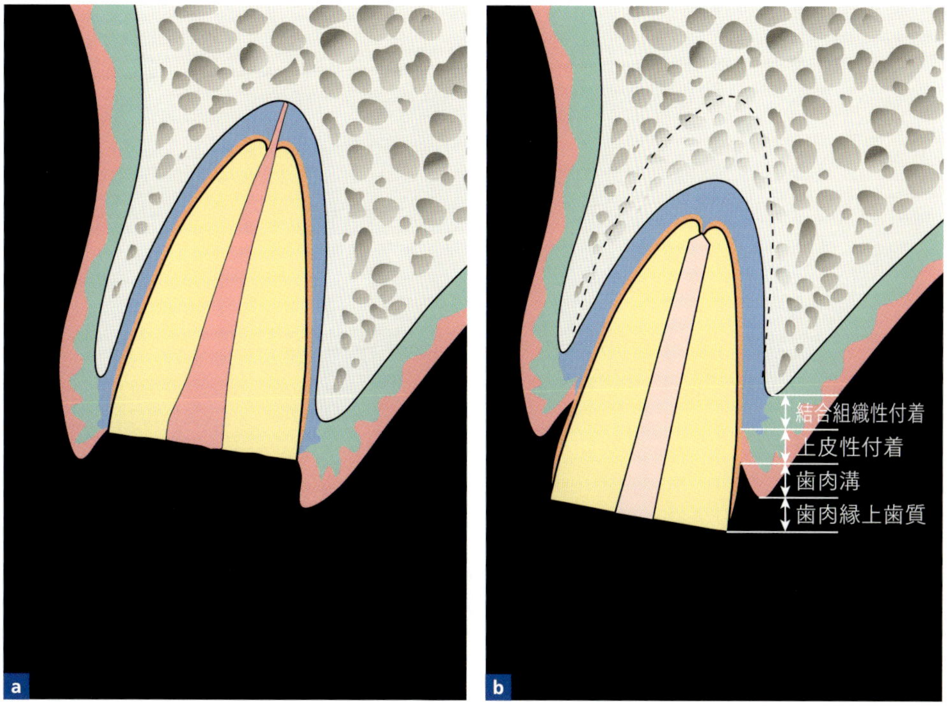

Fig 3　生物学的幅径の再確立の意義を示す模式図(月星[2]より)
Fig 3a　生物学的幅径が侵された状態を示す．
Fig 3b　生物幅径を再確立した状態を示す．骨縁上には，3 mm の生物学幅径(1 mm の結合組織性付着，1 mm の上皮性付着，1 mm の歯肉溝)と，修復部のマージンを設定するための 1 mm 以上の健全歯質があることが望ましいと考えられている．

「歯冠 - 歯根破折」の治療方針

単純歯冠 - 歯根破折

基本的に，「歯冠破折」の治療方針をそのまま採用する．すなわち，必要に応じて断髄と覆髄処置を行ってから，破折片の再接着を行う．

複雑歯冠 - 歯根破折

生物学的幅径が深部まで侵されているので，それを再確立するような処置を行ってから，すなわち，歯根を矯正的あるいは外科的に挺出してから，歯冠修復を行う必要性が高い．

「歯冠 - 歯根破折」の治療の流れ

単純歯冠 - 歯根破折

「単純歯冠 - 歯根破折」では，適切な診査・診断のもとに破折片の再接着を試みるのがもっとも保存的な選択肢である（**Fig 4, 5**）．詳しい術式は，「**CHAPTER 2** 歯冠破折」の「治療の

治療の流れ

単純歯冠 - 歯根破折の治療方針（**Fig 4**）

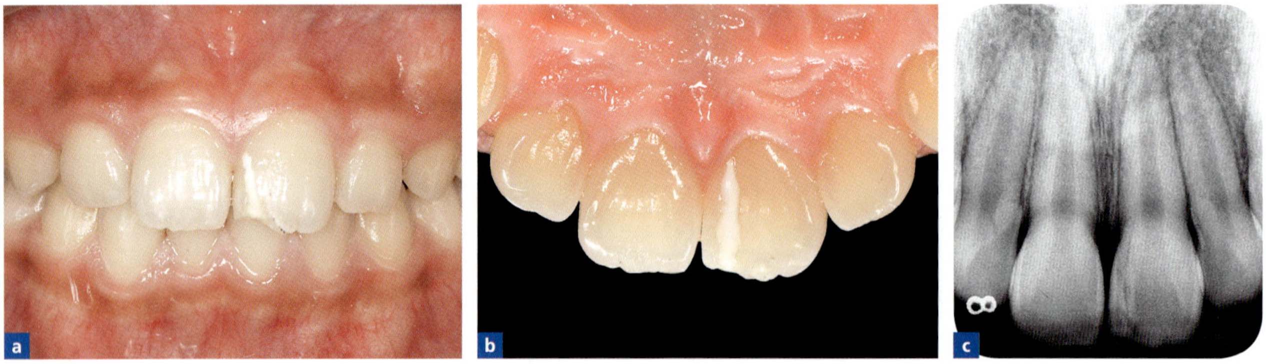

Fig 4a〜c　初診時の口腔内写真とエックス線写真．10歳，男子．前日に，自転車で走行時にバットが車輪に絡まり転倒した．外傷により⌊1の歯冠から近心に欠けて歯冠 - 歯根破折が生じている．他院で抜歯を勧められたので当院を受診した．⌊1：EPT（＋）．

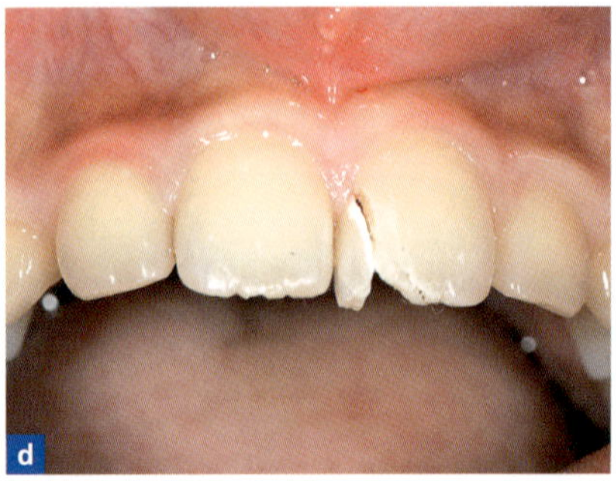

Fig 4d　a と同日．露髄はなく，歯肉からの出血もない．

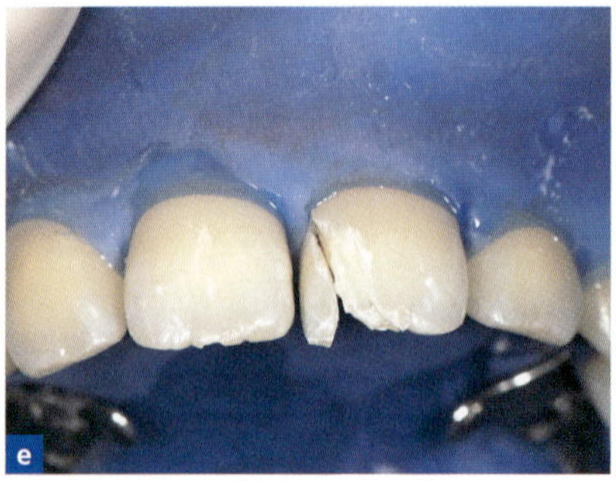

Fig 4e　麻酔とラバーダムの装着後．

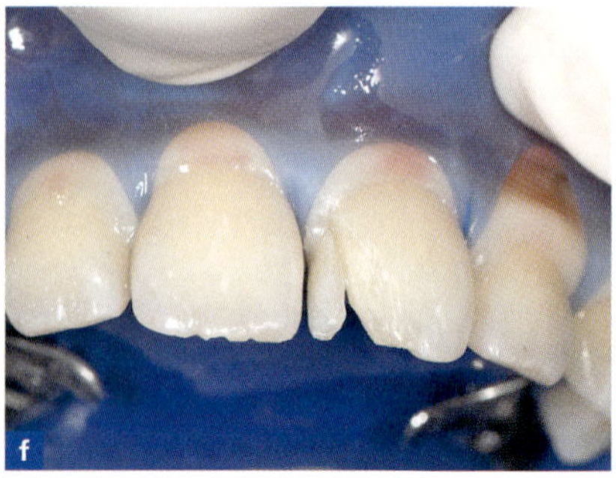

Fig 4f　ベベルの付与．破折線に沿ってベベルを付与する．

流れ」に詳しく解説されているので参照されたい．わずかな露髄がみられる場合，浅い断髄処置（shallow pulpotomy）を行ってから破折片の再接着を行う．破折片が口腔内にとどまっていることが多く，破折片を口腔内にとどめたまま，断髄，覆髄処置，あるいは，ベベルの付与を行わなければならないので，より繊細な技術が要求されよう．ラバーダムの装着は困難なことが少なくない．破折片の接着に用いるコンポジットレジン（以下，CR）はフロアブルタイプが使いやすいと考えている．

上記の方法で再接着を行った歯の予後には一抹の不安が残る．筆者は10年以上前にこの方法でいくつかの歯の保存的な処置を行った．数年間問題は生じないが，10年以上経過し

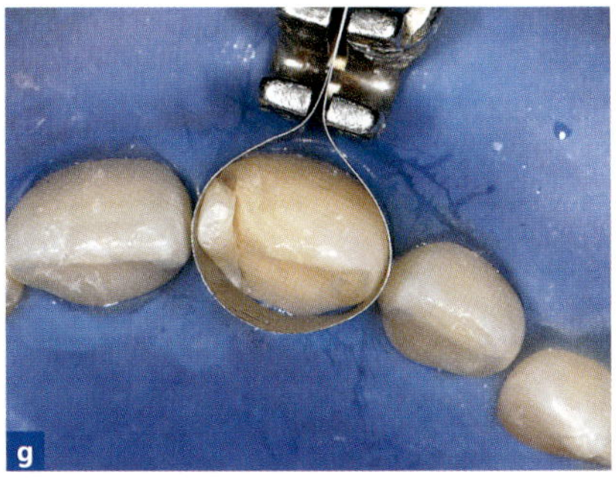

Fig 4g　マトリックスの装着．マトリックスバンドをゆるく巻いた状態で，エッチングとボンディングを行う．

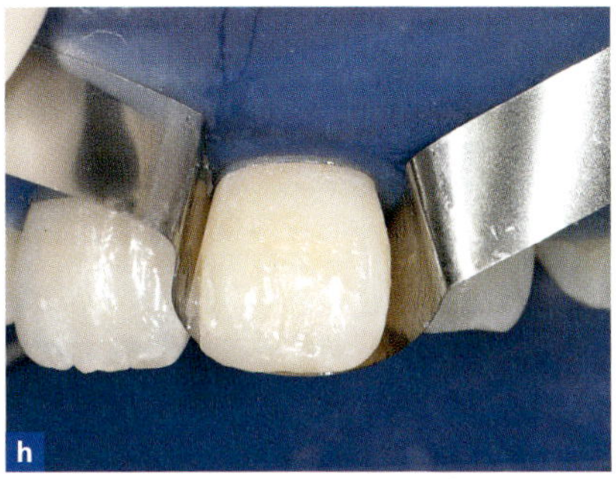

Fig 4h　CRのフロアブルタイプを使って破折片の接着を行った直後．

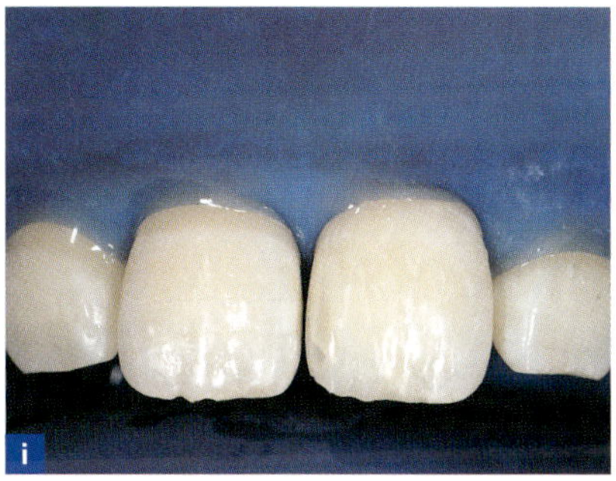

Fig 4i　CRの研磨後．

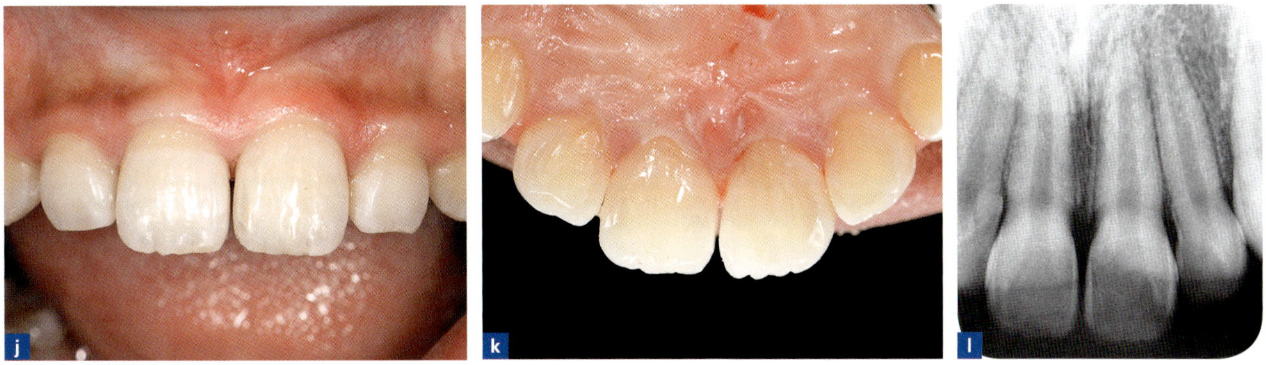

Fig 4j〜l　術後の口腔内写真とエックス線写真．

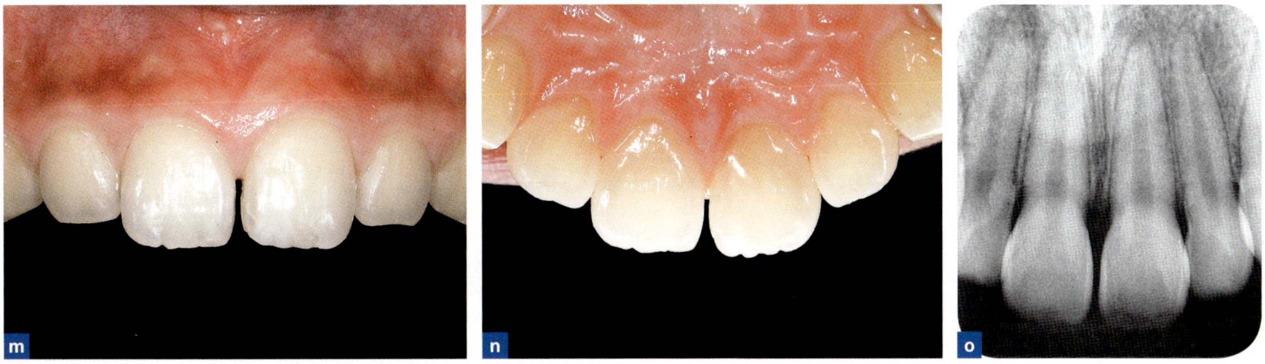

Fig 4m〜o　術後1年3か月．問題はみられない．|1：EPT（＋）．

単純歯冠 - 歯根破折の治療の問題点（**Fig 5**）

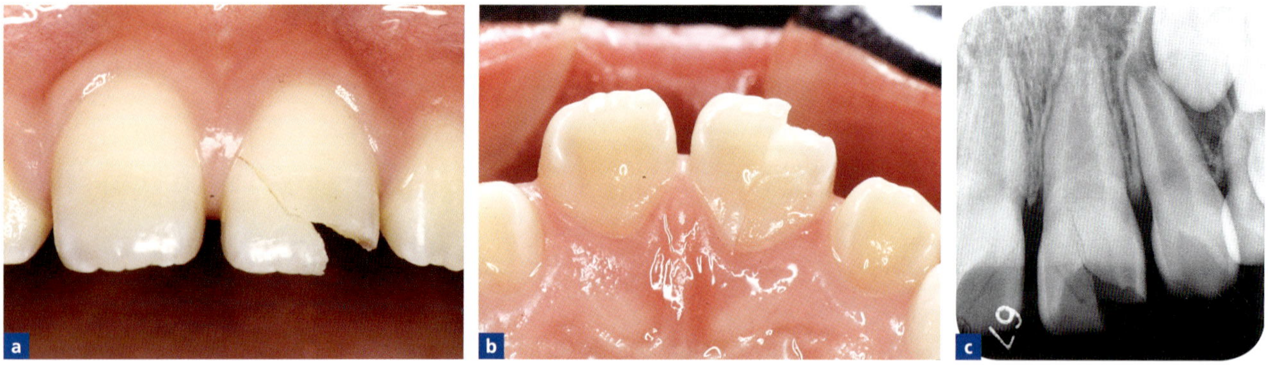

Fig 5a〜c　初診時の口腔内写真とエックス線写真．10歳，男子．転倒により前歯部を打つ．⌊1に歯冠 - 歯根破折が生じている．⌊1：EPT（＋）．初診当日に，**Fig 4** と同じ方法で再接着した．

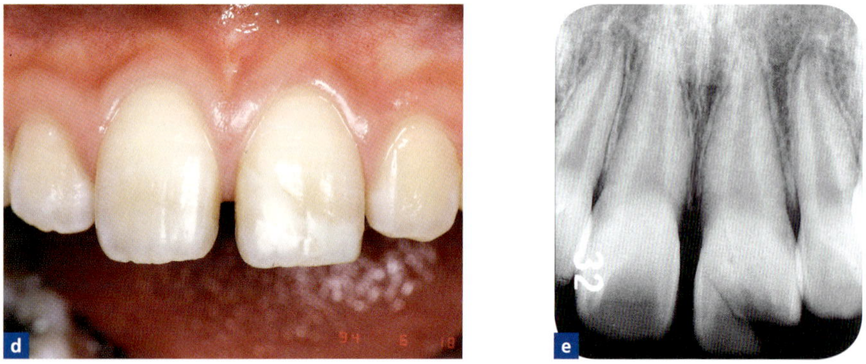

Fig 5d, e　術後約２年．問題はみられない．

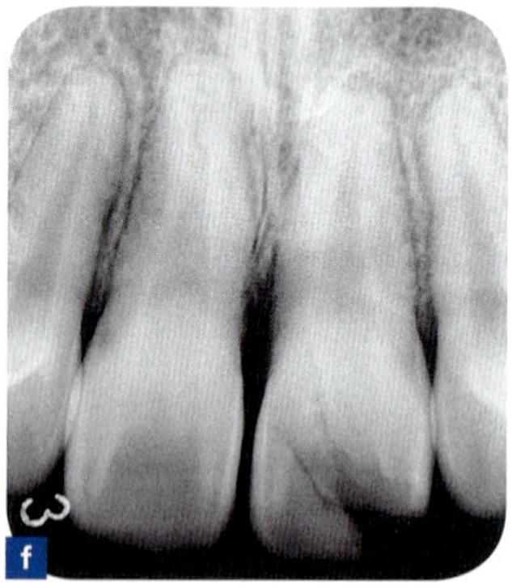

Fig 5f　術後約５年のエックス線写真．問題はみられない．

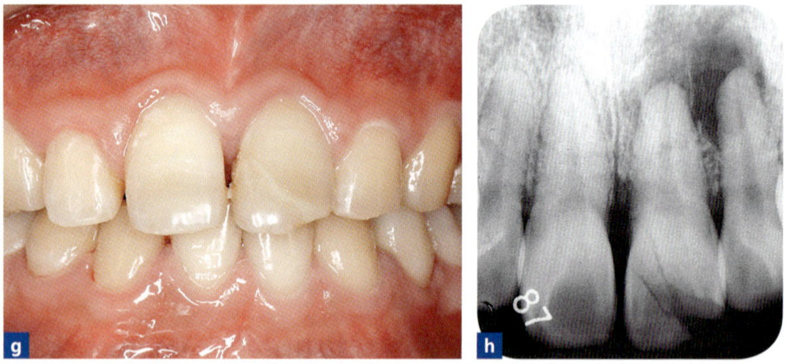

Fig 5g, h　術後約10年．⌊1の歯髄壊死で来院．エックス線写真では，⌊2に病変があるように見えるが，⌊2は EPT（＋）である．

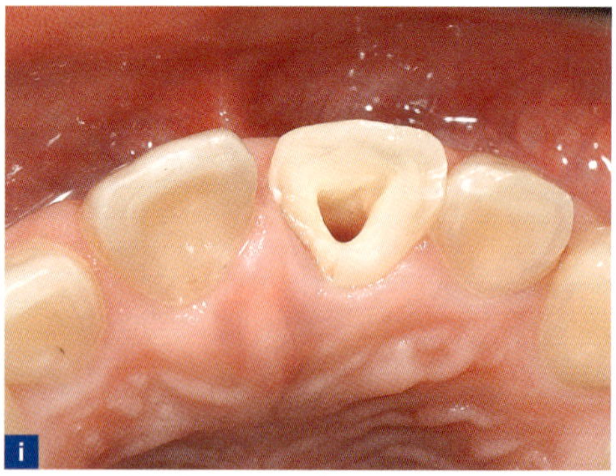

Fig 5i　**g** から約10か月後．⌊1の根管処置が完了し，歯冠の漂白中に10年前に接着した破折片が脱離．

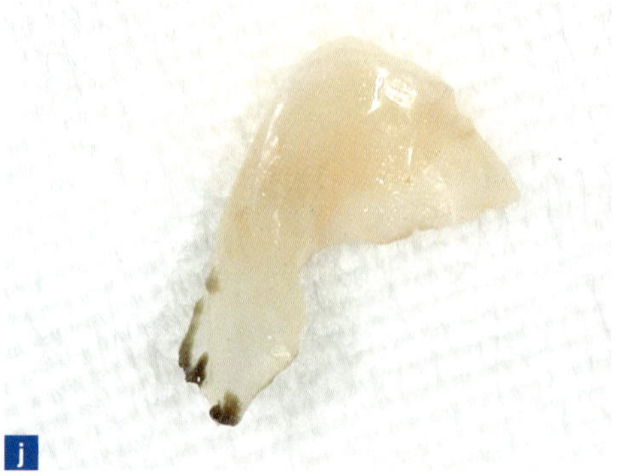

Fig 5j　再脱離した破折片．歯肉縁下骨縁近くに歯石の沈着が著明である．

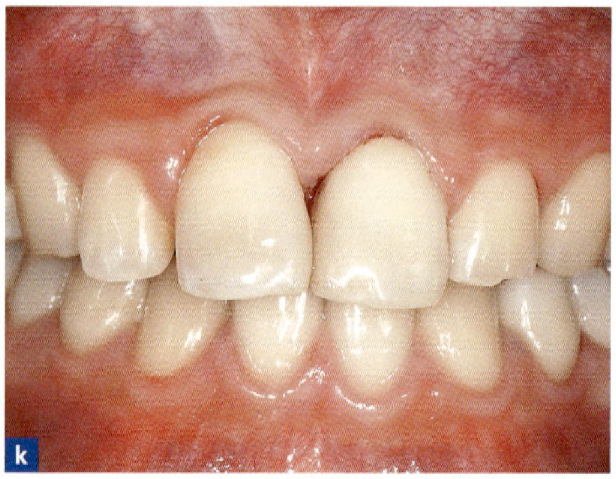

Fig 5k　破折片の再接着後．破折片の歯肉縁下深部の歯質（歯石が沈着している部位）は削除して，接着を行った．

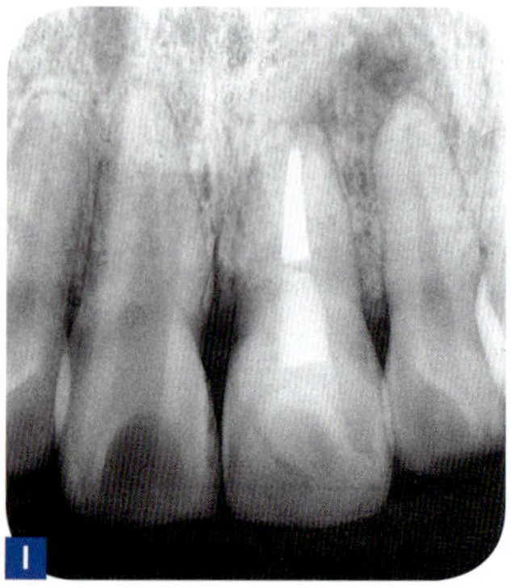

Fig 5l　破折片の再接着後のエックス線写真．**h** から10か月後．病変の改善がみられる．

て歯髄壊死と破折片の脱離を経験した症例が2例ある．1例を **Fig 5** に提示したが，原因は，破折部での接着が十分に維持されなかったことでマイクロリーケージ(微小漏洩)が生じ，歯髄壊死にいたったことと考えられる．歯肉縁下まで理想的な状態で接着力を発揮させることは，簡単なことではないように感じている．また，ほかの問題点としてマイクロリーケージが原因で，歯周病と同じ現象，すなわちアタッチメントロス(ポケットの形成)が生じることである．そのために，破折線に沿って垂直性の骨欠損や排膿がみられることがある．したがって，歯冠 - 歯根破折における再接着は，将来これらの危険性があることを十分理解(患者に説明)したうえで治療に望む必要がある．かといって，単純歯冠 - 歯根破折では，上記の方法を第一選択とするのが今でも一番よいと考えている．年々進歩している接着法が上記の問題点を解決してくれることを期待している．

複雑歯冠 - 歯根破折

「複雑歯冠 - 歯根破折」では，歯冠の大半が破折片側に含まれてしまうような場合も多く，破折線が骨縁下まで到達していることが稀ではない．このような歯は一見保存が困難なようにみえるが，破折線の位置が歯根の歯冠側3分の1以内にとどまれば，歯根を挺出して生物学的幅径を再確立することによって，歯冠修復が可能になる．生物学的幅径を再確立する方法には，主に「矯正的挺出」と「外科的挺出」の2つがある[11〜32]．

矯正的挺出を用いる場合

Fig 6 に示すように，残根の挺出と同じ minor tooth movement (MTM)の装置を用いる(**Fig 6g**)．両隣在歯に固定源を求め，挺出させたい歯にフックをつけて「エラスティックスレッド」で歯冠側に引っ張る．「エラスティックスレッド」は約3週間で交換するが，通常1回の交換で目的の位置まで挺出が完了する(**Fig 6j, k**)．すなわち，MTM による挺出は，動的期間が6週間で完了する場合が多い．挺出により歯肉と場合によっては歯槽骨も歯冠側に移動するので，挺出後には速やかに骨整形を含む歯肉弁根尖側移動術(apically positioned flap)を行う(**Fig 6l〜n**)．移動した歯の後戻りを防ぐために挺出後は2～3か月保定を行う必要がある．矯正中は審美を考慮して人工歯を挺出歯の部分に張りつけておく場合が多い(**Fig 6h**)．矯正装置は，通常唇側にワイヤーがくるが(**Fig 7e**)，咬合状態によっては舌側にワイヤーをつけることも可能であり(**Fig 6g, n**)，このほうがより審美的である．MTM およびフラップ手術の詳しい術式は，参考文献18を参照されたい．

挺出，フラップ手術，保定が完了した歯は，通常ポストコアを装着し，補綴処置に移行する(**Fig 6o〜u**)．このときできればメタルを使わない治療で行うのが審美そのほかの面で理想的であると考えている．具体的には，ポストコアにはセラミックスがより好ましく(**Fig 7f**)，可能ならファイバーポストとレジンコアによる支台歯築造が，よりミニマルインターベンション(以下，MI と略)の概念に近づくと考えている．

矯正的挺出を用いる場合

①矯正的挺出とフラップによる生物学的幅径の再確立（**Fig 6**）

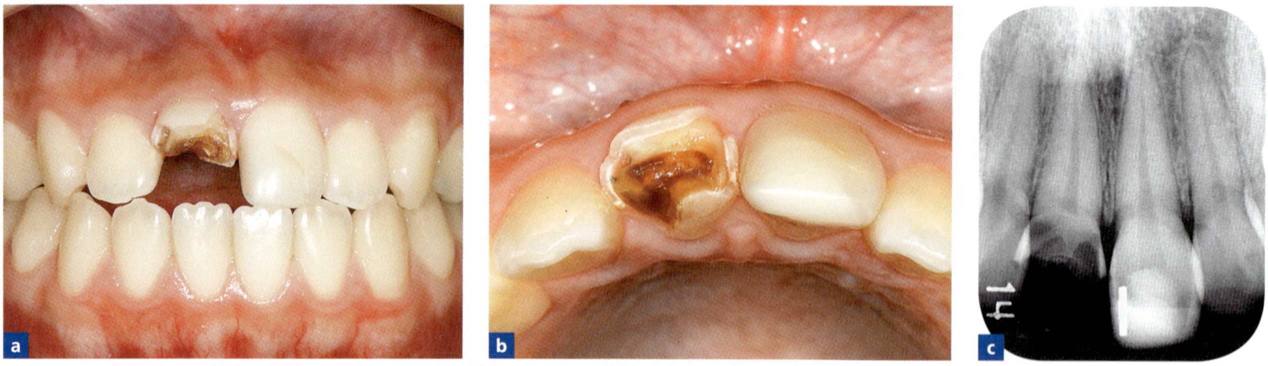

Fig 6a〜c　初診時の口腔内写真とエックス線写真．16歳，女子．小学校３年生のときの交通事故により$\underline{1|1}$に歯冠-歯根破折が生じている．原因は不明であるが，$\underline{1|}$に二次う蝕が進行し，歯髄炎症状を呈して来院した．

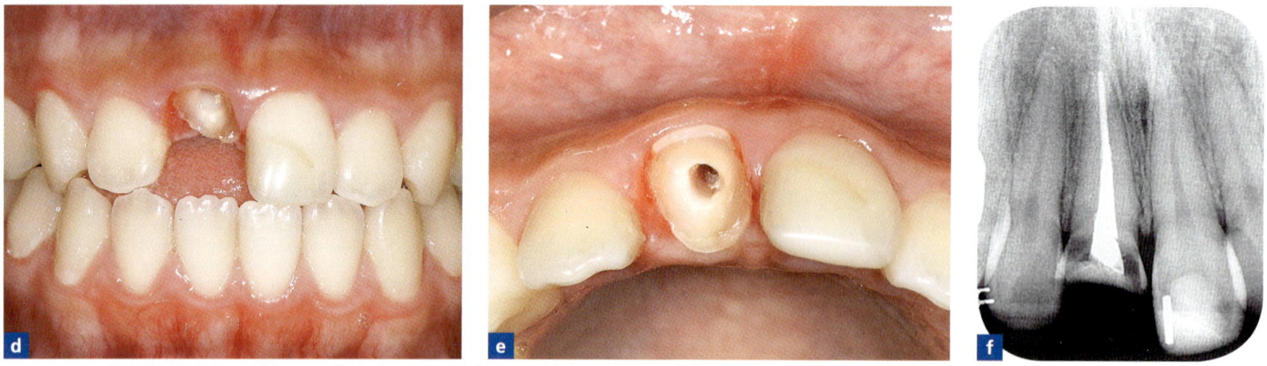

Fig 6d〜f　矯正的挺出前の状態．う蝕は歯肉縁下深くまで進行しており，生物学的幅径の再確立が必要と考えられた．

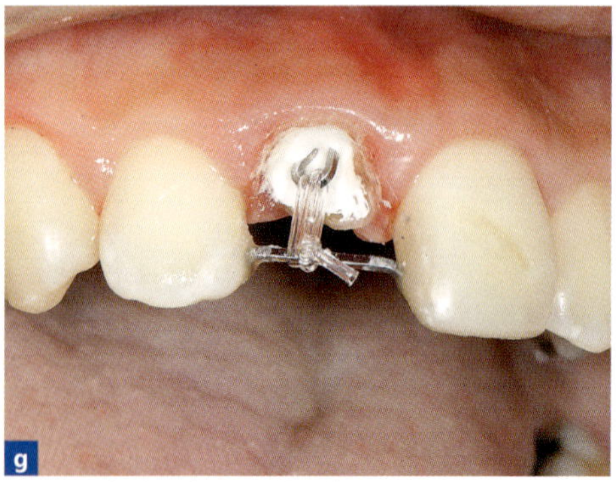

Fig 6g　挺出のための矯正装置．固定源のワイヤーは口蓋側に接着されている．

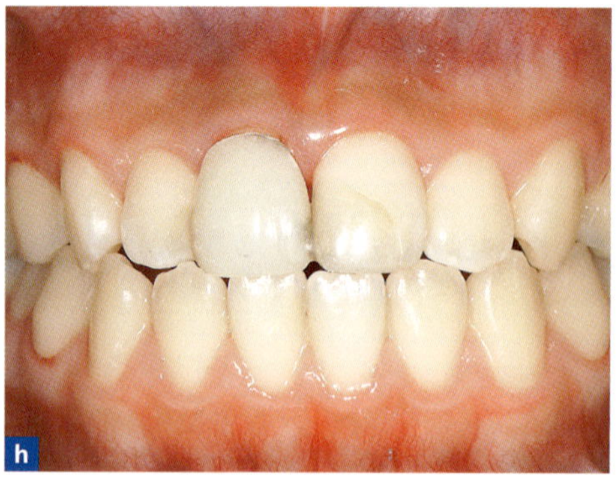

Fig 6h　矯正中の審美を確保するために，レジンシェルを装置に接着した．

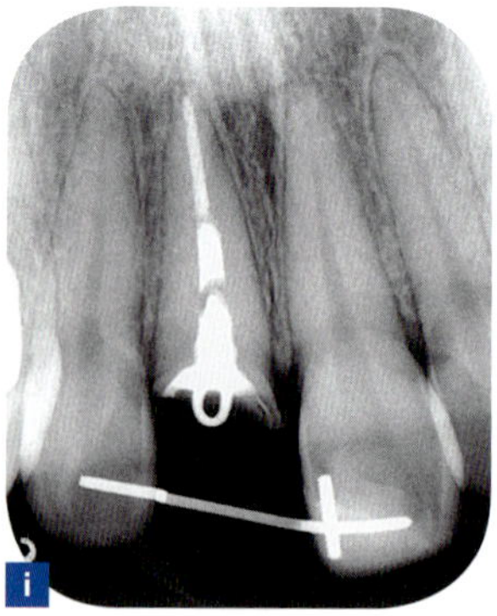

Fig 6i　挺出開始時のエックス線写真．

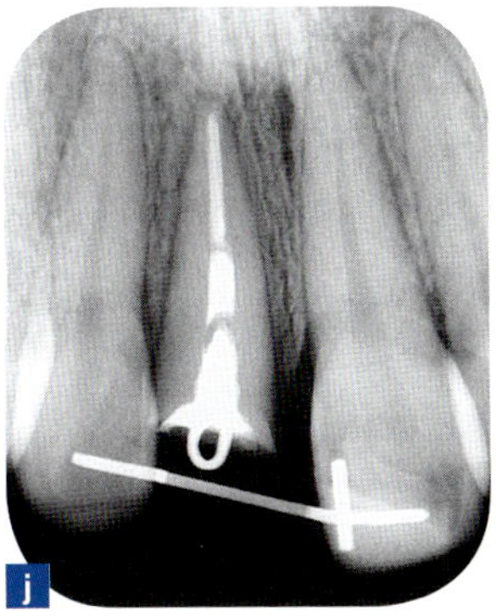

Fig 6j　挺出開始から約１か月後のエックス線写真．

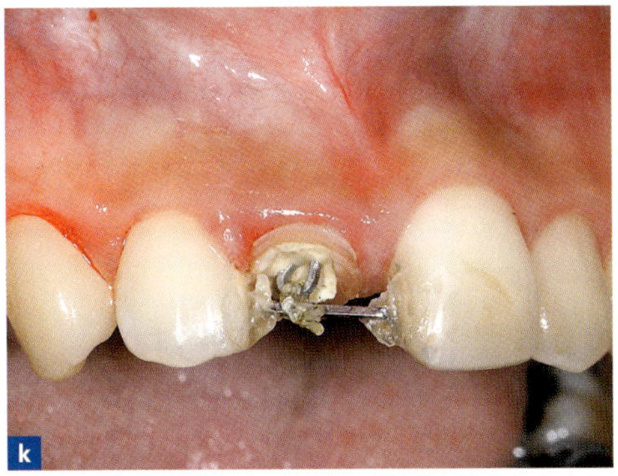

Fig 6k　挺出開始から40日後．歯根は歯肉とともに歯冠側へ移動してきている．

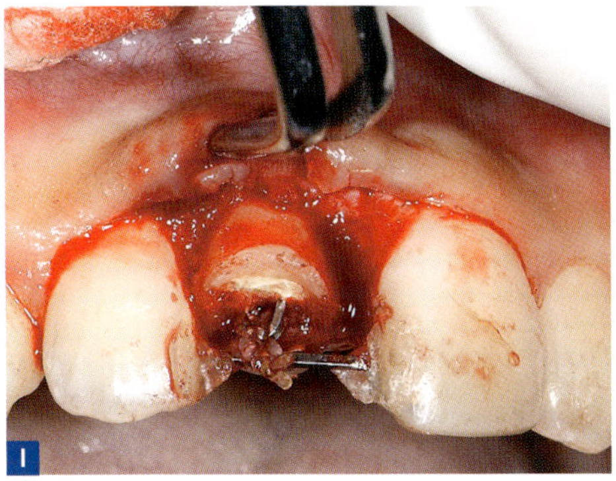

Fig 6l　歯肉弁根尖側移動術．矯正後は歯肉のラインを隣在歯にそろえるために速やかにフラップ手術を行う．

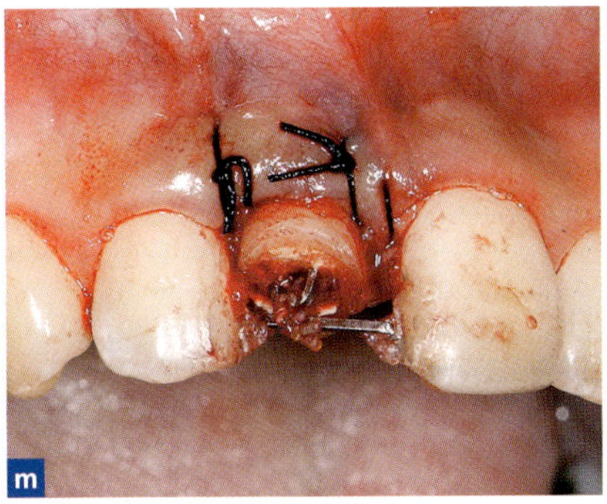

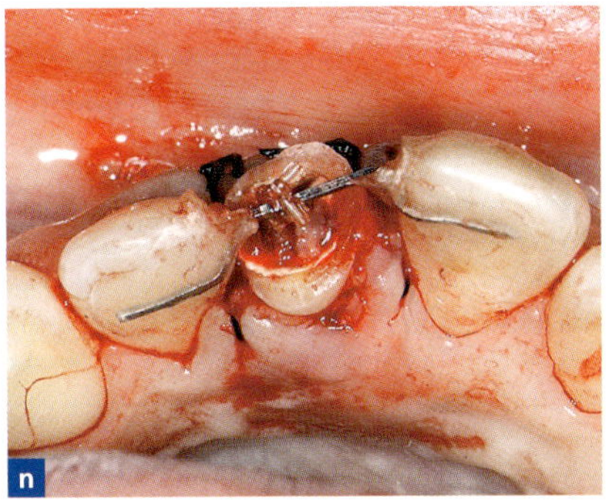

Fig 6m, n　フラップ手術直後．

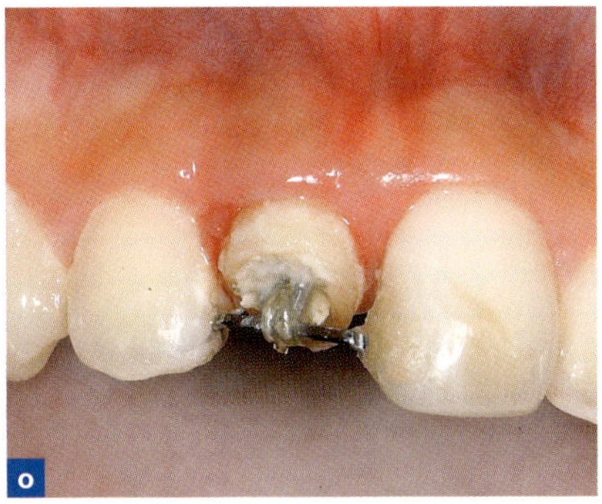

Fig 6o　術後１か月．

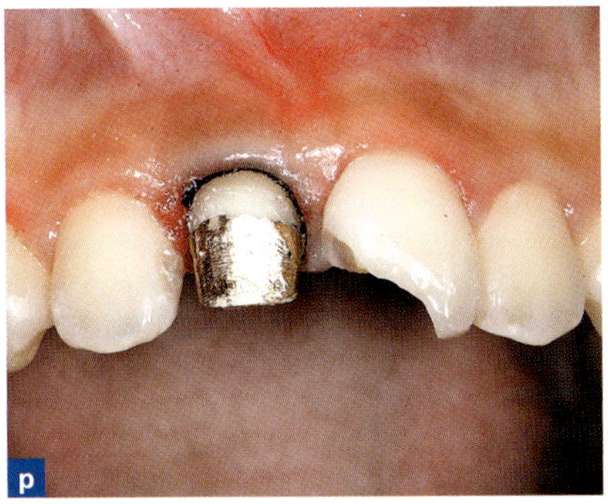

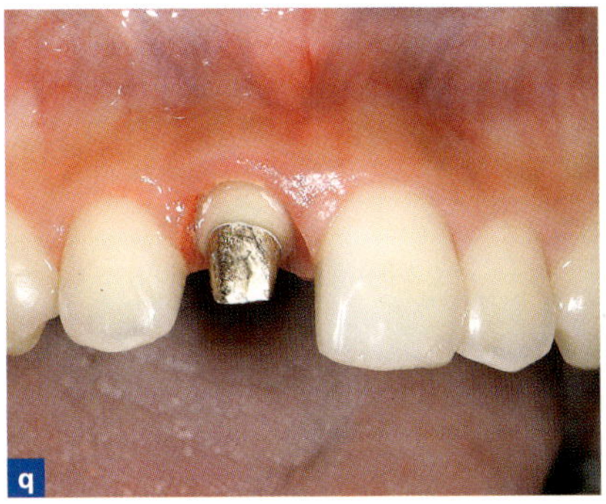

Fig 6p, q　ポストコアの装着と支台歯形成．

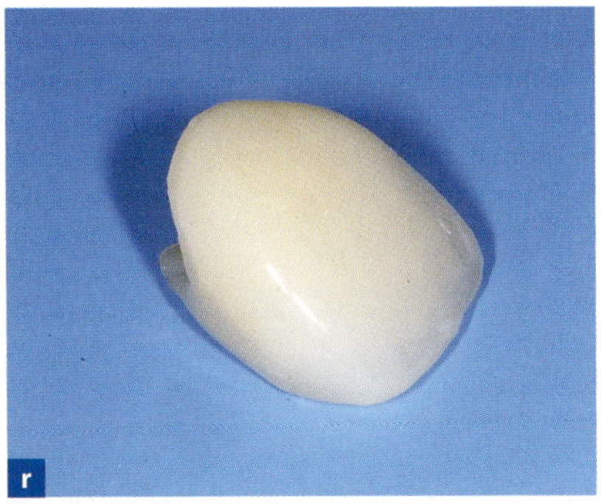

Fig 6r　歯冠修復のための補綴物（プロセラ）．

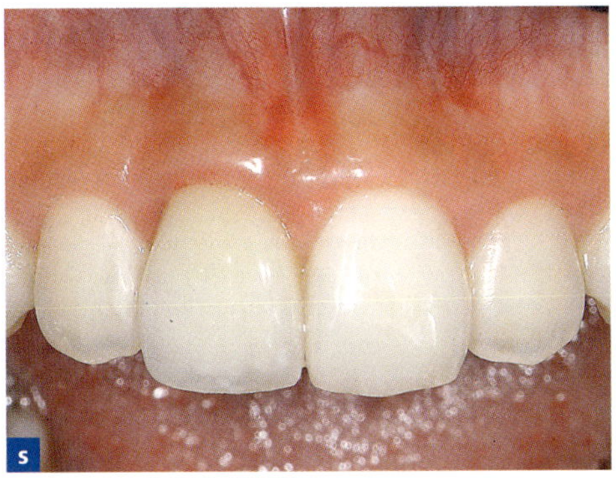

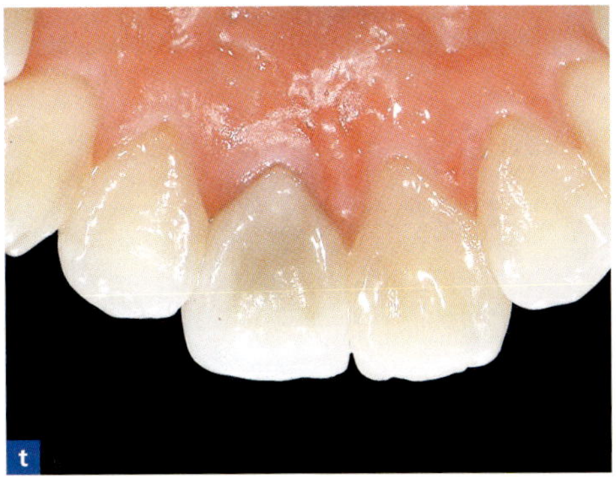

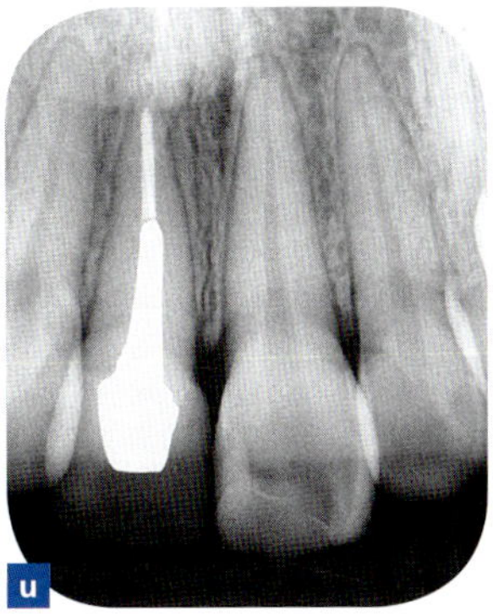

Fig 6s〜u　歯冠修復直後．

②歯冠 - 歯根破折の再治療（**Fig 7**）

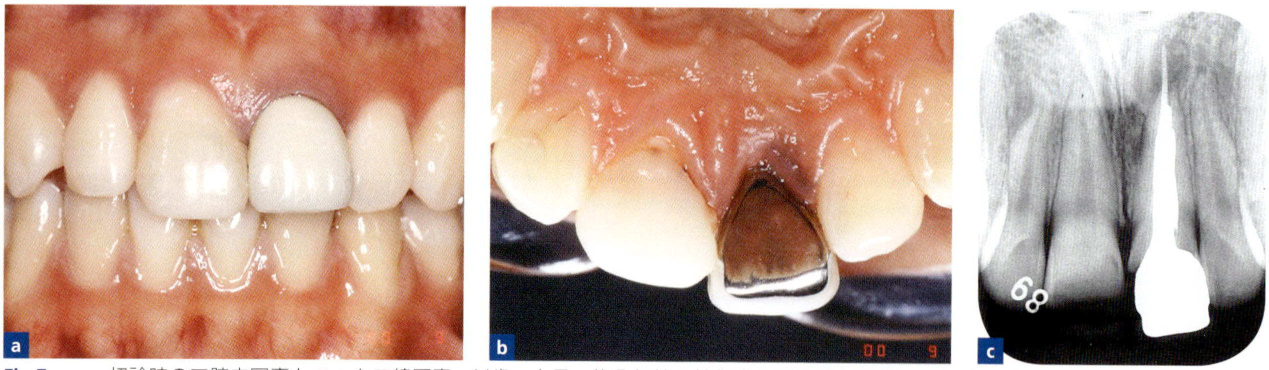

Fig 7a〜c　初診時の口腔内写真とエックス線写真．14歳，女子．約５年前の外傷歯の再治療を希望して来院．1|は歯冠破折，|1は歯冠 - 歯根破折が生じていたと思われる．根管処置，補綴処置ともに適切とは思われない．

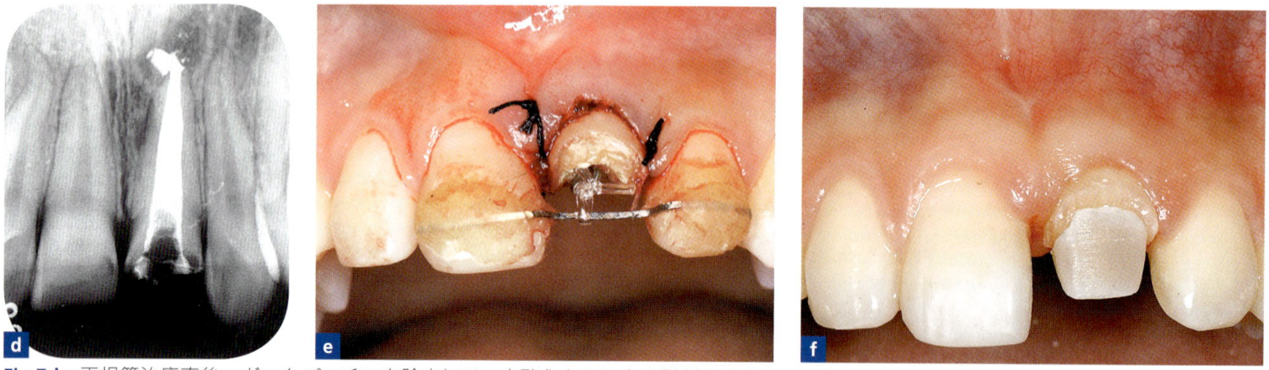

Fig 7d　再根管治療直後．ガッタパーチャを除去して，水酸化カルシウム製剤を填入，アペキシフィケーションを行う．
Fig 7e　矯正開始から５週間後．フラップ手術直後．
Fig 7f　**e** から１か月後．キャスタブルセラミックスによるポストコア装着直後．

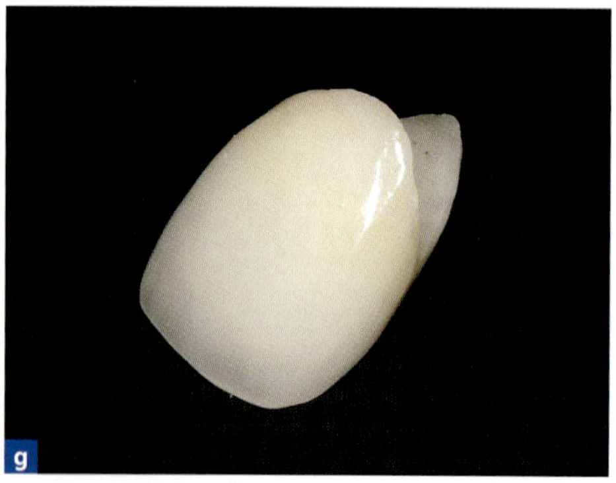

FFig 7g　補綴物（プロセラ）．

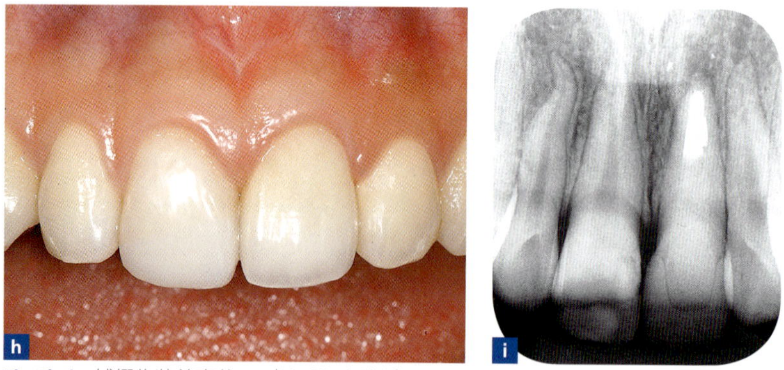

Fig 7h, i　補綴物装着直後．1|は CR 充填がやりかえられている．

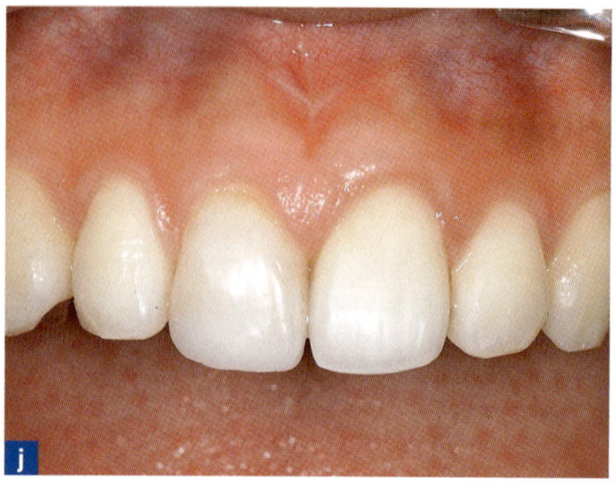

Fig 7j　初診から約３年後．

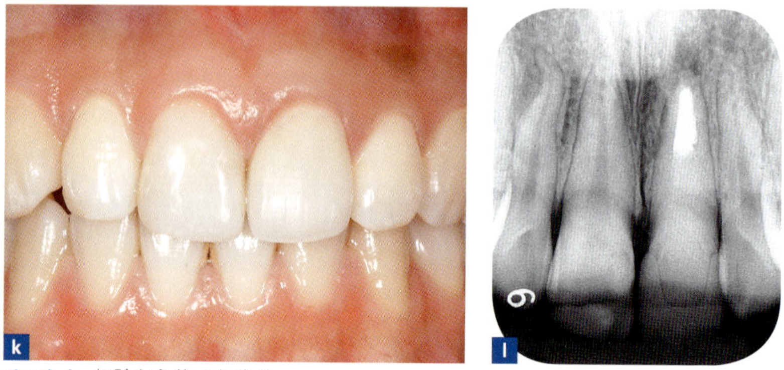

Fig 7k, l　初診から約４年半後．

矯正的挺出をさせる歯(歯根)は，MTM を開始するまえに根管処置を完了しておくことが一般的である．感染の危険性を考えれば，有髄歯の場合，抜髄，根管形成，根管充填を1回で済ますほうが有利であると思われる．歯根未完成歯であれば，アペキシフィケーションと MTM を同時進行させることが望ましいかもしれない．水酸化カルシウム製剤を根管の根尖側2分の1におき，歯冠側2分の1に MTM のフックを装着すれば，上記のことが可能になる．保定が終了した時点で，水酸化カルシウム製剤をシーラーとガッタパーチャで置きかえれば，治療期間の短縮につながる．

外科的挺出を用いる場合

外傷による歯冠 - 歯根破折は，唇側から口蓋側にかけて斜めに深く破折している場合が多い(**Fig 8〜10**)．すなわち，破折線が口蓋側で深く骨縁下に及んでいることが稀ではない．このような歯を矯正的に挺出させようとする場合，きわめてたくさんの歯質を骨縁上へ引っ張り出さなければならず，術後の歯冠 - 歯根比が不利になってくる．しかし，このような歯でも外科的に挺出させることができれば，挺出量を最小限に抑えることができる．理由は，外科的挺出では，挺出と同時に回転によって歯根のもっともダメージの大きい根面側を骨レベルがもっとも低い(根尖側よりにある)唇側にもってくることができるので，より多くの歯質(歯根)を歯槽窩のなかへ戻した状態で，目的(生物学的幅径の再確立)を完了できるからである(**Fig 8j〜l, Fig 10e〜k**)．理想的にはすべての部位(歯根全周)において健全歯質を4 mm 以上骨縁上に確保することが挺出の目的であるが，唇側では審美的な理由で修復物のマージンを歯肉縁下に設定することから，破折が大きい場合には唇側だけは骨縁上に2.5mm の歯質を確保できれば歯冠修復に問題は生じにくいと考えている(**Fig 8j, Fig 10f**)．したがって，外傷による歯冠 - 歯根破折は唇側から口蓋側に斜めに大きく破折しているので，上記の目的を達成するためにいったん抜歯した歯根を180度回転する(歯根の口蓋側面を唇側に位置させる)ことが一般的である．仮に，破折が近心あるいは遠心へ斜めに生じている場合は90度の回転が理想的となる．**Fig 9** は，対合歯の関係で回転を行わずに，外科的挺出を遂行した症例である．術後の左右中切歯の歯頸ラインが不ぞろいであることに気づく．このように，180度回転しないで挺出を行った場合の問題点として，歯頸ラインが歯冠側に移動してしまうことが挙げられる．このことも踏まえ，歯質のもっとも破壊されている歯根面を唇側に位置させて，挺出を終えることの意義を見出すことが可能である．

外科的挺出を用いる場合

①外科的挺出とエナメルシェルによる歯冠修復(**Fig 8**)

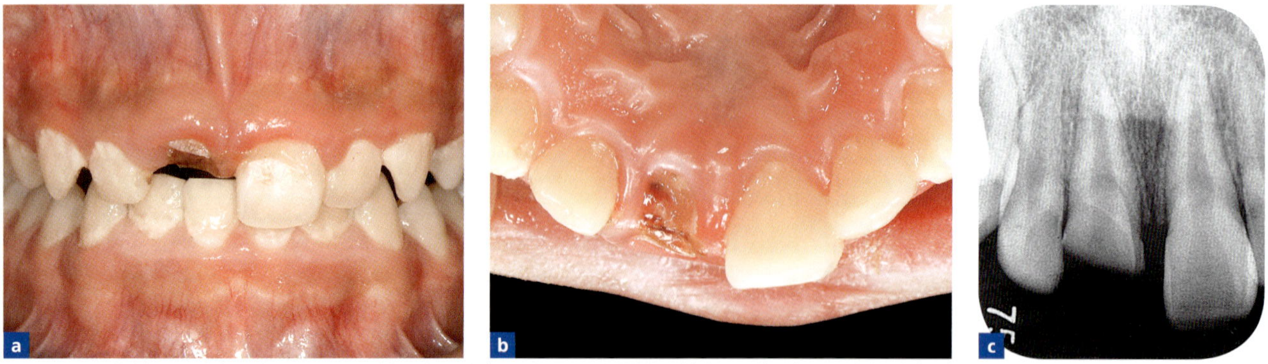

Fig 8a〜c　術前の口腔内写真とエックス線写真．12歳，男子．１週間前に外傷で1|に歯冠 - 歯根破折が生じている．最初の医院ではTEKを装着したとのことであったが，すぐに脱離したとのことであった．

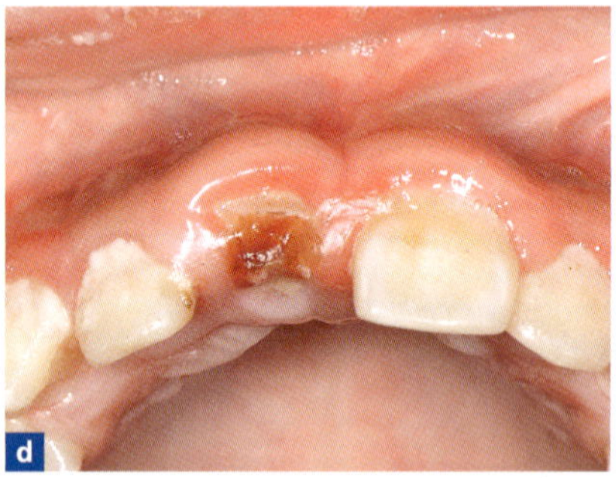

Fig 8d　外科的挺出直前．根面はフィブリンで覆われている．

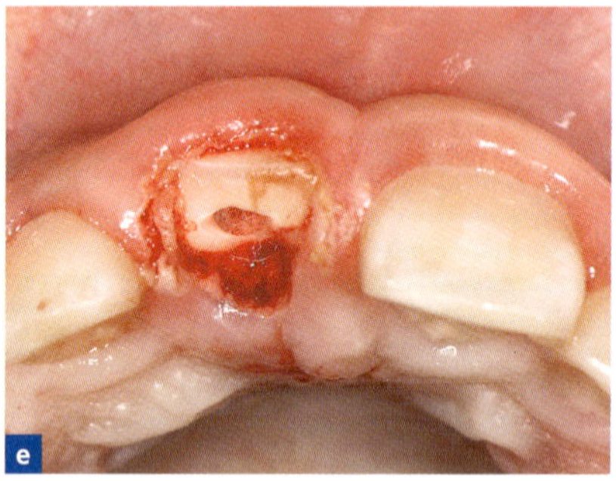

Fig 8e　口蓋側にあった新たな破折片を除去したあと．

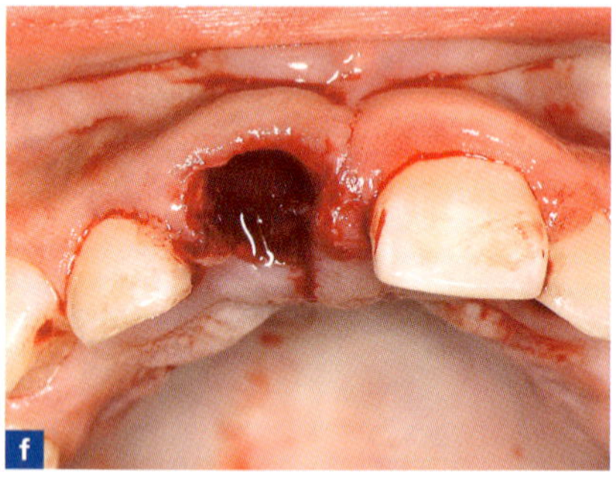

Fig 8f　1|の脱臼後．

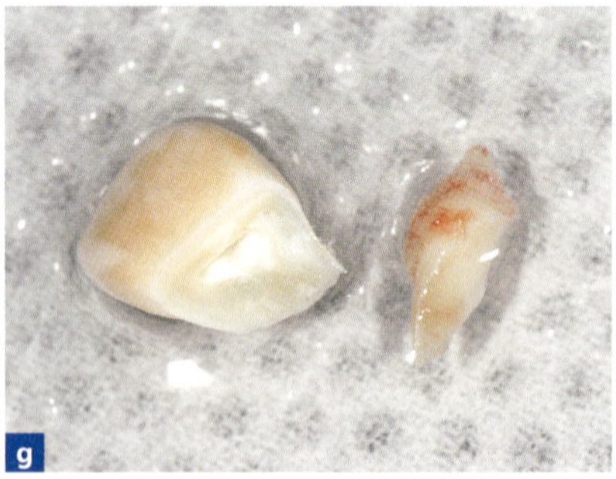

Fig 8g　最初の破折片(大)と新たな破折片(小)．

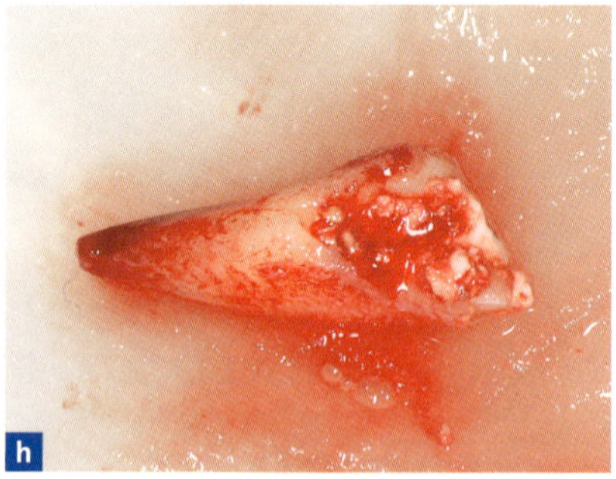

Fig 8h　抜歯された歯根．口蓋側の歯根約３分の１が失われている．

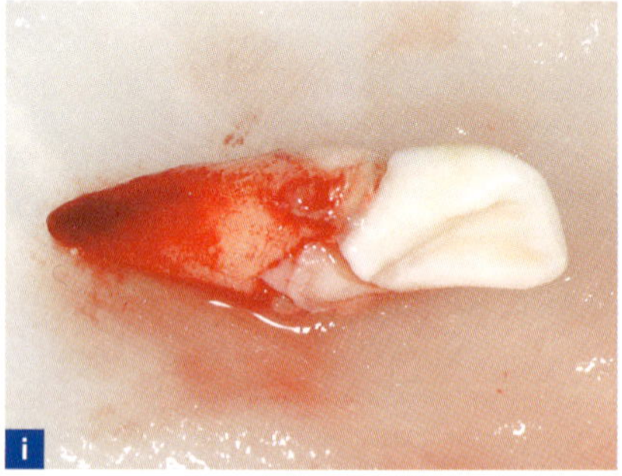

Fig 8i　破折片を組み合わせた状態．破折は１か所とは限らないことに注目．

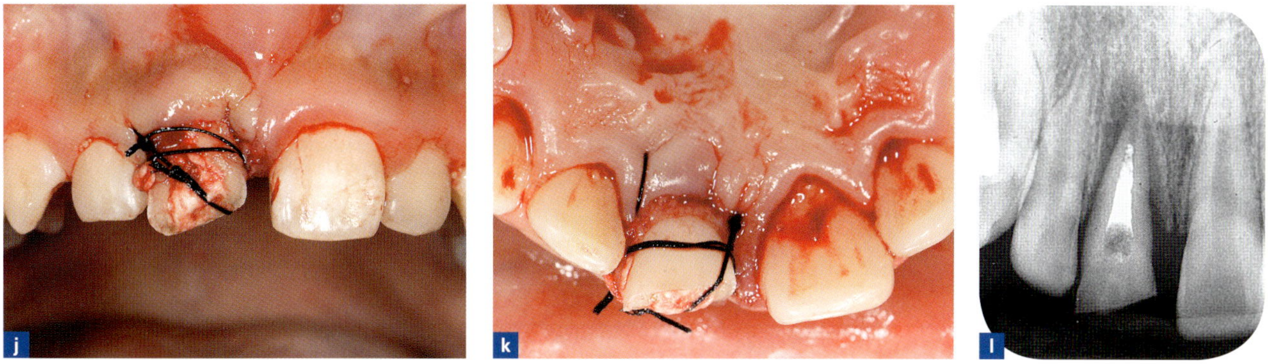

Fig 8j, k　外科的挺出直後．歯根は180°回転して 3 ～ 4 mm 挺出させた位置で固定した．固定は縫合糸を利用して行う．
Fig 8l　外科的挺出直後のエックス線写真．脱臼させる直前に根管を拡大して水酸化カルシウム製剤が充填されている．

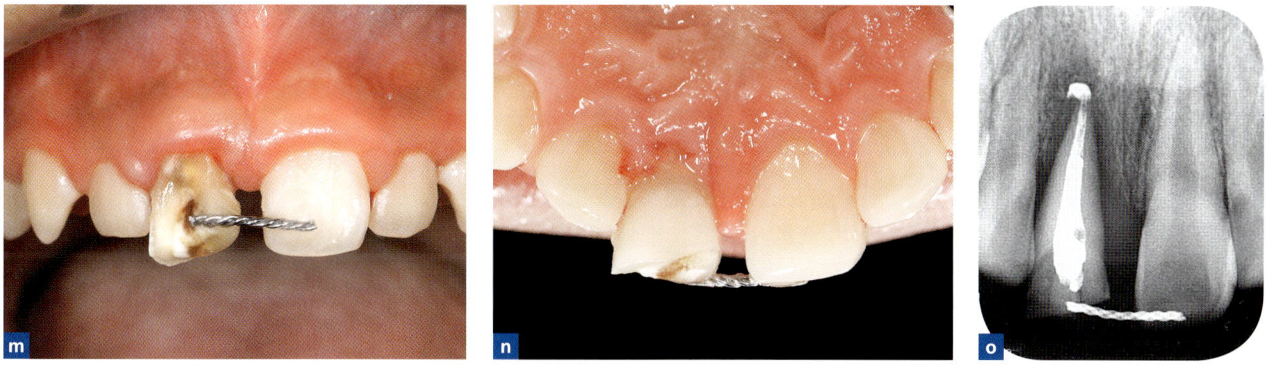

Fig 8m～o　術後 3 週間．動揺度が高かったので，ワイヤーによる固定を術後 1 週間で行った．根尖孔がやや拡大していたので，アペキシフィケーションを開始した直後．

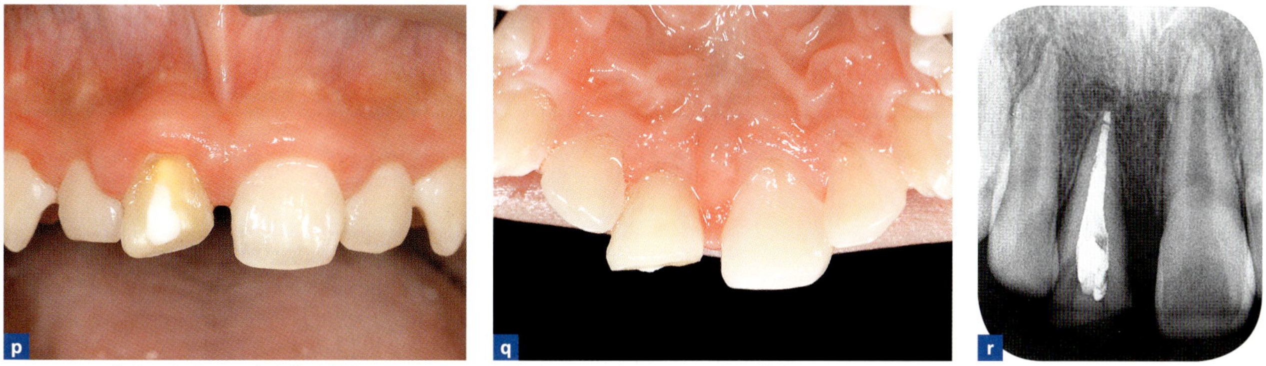

Fig 8p～r　術後 4 か月．正常な治癒が起こっていると思われる．固定は 1 か月半で除去した．

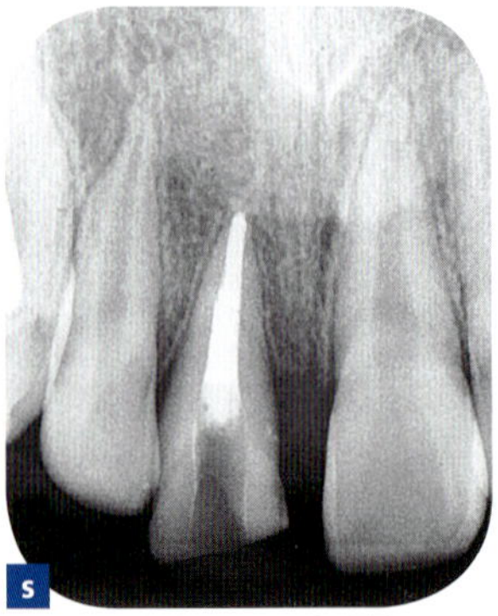
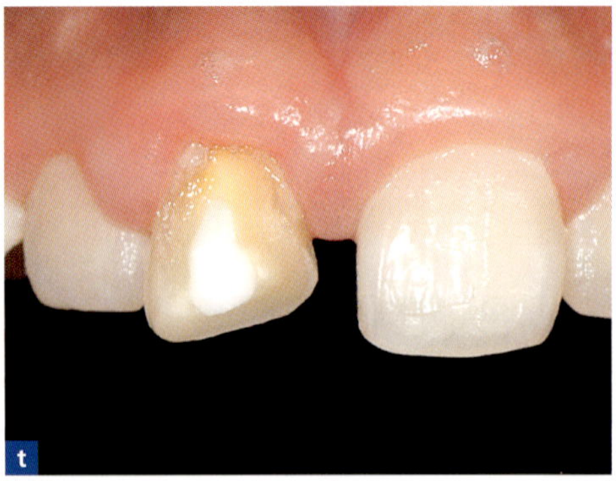
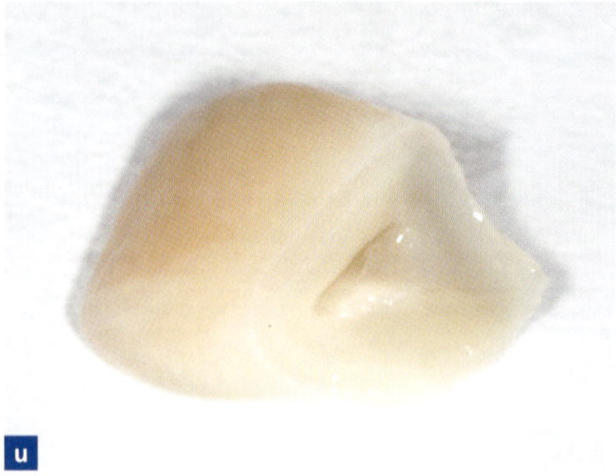

Fig 8s　術後５か月３週間のエックス線写真．シーラーとガッタパーチャによる根管充填直後．
Fig 8t　**s** と同日．歯冠修復直前の口腔内写真．
Fig 8u　破折片．

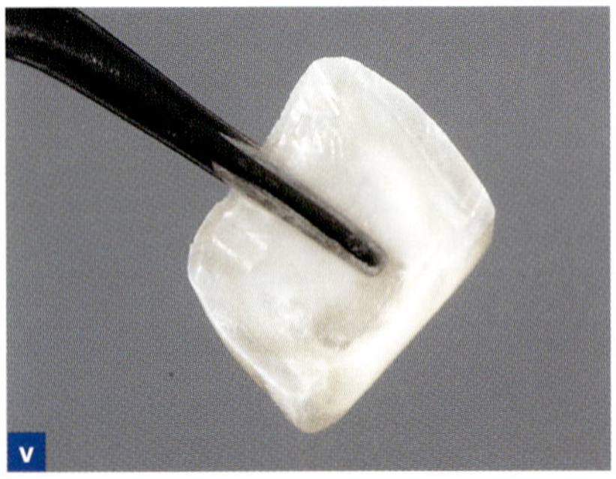

Fig 8v　破折片から削りだした唇側のエナメルシェル．

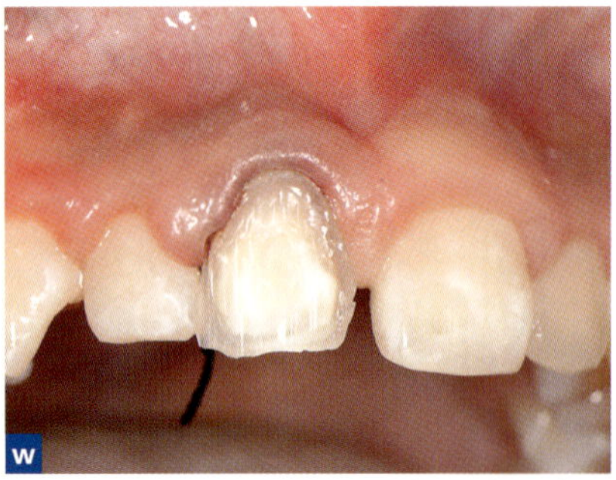

Fig 8w　エナメルシェルを受け入れるために本来の歯にレジンでシェルを製作した直後．

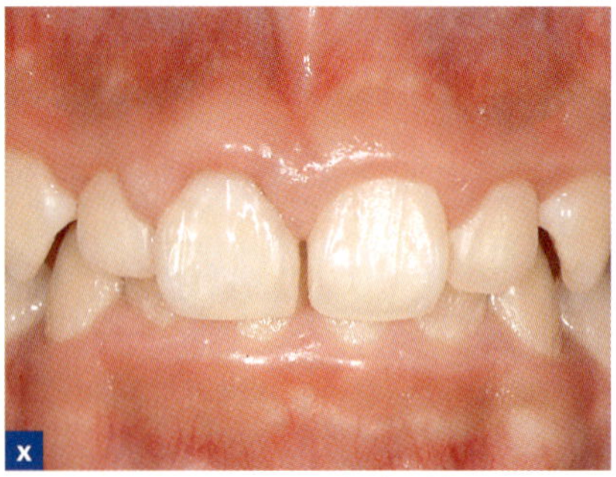

Fig 8x　エナメルシェルを貼り付けた直後．

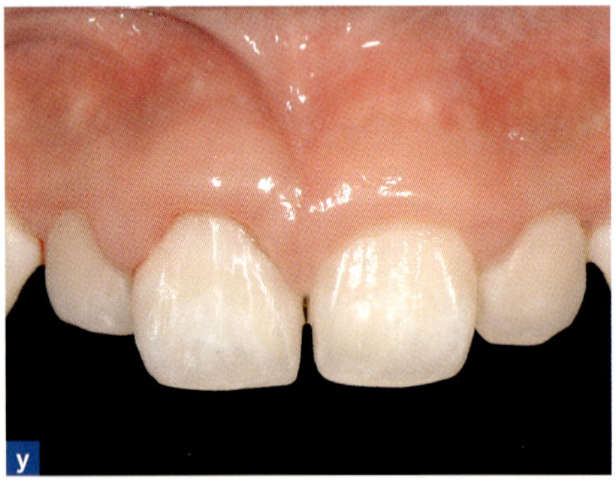
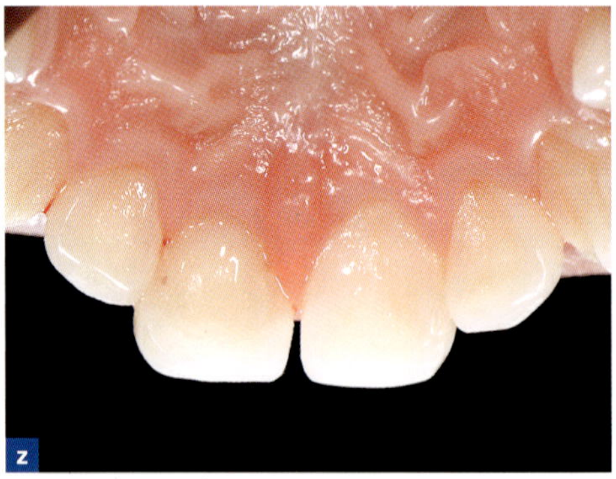
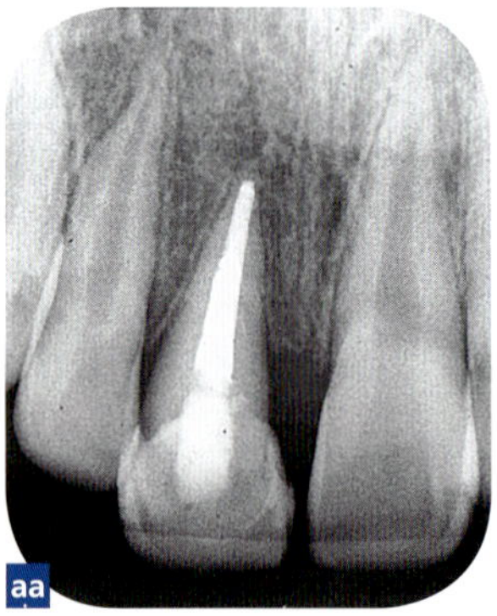

Fig 8y〜aa　初診から約６か月後．問題はなく，患者や保護者の満足が得られている．

外科的挺出では，まず対象歯をできるだけ傷つけないように抜歯する必要がある．歯頸部へヘーベルの先を水平に押し込みゆっくり脱臼させる．少し脱臼したらダイヤモンド鉗子で完全脱臼させる(**Fig 9f, Fig 10e**)．もし，歯根の形態が適切でなかったり，歯根破折の危険性があったりして脱臼が困難であれば，矯正的挺出に切り替える．矯正的挺出を開始して 2 週間ぐらいで歯根膜腔が拡大し，外科的挺出が簡単に行えるようになる．

適切な向きと適切な量を挺出させた歯(歯根)は，近遠心部の歯間乳頭部を縫合した糸を利用して固定を行う(**Fig 8jk, Fig 9jk, Fig 10f**)．その後サージカルドレッシングで創面を保護して外科を終了する．ドレッシングは 2 ～ 3 日で，縫合糸は 4 ～ 5 日で除去する．挺出部位では，患者の希望に応じて人工歯を隣在歯に接着して治癒期間中の審美を確保する．

外科的挺出させる歯の根管処置は，基本的には矯正的挺出の場合と同じであるが，外傷当日に外科的挺出を行うことも多いので，治療時間と出血の関係でいったん水酸化カルシウム製剤を根管に充填しておき，後日最終拡大と根管充填を行う(**Fig 8l, Fig 10g**)．また，何らかの理由で根尖病変がすでにあり，将来根尖部の封鎖に不安が残るような歯では，口腔外で逆根管充填を行っておくほうが無難である(**Fig 9g**)．

歯周組織の治癒(安定)は 1 ～ 4 か月で得られるので，その時点で歯冠修復を行う(**Fig 8p～z, Fig 9n～t, Fig 10ij**)．MI の概念からいえば，歯冠修復は CR 修復が望ましい(**Fig9p～t, Fig 10j**)．もし，破折した歯冠が適切な大きさであれば，その部分からエナメルシェルを製作し，それを挺出させた歯に接着することがもっとも審美的である思われる(**Fig 8u～z**)．

外科的挺出における創傷の治癒は，基本的には再付着のメカニズムによると考えられる[33～49](**Fig 11a～f**)．再付着のメカニズムは，骨縁上の歯肉部での「一次再付着ゾーン」と，骨縁下での「二次再付着ゾーン」に分けて考えることができる(**Fig 11e**)．一次再付着ゾーンでは，歯肉結合組織と挺出歯の歯根面に付着している生きた歯根膜組織との間に，結合組織どうしの再結合が約 1 週間で起こると考えられる．二次再付着ゾーンでは，術後約 8 週間の間に血餅が骨肉芽へ，骨肉芽が骨へ変化することによって骨と歯根膜との再付着が起こると考えられる．最終的(治癒後)には，天然歯とほぼ同じ歯根膜腔と白線(歯槽硬線)が得られるはずである(**Fig 8aa, Fig 9u, Fig 10k, l**)．

②外科的挺出と CR による歯冠修復 1（**Fig 9**）

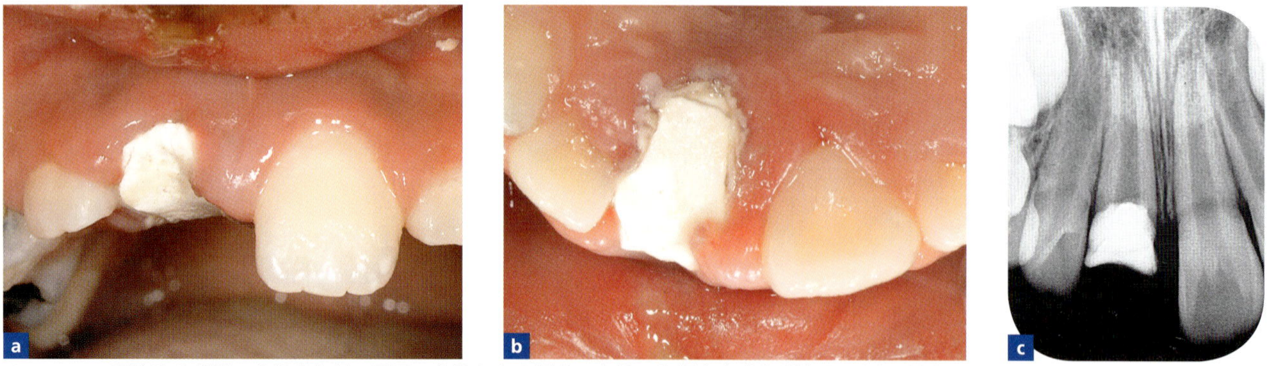

Fig 9a〜c　初診時の状態．8 歳 3 か月，男子．他院からの紹介で来院．歯根未完成歯が歯冠 - 歯根破折になっていると考えられる．最初の歯科医師により，すでに抜髄が行われている．

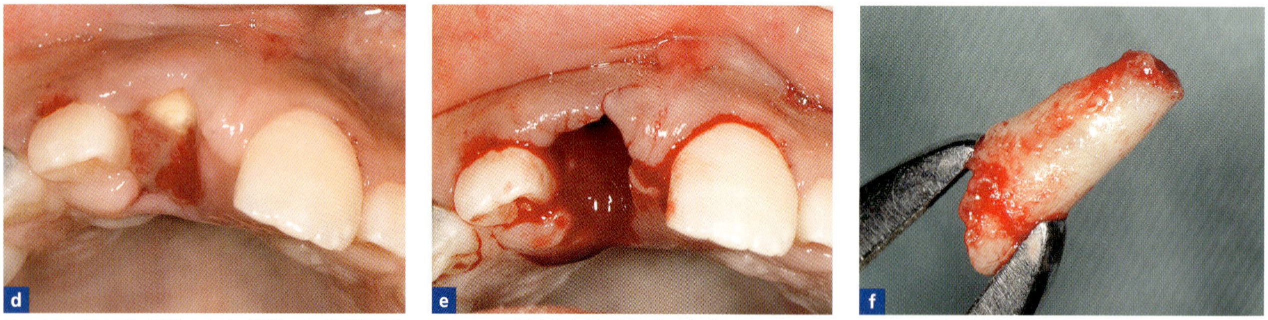

Fig 9d　仮封剤を除去した状態．口蓋側で破折は深部に到達していることがわかる．

Fig 9e　意図的な抜歯直後の抜歯窩．

Fig 9f　外科的挺出のために抜歯された1|．根尖が未完成である．

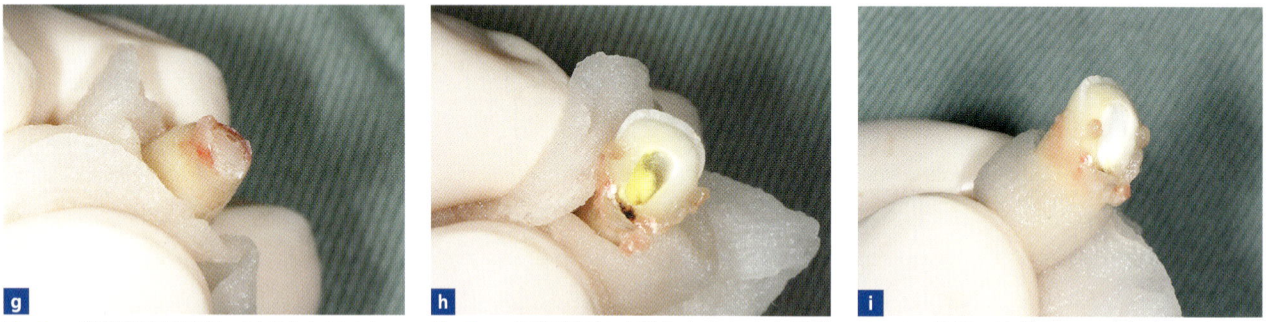

Fig 9g　逆根管充填直後．アペキシフィケーションを期待するかわりに，根尖孔を物理的に封鎖する方針を選択した．

Fig 9h　歯髄腔には水酸化カルシウム製剤（ビタペックス）を歯冠側から填塞した．

Fig 9i　根管口はグラスアイオノマーセメントで仮封した．

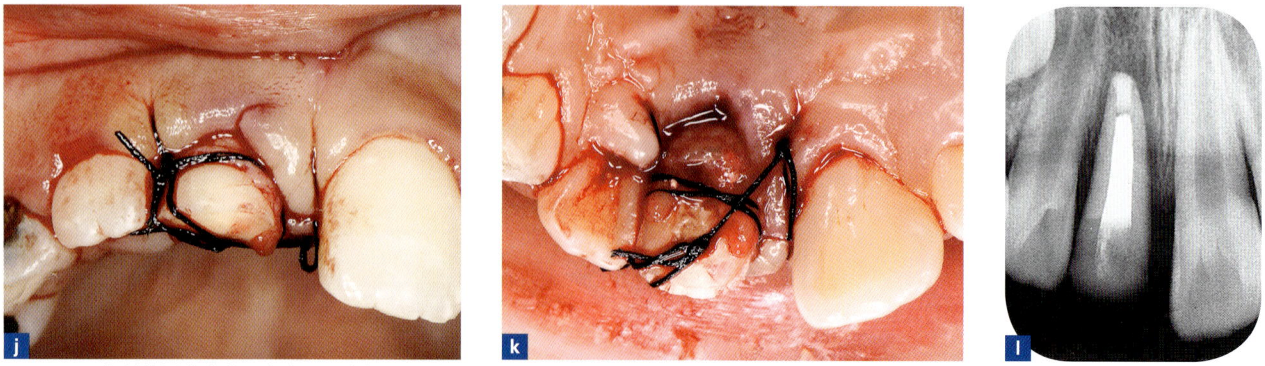

Fig 9j〜l　外科的挺出直後．本来は，歯根を180度回転して挺出させたかったが，対合歯の関係でできなかったため，回転は行わず挺出のみを行った．歯肉弁の近遠心を縫合した糸を利用して歯の固定を行っている．

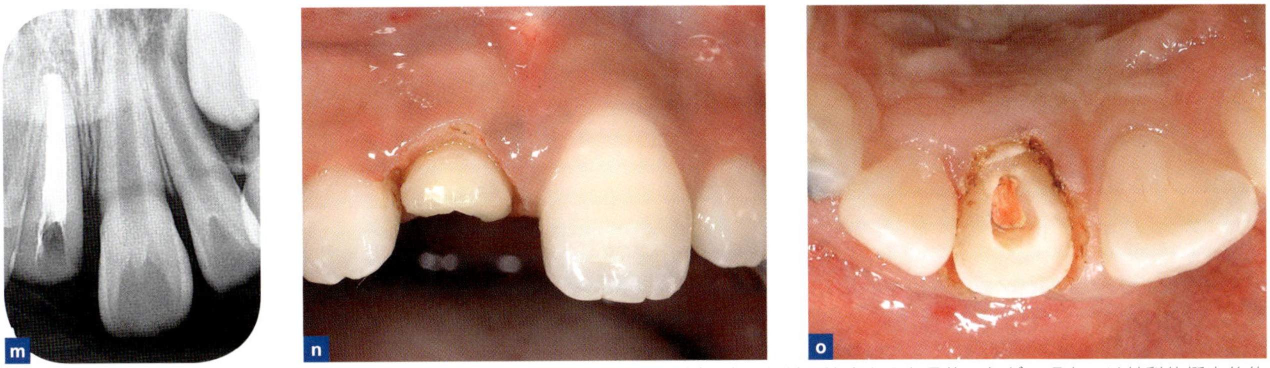

Fig 9m〜o　外科的挺出後５か月．CR による歯冠修復直前の状態．この症例は歯周組織の治癒を５か月待ったが，現在では外科的挺出後約１か月で，歯冠修復に移行している．

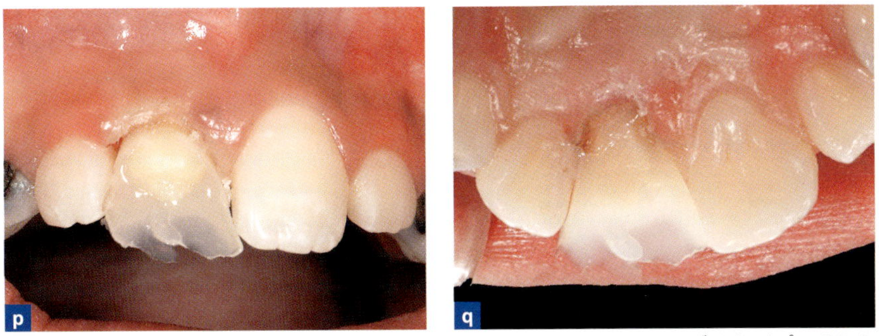

Fig 9p, q　隣接面と口蓋側のシェルの製作．透明マトリックスとフロアブルタイプの CR を用いて，まず隣接面と口蓋面の外形を作成する．唇側の歯頸部は，麻酔下で歯肉切除術を行い，歯頸ラインを是正する努力をしたが，十分ではない．

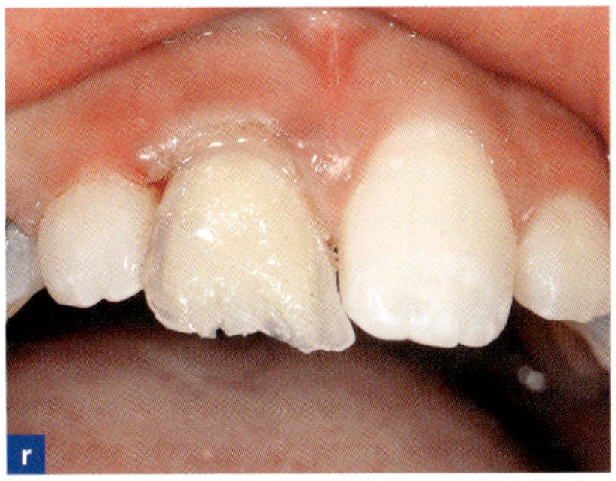

Fig 9r　Dentin 色 CR の築盛．

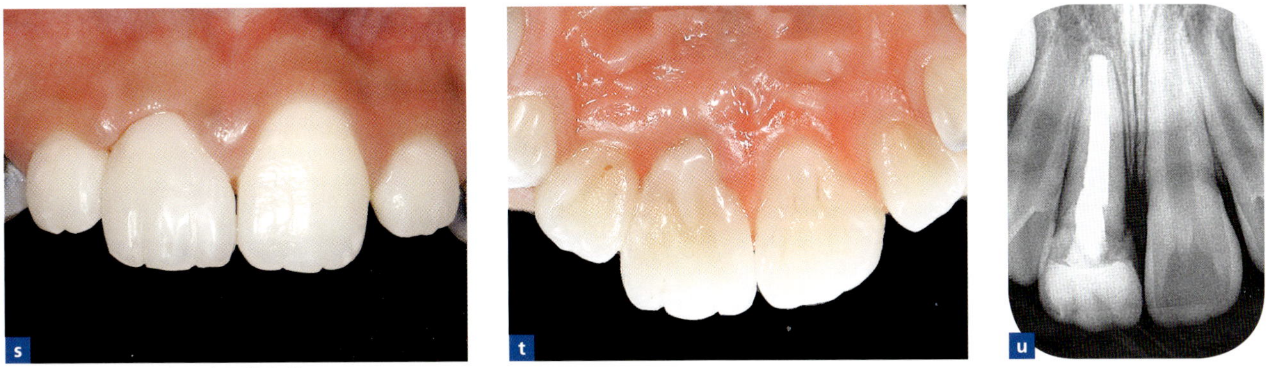

Fig 9s〜u　CR による歯冠修復後．

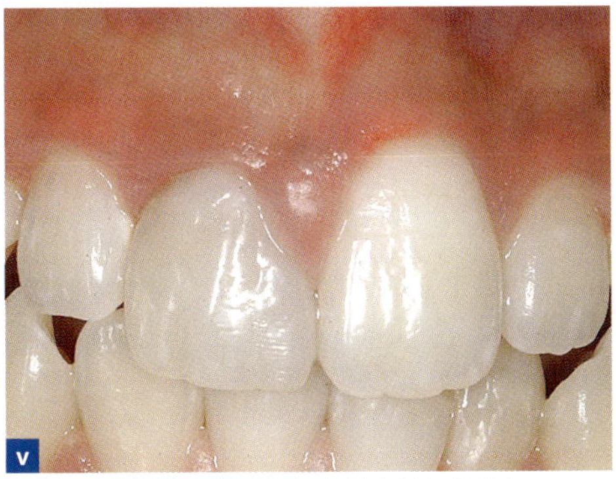

Fig 9v　３年後．審美的に十分とはいえない．

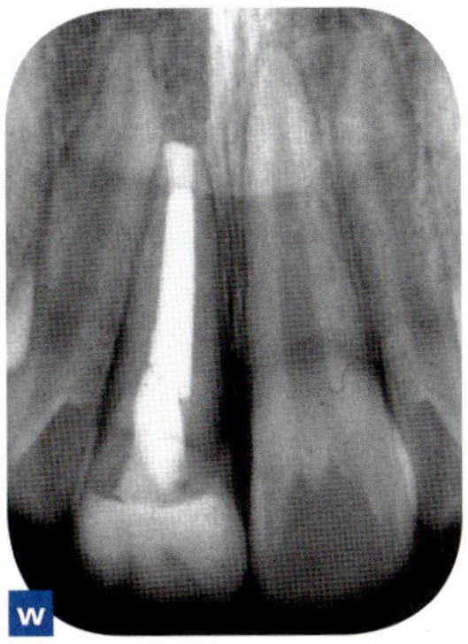

Fig 9w　３年後のエックス線写真．

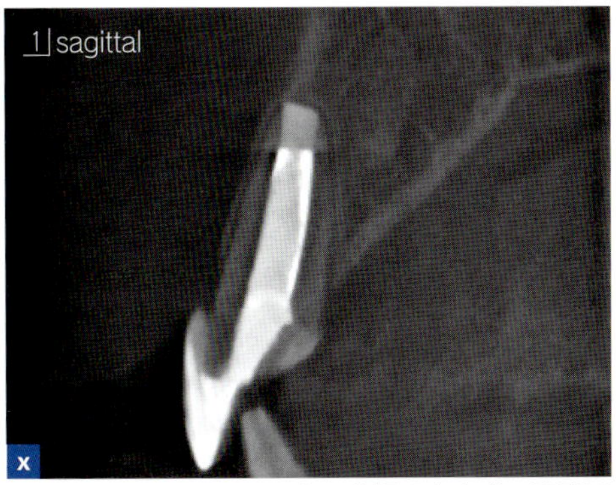

Fig 9x　３年後の CBCT 像．歯根吸収などの問題はみられない．

③外科的挺出と CR による歯冠修復 2（**Fig 10**）

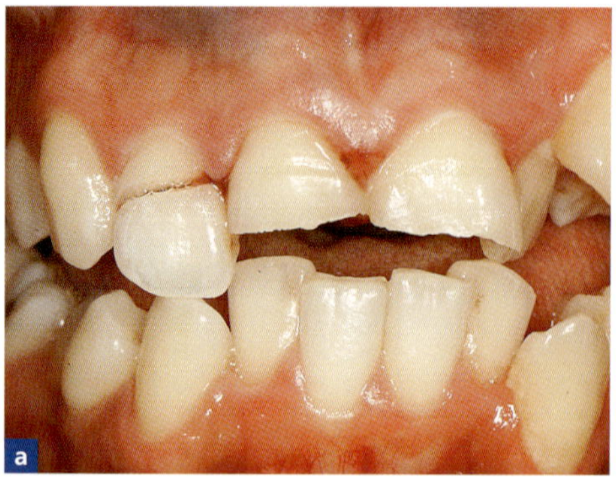

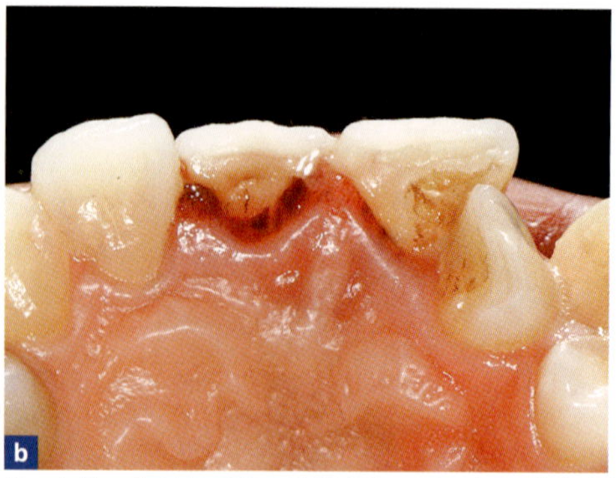

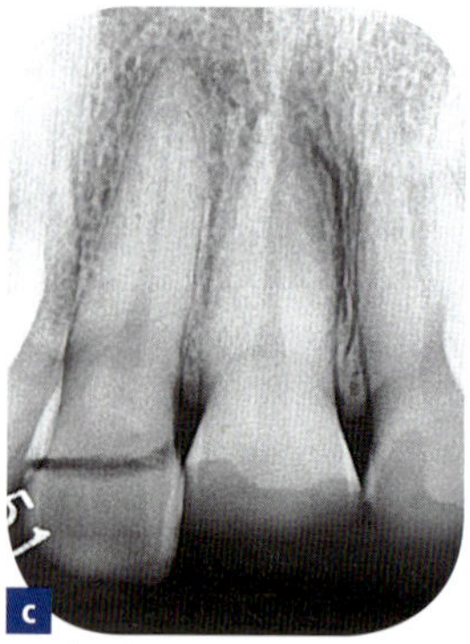

Fig 10a〜c　初診時の口腔内写真とエックス線写真．32歳，女性．失神して顔面を強打し，2 1|1 に外傷を被る．2|：歯冠‐歯根破折．1|1：歯冠破折と側方性脱臼の併発．2 1|1：EPT（−）．

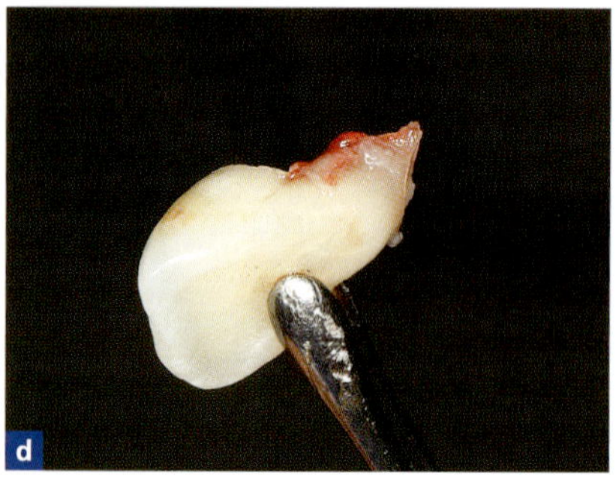

Fig 10d　2|の破折片．

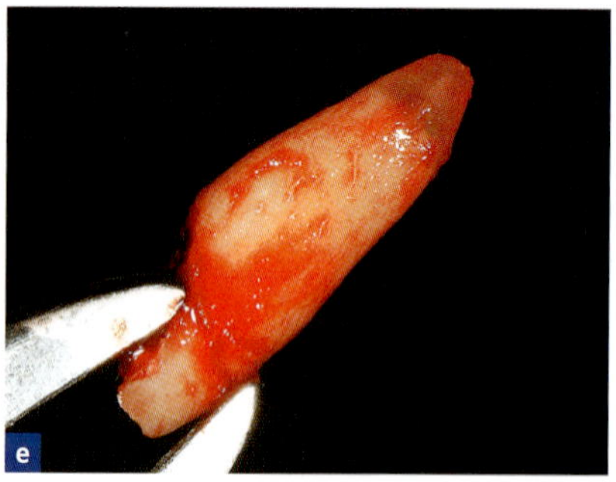

Fig 10e　外科的挺出のためにいったん抜歯された 2|．初診日と同日．

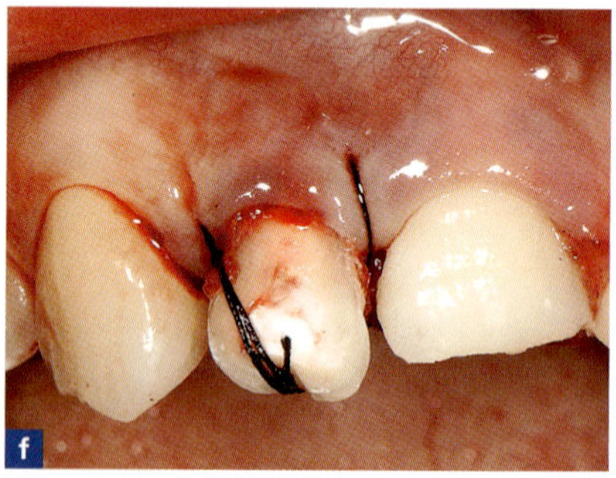

Fig 10f　外科的挺出直後．180° 回転して，約 5 mm 挺出させて再植立した．

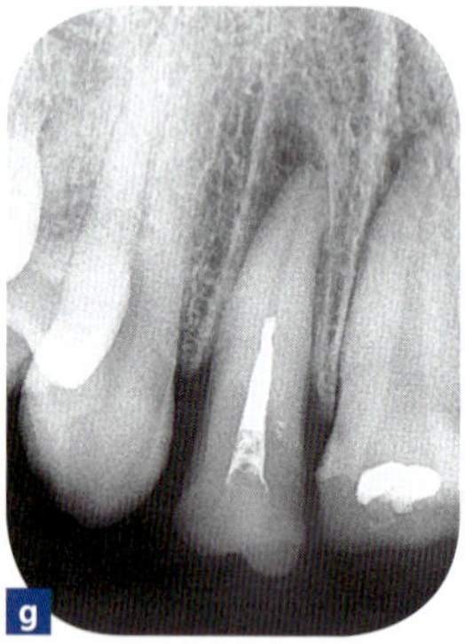

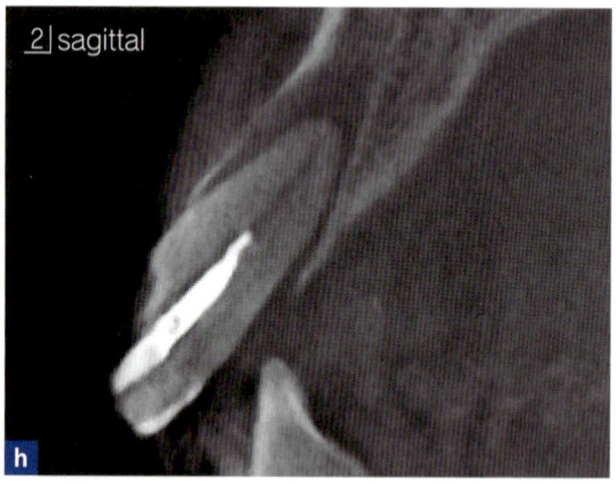

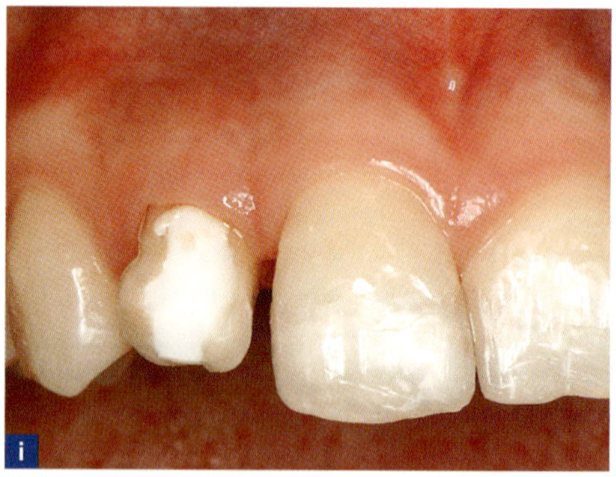

Fig 10g　外科的挺出直後のエックス線写真．根管には抜歯する前に水酸化カルシウム製剤が填入されている．
Fig 10h　術直後の CBCT 像．
Fig 10i　術後1.5か月．この直後に 2|の歯冠を CR で修復した．

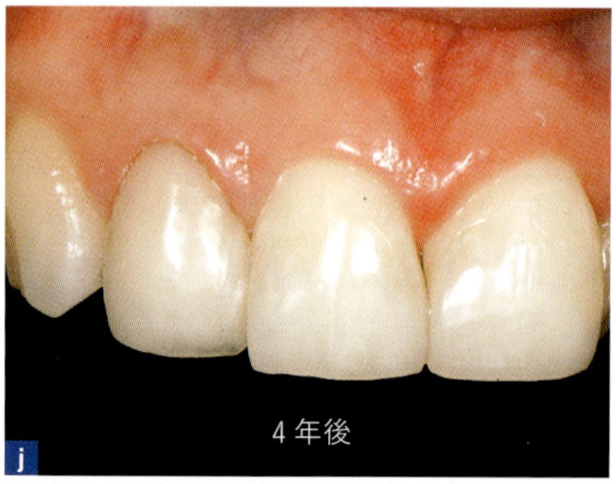

Fig 10j　初診から 4 年後．2 1|1 の歯冠はすべて CR で修復されている．

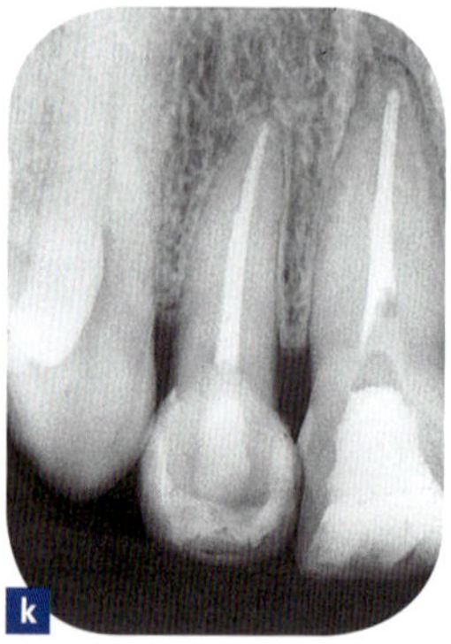

Fig 10k　初診から 4 年後．歯根吸収などの異常は観察されない．

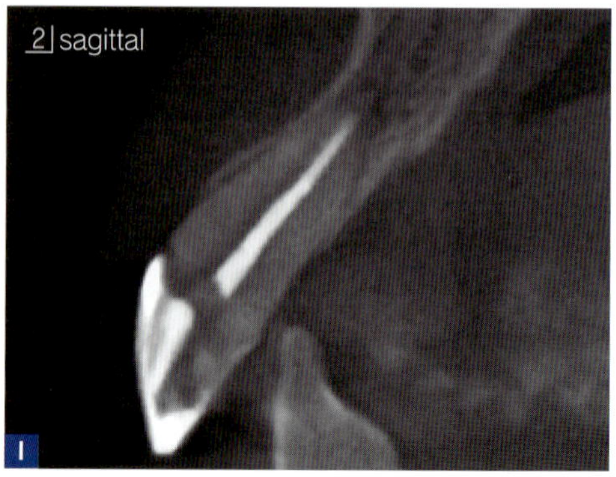

Fig 10l　初診から 4 年後．きれいな治癒像が観察される．**h** と比べると，歯槽骨の幅がいかに歯根（膜）により維持されているかがわかって興味深い．

外科的挺出における治療の流れと，創傷の治癒

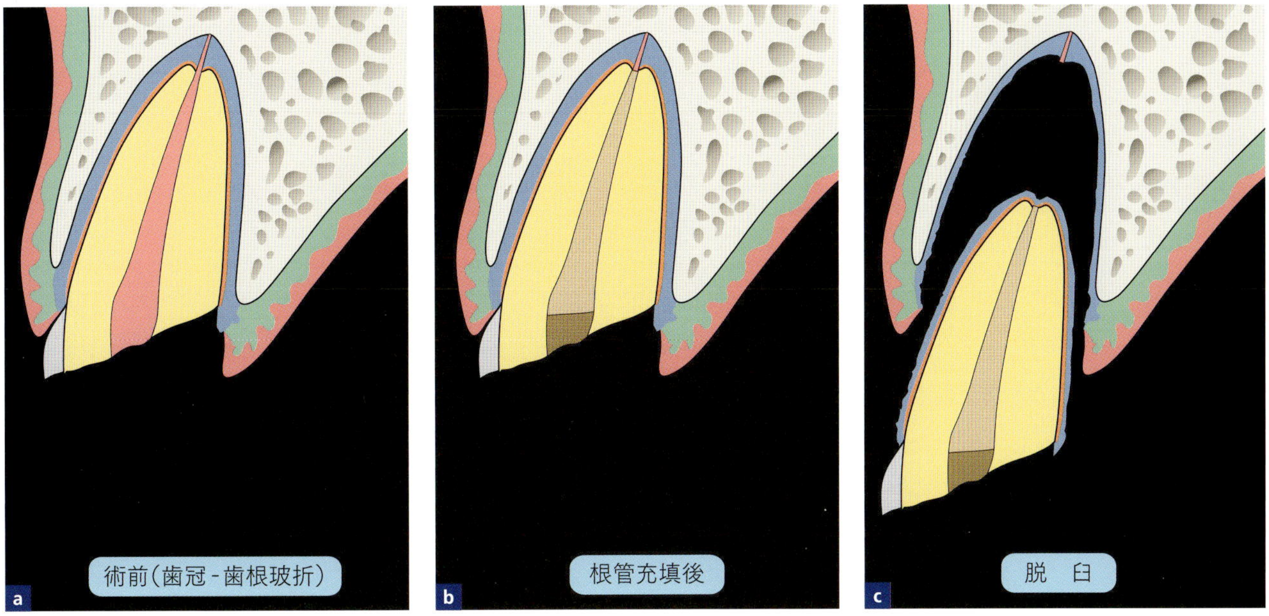

Fig 11a　術前．
Fig 11b　根管充填後．可能なら抜髄，拡大，根管充填を同日に行う．
Fig 11c　歯根の脱臼．歯根膜の半分は歯根に付着して脱臼されてくることに注目．

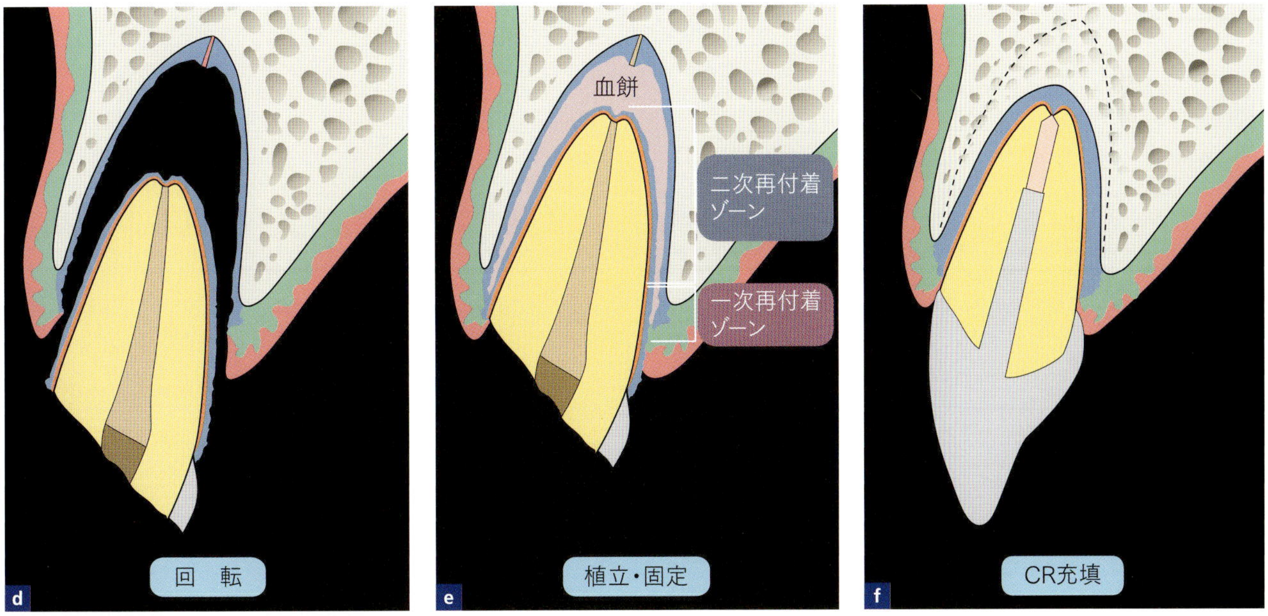

Fig 11d　歯根の回転と挺出．歯の崩壊の一番大きい根面を唇側にもってくる．
Fig 11e　植立と固定．破折が深部に及んでいる症例は，唇側では骨縁上に健全歯質が2.5mm 確保できれば満足と考える．その後の創傷の治癒は，基本的には再付着のメカニズムによると考えられる．骨縁上の一次再付着ゾーンでは，歯肉結合組織と挺出歯の歯根面に付着している生きた歯根膜組織との間に，結合組織どうしの再結合が約 1 週間で起こると考えられる．骨縁下の二次再付着ゾーンでは，術直後から約 8 週間の間に血餅が骨肉芽へ，骨肉芽が骨へ変化することによって骨と歯根膜との再付着が起こると考えられる．
Fig 11f　治癒後．最終的（治癒後）には，天然歯とほぼ同じ歯根膜腔と白線（歯槽硬線）が得られるはずである．歯冠修復はできれば補綴処置を避けたい．

矯正的挺出か外科的挺出かの判断基準

外科的挺出は，瞬時に歯を歯槽窩内の思いどおりの位置に移動(回転と挺出)できる魅力的な処置法であり，歯根の形態が適切であれば予知性は高い．しかし，矯正的挺出に比べて失敗の危険性をわずかであるがともなう．したがって，予知性だけから判断すれば，矯正的挺出を第一選択にしたが，以下のようなさまざまな観点から，どちらを選択すべきかの判断基準をもっておくことに価値がある．

歯根形態

外科的挺出では，歯根形態が単根かつ先細りで，できれば根の横断面が比較的丸い歯が適応症となる．外傷では上顎中切歯が該当歯になることが多く，歯根の形態からだけいえば外科的挺出の適応症にはいることが多い．歯根形態が理想的でないと判断したら，矯正的挺出を選択すべきであろう．

歯根の移動量と移動形式

先にも考察したが，外傷における歯冠-歯根破折は，唇側から口蓋側へ斜めに破折線が及んでいることが多く，挺出と同時に180°回転することが理想的である．したがって，移動量と移動様式に自由度が大きい外科的挺出に利がある．

確定診断

歯の外傷では，初診時では発見できない別の破折が歯根に生じていることがある．外科的挺出を行うことにより，このような見落としはなくなるであろう(**Fig 8g～i** 参照)．

逆根管充填の必要性

何らかの理由で逆根管充填が必要な歯に挺出を行う場合(たとえば，慢性の根尖病変やアペキシフィケーションが期待できないような歯根未完成歯の場合)，外科的挺出が有利である(**Fig 9g**)．

時間と料金

治療の期間と料金に関していえば，通常外科的挺出のほうが患者に受け入れられやすい．

予後

厳密な予後のみに選択基準を求めれば，矯正的挺出に利がある．外科的挺出は，抜歯時の破折，術後の歯根吸収の危険性がゼロではない[50～52]．

歯冠-歯根破折は，抜髄，矯正的挺出，フラップ，歯冠補綴といった治療の流れをとらざるをえないことが多く，外傷歯の治療のなかでMIとしての治療法を与えにくい領域である．すなわち，通常の進行したう蝕の治療方針を当てはめざるをえない．しかし，外科的挺出とCR修復，または，エナメルシェルの再接着技法を組み合わせることにより，抜歯や補綴処置といった事態を避けることが可能である．

参考文献

1. Andreasen JO, Andreasen FM・著. 月星光博・監訳. 外傷歯治療の基礎と臨床. 東京：クインテッセンス出版, 1995.
2. 月星光博. 外傷歯の診断と治療. 東京：クインテッセンス出版, 1998.
3. Maynard JG, Wilson RD. Physiologic dimentions of periodontium significant to the restorative dentist. J Peiodontol 1970；50：170.
4. Ingber JS, Rose LF, Coslet JG. The "biologic width" —A concept in periodontics and restorative dentistry. Alpha Omegan 1977；70(3)：62-65.
5. Wilson RD, Maynard JG. Intracrevicular restorative dentistry. Int J Peiodont Rest Dent 1981；4：34.
6. de Waal H, Castellucci G. The importance of restorative margin placement to the biologic width and periodontal health. Part I. Int J Periodont Rest Dent 1993；13(5)：461.
7. Nevins M, Skurow H. The intracrevicular restorative margin, the biologic width, and the maintenance of the gingival margin. Int J Periodont Rest Dent 1984；4(3)：30-49.
8. 飯島國好. Biologic width：歯と歯肉と歯槽骨の相対的関連性. 現代の歯科臨床 8. 歯周治療(森克栄, 石井正敏編集). 東京：医歯薬出版, 1985：61.
9. Gargiulo AW, Wentz FM, Orban BJ. Dimensions and relations of the dentogingival junction in humans. J Periodontol 1961；32：261.
10. Wagenberg BD, Langer B, Eshow R. Exposing adequate tooth structure for restorative dentistry. Int J Periodont Rest Dent 1989；9(5)：322-331.
11. 月星光博. ミニマルインターベンション. 第3報 外傷による露髄を伴う歯冠破折の処置. the Quintessence 2006；25(3)：89-102.
12. Heithersay GS. Combined endodontic-orthodontic treatment of transverse root fractures in the region of the alveolar crest. Oral Surg 1973；36：404-415.
13. Ingber JS. forced eruption. Part II. A method of treatment nonrestorable teeth-periodontal and restorative considerations. J Periodontol 1976；47：203-216.
14. 飯島國好, 森克栄. 残根の矯正的挺出. 日本歯科評論 1984；472：131-140.
15. Simon JHS. Root extrusion. Rationale and techniques. Dent Clinics of N Am 1984；28(4)：909-921.
16. Malmgren O, Malmgren B, Frykholm A. Rapid orthodontic extrusion of crown root and cervical root fractured teeth. Endod Dent Traumtol 1991；7：49-54.
17. 森克栄. Intentional extrusion. 第2版. 東京：グノーシス出版, 1997.
18. 月星光博, 月星千恵・編著. Minimal Tooth Movement. 東京：クインテッセンス出版, 2003.
19. Tegsjo U, Valerius-Olsson H, Olgart K. Intra-alveolar transplantation of teeth with cervical root fractures. Swed Dent J 1978；2：73-82.
20. Tegsjo U, Valerius-Olsson H, Frykholm A, Olgart K. Clinical evaluation of intra-alveolar transplantation of teeth with cervical root fractures. Swed Dent J 1987；11：235.
21. Kahnberg KE. Surgical extrusion of root-fractured teeth—a follow-up study of two surgical methods. Endod Dent Traumatol 1988；4：85-89.
22. Andreasen JO・著, 月星光博・監訳. 歯牙の再植と移植の治療学. 東京：クインテッセンス出版, 1993.
23. 月星光博. 自家歯牙移植. 東京：クインテッセンス出版, 1999.
24. Caliskan MK, Turkun M, Gomel M. Surgical extrusion of crown-root-fractured teeth : a clinical review. Int Endod J 1999；32(2)：146-151.
25. Brown GJ, Welbury RR. Root extrusion, a practical solution in complicated crown-root incisor fractures. Br Dent J 2000；189(9)：477-478.
26. Rodd HD, Davidson LE, Livesey S, Cooke ME. Survival of intentionally retained permanent incisor roots following crown root fractures in children. Dent Traumatol 2002；18(2)：92-97.
27. Roeters J, Bressers JP. The combination of a surgical and adhesive restorative approach to treat a deep crown-root fracture : a case report. Quintessence Int 2002；33(3)：174-179.
28. Mehlman ES. Traumatic injuries of the teeth : current treatment modalities. Dent Today 2003；22(7)：98-101.
29. Fariniuk LF, Ferreira EL, Soresini GC, Cavali AE, Baratto Filho F. Intentional replantation with 180 degrees rotation of a crown-root fracture : a case report. Dent Traumatol 2003；19(6)：321-325.
30. Villat C, Machtou P, Naulin-Ifi C. Multidisciplinary approach to the immediate esthetic repair and long-term treatment of an oblique crown-root fracture. Dent Traumatol 2004；20(1)：56-60.
31. Turgut MD, Gonul N. Altay N. Multiple complicated crown-root fracture of a permanent incisor. Dent Traumatol 2004；20(5)：288-292.
32. Emerich-Poplatek K, Sawicki L, Bodal M, Adamowicz-Klepalska B. Forced eruption after crown/root fracture with a simple and aesthetic method using the fractured crown. Dent Traumatol 2005；21(3)：165-169.
33. Tobe O. Histological studies on periodontal tissue reactions following intentional replantation of incisors in monkeys : With special reference to computer-aided three dimensional reconstruction of replanted teeth [in Japanese]. Jpn J Conserv Dent 1990；33：772-802.
34. Fukuro K. Bone morphometrical studies of intentional replantation in monkeys' teeth [in Japanese]. Jpn J Conserv Dent 1991；34：957-985.
35. 市之川浩. 意図的歯牙再植後の歯牙および歯周組織の変化に関する微細構造学的研究. 日歯保誌 1995；38：63-87.

36. 市之川浩，中川寛一，磯野珠貴，土倉康，嶋田徹治，花澤由祐，伊藤彰人，浅井康宏．自家歯牙移植に関する実験病理学的検討（第1報）．歯科学報，1996；96：70-71.

37. Ohyama K. The effect of storage media on periodontal healing after intentional replantation of teeth in monkeys. A histopathological and morphometrical study [in Japanese]. Jpn J Conserv Dent 1996；39：685-706.

38. Isono T. Effect of storage media upon periodontal healing after replantation of teeth in adult monkeys [in Japanese]. J Jpn Soc Oral Implantol 1998；11：375-385.

39. Löe H, Waerhaug J. Experimental replantation of teeth in dogs and monkeys. Arch Oral Biol 1961；3：176-184.

40. Najleti CE, Caffesse RG, Castelli WA, Hoke JA. Healing after tooth reimplantation in monkeys. A radioautographic study. Oral Surg 1975；39：361-375.

41. Andreasen JO. A time-related study of periodontal healing and root resorption activity after replatation of mature permanent incisors in monkeys. Swed Dent J 1980；4：101-110.

42. Proye MP, Polson AM. Repair in different zones of the periodontium after tooth reimplantation. J Periodontol 1982；53：379-389.

43. Ichinokawa H, Nakagawa K, Watanabe M, Yoshida T, Furusawa N, Morinaga K, Kondo Y, Ito A, Asai Y. The pathological analysis in the experiments on autotransplantation of teeth [in Japanese]. Jpn J Conserv Dent 1998；41：38.

44. Ichinokawa H, Nakagawa K, Morinaga K, Shimada T, Isono T, Kondo Y, Asai Y. The pathological analysis in the experiments on autotransplantation of teeth：Part 2. The microstructural changes in the healing process [in Japanese]. Jpn J Conserv Dent 1998；41：91.

45. Kurisaki H, Ichinokawa H, Isono T, Kato H, Nakagawa K, Asai Y. The pathological analysis in the experiments on autotransplantation of teeth：Part 2 [in Japanese]. J Jpn Soc Oral Implantol 1998；11：270-271.

46. Ichinokawa H, Isono T, Haruki H, Morinaga K, Kato H, Nakagawa K, Asai Y. The pathological analysis in the experiments on autotransplantation of teeth： Part 4. The microstructural changes in the healing process [in Japanese]. J Jpn Soc Oral Implantol 1999；12：131.

47. Asai Y, Nakagawa K. PDL preservation in transplantation and replantation of teeth. Part 1. The experimental and clinical approach [in Japanese]. J Jpn Dent Assoc 1997；50：6-16.

48. Shimada T. Effect of periodontal ligament curette in alveolar socket on autotransplantation of tooth in adult monkeys [in Japanese]. J Jpn Soc Oral Implantol 1998；11：492-500.

49. Andreasen JO. Periodontal healing after replantation and autotransplantation of incisors in monkeys. Int J Oral Surg 1981；10：54-61.

50. Andreasen JO. Analysis of topography of surface and inflammatory root resorption after replantation of mature permanent incisors in monkeys. Swed Dent J 1980；4：135-144.

51. Andreasen JO. Analysis of pathogenesis and topography of replacement resorption (ankylosis) after replantation of mature permanent incisors in monkeys. Swed Dent J 1980；4：231-240.

52. Andreasen JO. Relationship between cell damage in the periodontal ligament after replantation and subsequent development of root resorption. Acta Odontol Scand 1981；39：15-25.

CHAPTER 4
歯根破折

外傷による「歯根破折」の発現頻度はそれほど高くはない．このことはこの治療の重要性を減少させそうである．しかし，治療方針のコンセンサスが広く得られていないことによるオーバートリートメントにもつながりかねない．理解しやすいよう多くの模式図を用いて解説を施したが，歯髄と歯根膜を巻き込んだ外傷であり，**CHAPTER 5** と **CHAPTER 8** の知識を統合することにより，さらに理解が深まるように思われる．一見困難な問題にみえる歯根破折には，意外に単純で明解な治療方針が待っている．

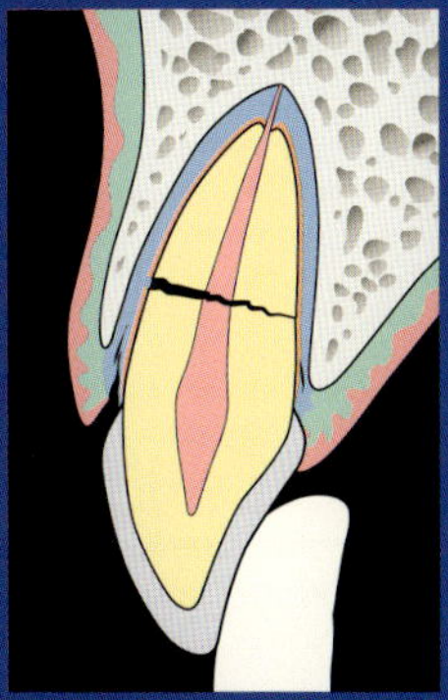

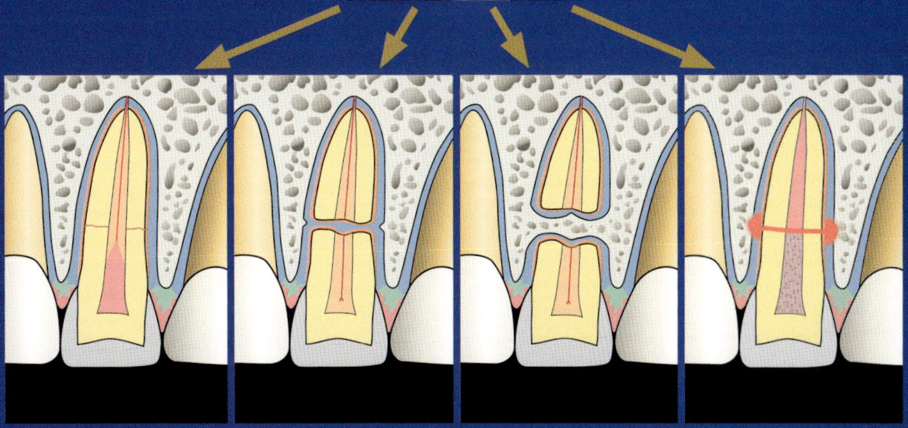

「歯根破折」の分類と定義

「外傷による歯根破折」(以後，単に歯根破折とよぶ)は，破折線がセメント質からはじまってセメント質におわる破折をさす(**Fig 1**)[1]．したがって，水平または斜めに破折線が歯根に生じているのが特徴であり，ポストコアなどが装着された「無髄歯の疲労による歯根破折」が多くの場合垂直的であるのとは，対照的である．

歯根破折は，破折線が歯根の骨縁上または骨縁近くに位置する「浅部歯根破折」(**Fig 1a**)と，破折線が歯根の骨縁下に位置する「深部歯根破折」(**Fig 1b, c**)に分類することができる[2]．

「歯根破折」の診査・診断

歯冠部の変位をともなう歯根破折はエックス線写真で容易に診断がつくが(**Fig 8b** 参照)，変位が生じていない歯根破折では初診時に破折線を確認できないことも稀ではない(**Fig 9, 11** 参照)．また，斜めに破折が起こっている場合，通常の投影角度では破折線を見落としやすいので(**Fig 9** 参照)，根尖よりから角度をつけた投影法を併用することや，歯科用コーンビーム CT(以下，CBCT と略)撮影(**Fig 11** 参照)がきわめて役立つ．さらに，数か月経過してはじめて破折線が発見されることもあるので(**Fig 15** 参照)，診断には細心の注意を払う必要がある．

電気歯髄診断(以下，EPT と略)は重要である．エックス線写真で歯根破折の状態をみて歯髄が破折部で断裂していると信じてしまう歯科医師は少なくない．しかし，歯髄組織は

歯根破折の分類と定義

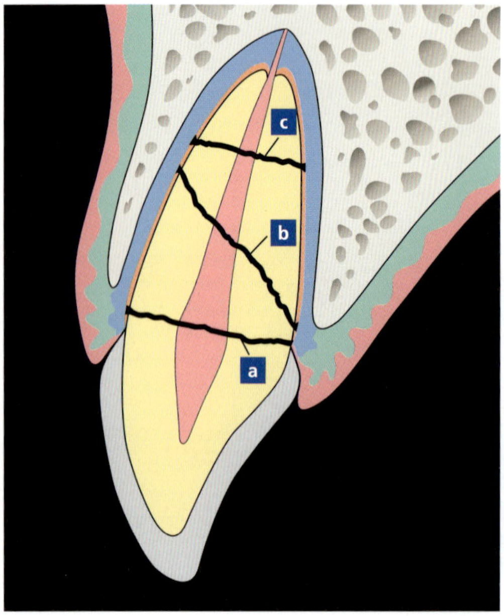

Fig 1　歯根破折の種類を表す模式図．
Fig 1a　浅部歯根破折．
Fig 1b　深部歯根破折．
Fig 1c　深部歯根破折．

弾力にとんでおり，必ずしも断裂しているわけではない(Fig 2a)．仮に，EPT に応答しない場合，歯髄組織は破折部で断裂している場合(Fig 2b)と，断裂はないが根尖側の破折片に亜脱臼が生じている場合(Fig 2c)，そして，歯髄の断裂と根尖側の亜脱臼が同時に生じている場合(Fig 2d)の 3 つが考えられる．

歯冠破折が同時に起きていないかについても注意を払う必要がある．象牙質の露出が生じている歯冠破折がみられた場合，細菌感染による歯髄壊死(歯髄組織への細菌感染)の可能性が高くなるからである．

歯根破折の診査・診断

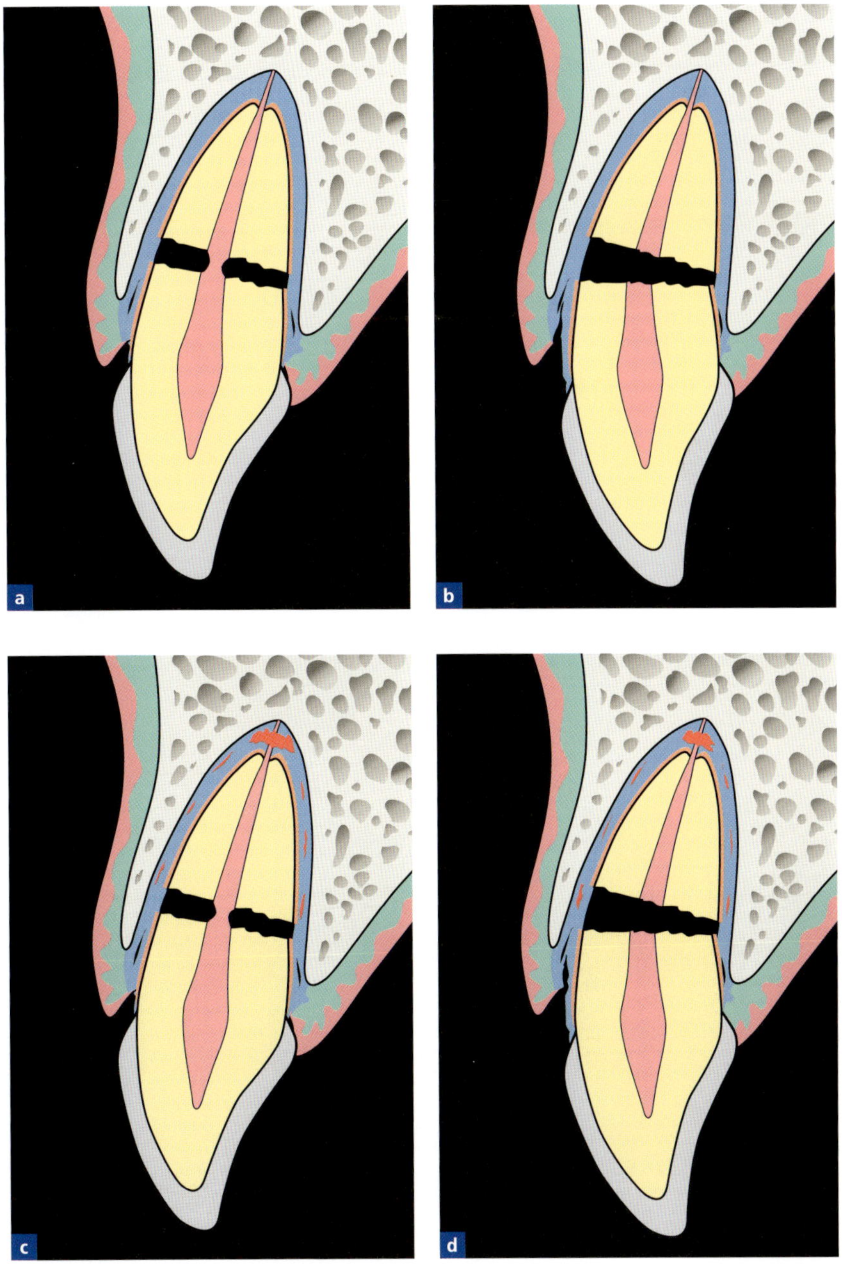

Fig 2　歯根破折における歯髄死の可能性を示す模式図．
Fig 2a　歯髄死は生じていない．
Fig 2b　破折部で歯髄(脈管)が断裂．歯冠側のみ歯髄死が生じている．
Fig 2c　根尖部で脈管が断裂．歯髄死が歯髄全体に生じている．
Fig 2d　破折部と根尖の両方で脈管が断裂．歯冠側にも歯根側にも歯髄死が生じている．

「歯根破折」の治療方針

深部歯根破折

深部歯根破折の治療方針はシンプルである．すなわち，EPT に応答がある，なしにかかわらず（歯髄死のある，なしにかかわらず），整復・固定をして治癒を待つことである．固定は約 3 か月後に除去する．深部歯根破折は，整復・固定後約 6 か月間に，次項の 4 つの治癒のパターンのどれかに移行するはずである（**Fig 3a〜d**）．歯髄壊死が生じない限り（**Fig 3a〜c**），根管治療は必要としないので，治癒が確認できた時点で術後観察に移行するのみである（**Fig 8, Fig 9, Fig 10** 参照）．歯髄壊死の症状がみられた場合（**Fig 3d**），通常歯冠側の歯髄腔のみ治療を行うことで問題の解決が得られる（**Fig 12, Fig 13** 参照）．

浅部歯根破折

浅部歯根破折の保存的治療は困難である．破折線が歯頸部近くにあるために，歯髄に感染が起こりやすいことや，整復・固定によって動揺度が一時的に安定しても，長期的な機能の回復は困難である．したがって，浅部歯根破折の治療方針は，抜歯とならざるをえな

歯根破折の治療指針

Fig 3　整復固定後の治癒のパターン．脈管（歯髄）の断裂の有無にかかわらず，歯根破折を整復・固定した後には **a〜d** の 4 つの治癒のパターンに移行すると考えられる．
Fig 3a　石灰化組織による治癒．
Fig 3b　結合組織の介在による治癒．
Fig 3c　結合組織と骨の介在による治癒．
Fig 3d　肉芽組織の介在．

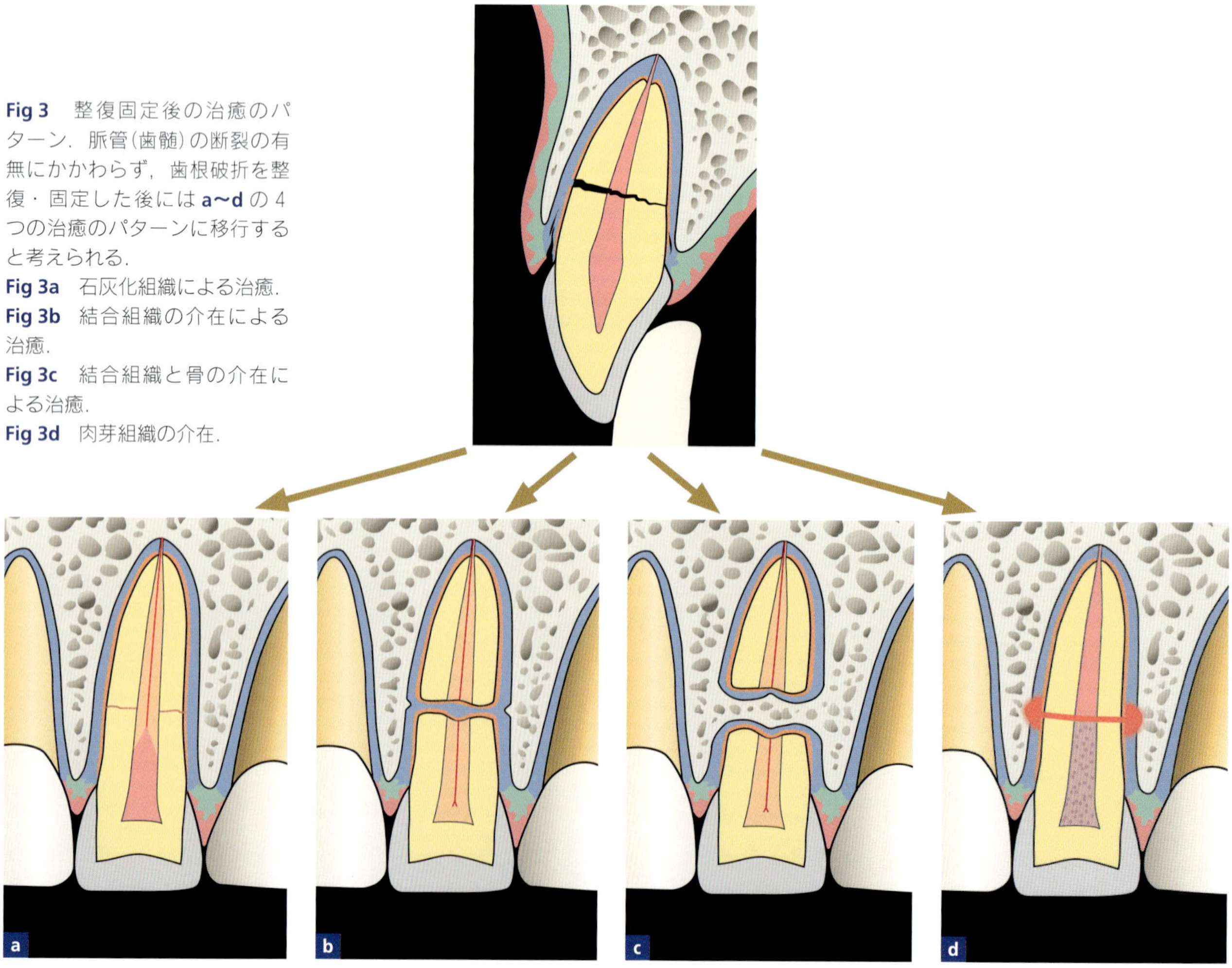

いこともある(**Fig 14, 15** 参照)．しかし，歯根側の破折片が十分に長い場合，**CHAPTER 3** で提示した外科的挺出あるいは矯正的挺出によって歯根を保存できる可能性がある．仮に抜歯と診断された場合，口腔内に適切な移植歯があれば，自家歯牙移植がつぎの選択肢となる(**Fig 14** 参照)．適切な移植歯(ドナー)がない場合，インプラント(**Fig 15** 参照)，矯正治療によるスペースクローズ，義歯，ブリッジなどの選択肢がある．年齢や口腔内の状態，患者の希望にそって治療方針を決定する[3～5]．

「歯根破折」における治癒のパターン

歯根破折では，歯冠側の破折部を整復・固定した後に，通常，「石灰化組織による治癒」「結合組織の介在による治癒」「結合組織と骨の介在による治癒」「肉芽組織の介在」の４つの治癒形態のどれかに移行する(**Fig 3**)．

石灰化組織による治癒(healing with calcified tissue)

Fig 4 に石灰化組織による治癒の流れを示す．硬組織により破折片が結合された状態(**Fig 4c**)を「石灰化組織による治癒」とよぶ[1, 2, 6]．組織学的検査では，破断面の歯髄腔側で象牙質あるいは骨様象牙質が添加され，断裂部が結合されることは多くの症例にみられるが，歯根表面でのセメント質の添加は不完全なようである．したがって，一般的には，破折部に結合組織が侵入した状態での治癒が完了することになる．このことは，たとえ石灰化組織による治癒が生じても，エックス線写真で破折線が確認できることへの説明になる(**Fig 8** 参照)．

石灰化組織による治癒は，歯冠側の破折片が正確かつ迅速に戻り，その状態が長期間維持される，言い換えれば，歯冠側と歯根側の破折片の間に肉芽組織をできるだけ増殖させずに治癒が起こることにより達成されると考えられる．また，歯髄死(歯髄の断裂)が生じていないほうがこのタイプの治癒に結びつきやすいことが想像できる(**Fig 11** 参照)．

第三象牙質(修復象牙質)は時の経過とともに添加量を増すことや，外傷により歯髄組織にダメージが加われば急速な歯髄腔の石灰化が起こることがあり(**Fig 4d, Fig 8**)，時間の経過とともに両破折片はより強固に結合されることになることが予想される．

結合組織の介在による治癒(interposition of connective tissue)

Fig 5 に結合組織の介在による治癒の流れを示す．歯冠側と歯根側の両破折片の間に血餅が介した状態で治癒が起これば，結合組織の介在による治癒が生じると考えられる[1, 2, 6]．破断面に介在した血餅部へは(**Fig 5b**)，歯髄組織あるいは歯根膜組織から派生した炎症性の肉芽組織が増殖，侵入する．この肉芽組織により歯髄腔の内部吸収や歯根表面の外部吸収などの一時的な歯根吸収(表面吸収)が生じる(**Fig 5c**)．歯髄腔の内部吸収は破断面を境に根尖側と歯冠側両方に歯髄腔が拡大した像として観察される(**Fig 9, 10** 参照)．歯根表面の外部吸収は破折面の隅角で著明で，歯根破折面の鋭縁が丸くなる球面化(rounding)として観察できる(**Fig 9, 10** 参照)．つぎに，炎症の消退にともない破断部には歯根膜組織が再生してくる．歯根膜組織は歯冠側と歯根側のそれぞれの破断面にセメント質を添加すること

歯根破折における治癒のパターン

石灰化組織による治癒を表す模式図(**Fig 4**)

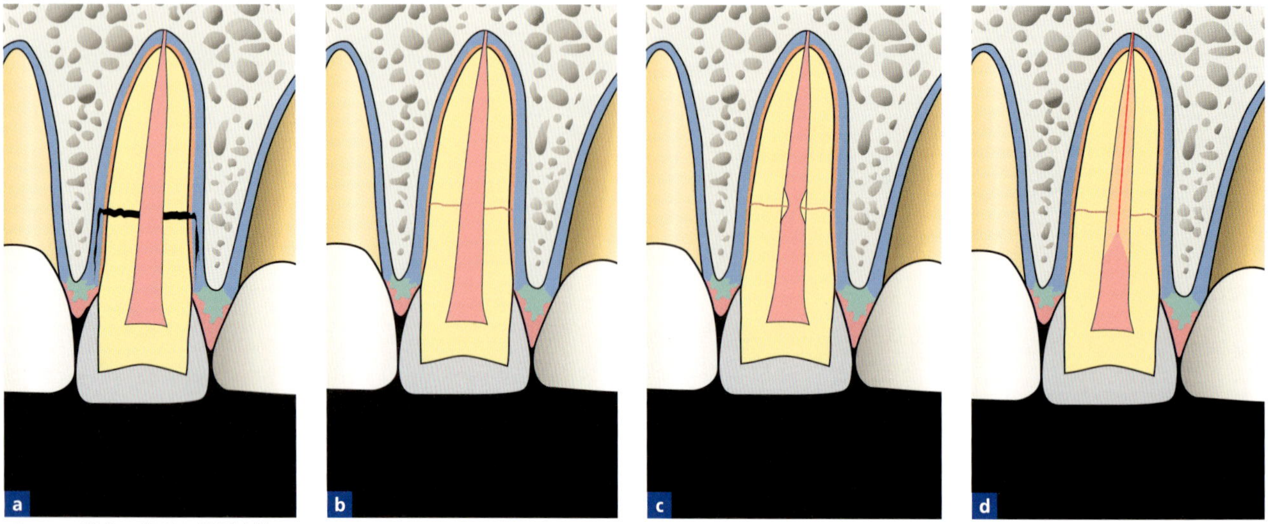

Fig 4a 術前．歯髄に断裂がない．
Fig 4b 整復直後．
Fig 4c 数か月後．破折部の歯髄腔側に修復象牙質が添加されている．
Fig 4d 数年後．歯髄腔の石灰化(閉塞)が進行していることを示す．

結合組織の介在による治癒を示す模式図(**Fig 5**)

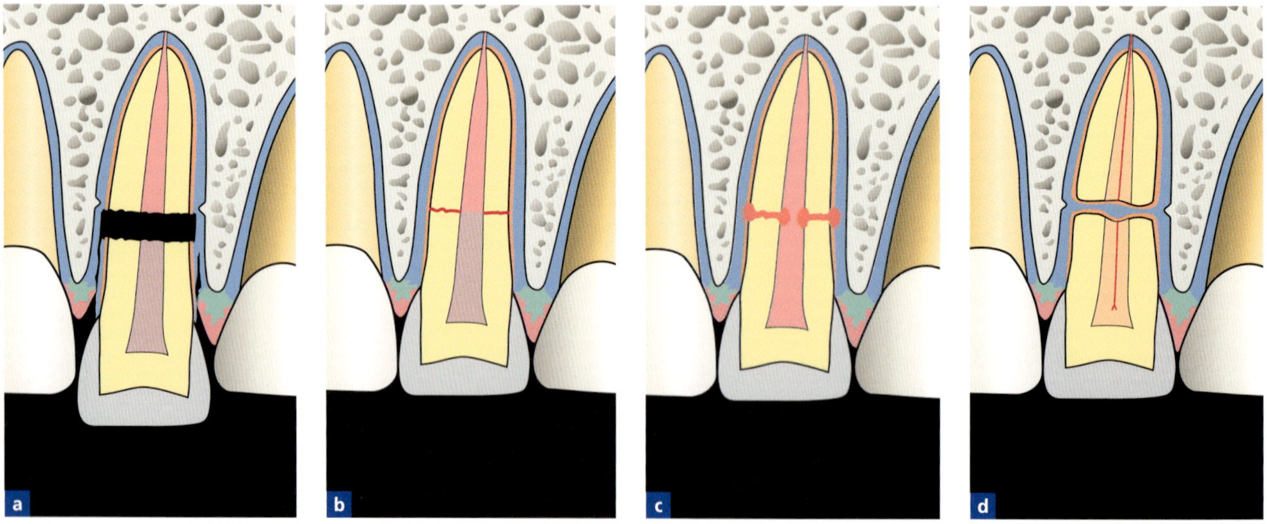

Fig 5a 術前．歯髄に断裂がある．
Fig 5b 整復直後．破折部に血餅が介在している．
Fig 5c 数週間後．肉芽組織が破折部に増殖，侵入し，炎症性の表面歯根吸収が生じている．歯冠側の歯髄腔へも血流が再開している．
Fig 5d 炎症の消退にともない，破折部は歯根膜組織により修復が起こる．歯根膜は破折歯根表面にセメント質を添加しながら再生していることに注目．歯髄腔には閉塞が生じていることを示す．歯髄腔の閉塞は必ずしも起こるとは限らない．

になるので，最終的には双方の破断面の間に歯根膜(結合組織)とセメント質が介在した治癒形態をとると考えられる(**Fig 5d**)．

破折部での歯髄の断裂や根尖部での脈管の断裂が生じていない場合，外傷直後から歯髄はEPTに応答し，閉塞などの歯髄の治癒が生じない正常な歯髄腔が長期間維持されることになる．一方，歯髄組織が断裂している場合，歯髄組織に感染がなければ「歯髄の治癒」

結合組織と骨の介在による治癒を示す模式図(**Fig 6**)

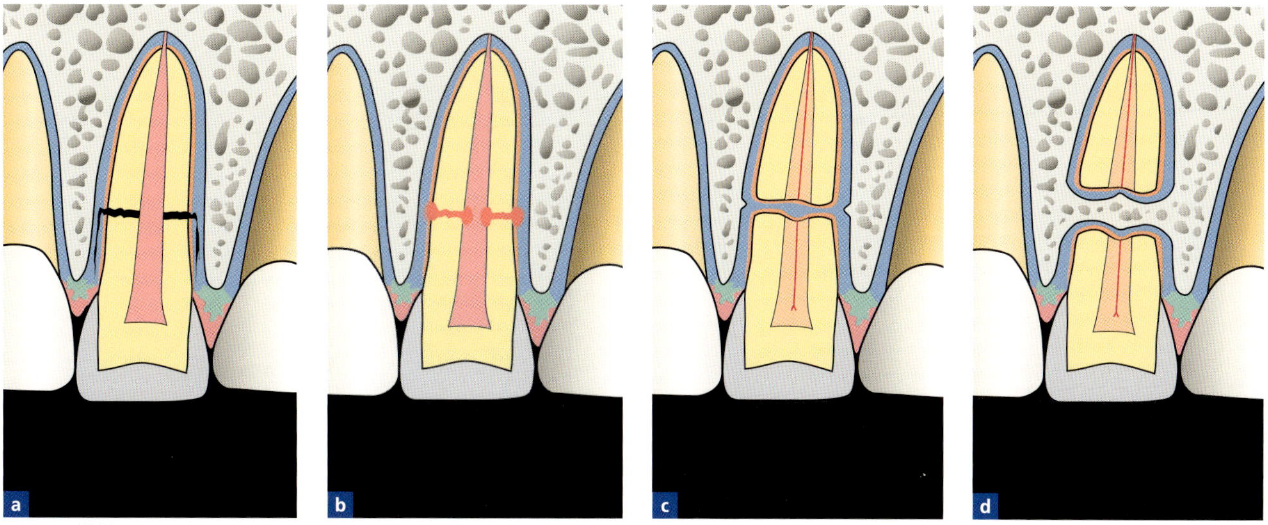

Fig 6a　術前．
Fig 6b　整復後数週間．破折部での炎症性変化が起こっている．
Fig 6c　整復後数か月．いったん結合組織の介在による治癒が起こった．
Fig 6d　1～数年後．歯冠側の破折片のみに萌出が起こることにより，骨組織が破折部に増殖，侵入している．

肉芽組織の介在を示す模式図(**Fig 7**)

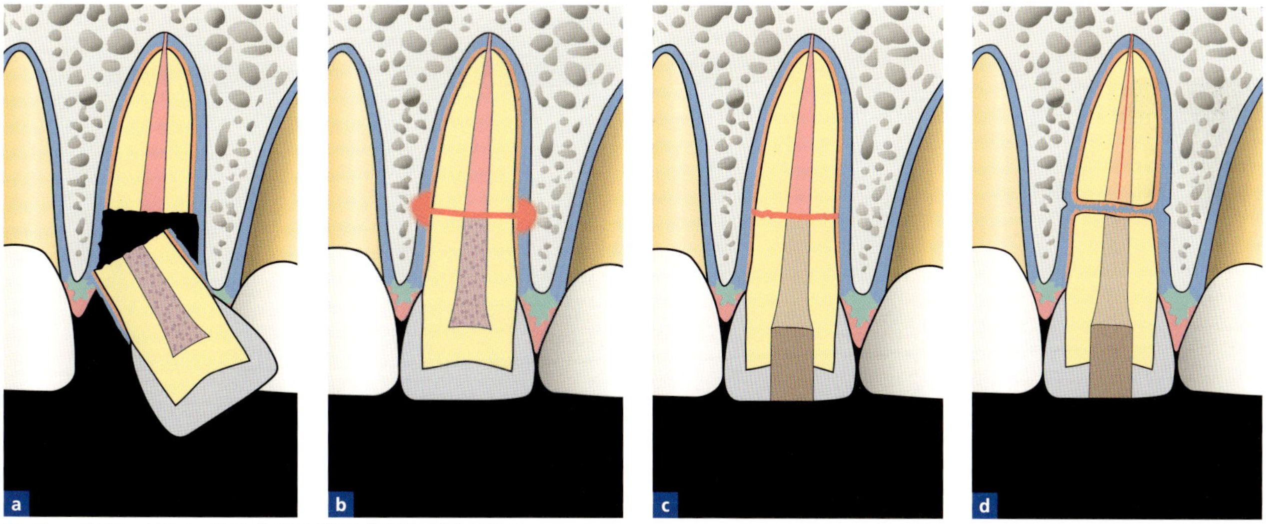

Fig 7a　術前．何らかの原因で歯冠側の歯髄に感染がある．
Fig 7b　整復後数か月．炎症性の肉芽組織が介在したままである．
Fig 7c　歯冠側の根管処置(アペキシフィケーション)を行った直後．
Fig 7d　**c** から数か月後．歯冠側の根尖孔はセメント質で閉鎖されており，破折部は結合組織の介在による治癒が生じている．

が同時に期待できる．すなわち，外傷直後，歯根破折した歯に EPT に対して応答がない場合，破断部での歯髄の断裂が疑われる．しかし，この場合でも根管処置をすべきかどうかを決めるには時間(数か月)をおく必要がある．断裂部では歯髄腔は広く開いており，炎症性の肉芽組織は歯髄腔のなかへも容易に侵入できると考えられる(**Fig 5b, c**)．毛細血管に富んだ肉芽組織が侵入することで歯髄の治癒が起こることが期待できる．歯髄の治癒のメカニズムについては，**CHAPTER 5**，**CHAPTER 8** および文献[7, 8]を参照されたいが，エックス線写真的には，歯髄腔の閉塞が数か月で確認でき，同時に歯は EPT に応答するよう

石灰化組織による治癒が生じていると思われる症例

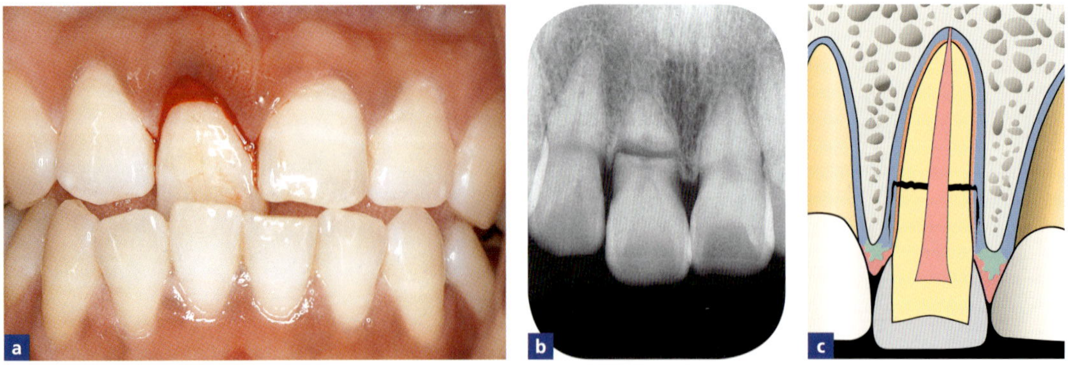

Fig 8a〜c　術前．31歳，女性．バイクの転倒により顔面を強打．1|に歯根破折が生じている．

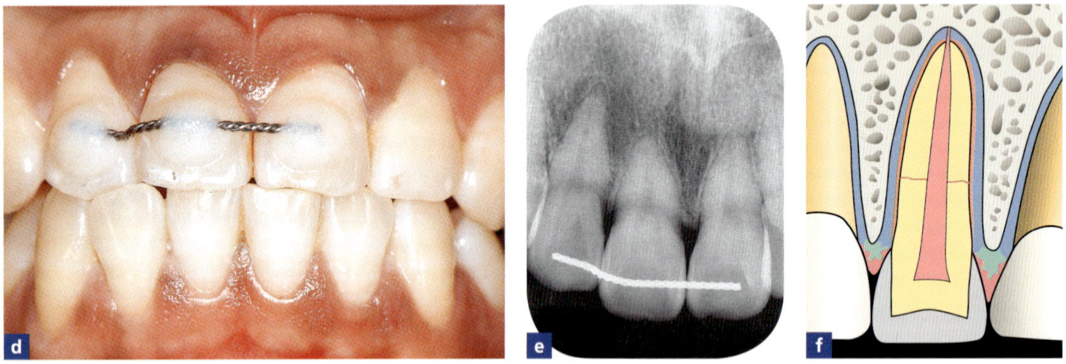

Fig 8d〜f　整復・固定直後．**a** と同日．固定は，約 3 か月後に除去．

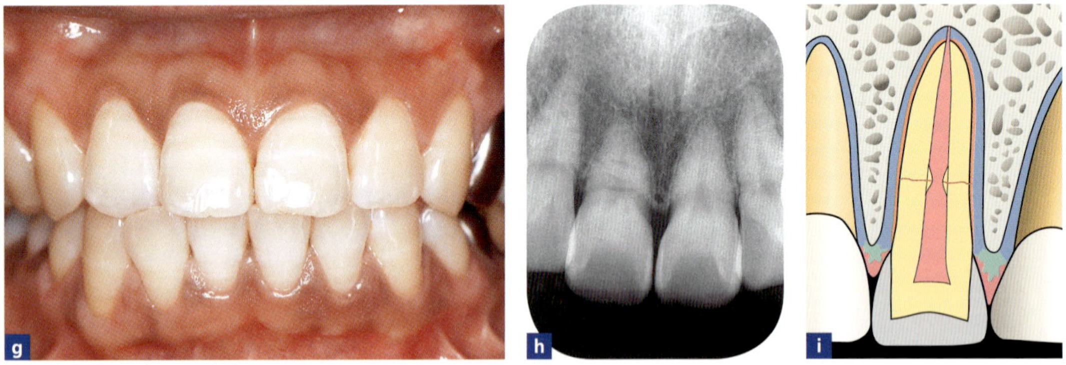

Fig 8g〜i　約 1 年半後．1|：EPT（＋）．

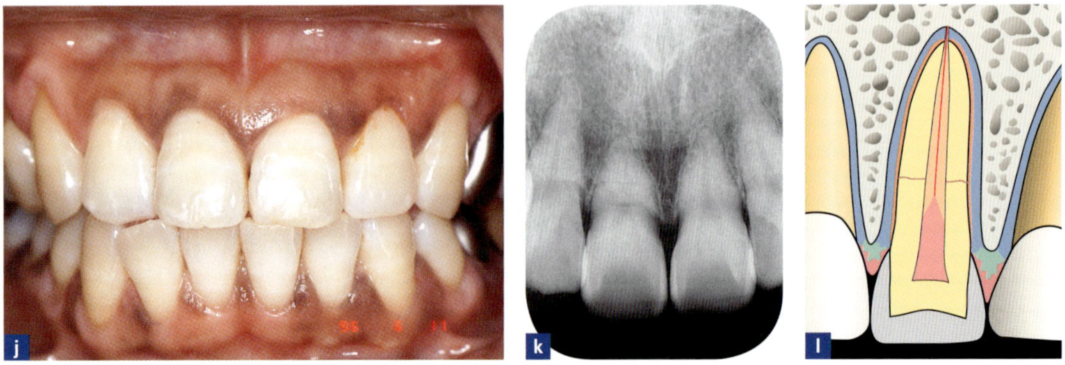

Fig 8j〜l　約 6 年後．1|：EPT（＋）．根尖側の歯髄腔に石灰化が進行している．

結合組織の介在による治癒がみられた症例

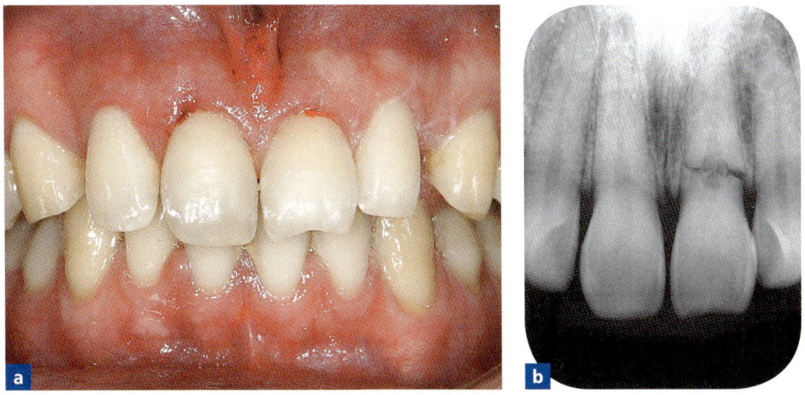

Fig 9a, b 術前．32歳，男性．1日前に階段で転倒，1|1を強打．|1に水平性の歯根破折がみられ，1|1に高い動揺度がみられるが，ともにEPT(＋)．

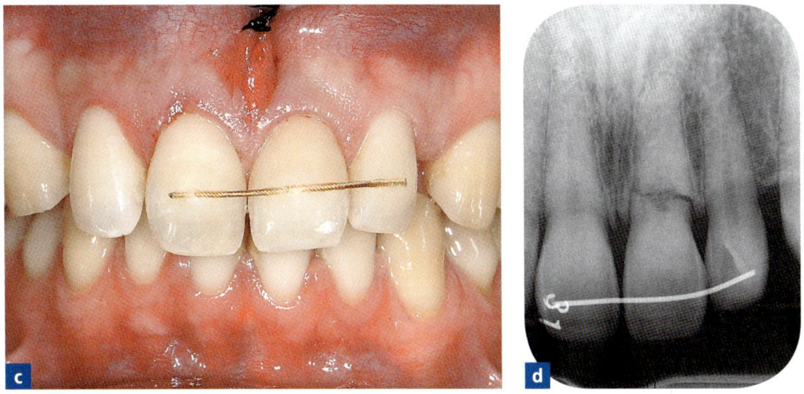

Fig 9c, d 整復・固定直後．

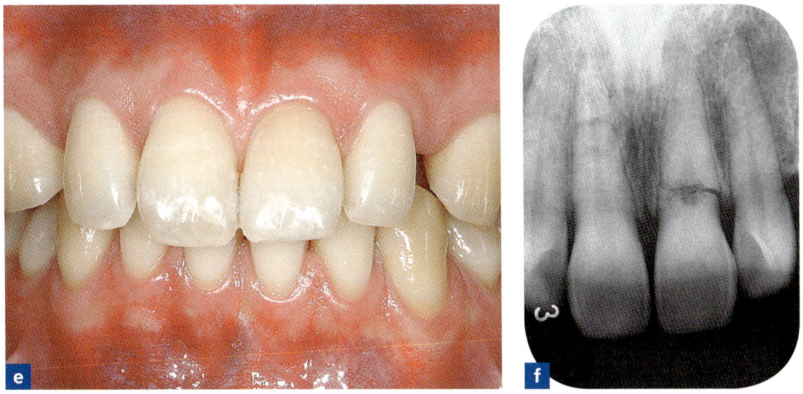

Fig 9e, f 約4か月後．固定除去から2週間目．1|1の動揺度が高いので両歯を接着性レジンで固定した．1|1：EPT(＋)．1|にも歯根破折が生じていることに気づく．

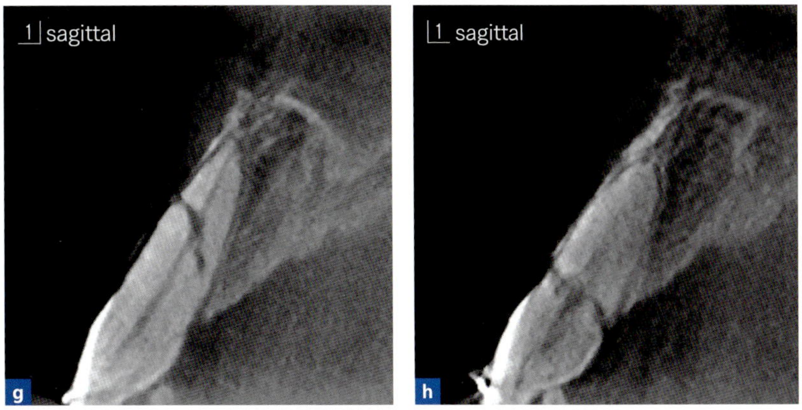

Fig 9g 1|のCBCT像．破折部に結合組織の介在による治癒が生じていると思われる．斜めの歯根破折にはCBCT診断が有効であると思われる．破断面と根面の移行部(エッジ)に球面化(rounding)がみられる．
Fig 9h |1のCBCT像．歯髄腔の閉塞とエッジの球面化が著明である．術後4か月ではこのような石灰化は通常起こらないので，この歯根破折は以前の外傷により生じたものと考えられる．

結合組織と骨の介在による治癒がみられた症例

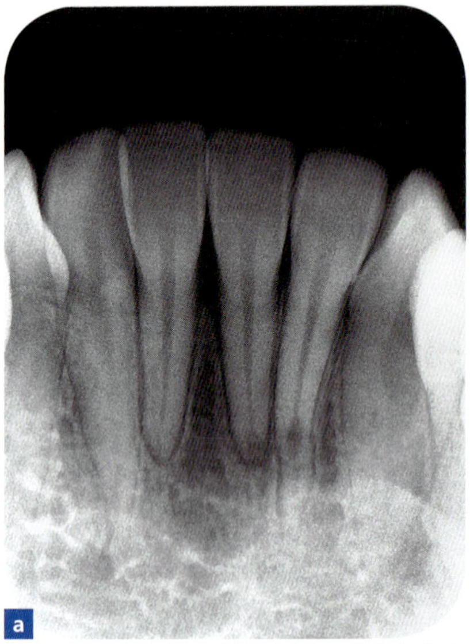

Fig 10a　初診時．17歳，男子．外傷から2か月経過して来院した．⌈1 2：EPT(－)．⌈1には亜脱臼が，⌈2には歯根破折が生じている．

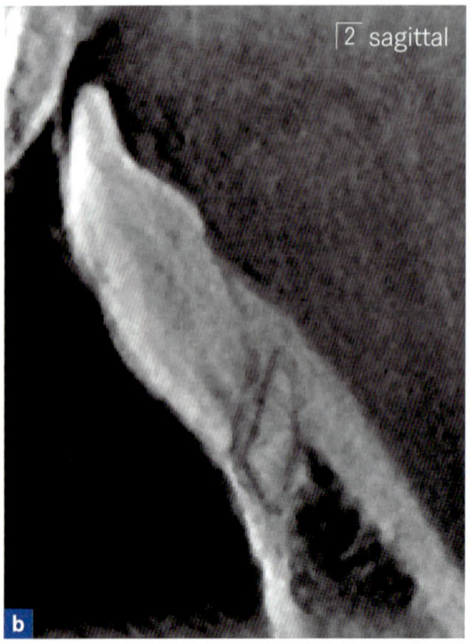

Fig 10b　外傷から11か月後の⌈2のCBCT像．歯根膜(結合組織)と骨の介在による治癒が生じている．

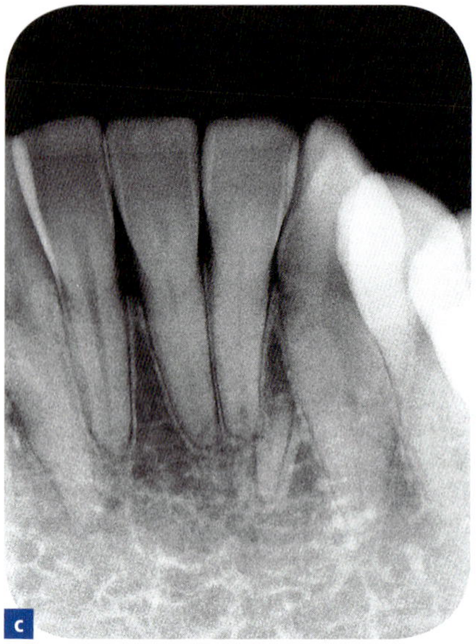

Fig 10c　外傷から5年6か月後．⌈1 2ともに歯髄腔の閉塞が観察される．⌈1 2：EPT(＋)．

になる(**Fig 10, 12** 参照)．同様の歯髄の治癒は歯根側にも期待できる．すなわち，破断部での歯髄の断裂と同時に根尖部で脈管が断裂しているような場合でも，破断面から根尖側に向かって毛細血管の増殖が起こり，歯髄の治癒をもたらすと考えられる(**Fig 10, 12** 参照)．

上記で考察したように，歯根破折の治癒は，破断部での「歯根膜の治癒」と歯髄死が生じた場合の「歯髄の治癒」の２つの自然治癒が期待できる．筆者の臨床経験では，成人ではこの治癒のパターンがもっとも一般的にみられる．いずれにしても，深部歯根破折では，外傷直後に抜髄や抜歯などの必要性はほとんどなく，まず整復・固定を行い，自然治癒を待つのが常套手段であろう．

結合組織と骨の介在による治癒(interposition of bone and connective tissue)

このタイプの治癒は，上記の結合組織の介在による治癒がいったん生じた後に，歯冠側の破折片が歯冠側へ移動することによって生じると考えられる(**Fig 6a～d**)[1,2,6]．発育成長期の患者では，歯は歯冠側に自然挺出する．歯根破折した歯でも歯冠側の破折片は周囲の健全な歯とともに自然挺出が起こる．一方，歯根側の破折片は自然挺出が期待できないので，破折片同士の間に解離が生じる．歯根膜の幅はほぼ一定であるので両破断面間に骨組織が増殖し，最終的にこの治癒のパターンが形成されると考えられる(**Fig 6d**)．

歯髄の治癒は「結合組織の介在による治癒」で考察した場合と同じことが期待される．また「結合組織と骨の介在による治癒」の場合でも，最初から歯髄死がないか，歯髄死後に歯髄腔の閉塞(治癒)が起これば，該当歯はEPTに応答するはずである(**Fig10, 12** 参照)．

肉芽組織の介在(interposition of granulation tissue)

文字どおり，破折部に炎症性肉芽組織が介在して消えない状態を指す(**Fig 7b**)[1,2,6]．6

サイナストラクト
(sinus tract)

通常歯科では，歯肉あるいは歯槽粘膜部に出現した排膿路を「フィステル」(fistula)とよんでいる．「フィステル」は外壁（上皮細胞）の裏打ちがある導管を指す語で，上皮の裏打ちが存在するような排膿路ができるには相当の年月が必要と考えられる．一般的にわれわれ歯科医師が発見する歯肉部の排膿路は，上皮の裏打ちがまだ存在せず，正確には「フィステル」とは定義されない．そこで，歯内療法の専門書などでは，歯肉，歯槽粘膜部に生じた排膿路を「サイナストラクト」と記載することが多い．

ほかの例として，エンド・ペリオの相関が疑われる症例で，歯根膜腔に根尖までプローブが到達するような場合，歯周病が原因で上皮が根尖まで埋入していれば，それを歯周ポケットとよぶことができるが，根尖のエンド病変（膿瘍）の排膿路が歯根膜腔に生じているのであれば，それは「サイナストラクト」とよばれる．後者は上皮が埋入していないので，根管処置を行えばプロービング値はたちどころに正常値に戻るはずである．↗

石灰化組織による治癒がみられた症例

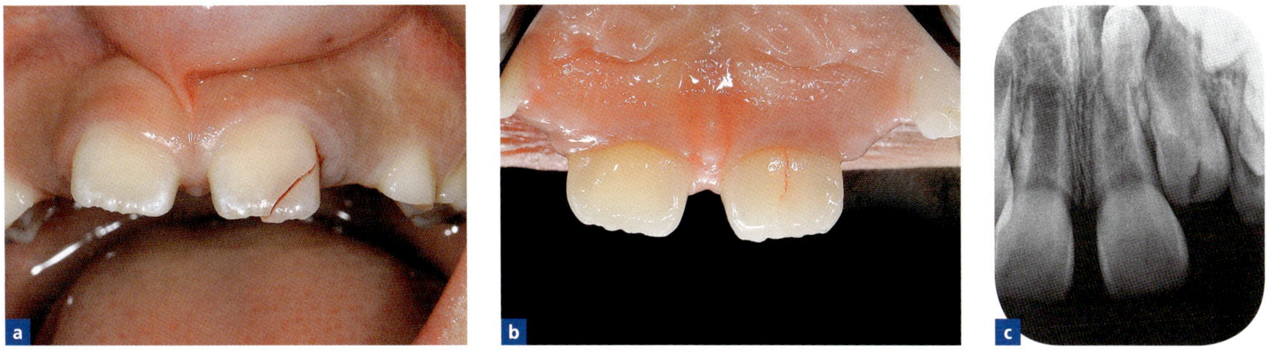

Fig 11a〜c 初診時の状態．6 歳 6 か月，男子．⌊1 の外傷を主訴として来院．破折片が口腔内にとどまっていることから歯冠 - 歯根破折が疑われる．ちなみに，⌊1 には髄角部にわずかに露髄がみられた．デンタルエックス線写真から，⌊1 の歯冠切端中央から遠心骨縁下に向けて，破折線が認められる．⌊2 の歯冠部には，エナメル質形成不全と思われる像がみられる．

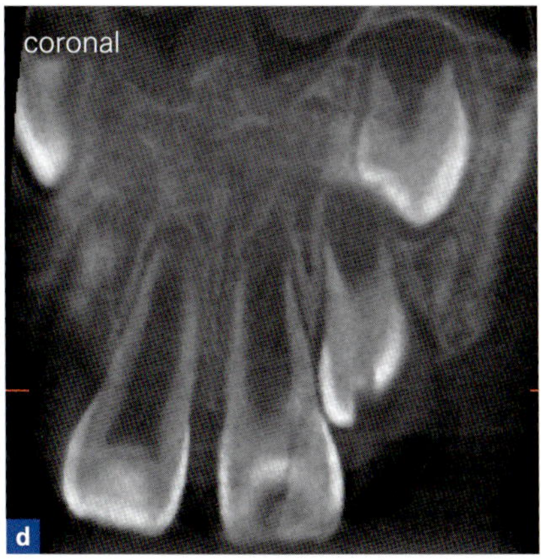

Fig 11d 初診時の CBCT 像．⌊1 の歯冠 - 歯根破折の破折線が明瞭に把握できる．⌊2 には歯冠の形成不全がみられる．

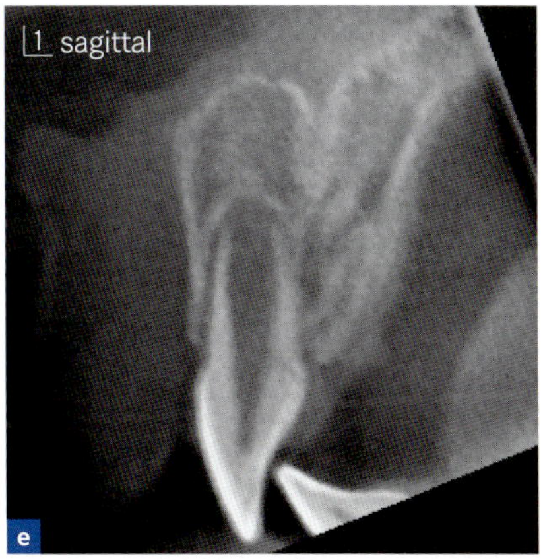

Fig 11e 口蓋側歯頸部付近から唇側歯根側へ向かって破折線（歯根破折）が認められる．すなわち，⌊1 には，歯冠 - 歯根破折と，歯根破折が同時に起こっており，歯は最低 3 ピースに割れていることが想像される．

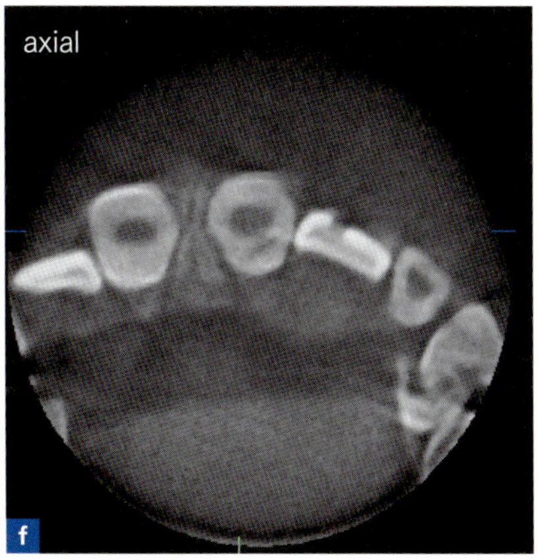

Fig 11f ⌊1 の歯冠 - 歯根破折の破折線が認められる．また，⌊2 には歯冠の形成不全がみられる．

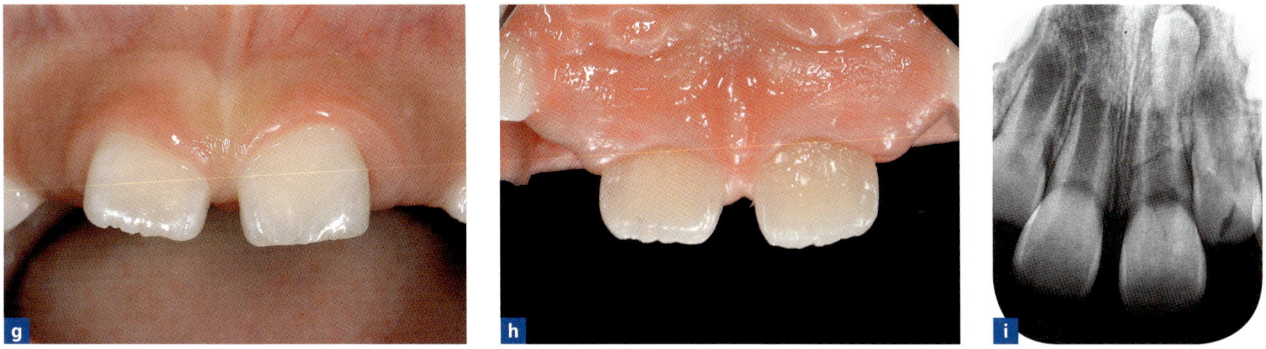

Fig 11g〜i 初診から1.5か月後．⌊1 は，初診時に露髄部を直接覆髄した後で，コンポジットレジン（CR）を用いて破折片をもとの歯に接着させた．エックス線写真から，歯根破折が明瞭になってきたことがわかる．

↘ そこで本書では，歯肉または歯槽粘膜部にみられるエンド由来の排膿路を「サイナストラクト」とよぶことにする．

か月の治癒期間を経過しても，破折部にエックス線透過像がみられ，歯の動揺度が高い場合はこの状態が生じていることを疑う必要がある（**Fig 12, 13** 参照）．また多くの場合，唇側にサイナストラクト（sinus tract）がみられるようになる（**Fig 12g**）．この原因としては，歯髄壊死が一般的であるので，根管処置を行うことで問題の解決を図る．理論的には，歯髄

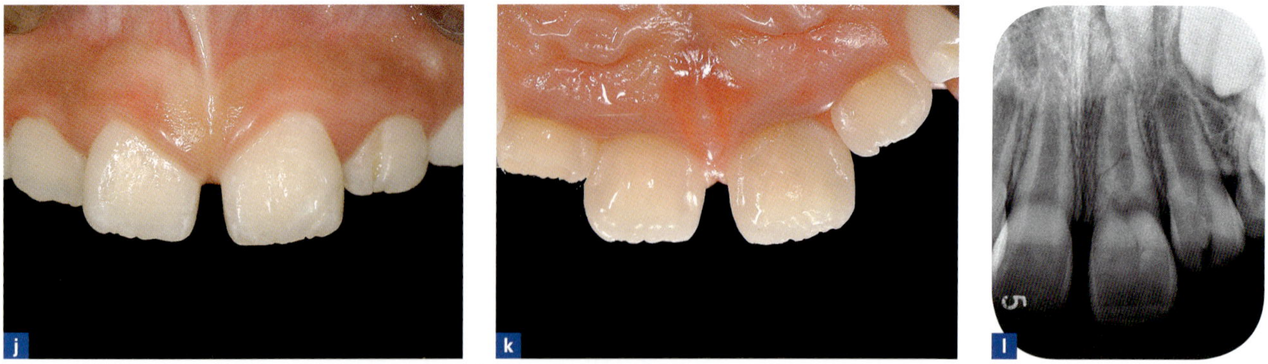

Fig 11j〜l　初診から 8 か月後．萌出した|2にはやはり歯冠の形成不全がみられる．

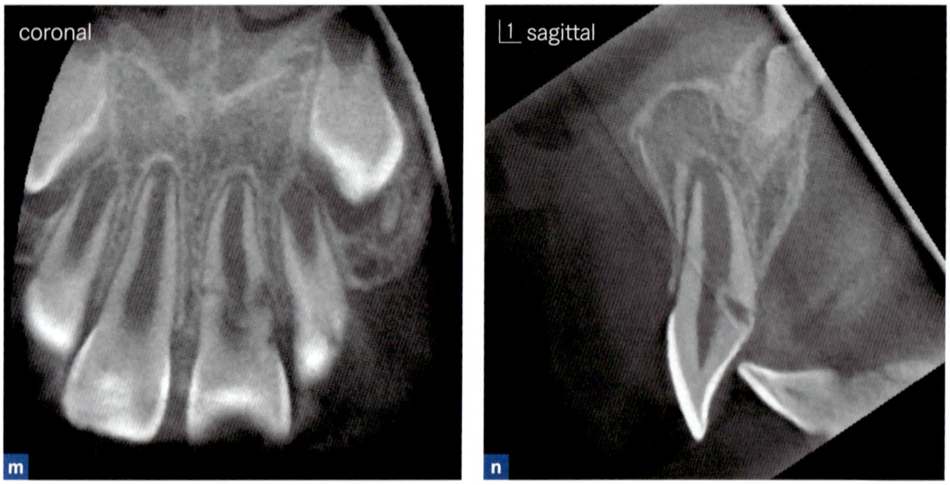

Fig 11m　初診から 9 か月後のCBCT，coronal 像．|1の歯根破折部の解離がみられる．しかし，破断部歯根は歯髄腔側で象牙質により架橋が行われているようにみえる．しかし，歯根の発育は左右で正常に起こっており，根尖病変も認められない．

Fig 11n　sagittal 像．口蓋側で破断面の解離が顕著である．しかし，破断した歯根は象牙質で架橋されていることがわかる．また，唇側の破断部でも架橋が起こっている．

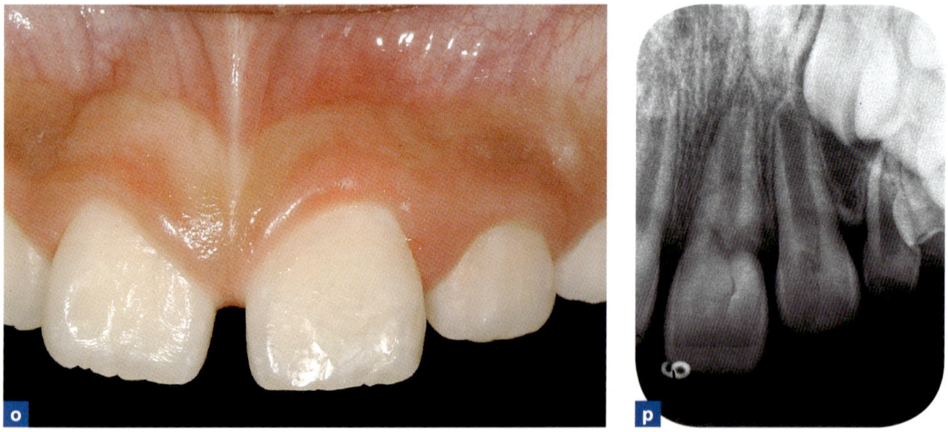

Fig 11o　初診から 1 年後．歯冠の変色はなく，冷水痛，打診痛，異常な歯の動揺もみられない．

Fig 11p　初診から 1 年後．歯根の正常な発育がみられる．

の感染壊死は歯冠側の歯髄にのみ生じる可能性が高く，歯根側の歯髄組織に感染が及ぶと考えるには無理がある（**Fig 12, Fig 13** 参照）．したがって，まずは歯冠側の破折片の歯髄腔のみの根管治療を行う．具体的には，無麻酔下で拡大を行い，破断面のところまで根管拡大，形成，清掃を行う．破断面では根管孔が大きく開いているので，アペキシフィケーションを行い，セメント質で根管孔が閉鎖されるのを待ってから最終根管充填を行うほうが，予後がよいことが示されている[1, 2, 6]．具体的には，水酸化カルシウム製剤で仮根管充填を行い約 6 か月待つ．エックス線写真で破断部の根尖孔が硬組織で閉鎖されたのが確認できれば，シーラーとガッタパーチャで最終根管充填を行う（**Fig 12, 13** 参照）．

肉芽組織の介在と，結合組織と骨の介在による治癒が生じた症例

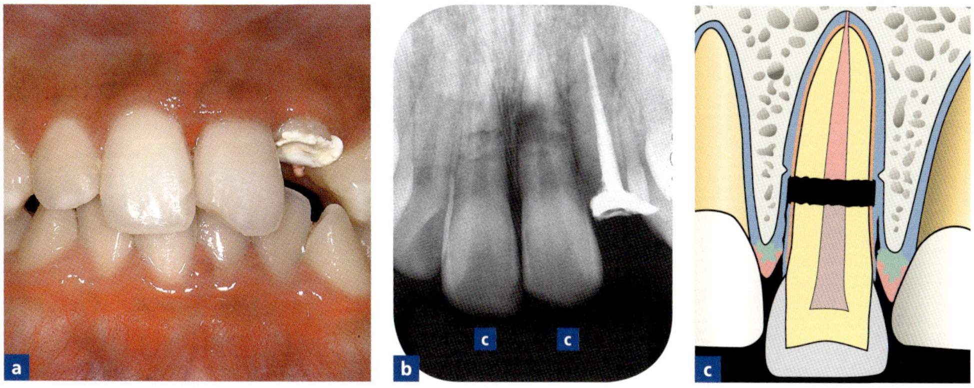

Fig 12a, b　初診時．17歳，男子．他院からの紹介で来院．約2か月前に上顎前歯部に外傷を被る．1|1に歯根破折，|2に歯冠-歯根破折が生じている．1|1はEPT(−)であり，脈管の断裂がどこかに生じていると考えられる．|1の破折部にエックス線透過像がある．

Fig 12c　外傷時に1|1に起こった問題を表す模式図．歯髄は破断部または／そして根尖部で断裂が生じている．

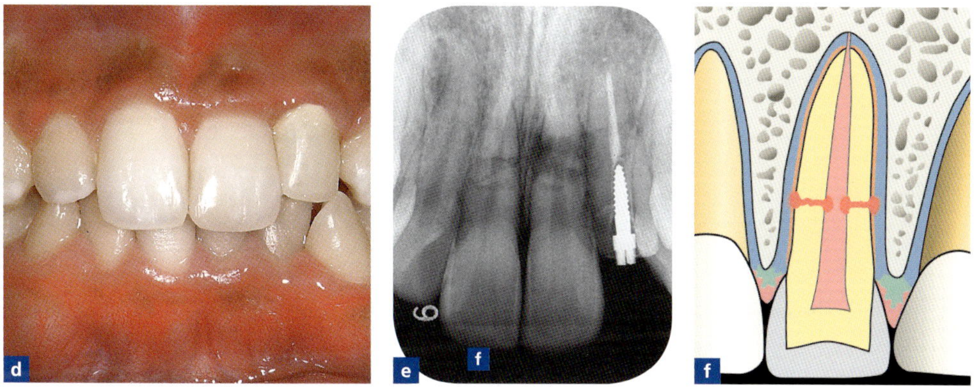

Fig 12d, e　外傷後約4か月．1|はEPT(+)に変化している．|1はEPT(−)のまま．|1の破折部のエックス線透過像の改善がない．

Fig 12f　1|に起こりつつある変化(治癒)を表す模式図．EPT(+)になったことから，歯髄の治癒が生じている．

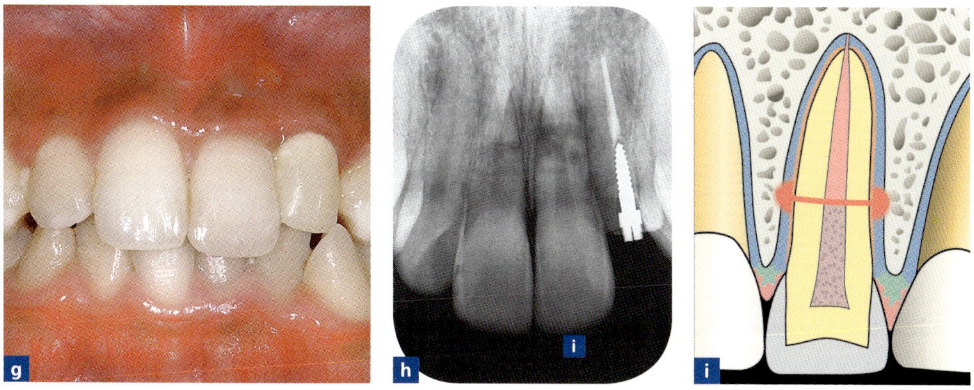

Fig 12g, h　外傷後約8か月．|1はEPT(−)で頬側にサイナストラクトがみられる．エックス線写真でも，|1には肉芽組織の介在が生じていると思われる．その原因として，|1の歯冠側の歯髄に感染が生じていると考えられた．

Fig 12i　|1の状態を表す模式図．歯冠側のみに歯髄壊死が生じている．

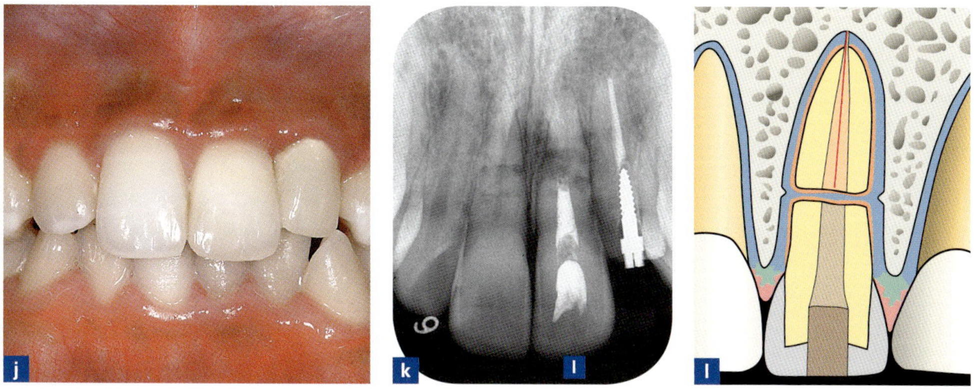

Fig 12j, k　外傷後約11か月．|1のアペキシフィケーション開始から3か月後．サイナストラクトは消失し，エックス線透過像は減少している．

Fig 12l　|1に起こりつつある治癒を表す模式図．アペキシフィケーションにより，断裂部の根管口はセメントブリッジで閉鎖されており，結合組織の介在による治癒が生じつつある．また，根尖側には歯髄腔の閉塞が生じている．

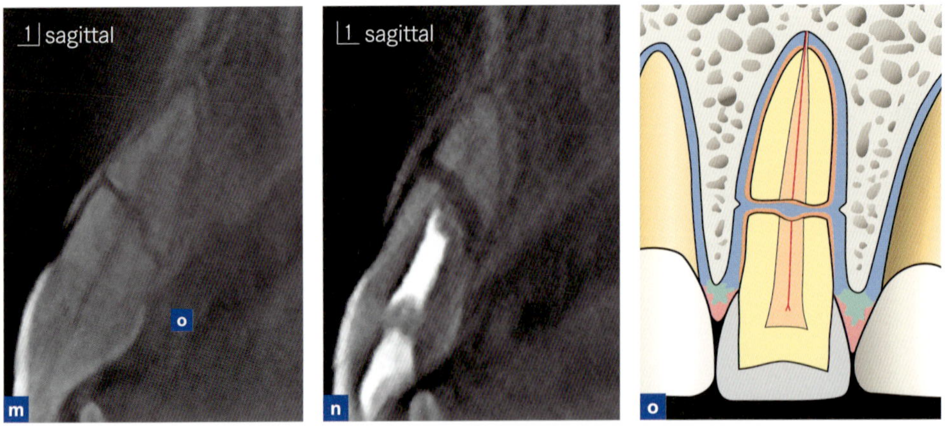

Fig 12m　1|の j, k と同日の CBCT 像．破折部には結合組織の介在が観察され，歯髄腔の閉塞がみられる．
Fig 12n　j, k と同日の|1 の CBCT 像．破折部にはまだ炎症性の変化は残っているが，治癒が起こりつつあるように思われる．アペキシフィケーション部に硬組織（セメント質）の添加が認められる．
Fig 12o　1|の治癒状態を表す模式図．結合組織の介在による治癒を示す．

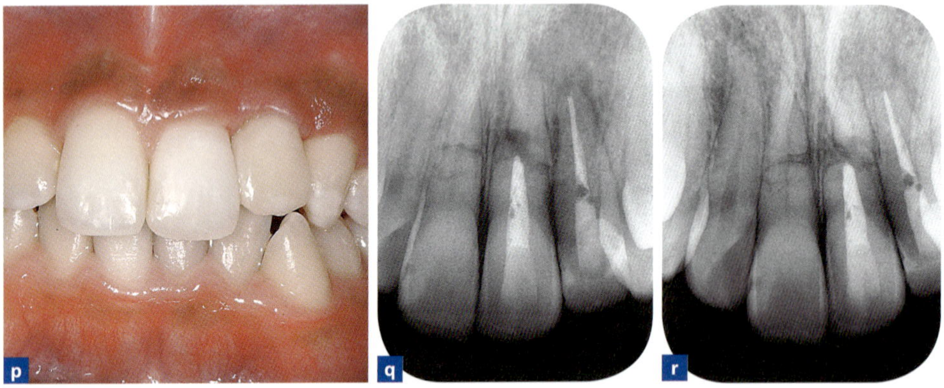

Fig 12p, q　外傷後約 1 年 5 か月．|1 はシーラーとガッタパーチャポイントによる根管充填が約 1 か月前に行われ，脱色後に歯冠修復が完了している．破折部のエックス線透過像が消退していることに注目．|2 は外科的挺出後に CR による歯冠修復が行われている．
Fig 12r　外傷後約 2 年 2 か月．1|：EPT（＋）．断裂部のエックス線透過像は改善している．不快症状もなく，患者も満足している．

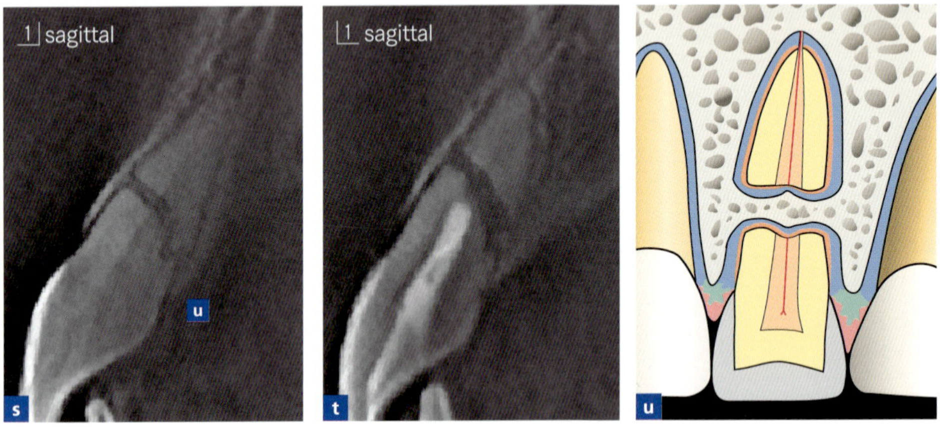

Fig 12s　1|の CBCT 像（r と同日）．破折部に骨組織が新生介在していることが観察される．
Fig 12t　|1 の CBCT 像（r と同日）．破折部に骨組織が新生されつつあるように思われる．
Fig 12u　1|の状態を表す模式図．結合組織と骨の介在による治癒を示す．
（外傷から 5 年 6 か月後の状態が CHAPTER 1・Fig 10a～e に示されている）

「歯根破折」の治療の流れ

診査・診断

エックス線写真などで歯根破折が骨縁下で生じていることを確認する．必ず EPT を行い，歯髄死の有無を確認する．外傷による歯根破折では，破折線は水平的に生じる場合が多いが，斜めに破折線が走ることもある．この場合の問題点は，初診時に破折の有無が確認できにくいことと，一見，深部歯根破折にみえても，口蓋側あるいは唇側で破折線が歯肉溝まで達していることがあることである（Fig 9, Fig 15）．このような場合，歯髄腔に容易に細菌感染が及び，歯髄壊死が生じ，また，破断部が口腔と交通した状態が続くため，歯根膜の治

エックス線像から歯根破折を疑った症例

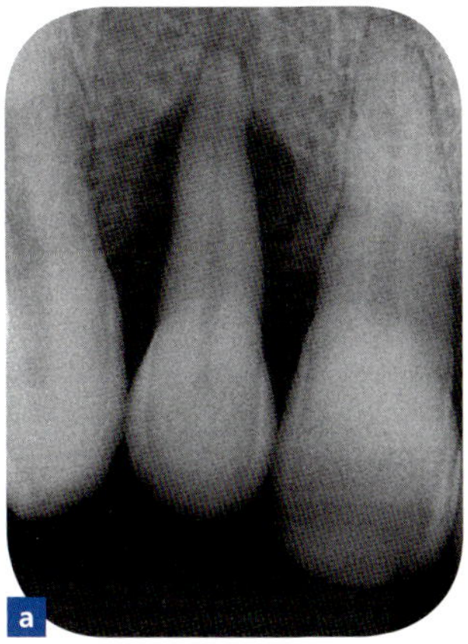

Fig 13a　患者は67歳，男性．2|の違和感を訴えて来院．2|：EPT（－）．動揺度 M3．プロービングデプス約 3 mm．これらの診査結果から歯根破折を疑った．

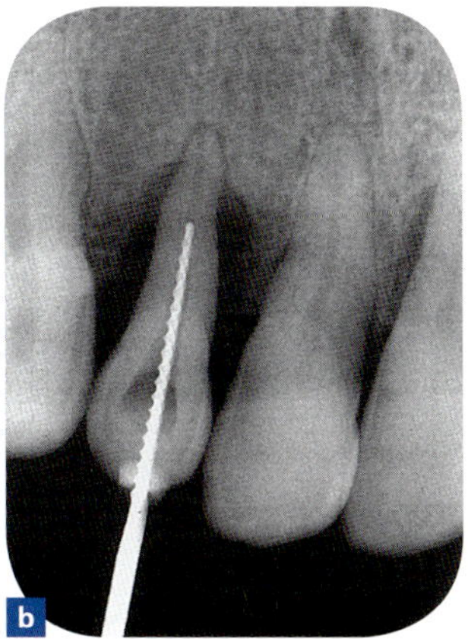

Fig 13b　知覚のあるところまで拡大を行った．

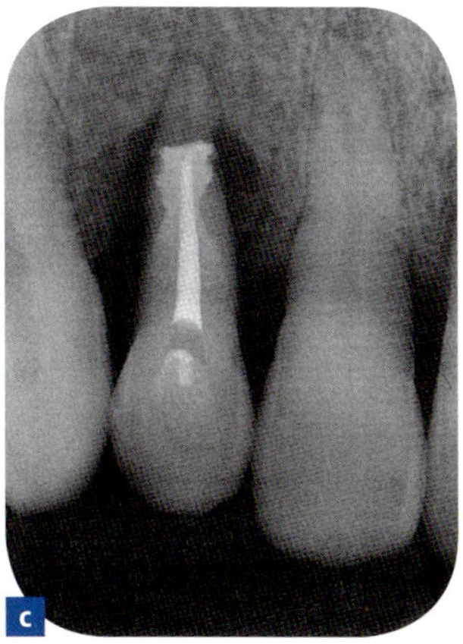

Fig 13c　水酸化カルシウム製剤（ビタペックス）の填入．破折の位置が明瞭にわかる．

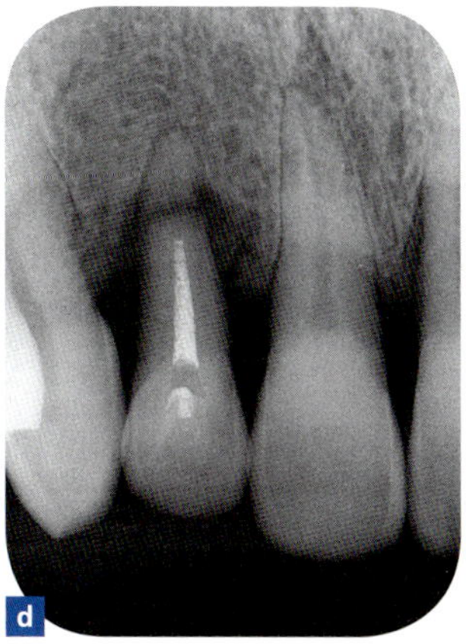

Fig 13d　約 1 年後．破折部のエックス線透過像は消退している．根管をシーラーとガッタパーチャポイントで充填した直後．破断面の根管口は硬組織で閉鎖されている．

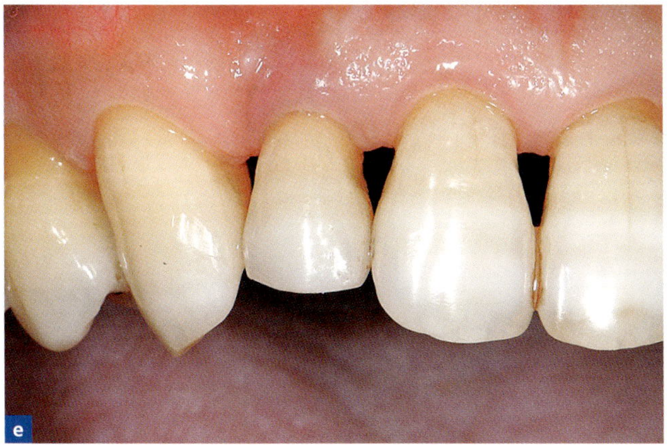

Fig 13e　1 年 7 か月後．

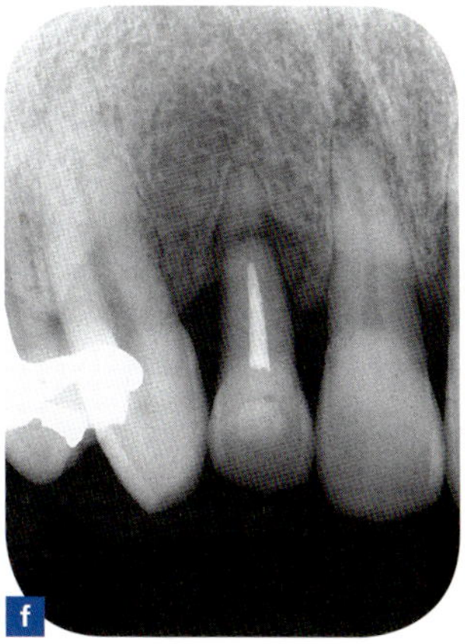

Fig 13f　約 2 年半後．

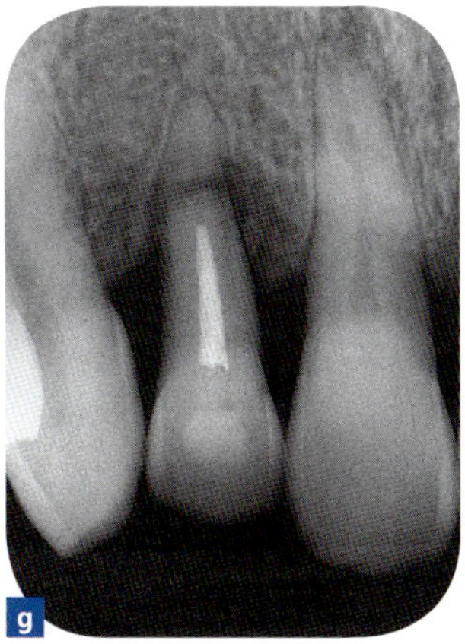

Fig 13g　約 3 年半後．結合組織の介在による治癒が生じていると思われる．歯根側の歯髄腔に石灰化がみられる．

癒が起こりにくい（**Fig 15**）．したがって，このような斜めの破折では，抜歯の可能性が否定できないことを念頭において治療を進める必要がある．正確な破折線の走向は，CBCT による診査が有効である（**Fig 9, 11, 12**）．

整復・固定

歯の変位がみられる歯根破折では，歯髄死の有無（EPT の＋－）に関係なく，整復・固定を行う．機能に支障が生じるほどに歯の動揺度が高まっているので，たとえ歯冠の変位がみられなくても固定の必要性がある場合が多い（**Fig 8, 9**）．また，歯根膜，歯髄の治癒を得るためにも初期の固定は役立つと思われる．整復時に痛みがあれば麻酔を行う．通常固定は約 3 か月で外すが，歯の動揺度が高い場合は，隣在歯との間に接着レジンを用いてさらに長期間の固定を行う（**Fig 9a～h**）．

歯根破折を自家歯牙移植で対処した症例

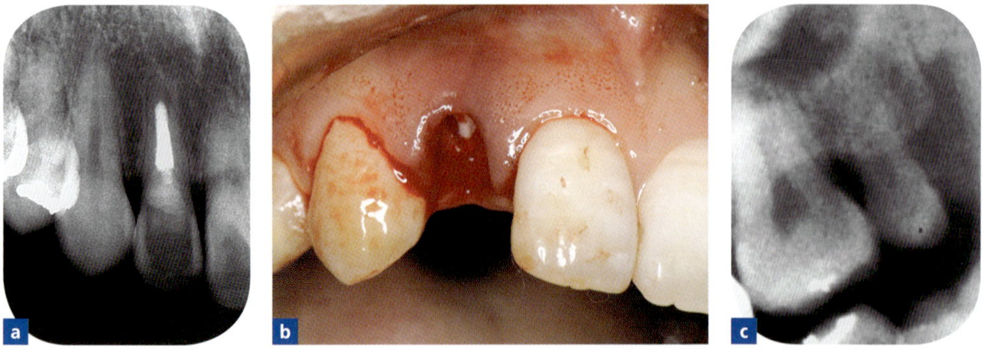

Fig 14a, b　術前．34歳，女性．2|が骨縁部で歯根破折している．残存歯根の長さが短く，外科的あるいは矯正的挺出で歯を保存するには不十分であると考えられた．
Fig 14c　口腔内に保存されていた上顎左側智歯．歯根の長さを除けばドナー歯(移植歯)として適応と思われる．

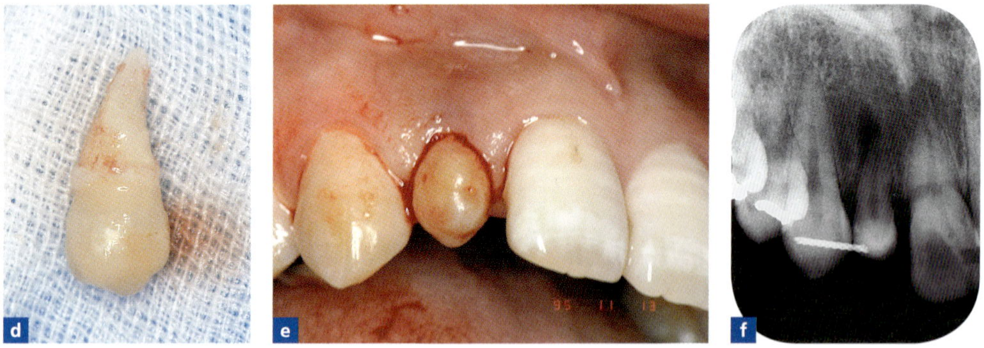

Fig 14d　移植のために抜歯された8|．
Fig 14e　移植直後．移植は2|の抜歯2週間後に行われた．
Fig 14f　移植直後．

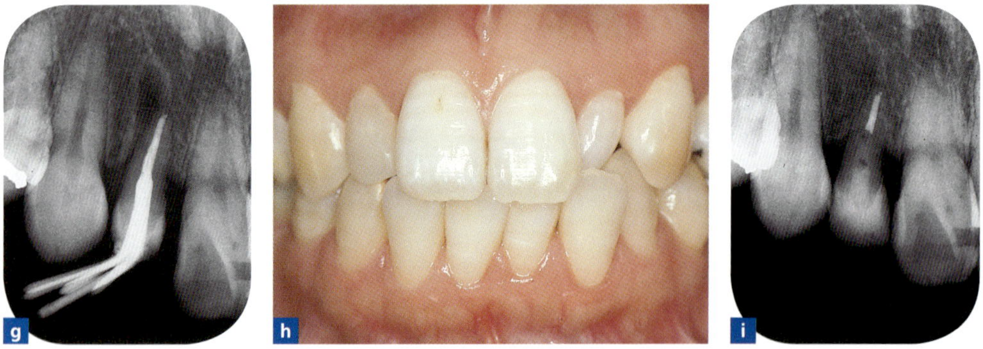

Fig 14g　移植後3か月．移植歯の根管充填直後．移植歯の根管処置は，移植後2週間で開始，水酸化カルシウム製剤による仮根管充填が本根管充填まで施されていた．
Fig 14h　移植歯のCRによる歯冠修復直後．
Fig 14i　移植後3年．問題はみられない．

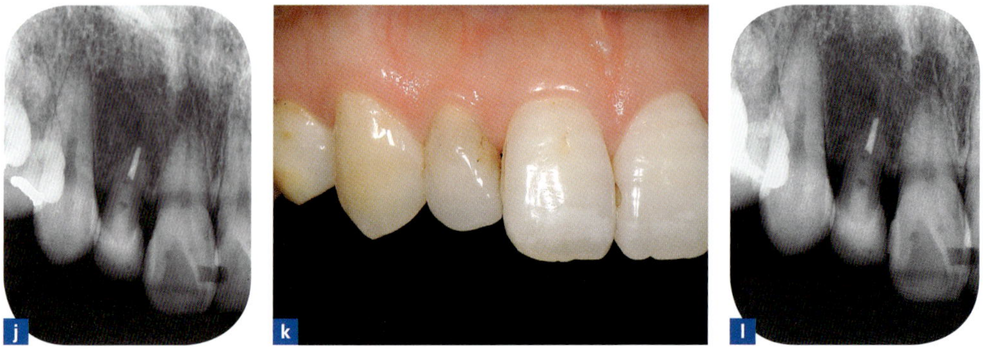

Fig 14j　移植後7年3か月．
Fig 14k, l　移植後12年3か月．臨床的にもエックス写真的にも問題はなく，患者の満足が得られている．

歯根破折をインプラントで対処した症例

Fig 15a, b　初診時．患者は17歳８か月，女子．約１か月前に交通事故で下顎を強打した．1|：EPT(−)，打診痛(＋)．1|に亜脱臼が生じていると考えられた．
Fig 15c　１か月後．打診痛が消えないので，根管処置を開始した直後．根尖部では生きた歯髄組織が存在していた．根管には水酸化カルシウム製剤を填入した．

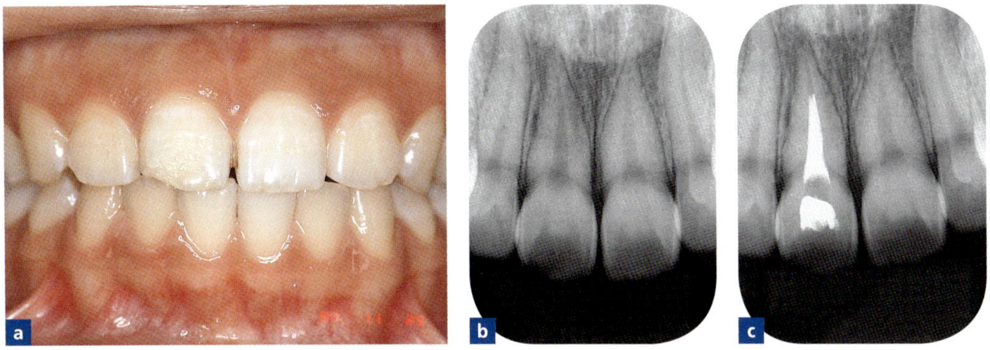

Fig 15d　３か月後．歯根破折であることが判明．
Fig 15e, f　初診から約２年後．歯根側の歯髄腔は両端が硬組織で閉鎖されているのがわかる．歯冠側の根管はいくども水酸化カルシウム製剤を詰め替えたが打診痛は収まらず，頬側にサイナストラクトがみられるようになった．

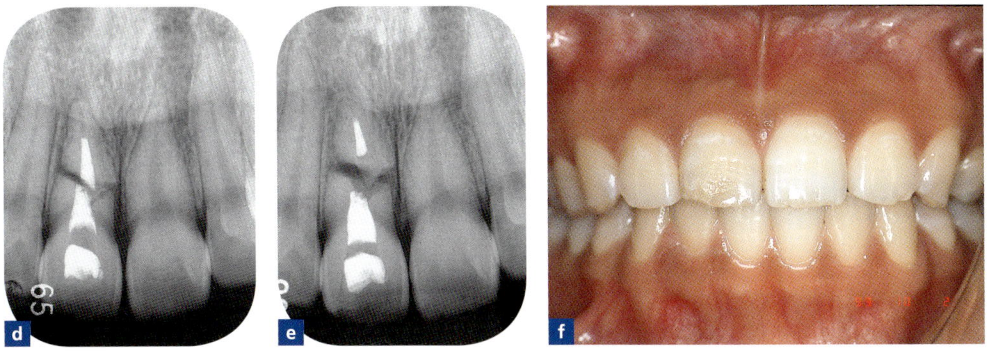

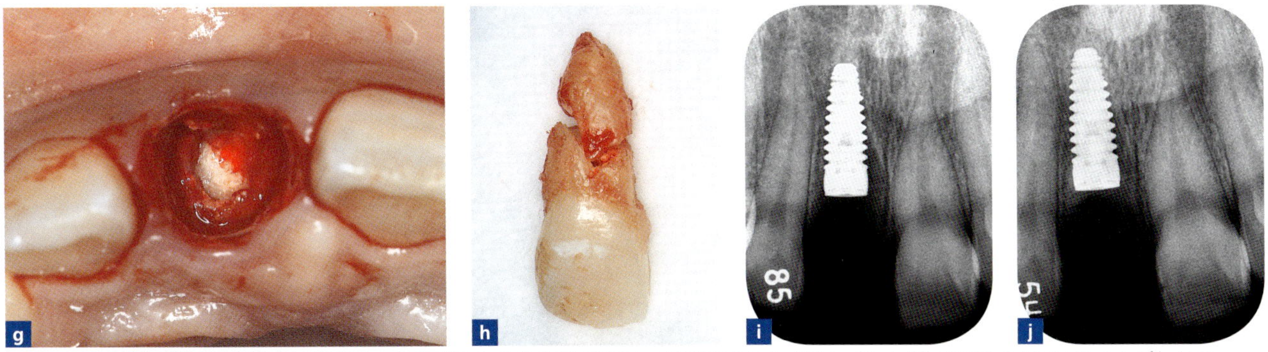

Fig 15g　歯冠側の破折片を除去した直後．歯根側破折片の根管口は白い硬組織（おそらく新セメント質）で閉鎖されていることがわかる．
Fig 15h　すべて抜歯された状態の1|．唇側の破折線は歯肉溝まで達しており，同部から破折部への感染が継続したと思われる．
Fig 15i　フィクスチャー植立直後．抜歯後約３週間で植立は行われた．
Fig 15j　フィクスチャー植立後約2.5年．プラットフォームの上部が骨組織で覆われているのが観察される．

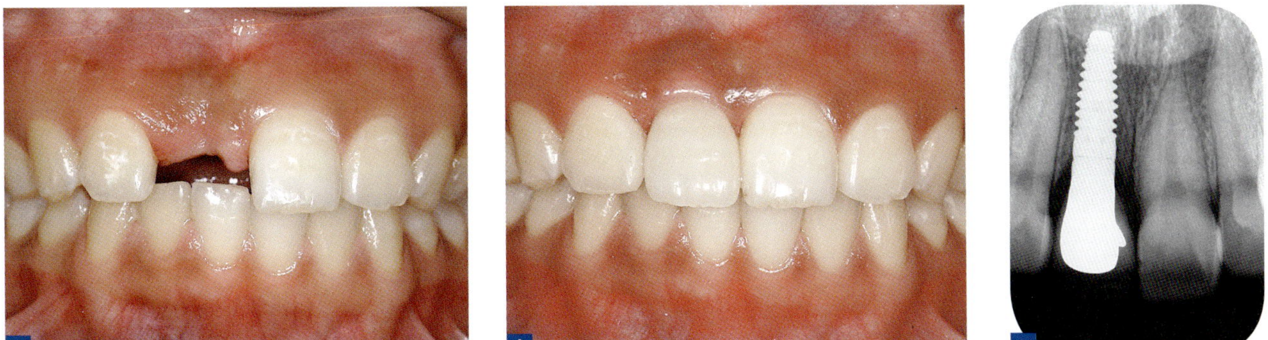

Fig 15k　j と同日．十分な歯肉がインプラント部に確保されている．術後2.5年間は TEK が隣在歯に接着されており，審美の確保が行われた．患者の理由で来院が２年近く途絶え，TEK の脱離で再来院した．
Fig 15l, m　上部構造装着後．

術後経過観察

初診から１か月後，３か月後，６か月後に，臨床検査，エックス線検査，EPT などを行い，歯根膜の治癒，歯髄の治癒状態を確かめる．術後６か月の時点で，治癒のパターン（**Fig 4〜6**）のどれかが観察，確認できれば，通常の口腔衛生維持のためのメインテナンスリコールを行い，１年後，２年後，数年おきに該当歯の検査を行い，問題が生じていないかどうかの確認を行う．

もし，**Fig 7** の「肉芽組織の介在」が続けば，歯髄壊死が生じているので歯冠側の根管処置（アペキシフィケーション）を行う（**Fig 12k, Fig 13c**）．約６か月待ってエックス線写真検査を再度行い，破断部の骨透過像が縮小し，アペキシフィケーション部に硬組織による閉鎖が確認できればシーラーとガッタパーチャによる最終根管充填を行う（**Fig 12q, Fig 13d**）．アクセスホールはコンポジットレジンで修復する．歯冠に変色があれば，修復前にウォーキングブリーチ（**CHAPTER 5** 参照）を行う．

歯根破折におけるさまざまな治療のオプションについて考察したが，本来「深部歯根破折」の治療方針はシンプルである．すなわち，「歯髄死の有無に関係なく整復・固定と術後観察のみである」といっても過言ではない．治癒のパターンは一見難しく思うかもしれないが，それらは生体が歯根破折をどのように治したかの結果をわれわれが確かめるための指標にすぎない．また，初診時に何かをすれば，どれかの治癒に導けるというものでもない．整復・固定以外われわれが手をくだすべきことは，歯髄壊死が確認できたときの根管治療のみである．にもかかわらず，不必要な抜髄，理不尽な抜歯が後を絶たないのは残念である．「外傷歯のもっともよい治療は歯医者に行かないことである」という言葉は，あながちまちがってはいないかもしれない．

参考文献

1. Andreasen, JO, Andreasen FM・著，月星光博・監訳．カラーアトラス　外傷歯治療の基礎と臨床．東京：クインテッセンス出版，1995年．（原著：Andreasen JO, Andreasen FM. Textbook and color atlas of traumatic injuries to the teeth, 3rd ed. Copenhagen：Munksgaard, 1994：279-314.
2. 月星光博．外傷歯の診断と治療．東京：クインテッセンス出版，1998.
3. Andreasen JO, Andreasen FM, Mejare I, Cvek M. Healing of 400 intra-alveolar root fractures. 1. Effect of pre-injury and injury factors such as sex, age, stage of root development, fracture type, location of fracture and severity of dislocation. Dent Traumatol 2004；20(4)：192-202.
4. Andreasen JO, Andreasen FM, Mejare I, Cvek M. Healing of 400 intra-alveolar root fractures. 2. Effect of treatment factors such as treatment delay, repositioning, splinting type and period and antibiotics. Dent Traumatol 2004；20(4)：203-211.
5. Flores MT, Andreasen JO, Bakland LK, Feiglin B, Gutmann JL, Oikarinen K, Ford TR, Sigurdsson A, Trope M, Vann WF Jr. International association of dental traumatology. Guidelines for the evaluation and management of traumatic dental injuries. Dent Traumatol 2001；17(1)：1-4.
6. Andreasen JO, Hjorting-Hansen E. Intraalveolar root fractures : radiographic and histologic study of 50 cases. J Oral Surg 1967, 25：414-426.
7. 月星光博．トランジエント・アピカル・ブレイクダウン．外傷歯の歯髄治癒．the Quintessence 2005；24(9)：35-49.
8. 月星光博．トランジエント・アピカル・ブレイクダウン．外傷歯の歯髄治癒 Part 2．the Quintessence 2005；24(10)：69-83.
9. Cvek M, Andreasen JO, Borum MK. Healing of 208 intra-alveolar root fractures in patients aged 7-17 years. Dent Traumatol 2001；17(2)：53-62.
10. Cvek M, Mejare I, Andreasen JO. Conservative endodontic treatment of teeth fractured in the middle or apical part of the root. Dent Traumatol 2004；20(5)：261-269.

CHAPTER 5
亜脱臼

CHAPTER 5 では，「亜脱臼」について理解を深めたい．亜脱臼より軽微な外傷に「振盪」があるが，振盪は特別な治療を必要としないので，この本では考察を省くことにする．亜脱臼では，一見何の問題もないようにみえても，将来歯髄壊死などの問題が出てくる場合がある．逆に，いったん失活した歯髄が生き返る現象（トランジエント・アピカル・ブレイクダウン：TAB，**CHAPTER 8** 参照）がみられることもある．

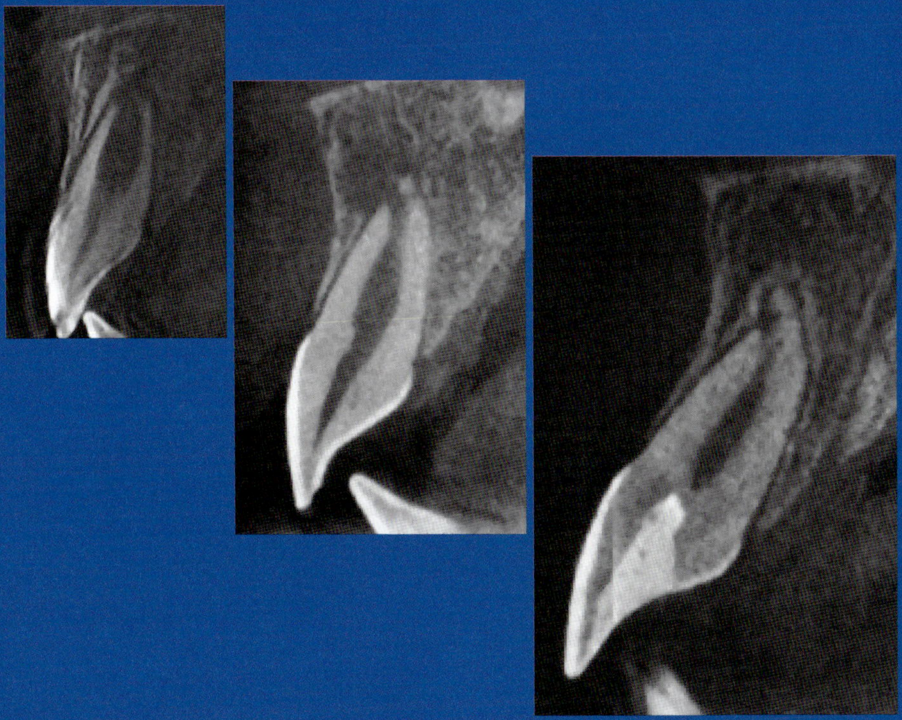

「亜脱臼」の分類と定義

「亜脱臼」とは臨床的には，歯の変位はともなわないが，歯肉溝からの出血がみられて高い動揺がみられる歯周組織への傷害を指す．組織学的には歯根膜の部分的断裂がみられ，歯髄への血流の供給が一部または全部断裂している場合をこの本では「亜脱臼」(subluxation)と定義する(**Fig 1a**)．仮に，脈管の断裂のない場合は，この本では「振盪」(concussion)と定義する(**Fig 1b**)．

「亜脱臼」の診査・診断のポイント

明らかな破折や歯の変位がみられなくても，打診痛，高い動揺度，歯肉溝からの出血がみられる場合，亜脱臼が生じている可能性が高いと考えられる．また，破折性の外傷がある場合は，亜脱臼が併発していないかを注意深く診査しておくことが大切である．

エックス線写真的に歯根膜腔の拡大がみられる場合，根尖部での脈管系に傷害が生じている可能性が高い．

電気歯髄診断(以下，EPT と略)で歯髄の生活反応を把握する．亜脱臼が生じている場合，歯根完成歯では EPT に応答しないはずである．EPT に応答しない場合でも，振盪ではそれが一時的な場合もあるので，1 週間後に再度 EPT を行ったほうがよい．歯根未完成歯では歯髄の生死に関係なく EPT に応答しにくいので，エックス線写真による長期の経過観察で歯髄死の有無を確かめることが必要である．歯根未完成歯に歯髄壊死が生じると，歯根発育は停止し，根尖病変が観察されるようになる．

亜脱臼の定義

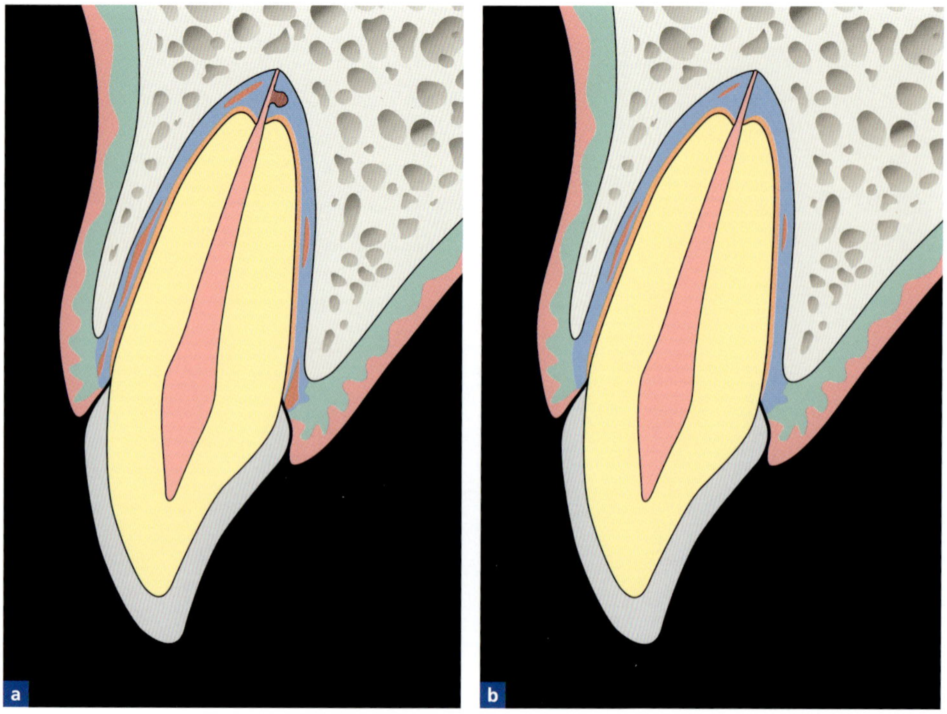

Fig 1a, b 「亜脱臼」と「振盪」の違いを表わす模式図．どちらも明らかな歯の変位をともなわない歯根膜の傷害であるが，根尖部で脈管の完全あるいは部分的な断裂がある場合を「亜脱臼」(**a**)，ない場合を「振盪」(**b**)と本書では定義する．

亜脱臼の初診時，経過観察時の診査・診断には，歯科用コーンビーム CT（以下，CBCT と略）がきわめて有効である（Fig 3 参照）．

「亜脱臼」の治療方針

歯根未完成歯

通常は経過観察のみ行う．歯の高い動揺度による咀嚼障害を患者が訴えれば固定を行う．固定は通常 2 ～ 3 週間で除去する．長期の固定は歯の萌出や歯列の発育にとって不利である．3 か月，6 か月，1 年後にエックス線写真を撮り，歯根発育が正常に進行しているかどうかを確認する（Fig 2）．打診痛，歯冠の変色の増大，根尖病変の出現など，歯髄壊死の症状が現われてきたら，根管処置を行う（Fig 3）．興味深いことに，歯冠の変色や根尖病変が出現しても，歯髄全体に歯髄壊死が生じていないことも稀ではない（Fig 3p）．したがって，歯髄壊死が疑われた場合，無麻酔で根管処置を開始し，患者が痛みを訴える部位で歯髄処置を止めるような治療，アペクソジェネシス（apexogenesis）が推奨される（CHAPTER 2 p42参照）．この処置により，歯根発育が期待でき，歯髄腔にも狭小化が生じるので，歯根長，歯壁の厚みの増大につながり，ひいては，歯の予後の改善につながると考えられる（Fig 3z）．根尖まで歯髄壊死がみられる場合は，アペキシフィケーション（Fig 6～8 参照）を行う．

歯根完成歯

亜脱臼のために根尖部で脈管が断裂しており歯髄死が生じているので，必ず根管処置が必要のように思われがちである．しかし，若い（おおむね20歳までの）患者では，いったん生じた歯髄死が自然治癒する現象（トランジエント・アピカル・ブレイクダウン：CHAPTER 8 参照）が期待できるので，早急な根管処置は避けたい（Fig 4, 5）．具体的には，外傷後 6 ～ 12か月間は根管処置をせずに経過観察を行い，歯髄の生活反応が回復することを待つ．12 か月経過して歯髄の生活反応が戻らない場合でも，歯冠の変色や根尖病変，打診痛などの臨床症状がなければ，根管処置を行わず，さらに観察をつづける価値がある（CHAPTER 8 Fig 7 参照）．逆に，歯冠の変色の増大，根尖病変，打診痛の継続が 3 か月以上みられれば，根管処置を 6 か月待たずして行う必要性があるかもしれない．

歯根未完成歯・完成歯ともに，象牙質の露出をともなう歯冠破折と亜脱臼が同時に起こっている場合，速やかな歯冠修復または露出象牙質面の被覆が必要である．歯髄死が生じているような歯では，露出象牙細管から容易に細菌が歯髄腔へ侵入し，歯髄の治癒が妨げられる（Fig 3 参照）．

亜脱臼の治療方針と治療の流れ（歯根未完成歯）①

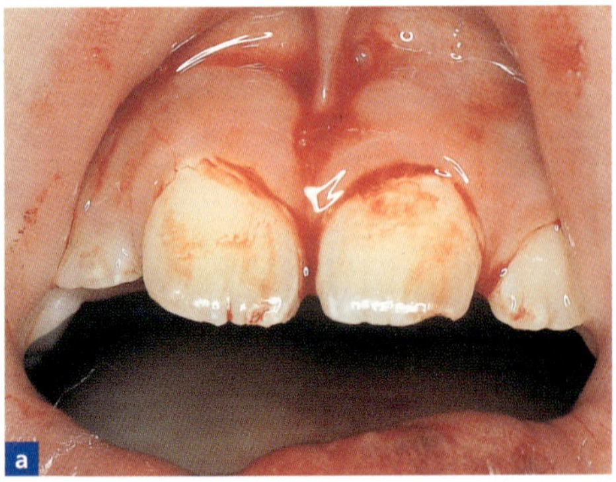
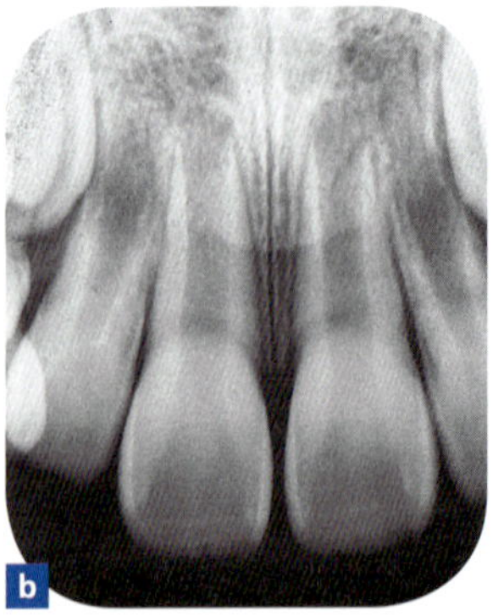

Fig 2a, b　初診時．6 歳 9 か月，女子．1|1 の亜脱臼．

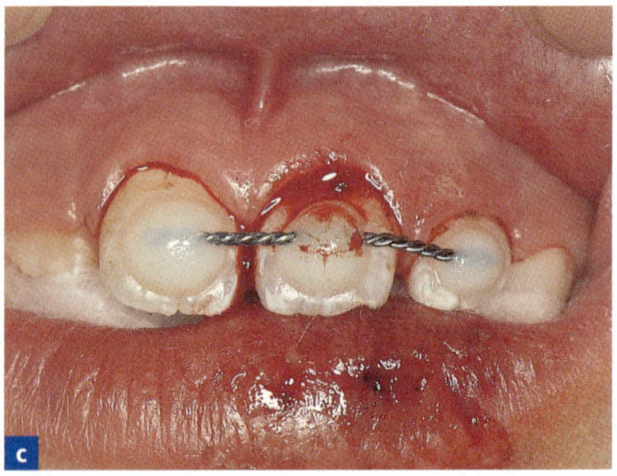

Fig 2c　固定直後．

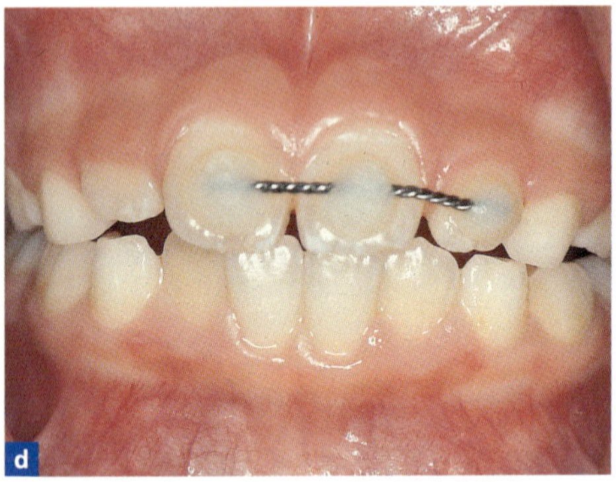

Fig 2d　固定後 2 週間．この日に固定を除去．

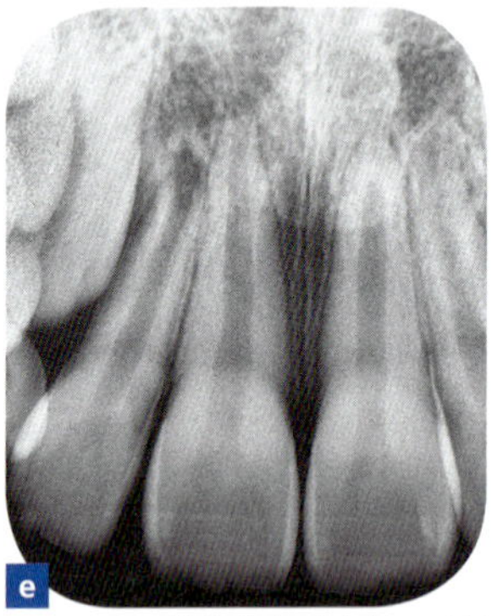
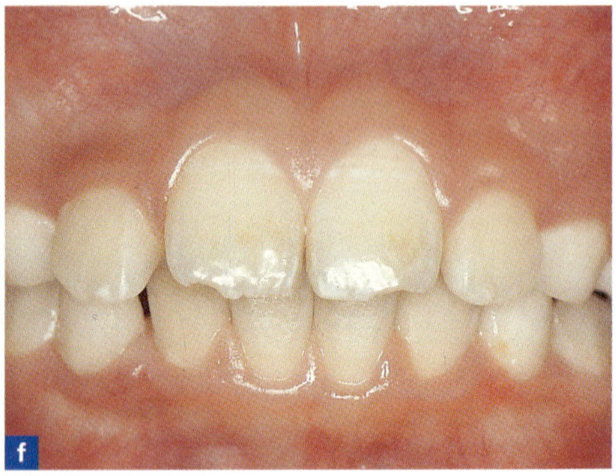

Fig 2e, f　術後 1 年 4 か月．1|1：EPT（＋）．

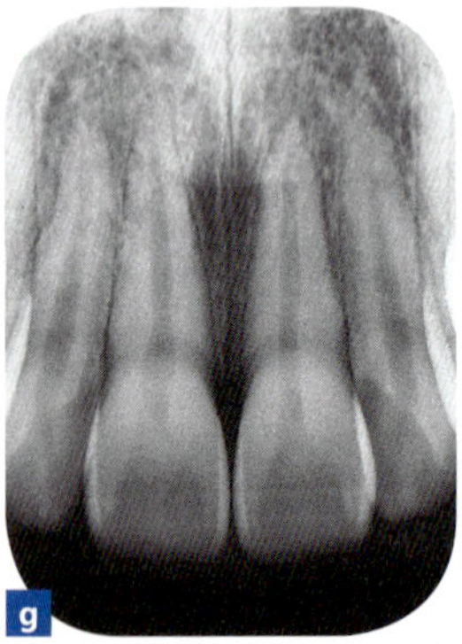

Fig 2g　術後 4 年のエックス線写真．正常な歯根発育が生じているように見える．

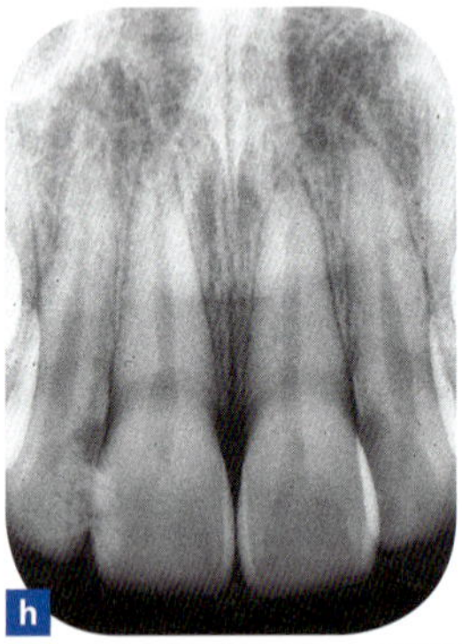
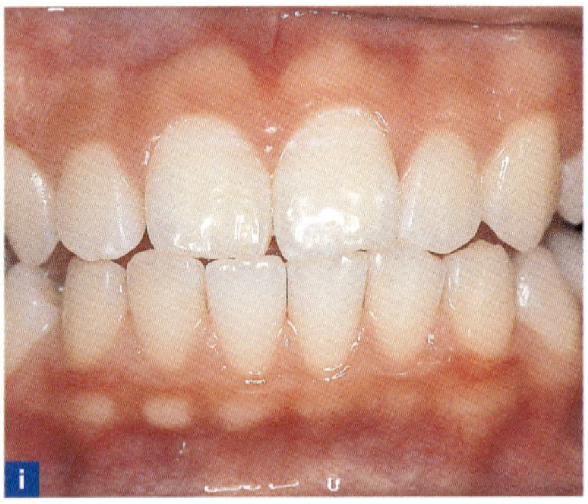

Fig 2h, i　術後約 6 年．問題はないように思われる．

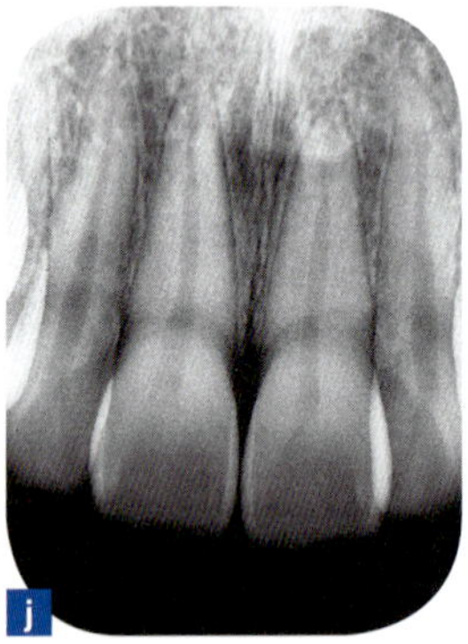

Fig 2j　術後 8 年．

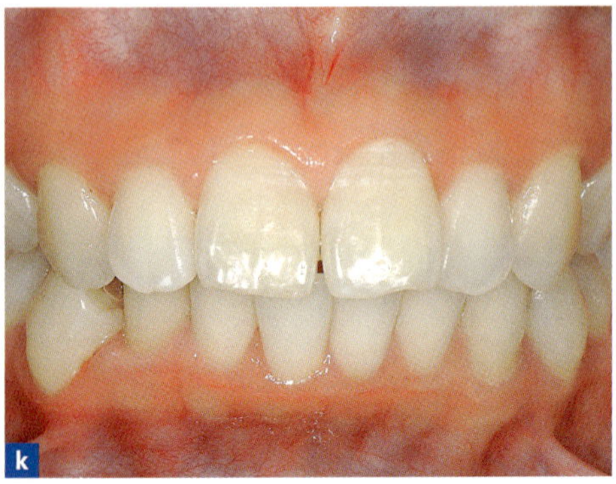
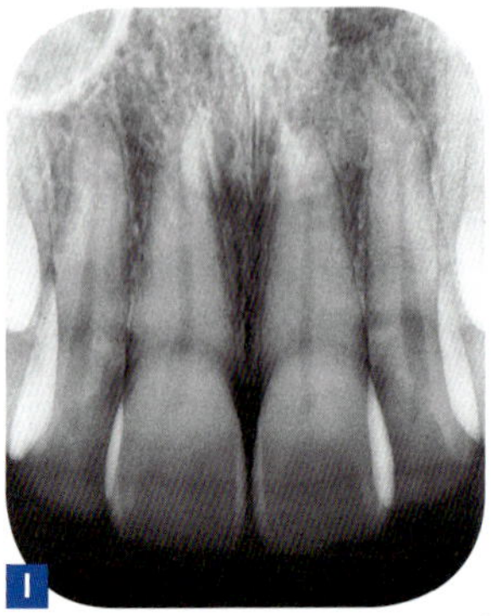
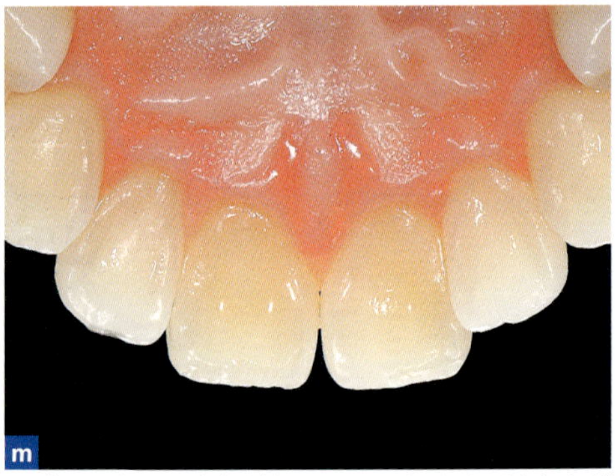

Fig 2k～m　術後15年 9 か月．EPT（＋）であり，一見何の問題もないように思われるが，わずかな歯冠の変色があること，歯髄腔の狭小化が正常より進行していること，歯髄腔の走向に変化がみられることから，外傷時に根尖部脈管にダメージがあったことが疑われる．

「亜脱臼」の治療の流れ

歯根未完成歯の場合

診査・診断

打診痛，動揺度，歯肉溝からの出血の有無と程度，EPT(歯根未完成歯ではEPTには通常応答しないので参考にならない)，エックス線写真より歯根膜の損傷と根尖部での脈管の損傷の程度を把握する(**Fig 2a, b** または **Fig 3a〜c**)．必要に応じて，CBCT撮影を行う(**Fig 3d〜f**)．

固定

歯の動揺と痛みによる咀嚼障害が予想される場合，固定を2〜3週間行う(**Fig 2c, d**)．必要に応じて歯冠修復を行う．

経過観察

エックス線写真診査を1か月，3か月，6か月，1年目に行い，歯髄壊死の有無を確かめる(**Fig 2e〜j** または **Fig 3g〜i**)．歯根の正常な発育がみられ，根尖病変などが観察されなければ，そのまま経過観察を行う(**Fig 2k〜m**)．

歯髄壊死がみられた場合の根管処置

歯冠の変色，打診痛，根尖病変などの歯髄壊死の症状がみられた場合，根管処置を行う(**Fig 3j〜o**)．無麻酔下で根管内にアクセスし，歯髄壊死が生じているところまで(知覚反応があるところまで)を拡大し，清掃し，水酸化カルシウム製剤を充填し経過観察を行う(**Fig 3p, q**)．約6か月〜1年間待ち，歯根発育と歯髄腔の狭小化，あるいは，閉塞が確認できた時点で，水酸化カルシウム製剤の除去を行い，適切な材料で根管内に形成された硬組織の表面の裏装を行う(**Fig 3r〜v**)．すなわち，アペクソジェネシスに準じた治療を行う(**Fig 3m** と **Fig 3z** を比較)．長期間歯髄壊死が放置された場合，根尖まで歯髄壊死が生じていると考えられるので，アペキシフィケーションの適応となる(**Fig 8**)．

根管処置終了後は，必要に応じて歯冠の漂白を行い，そして，コンポジットレジン(以下，CRと略)での歯冠修復を行う(**Fig 3w, x**)．以後は通常の定期検診を行い，1年，または2年ごとにエックス線診査を加えながら新たな問題が生じていないかをみていく．

亜脱臼の治療方針と治療の流れ（歯根未完成歯）②

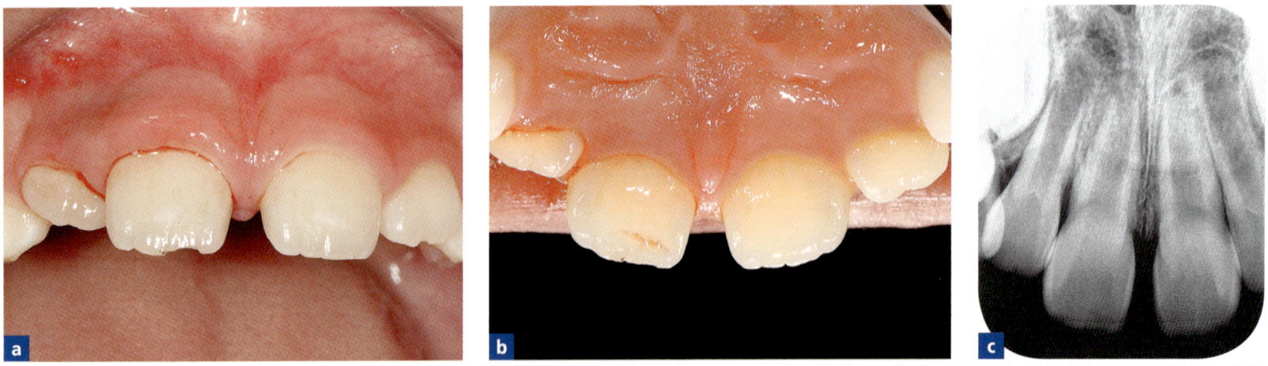

Fig 3a〜c 初診時．8歳，男子．1|に高い動揺度，歯肉溝から出血がみられることから，亜脱臼が生じていると考えられる．歯根未完成歯であることから，1|1はEPTに応答しない．エックス線写真でも，歯根膜腔の拡大や明らかな歯の変位はみられない．当日の治療としては，露出象牙質を接着性レジンで被覆し，1|1をワイヤーとレジンで固定した．

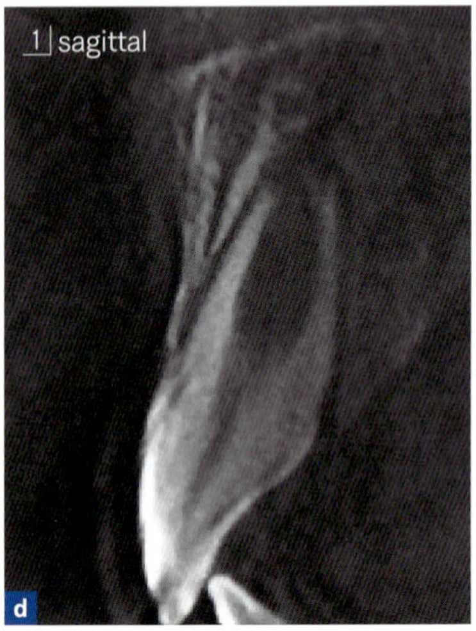

Fig 3d 1|の歯科用コーンビームCT（CBCT）・sagittal像．根尖唇側の歯根の一部が破折して口蓋側へ変移している．

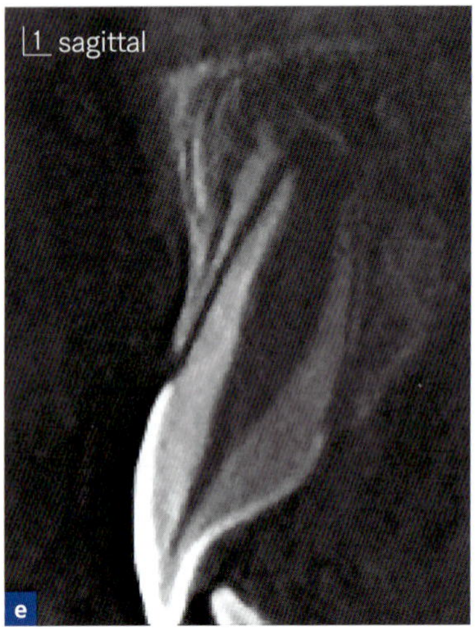

Fig 3e |1のCBCT・sagittal像．

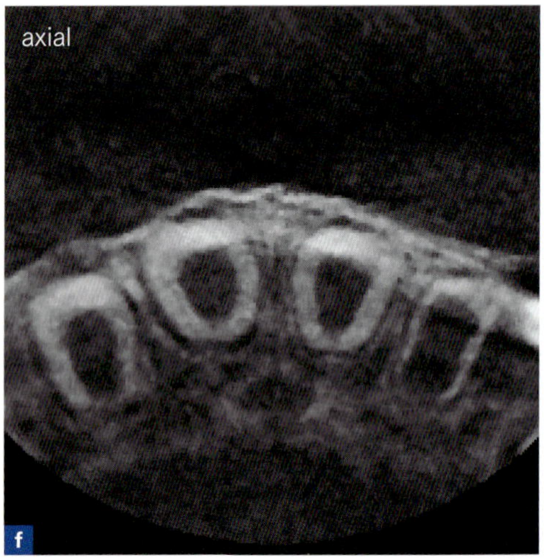

Fig 3f 上顎前歯部のCBCT・axial像．歯根壁がまだ薄いことがわかる．

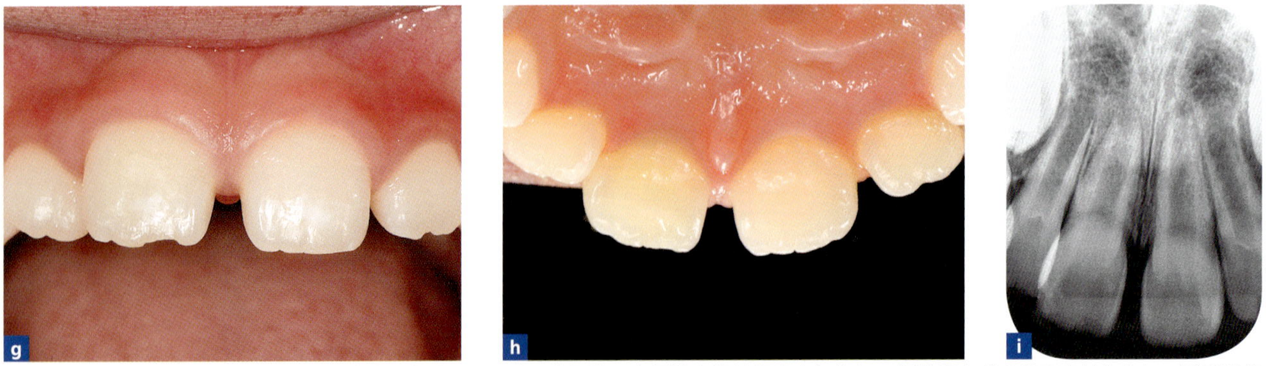

Fig 3g〜i 初診から3か月後の状態．変色はなく，エックス線写真でも異常な像は観察されない．打診痛などの臨床症状もない．固定は約2週間で除去した．その時点では歯冠破折部はレジンで被覆されていたが，術後3か月の時点では，とれていることが確認できる．

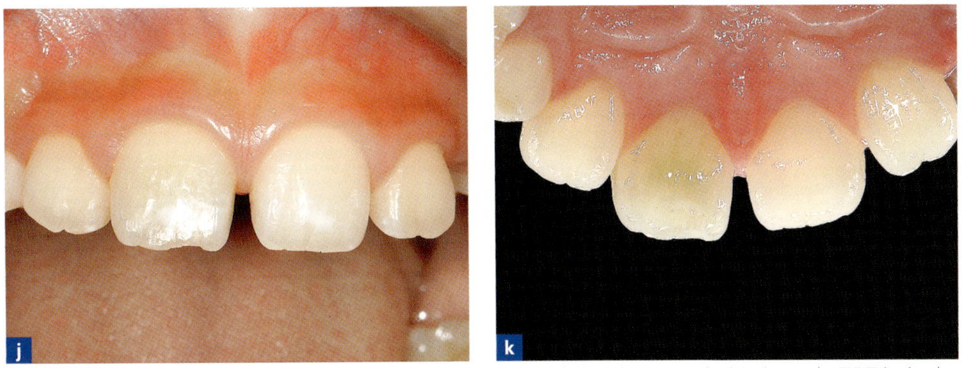

Fig 3j, k　初診から１年６か月後の口腔内写真．1|の歯冠の変色を気にして来院した．1|：EPT（－），|1：EPT（＋）．

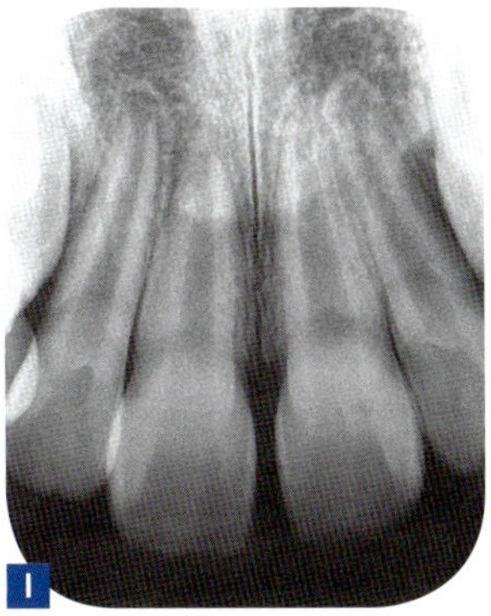

Fig 3l　初診から１年６か月後のエックス線写真．1|1とも同じように歯根が成長発育しているようにみえる．また，明らかな根尖病変は確認できない．

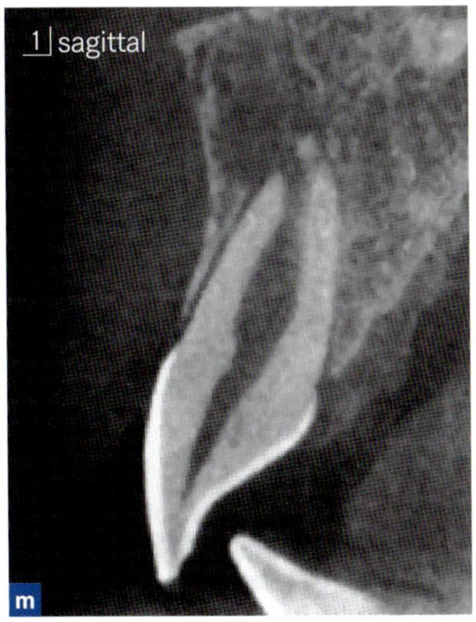

Fig 3m　1|の CBCT 像．根尖孔開孔部が唇側に偏位しており，根尖病変が確認できる．

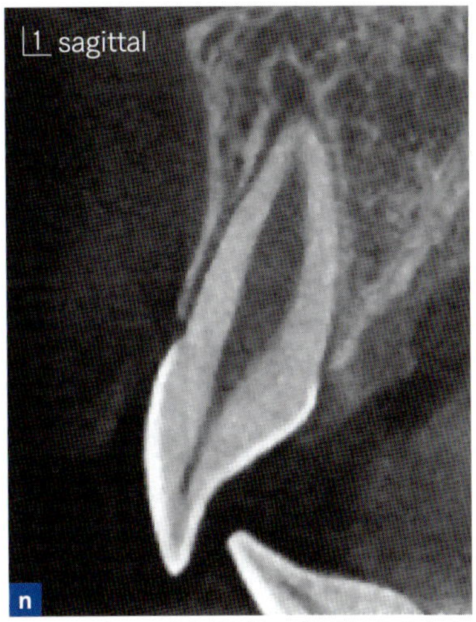

Fig 3n　|1の CBCT 像．問題はみられない．

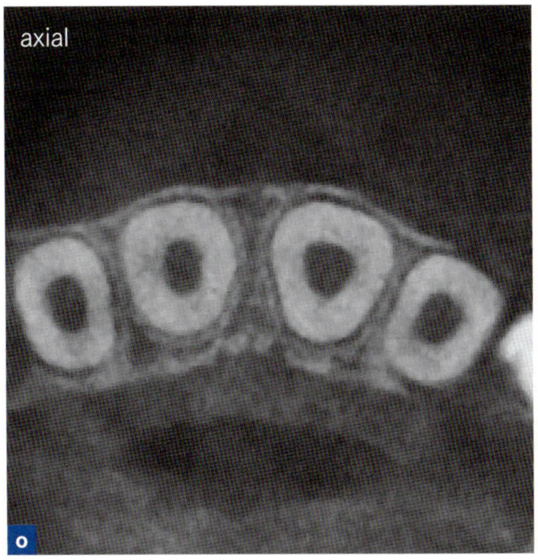

Fig 3o　上顎前歯部の CBCT 像（歯根中央部の axial 像）．歯根壁が厚くなっていることがわかる．

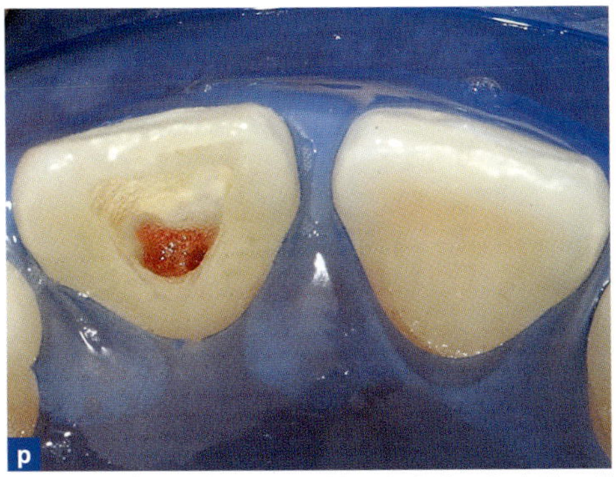

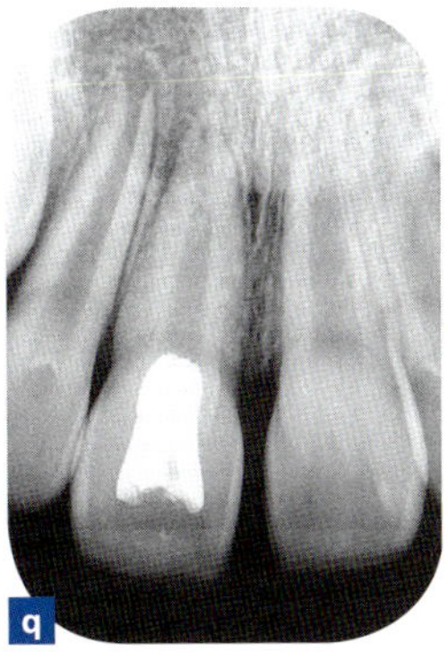

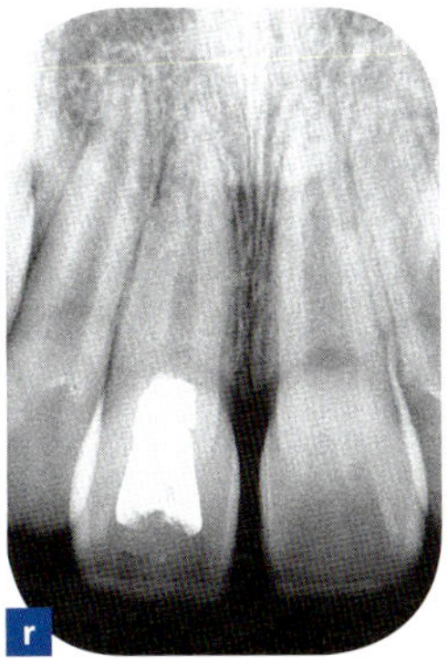

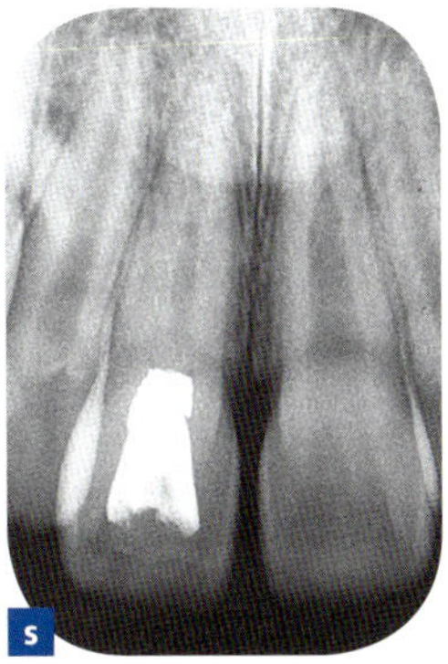

Fig 3p　1|の根管処置を開始した直後．無麻酔で髄腔を開放したが痛みはなかった．しかし，すぐに出血がみられ，歯頸部付近から根尖側では生きた組織が確認された．

Fig 3q　1|の根管処置直後のエックス線写真．知覚があるところまで，歯髄腔を拡大，清掃し，水酸化カルシウム製剤（ビタペックス）を填入した（根未完成歯の断髄処置＝アペクソジェネシスを行った）．

Fig 3r　根管処置開始から７か月後．歯髄腔の狭小化が確認できる．

Fig 3s　根管処置開始から１年後．

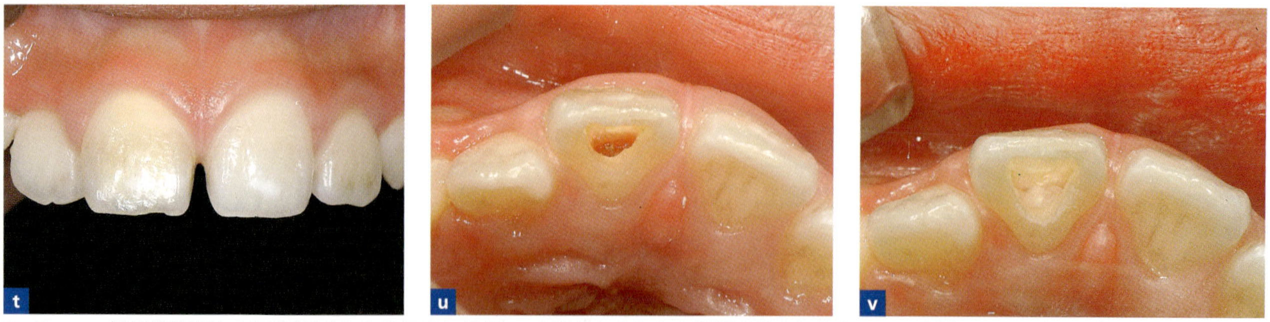

Fig 3t〜v　根管処置開始 1 年後（初診から 2 年 6 か月後）．水酸化カルシウム製剤を除去したところ，断髄面には硬組織が形成されており，この硬組織は EPT（＋）の応答を示した．新生された硬組織表面を接着性レジンで覆ったあと，ウォーキングブリーチを行った．

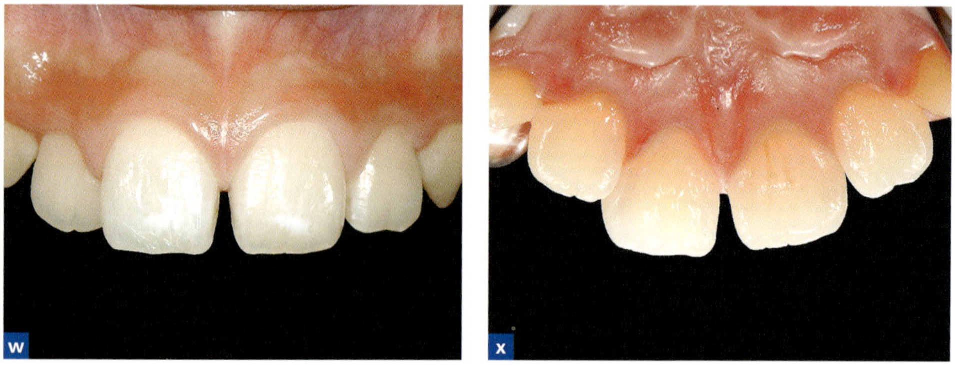

Fig 3w, x　CR による歯冠修復直後．

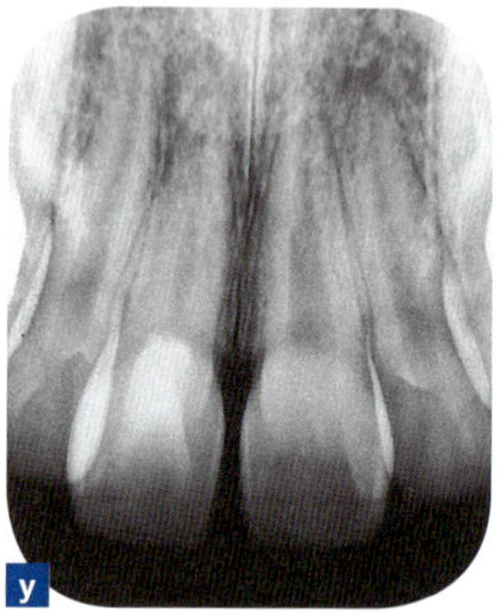

Fig 3y　**x** と同日のエックス線写真．1|1：EPT（＋）．

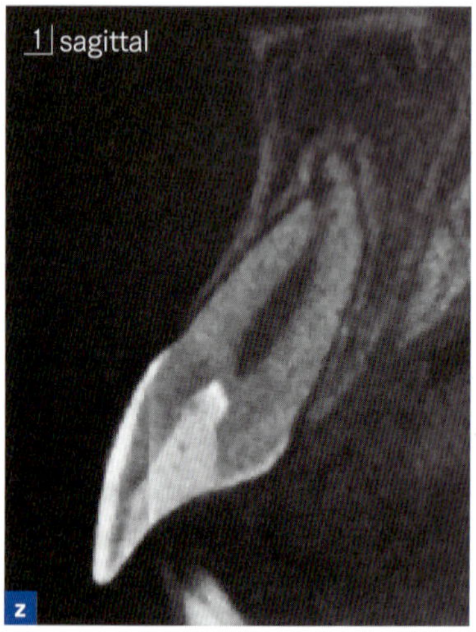

Fig 3z　1|の CBCT 像．根尖はわずかであるが完成し，根尖病変は消退している．断髄部の覆髄材直下には，硬組織の形成が認められる．また，歯髄腔の狭小化がみられる．

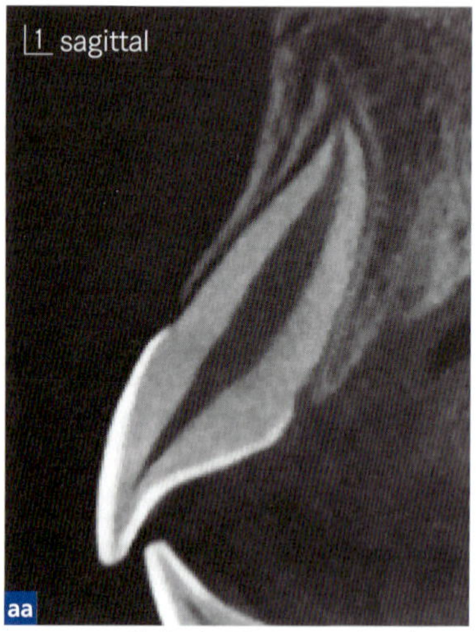

Fig 3aa　外傷を受けていない|1の CBCT 像．**n** と比べて大きな変化はない．

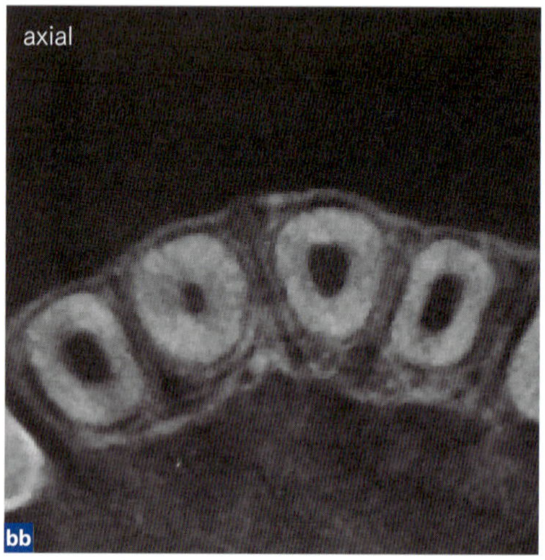

Fig 3bb　上顎前歯部の CBCT・axial 像．歯根壁はさらに厚みを増してきている．1|は|1に比べ根管が閉塞傾向にあることがわかる．

歯根完成歯の場合

診査・診断

打診痛，動揺度，歯肉溝からの出血の有無と程度，EPT，エックス線写真より歯根膜の損傷と根尖部での脈管の損傷の程度を把握する（**Fig 4a〜c**）．必要に応じて，CBCT 撮影を行う．

固定

歯の動揺と痛みによる咀嚼障害が予想される場合，固定を2〜3週間行う．しかし，歯根完成歯の亜脱臼では多くの場合，固定の必要性は少ないと考えられる（**Fig 4, Fig 5**）．必要に応じて歯冠修復を行う．

経過観察

打診痛，歯冠の変色，EPT，エックス線写真診査を1か月，2か月，3か月，6か月，9か月，1年目に行い，トランジエント・アピカル・ブレイクダウン（以下，TAB と略）による歯髄の治癒が起こりつつあるかどうか，あるいは逆に，歯髄壊死になっているかどうかを確かめる（**Fig 4d〜r** または **Fig 5b〜d**）．TAB については，**CHAPTER 8** で詳しく考察されているが，エックス線写真でいったん（一時的に）根尖部骨透過像と歯根吸収が確認された後に（**Fig 5b**），歯髄腔の閉塞がみられる現象である（**Fig 5d**）．またそれにともない，EPT

亜脱臼歯の歯髄死と自然治癒（歯根完成歯）

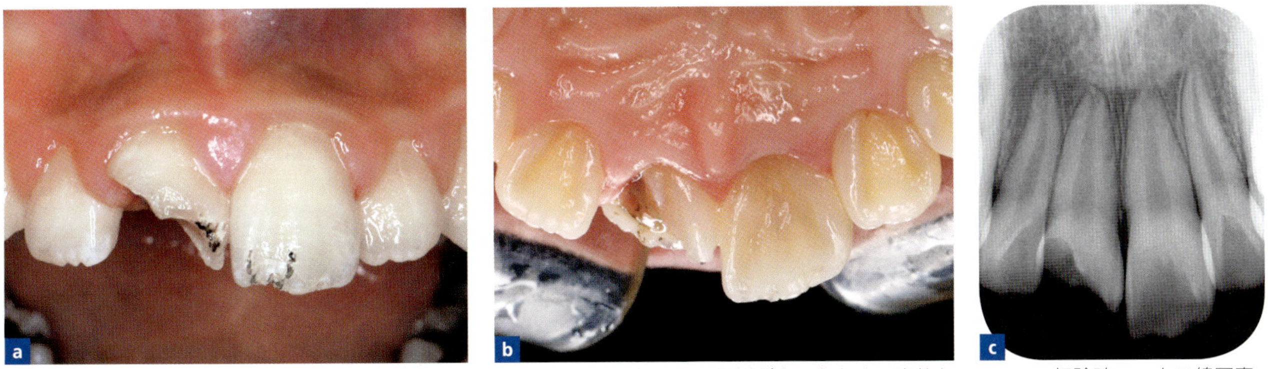

Fig 4a, b　初診時口腔内写真．13歳，女子．交通事故で顔面を強打した．足の骨折があったため，事故から28時間経ってから来院した．1|：EPT（＋），|1：EPT（−）．1|は露髄をともなう歯冠破折，|1は亜脱臼と診断された．

Fig 4c　初診時エックス線写真．歯根膜腔に異常像はみられない．

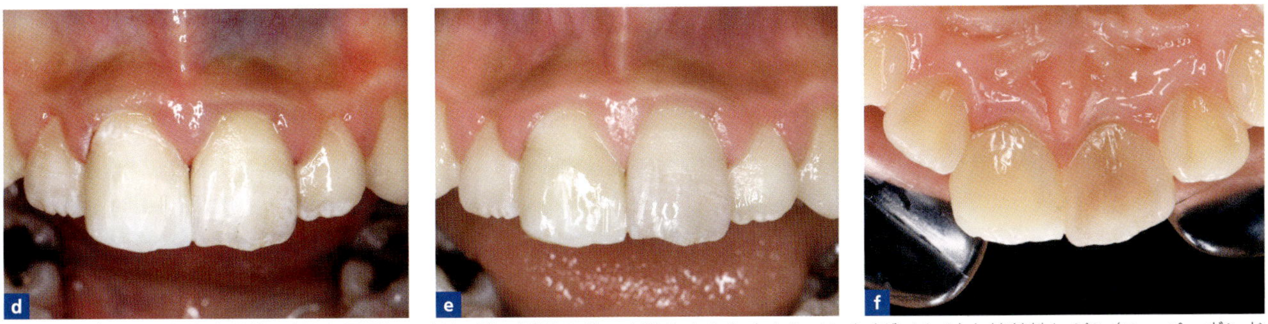

Fig 4d　1|の歯冠修復直後（初診日と同日）．1|は，浅い断髄の後，水酸化カルシウムセメント（ダイカル）と接着性レジン（スーパーボンド C&B ラジオペーク）で二重覆髄を行い，同日に CR 修復を行った．|1の処置はなにも行わなかった．

Fig 4e, f　外傷から8日後．|1の歯冠の変色がわずかにみられる．|1：EPT（−）．

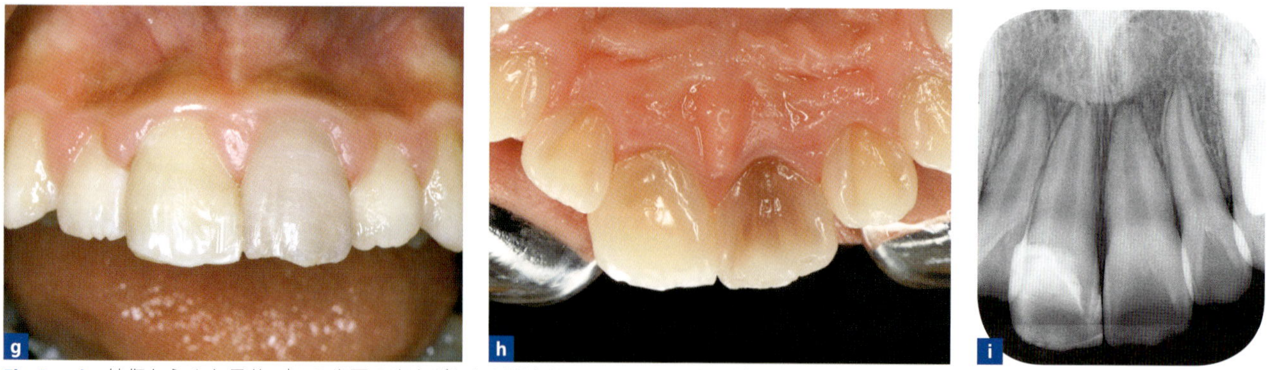

Fig 4g～i　外傷から 1 か月後．⌊1 の歯冠の変色がかなり進行している．エックス線写真から⌊1 の根尖部にわずかな骨透過像が観察できる．1⌋：EPT(＋)．⌊1：EPT(－)．

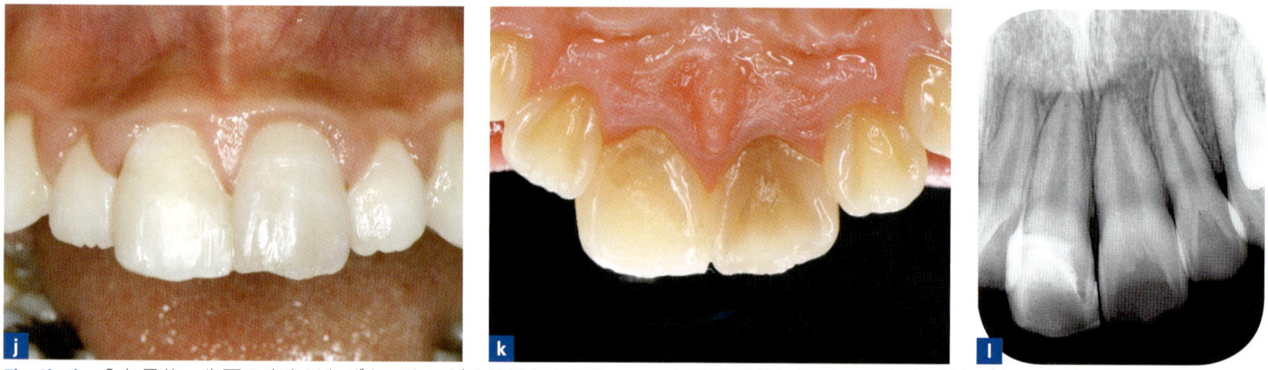

Fig 4j～l　2 か月後．歯冠の変色はわずかであるが改善傾向にある．エックス線写真から，⌊1 の根尖孔がわずかに広がったようにみえる．1⌋：EPT(＋)．⌊1：EPT(－)．

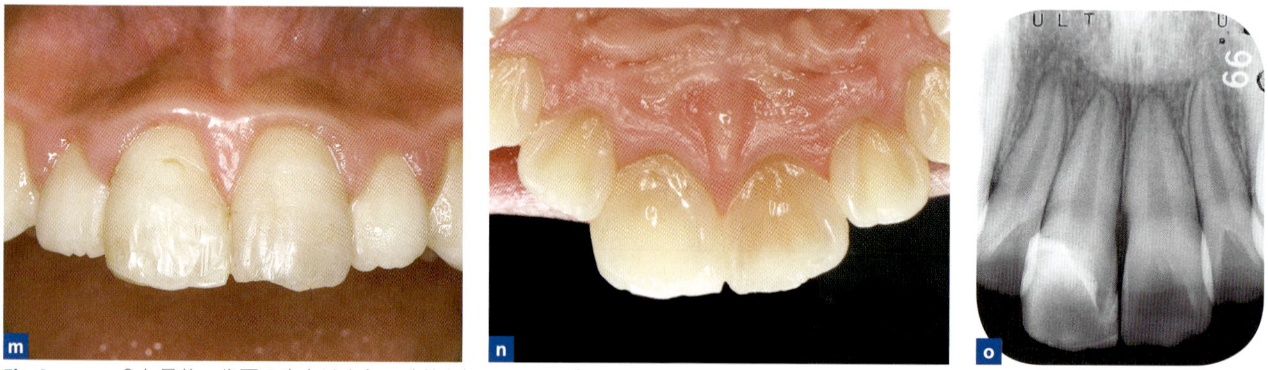

Fig 4m～o　3 か月後．歯冠の変色はさらに改善されている．1⌋：EPT(＋)．⌊1：EPT(－)．エックス線写真から，根尖部で歯髄腔の狭小化がはじまっているのが観察できる．

が正の応答を示すようになる．このユニークな歯髄治癒のメカニズムにより歯髄が生活反応を取り戻す現象は，外傷後約 6 か月から数年を要して完結する．したがって，亜脱臼により歯髄壊死が生じたかどうかの診断には長期間の観察を経てはじめて可能になる．

歯髄壊死がみられた場合の根管処置

TAB の現象がまったくみられないか，期待できない場合(たとえば，年齢が20歳以上で，根管治療を行うことで歯の予後があまり左右されない)，明らかな歯髄壊死が認められる場合(高い歯冠の変色の継続，打診痛の継続，根尖病変，EPT(－)反応の継続などがみられた場合)，

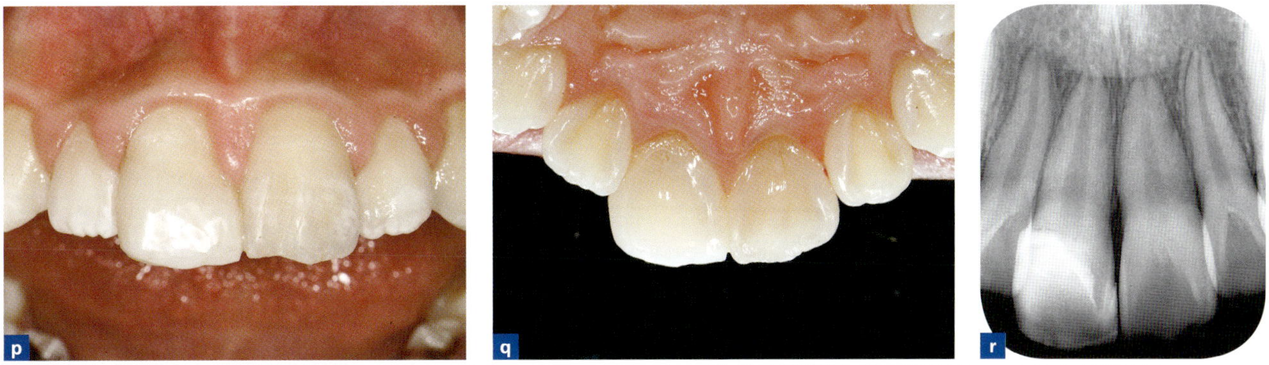

Fig 4p～r　6か月後．|1の変色は，ほぼ改善されている．1|1：EPT(＋)．根尖側で歯髄腔の閉塞が起こりつつあるのが観察される．

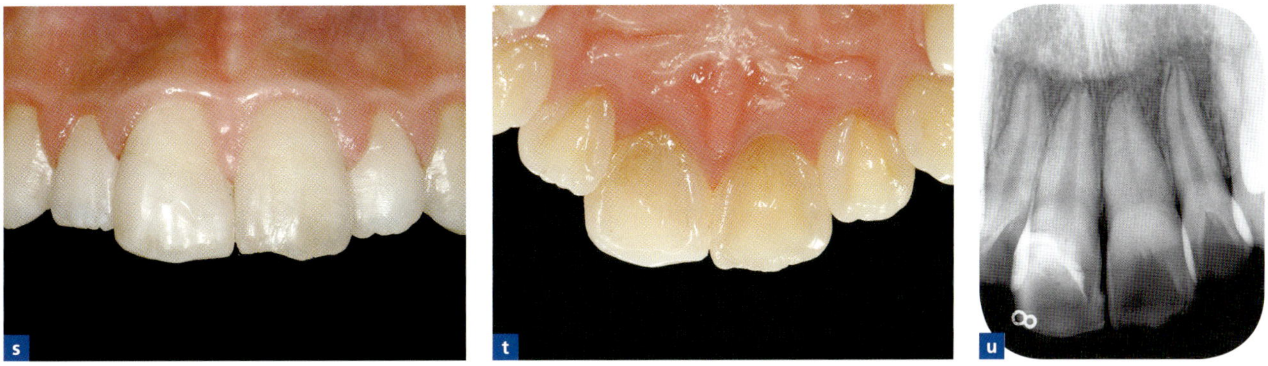

Fig 4s～u　2年後．|1は細い歯髄腔を残して全体的な閉塞がみられる．1|1：EPT(＋)．

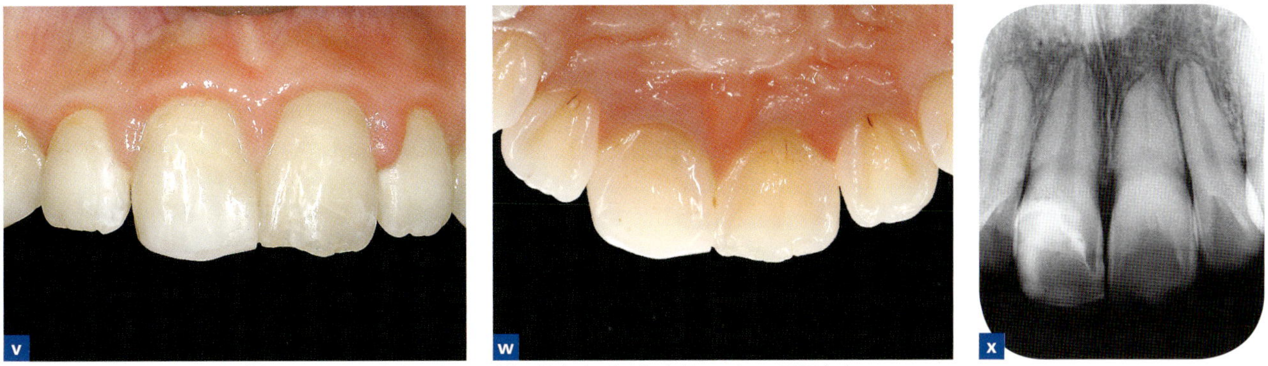

Fig 4v～x　5年後．患者が上下顎前突の改善のために矯正治療を受けた直後．1|1：EPT(＋)．

Fig 4y　1|のCBCT像．正常な歯髄腔と根尖の形態が観察される．断髄面直下に硬組織の添加(デンティンブリッジ)が確認できる．

Fig 4z　|1のCBCT像．根尖にわずかに吸収像がみられるが，歯根周囲には均一な歯根膜腔がみられる．わずかな歯髄腔を残して歯髄腔の閉塞がみられる．

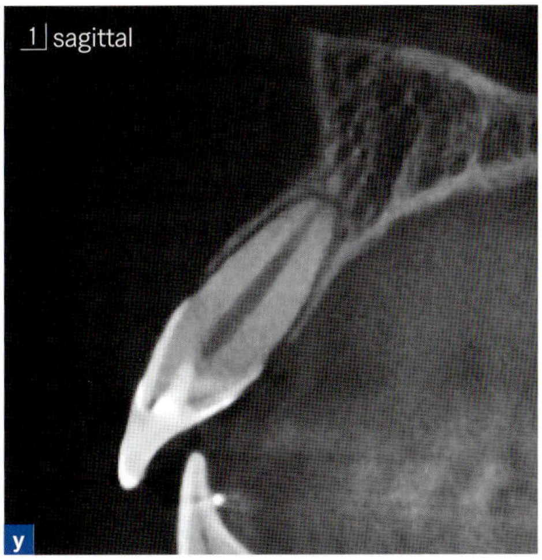

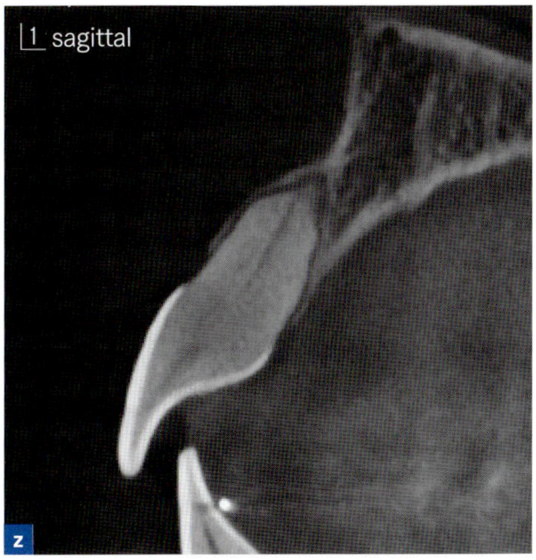

臨床例からみる亜脱臼歯の TAB と PCO

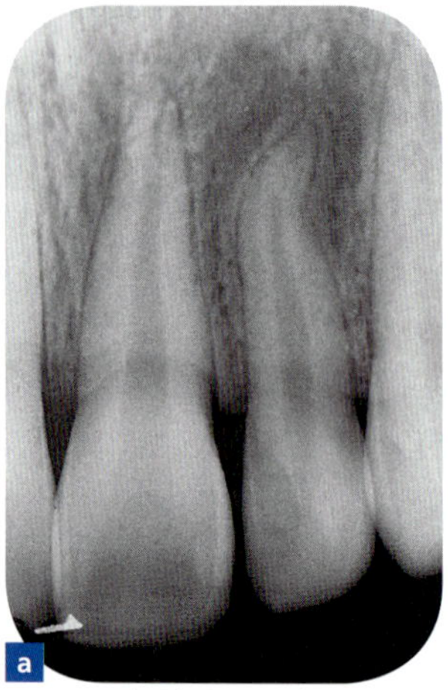

Fig 5a　初診時．14歳，男子．⌊1 2：亜脱臼，EPT(−)．

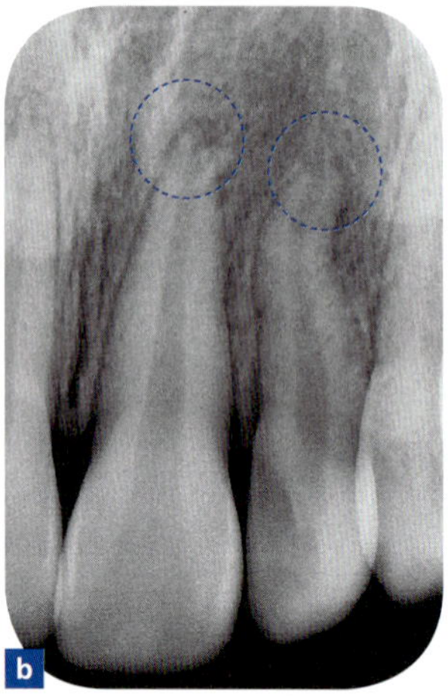

Fig 5b　1か月後．⌊1 2の根尖孔が開いていることが観察される．⌊1 2：EPT(−)．

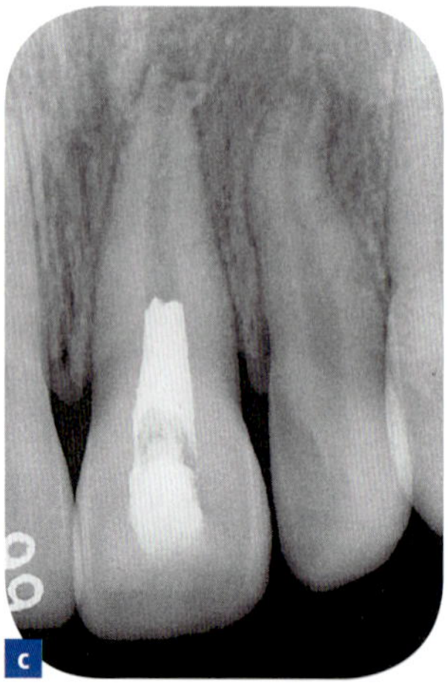

Fig 5c　**b** と同日．歯冠の変色の大きい⌊1のみを根管処置しようとしたが，途中で歯髄が生活反応を示したので，そこまでを根管清掃して，水酸化カルシウム製剤を填入した．

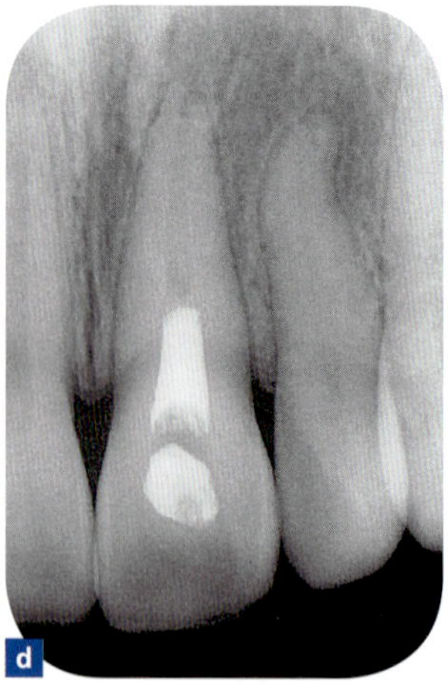

Fig 5d　初診から8か月．⌊1 2の歯髄腔に閉塞(pulp canal obliteration：PCO)が生じていることが確認できる(詳しい治療の流れは，**CHAPTER 8 Fig 1** に示されている)．

根管処置を行う．大人では，根管拡大，形成，充填を同日で行うことにいくつかの利点があるが，若年者では根尖部がまだわずかに開いていることから，アペキシフィケーション(次項)が推奨される．根管処置が終了したら，歯冠の漂白と CR 充填を行い，経過観察(メインテナンス)へ移行する．

アペキシフィケーション

「アペキシフィケーション」とは，歯髄が失活した歯根未完成歯の根尖を硬組織(セメント質)で閉鎖させようとする治療法である(根尖閉鎖術)[1~4](**Fig 6~8**)．根尖まで壊死組織を除去，拡大，清掃が終了した根管に，通常水酸化カルシウム(製剤)を充填することによってこの目的が達成される．根尖が硬組織で閉鎖されたあと(臨床では約6か月後)は，シーラーとガッタパーチャで根管充填を行うのが一般的である(**Fig 8**)．水酸化カルシウムによって根尖が閉鎖されるメカニズムは，**Fig 7** に示されているが，治癒に要する日数は臨床例から想定したものであり，正確な数値は不明である．

アペキシフィケーションを示す模式図

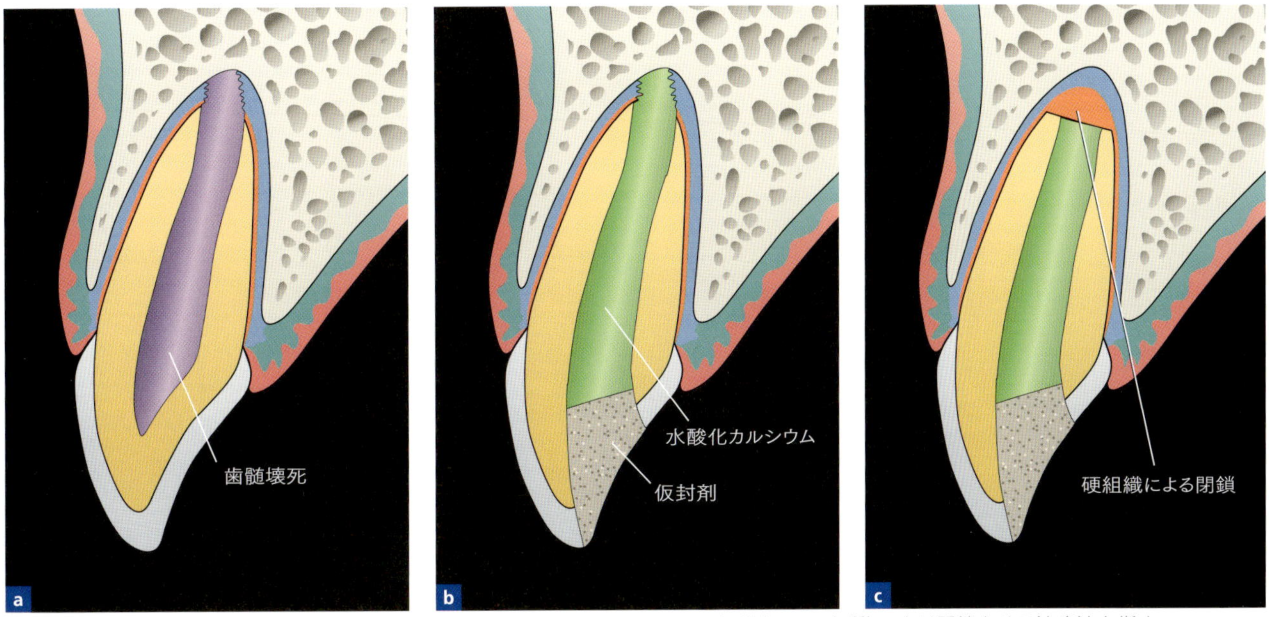

Fig 6a〜c　アペキシフィケーションとは，失活した歯根未完成歯の根尖を，硬組織（セメント質）により閉鎖させる治療法を指す．

アペキシフィケーションの治癒のメカニズム（文献 4 より改変引用）

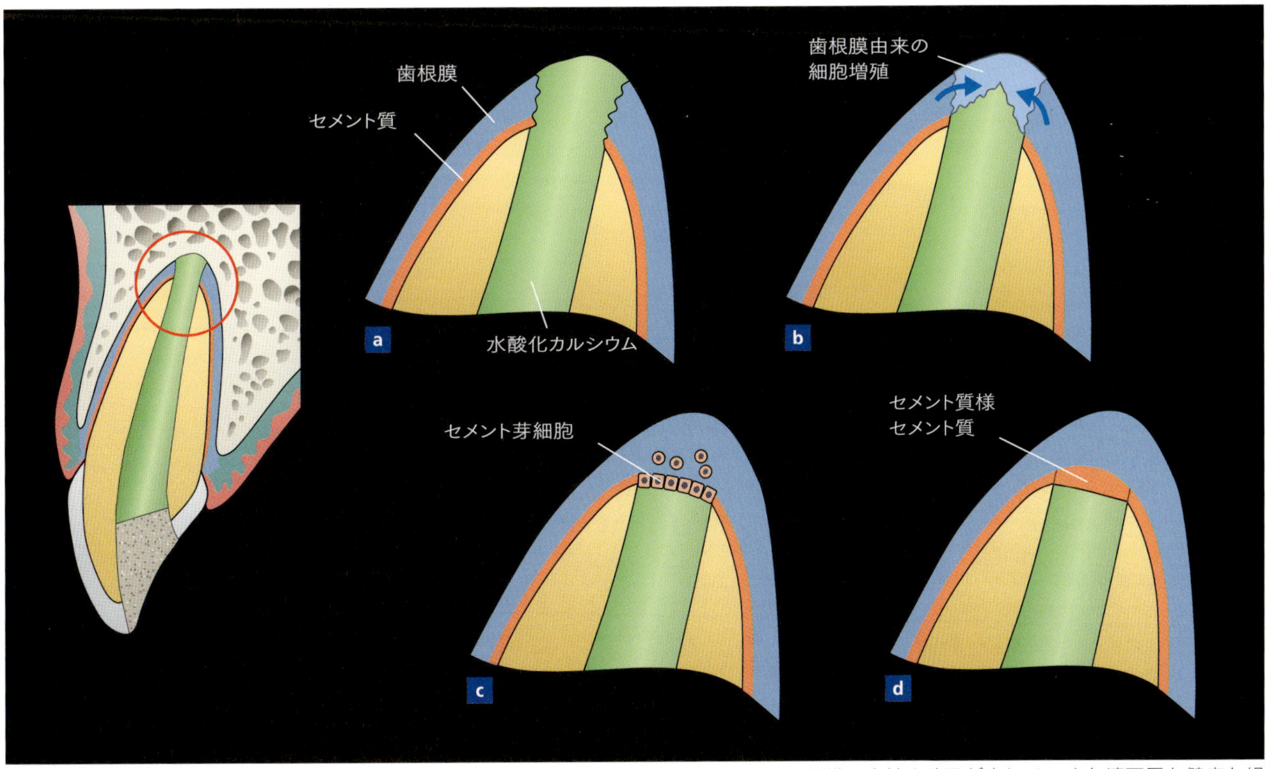

Fig 7a　術直後．根尖からわずかに押し出された水酸化カルシウムによって，歯根膜や骨組織に変性や壊死が生じる．また壊死層と健康な組織の境界付近には，石灰塊の沈着がみられる．
Fig 7b　約 1 か月後．壊死層，石灰塊は消失し，根尖付近には幼若な線維と血管に富んだ歯根膜組織がみられる．
Fig 7c　約 2 か月後．歯根膜から分化したと考えられる細胞（セメント芽細胞と考えられる）によって，硬組織（セメント質と考えられる）が添加される．
Fig 7d　3 〜 6 か月後．根尖は硬組織で閉鎖され，周囲には歯根膜組織が存在する（経過日数はおおよその臨床目安であり，正確な数字ではない）．

アペキシフィケーションの臨床例

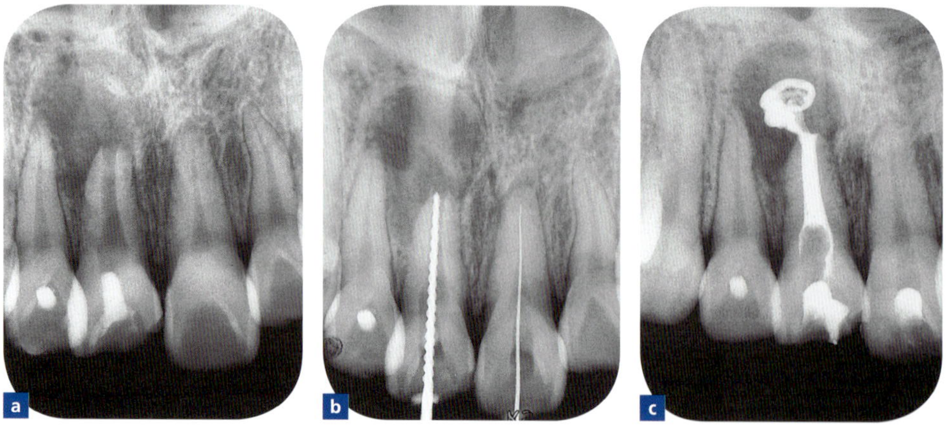

Fig 8a　初診時エックス線写真．20歳，女性．1|の根尖部に大きな骨吸収像（根尖病変）がみられる．約10年前の外傷が原因と考えられる．|1にも歯髄壊死が生じている．
Fig 8b　作業長の測定．
Fig 8c　水酸化カルシウム製剤の填入（アペキシフィケーション開始直後）．

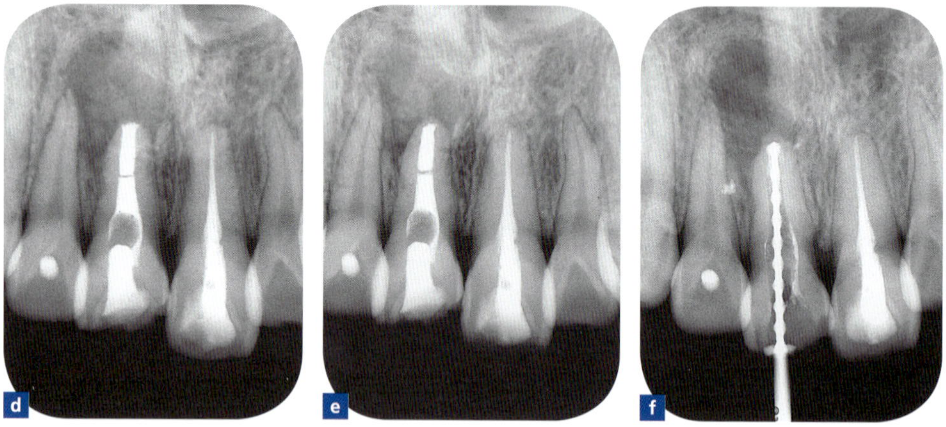

Fig 8d　約2か月後．
Fig 8e　6か月後．
Fig 8f　9か月後．根尖部が硬組織で閉鎖されたことを確認しているところ．

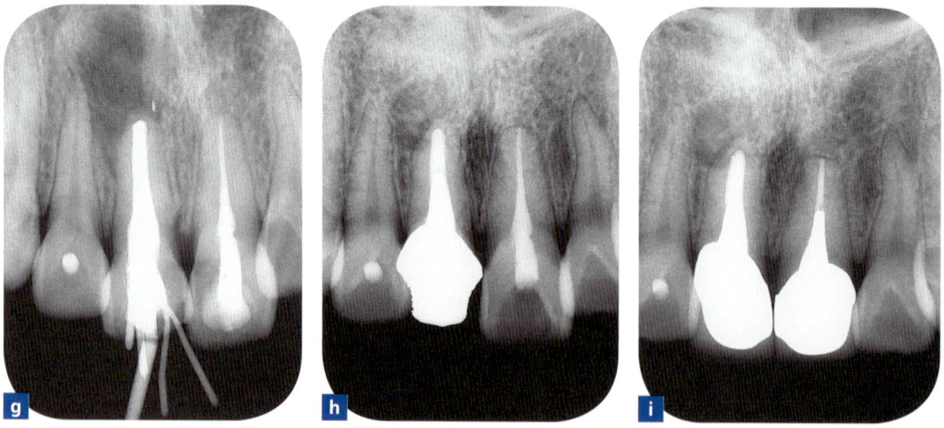

Fig 8g　9か月後．シーラーとガッタパーチャによる根管充填直後．
Fig 8h　術後約5年．
Fig 8i　術後約15年（歯冠修復は他院でやりかえられている）．

失活歯の歯冠の漂白

亜脱臼により失活した前歯に歯冠の変色がみられることは少なくない(**Fig 3j, Fig 9a, Fig 10a**). 原因は, 歯髄腔内での出血や歯髄組織の変性が考えられるが, いったん変色した歯冠の色は自然には戻らないし, 経年的に変色の度合いを増す場合もある. このような歯をCR修復する場合, 修復に先立ってウォーキングブリーチを試みることが有効である[5~12](**Fig 9, Fig 10**). 以下に, ウォーキングブリーチの詳しい術式について解説する.

診査・診断

緊密な根管充填がなされていることを確認する(**Fig 10a, b**). 根管充填が適切でないと, H_2O_2のガスが根尖側へ漏れ, 疼痛を引き起こすことになる.

根管充填材の除去

髄腔および根管内の根管充填材を適切な深さまで除去する. 目安は, 歯頸ラインより約3 mm下までとする(**Fig 10c～e**).

歯冠内面の象牙質のわずかな削除と清掃

変色の原因が不適切な拡大と清掃にあるので, 歯冠部から歯髄の残渣を徹底的に除去する. とくに, 切端部と髄角部に残渣を残さないように象牙質を適切に削除する. 適切な歯髄腔の形成がおわったあとに, 約40％のリン酸水溶液で象牙質内面を約5秒脱灰して, スミヤー(スメア)層を除去する. 象牙細管が開いているほうが漂白効果を得られやすいと考えている.

漂白剤の準備

過ホウ酸ナトリウムと3％の過酸化水素水の混合物をダッペングラス上でつくる

無髄歯の歯冠の漂白――ウォーキングブリーチ

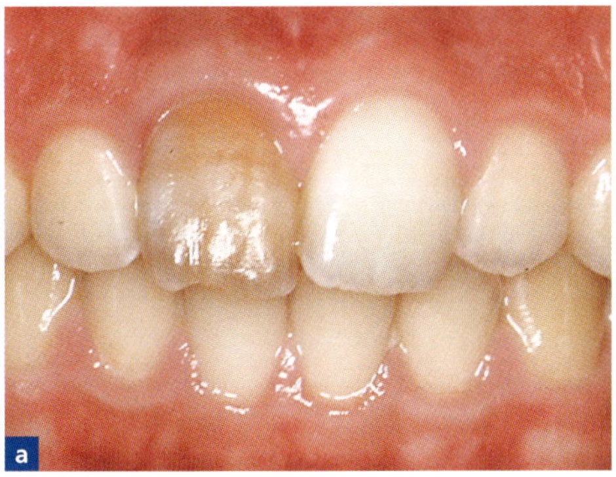

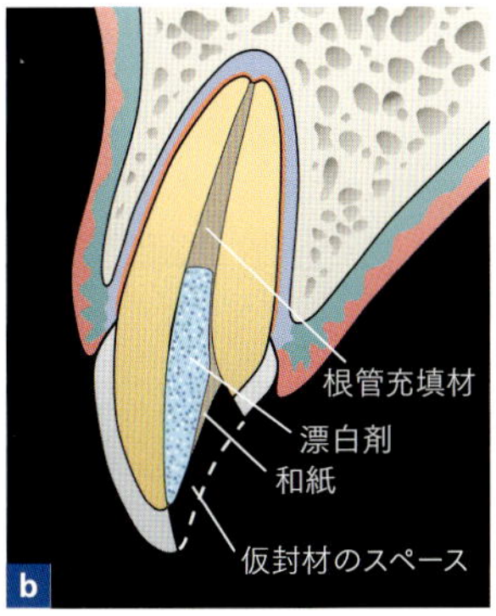

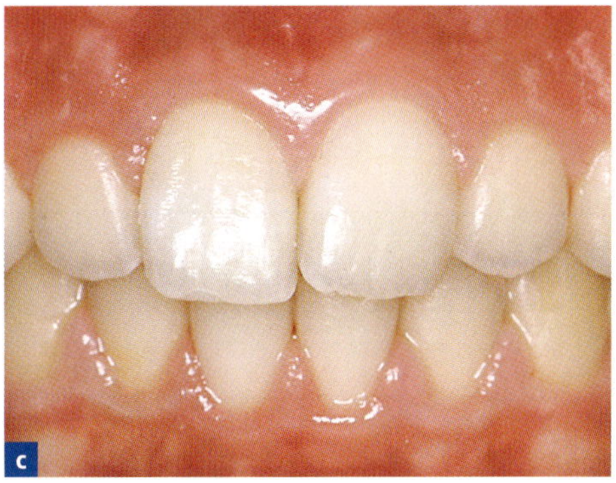

Fig 9a 術前. 外傷による歯髄壊死と歯冠の変色が生じている. 根管充填は終了している.
Fig 9b 漂白中を表す模式図. 漂白剤は過ホウ酸ナトリウムと3％過酸化水素水を使用直前に混合したものを使用する. 漂白剤を入れるための窩洞は歯頸部より深く(根尖側へ)形成する. 漂白剤を和紙で包んで窩洞へ挿入し, 唇側の象牙質全面に漂白剤または和紙が触れるように貼付した後に, グラスアイオノマーセメント(GI)で仮封する.
Fig 9c 術後.

ウォーキングブリーチの術式

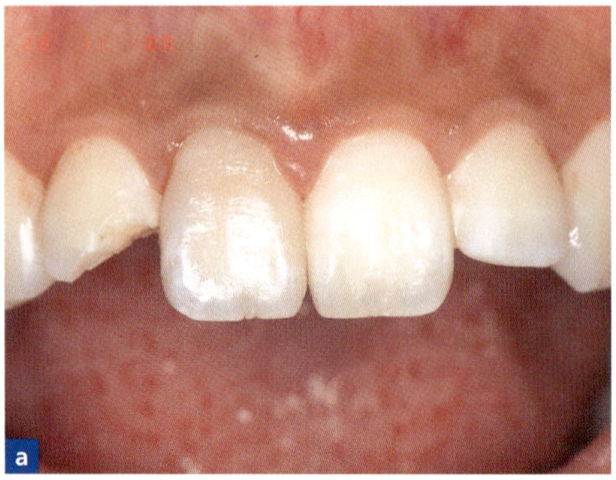

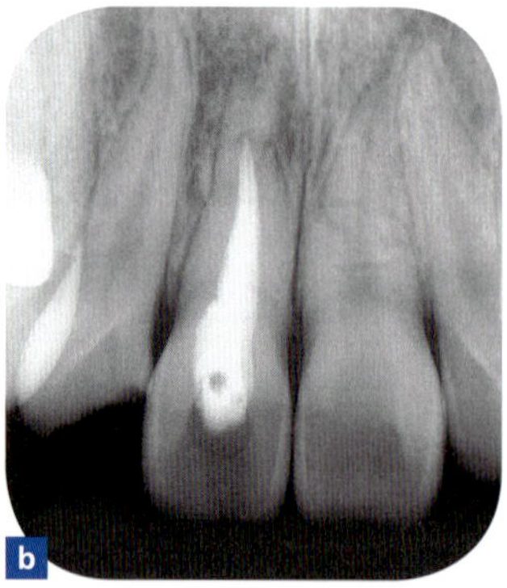

Fig 10a, b　術前．14歳，女子．1|に歯冠の変色がみられる．以前の外傷で2|は歯冠破折しているがEPT(＋)，1|は歯根破折がみられ，他院で根管治療が施されている．

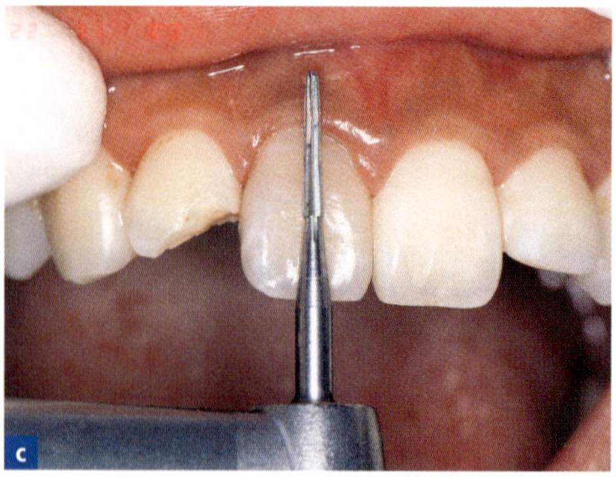

Fig 10c　根管形成用のバーの試適．どこまで掘り下げるかを唇側にバーをあて，目安を決める(目安は歯肉縁下約3 mm)．

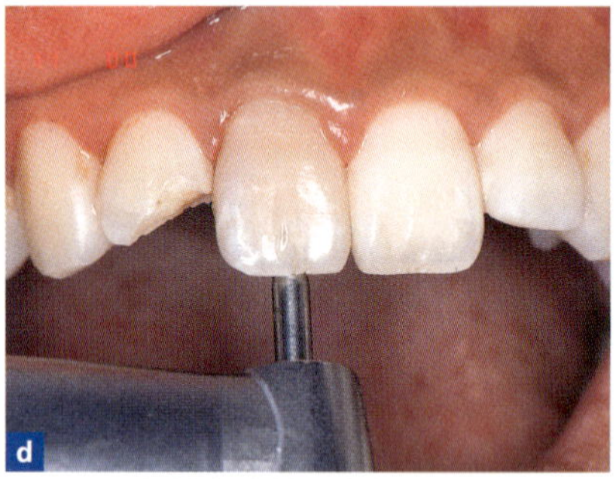

Fig 10d　根管充填材の除去．目安の深さまでバーで掘り下げ，根管充填材を除去する．

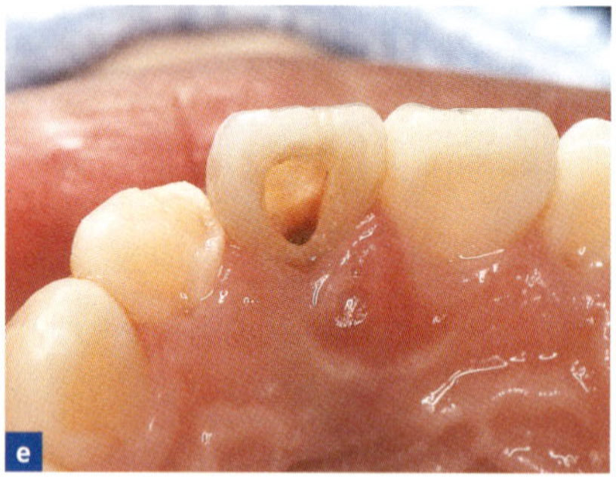

Fig 10e　漂白剤の填入スペースの形成後．髄角部に軟組織が残らないような必要かつ十分な歯髄腔の開拡を行う．

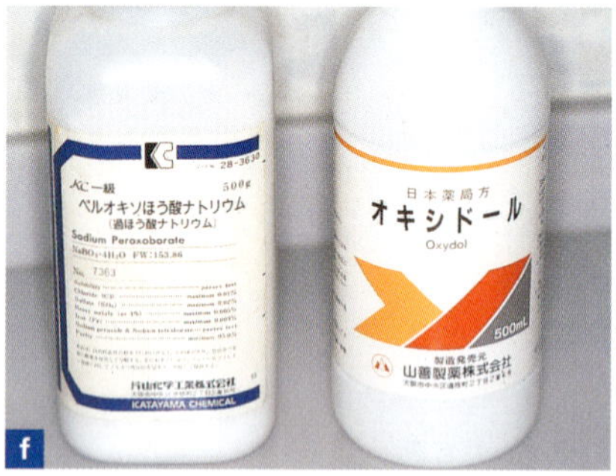

Fig 10f　漂白剤．過ホウ酸ナトリウムと3%過酸化水素水を準備する．3％過酸化水素水の代わりに水でもよい．

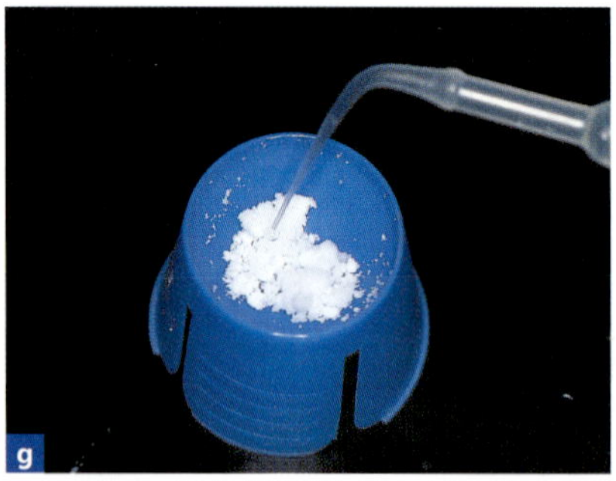

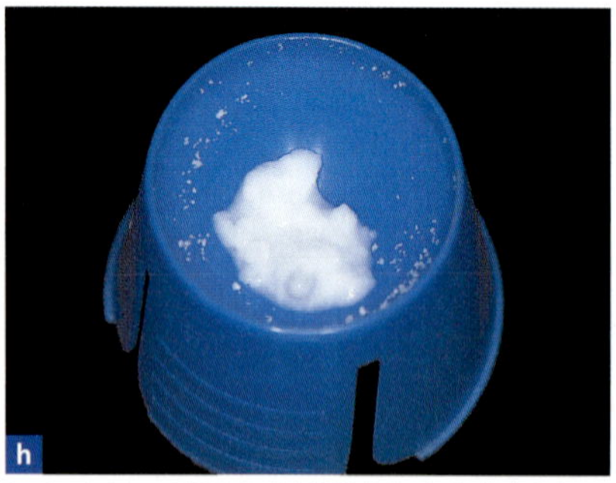

Fig 10g, h　過ホウ酸ナトリウムをダッペングラスにとり，適量の3％過酸化水素水(または水)を加え，ペースト状とする．

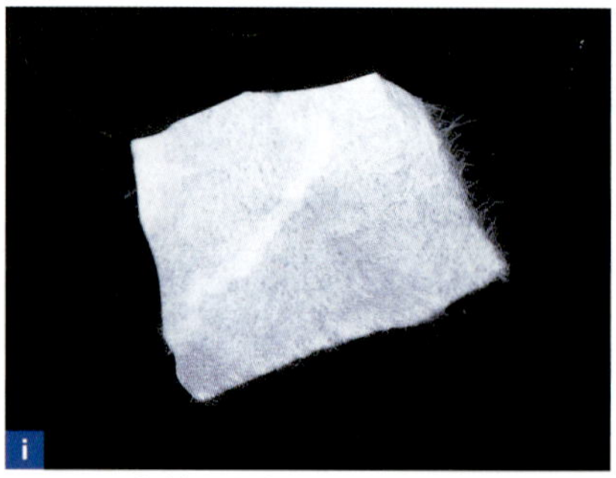

Fig 10i　和紙の用意．

(**Fig 10f～h**)．過ホウ酸ナトリウムは水と反応して過酸化水素ガスを発生し，ガスにより漂白が行われる．したがって，過酸化水素水でなくてもよいが，念のため3％の過酸化水素水を用いる．30％の過酸化水素水は劇薬であり，危険が大きいので使用しない．また，30％のものは歯根吸収の問題が指摘されている[13~17]．3％のものあるいは水を用いた漂白法に歯根吸収の報告はみられない[5,15,18,19]．

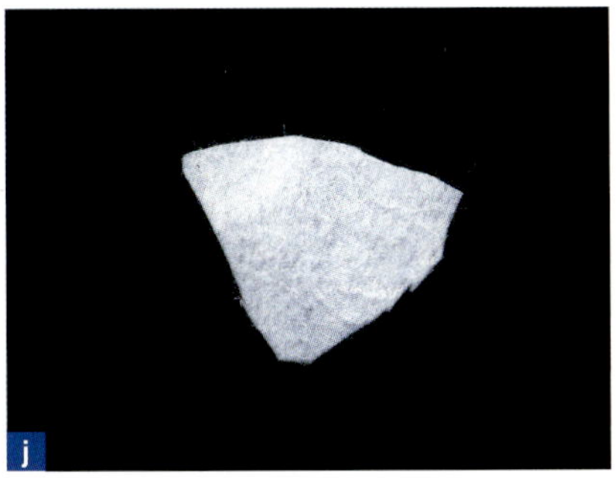

Fig 10j　和紙のトリミング．和紙を一辺が約 8 mm の三角形に切る．

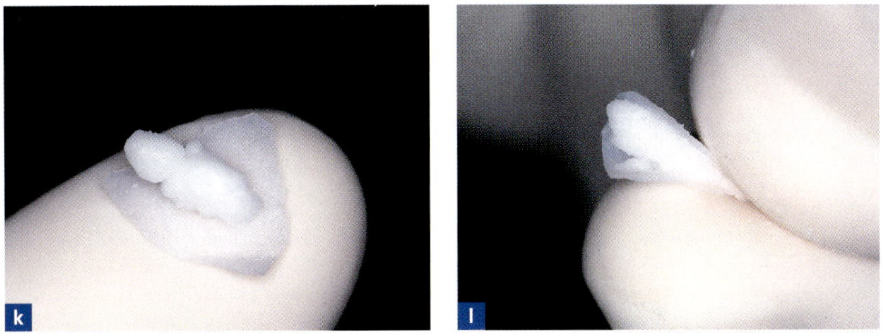

Fig 10k, l　漂白剤と和紙の合体．適量の漂白剤を和紙のなかへ丸め込む．

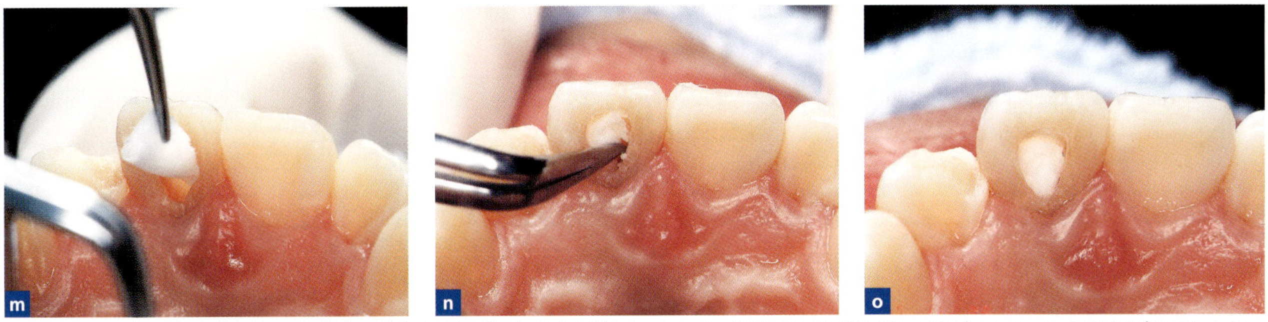

Fig 10m〜o　漂白剤の根管内への配送．和紙で包んだ漂白剤を根管内へ入れる．根管口では和紙で漂白剤が覆われている状態がふさわしい．

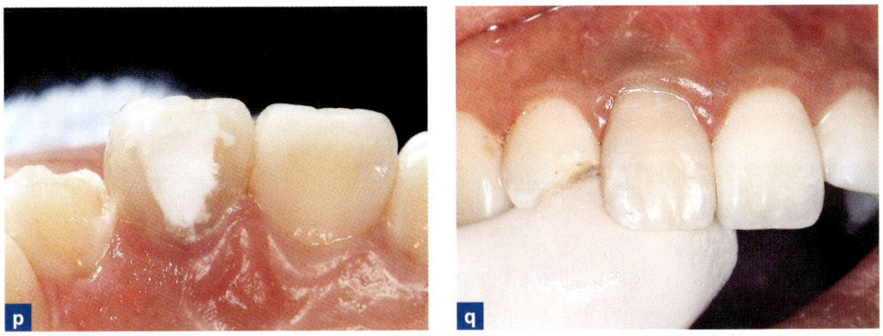

Fig 10p, q　根管口の封鎖．従来型グラスアイオノマーセメントで根管口を封鎖する．GI が硬化するまでワセリンをつけた指で押さえておくことを推奨する．

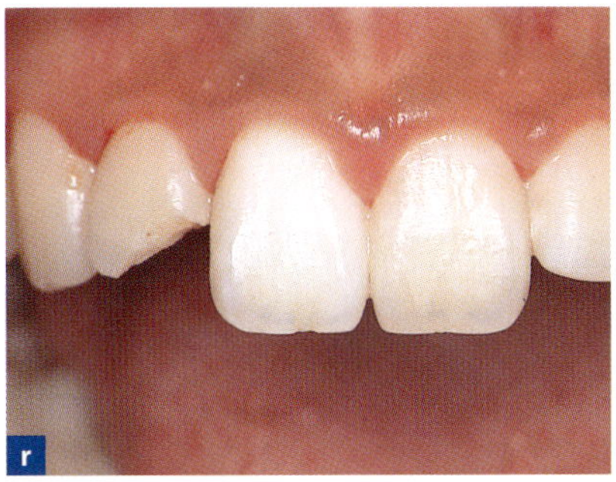

Fig 10r　2 週間後．十分な漂白効果が得られている．

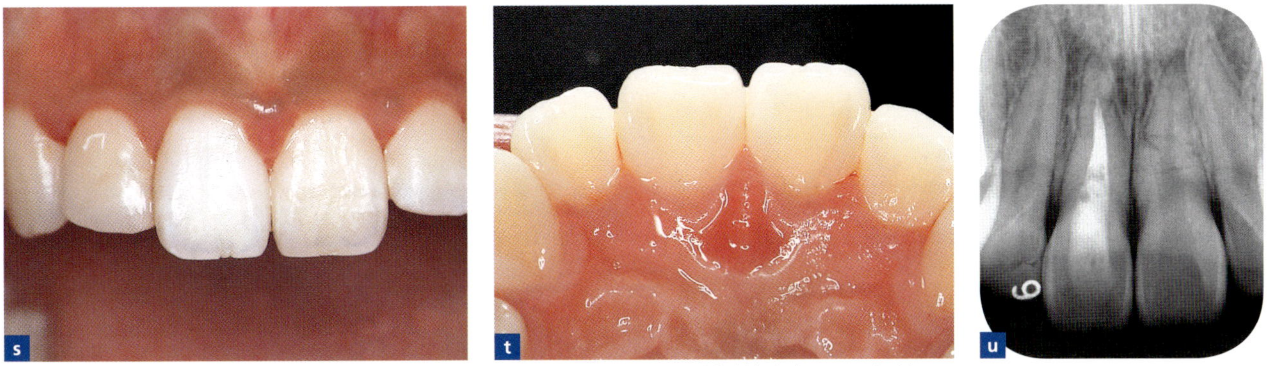

Fig 10s〜u　CR による歯冠修復後．使用した CR は「パルフィークエステライト」（トクヤマデンタル）．

漂白剤の填入

上記の過ホウ酸ナトリウムと3％過酸化水素水の混合物を適切な大きさに切った和紙に包み，根管内へ填入する（**Fig 10i〜o**）．和紙を用いる理由は，水で簡単に破れない（溶解しない）こと，容易に漂白剤を根管に配送できること，根管口の蓋をするときに漂白剤とセメントの隔壁の役目をすることができること，などの利点があるためである．

根管口の封鎖

従来型グラスアイオノマーセメント（以下，GIと略）あるいはカルボキシレートセメントで根管口を厳密に封鎖する（**Fig 10p**）．GIには歯質接着性があること，機械的強度が高いことなど，封鎖に適していると考えられる[20]．封鎖をより緊密にするために，GIが初期硬化するまでは，ワセリンを塗った指（ゴム手袋装着済み）で抑えておくことがコツである（**Fig 10q**）．封鎖をおろそかにすれば，H_2O_2ガスが漏れ出てしまい漂白効果が著しく低下する．

漂白の確認とCR充填

通常，漂白開始約10日後に来院してもらい，漂白効果を確かめる（**Fig 10r**）．もし，漂白の程度に満足が得られなければ再度漂白を行う．漂白が十分であれば，筆者はその日のうちにCR充填に移行している（**Fig 10s〜u**）．漂白後は象牙細管に入り込んだガス抜きを目的として，数日待つことが薦められているが，筆者はそれを行っていない．理由は，本当にそれがCR修復に影響を及ぼすかどうかに疑問をもっているためである．

回顧的亜脱臼歯（歯冠の変色と歯髄腔の閉塞）

「回顧的亜脱臼歯」とは，亜脱臼を放置して数年経過してから，歯の変色・歯髄壊死・歯髄腔の閉塞の進行が発見された歯を指す．日常臨床では，外傷を主訴としない患者の前歯部に，歯冠の変色がみられ，エックス線写真で歯髄腔が閉塞（PCO：pulp canal obliteration）している症例に出会う（**Fig 11, Fig 12**）．これは，主に亜脱臼などにより歯髄死が生じた歯に，先のTABにより自然治癒が生じたことが想像される．歯髄腔の閉塞には「完全閉塞」（total obliteration）（**Fig 11**）と「部分的閉塞」（partial obliteration）（**Fig 12**）があるが，部分的閉塞では，EPT（＋）の反応を示す場合が多い．EPT（－）の反応を示しても，患者自身が変色を気にせず，根尖病変などの問題が生じていなければ，根管治療を行う必要はない．また，閉塞した根管は拡大がきわめて困難である．

歯冠の変色の改善を患者が希望した場合，歯髄腔が完全閉塞でEPT（－）の場合は，無髄歯の漂白が可能である．歯冠内に適切な窩洞を形成し，脱色剤を作用させることで変色を改善できる．部分閉塞でEPT（＋）の場合，CRベニアによる唇側のマスキングがミニマルインターベンションの考えに合致している（**Fig 13**）．

回顧的亜脱臼

Fig 11a　36歳，男性．1|にかなり以前の外傷（亜脱臼）が原因と考えられる歯冠の変色がみられる．
Fig 11b　1|の歯髄腔は完全に閉塞しており，EPT（−）である．しかし根尖病変や打診痛などの臨床症状はない．完全閉塞．

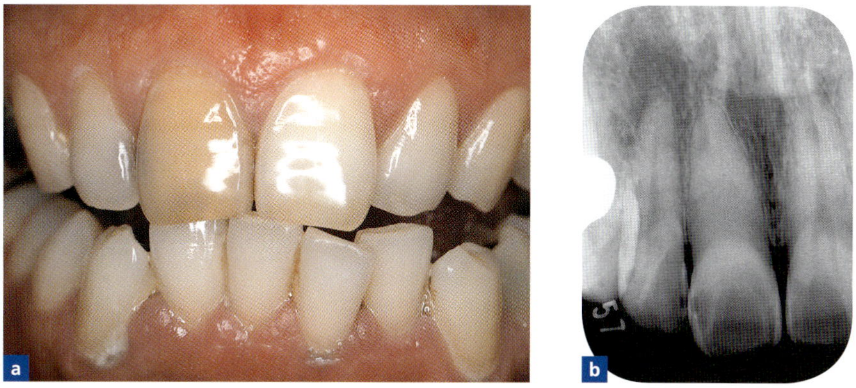

Fig 12a　30歳，男性．|1にかなり以前の外傷（亜脱臼）が原因と考えられる歯冠の変色がみられる．
Fig 12b　|1の歯髄腔の閉塞は歯根側のみに生じており，歯冠側には歯髄腔が認められる．EPT（＋）であり，生活歯と考えられる．部分的閉塞．

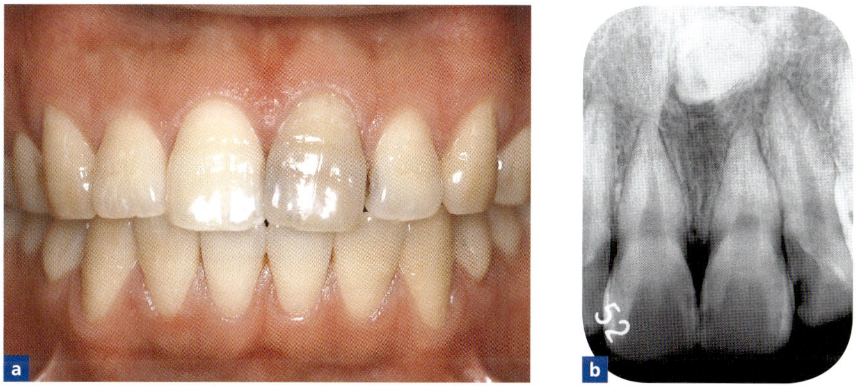

生活変色歯のCRベニア修復

Fig 13a　初診時．30歳，女性．かなり以前の外傷（亜脱臼）により，1|に歯冠の変色が生じているが，EPT（＋）の応答を示す．
Fig 13b　初診時エックス線写真．1|の歯髄腔には部分的閉塞が生じている．

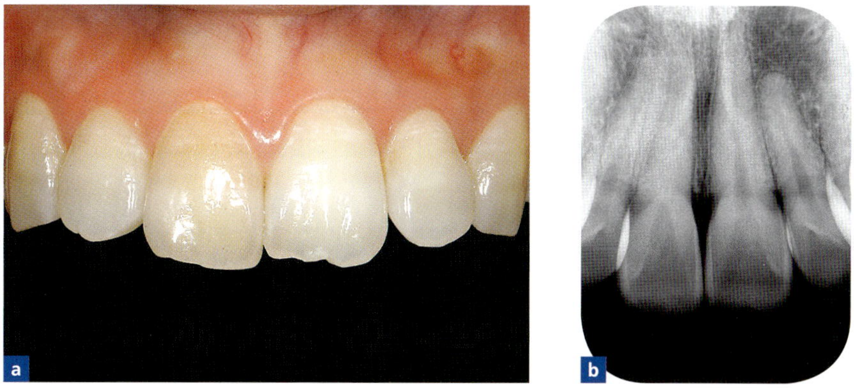

Fig 13c　直接法によるCRベニア修復を行うために，歯冠形成を行った直後．
Fig 13d　CR（「4seasons」Ivoclar Vivadent）を積層充填して隣在歯と色調を合わせた．

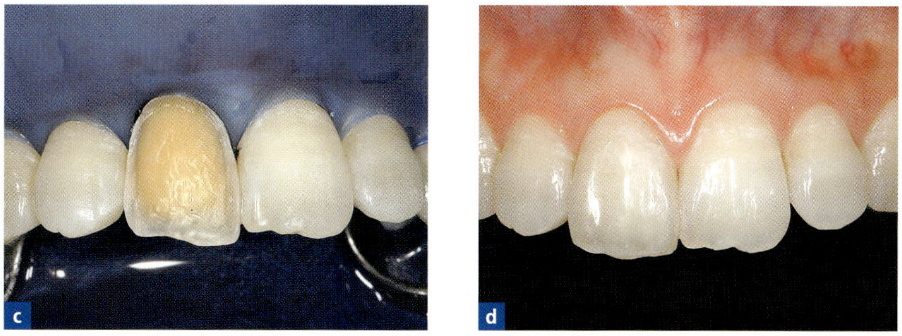

参考文献

1．Frank KL. Therapy for the divergent pulpless tooth by continued apical formation. J Am Dent Assoc 1966；72(1)：87-93.

2．Steiner JC, Van Hassel HJ. Experimental root apexification in primates. Oral Surg 1971；31(3)：409-415.

3．Cvek M. Treatment of non-vital permanent incisors with calcium hydroxide. I. Follow-up of periapical repair and apical closure of immature roots. Odontol Revy 1972；23(1)：27-44.

4．品川光春．歯根未完成歯の根尖閉鎖に関する実験研究．九州歯会誌 1980；34：355.

5．Walsh LJ. Safety issues relating to the use of hydrogen peroxide in dentistry. Aust Dent J 2000；45(4)：257-69；quiz 289.

6．Weiger R, Kuhn A, Lost C. In vitro comparison of various types of sodium perborate used for intracoronal bleaching of discolored teeth. J Endod 1994；20(7)：338-341.

7．Liebenberg WH. Intracoronal lightening of discolored pulpless teeth : a modified walking bleach technique. Quintessence Int 1997；28(12)：771-777.

8．Macey-Dare LV, Williams B. Bleaching of a discoloured non-vital tooth : use of a sodium perborate/water paste as the bleaching agent. Int J Paediatr Dent 1997；7(1)：35-38.

9．Kaneko J, Inoue S, Kawakami S, Sano H. Bleaching effect of sodium percarbonate on discolored pulpless teeth in vitro. J Endod 2000；26(1)：25-28.

10．Ari H, Ungor M. In vitro comparison of different types of sodium perborate used for intracoronal bleaching of discoloured teeth. Int Endod J 2002；35(5)：433-436.

11．Bizhang M, Heiden A, Blunck U, Zimmer S, Seemann R, Roulet JF. Intracoronal bleaching of discolored non-vital teeth. Oper Dent 2003；28(4)：334-340.

12．Attin T, Paque F, Ajam F, Lennon AM. Review of the current status of tooth whitening with the walking bleach technique. Int Endod J 2003；36(5)：313-329.

13．Heller D, Skriber J, Lin LM. Effect of intracoronal bleaching on external cervical root resorption. J Endod 1992；18(4)：145-148.

14．Weiger R, Kuhn A, Lost C. Radicular penetration of hydrogen peroxide during intra-coronal bleaching with various forms of sodium perborate. Int Endod J 1994；27(6)：313-317.

15．Friedman S. Internal bleaching : long-term outcomes and complications. J Am Dent Assoc 1997；128 Suppl : 51S-55S.

16．Wei X, Xu X, Wang XY. The effect of intracoronal bleaching on cervical periodontium of dogs. Shanghai Kou Qiang Yi Xue 1998；7(3)：136-139.

17．Madison S, Walton R. Cervical root resorption following bleaching of endodontically treated teeth. J Endod 1990；16(12)：570-574.

18．Heller D, Skriber J, Lin LM. Effect of intracoronal bleaching on external cervical root resorption. J Endod 1992；18(4)：145-148.

19．Loguercio AD, Souza D, Floor AS, Mesko M, Barbosa AN, Busato AL. Clinical evaluation of external radicular resorption in non-vital teeth submitted to bleaching. Pesqui Odontol Bras 2002；16(2)：131-135.

20．Hosoya N, Cox CF, Arai T, Nakamura J. The walking bleach procedure : an in vitro study to measure microleakage of five temporary sealing agents. J Endod 2000；26(12)：716-718.

CHAPTER 6

挺出性脱臼

「挺出性脱臼」は，「亜脱臼」と「脱離」の中間に位置する外傷であり，両者に関する知識と技術でカバーされる．したがって **CHAPTER 6** では，いくつかの症例を用いて，簡単にその治療方針を解説するにとどめる．

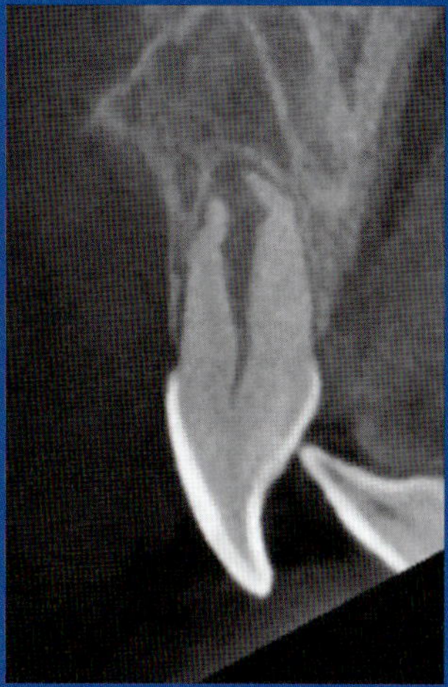

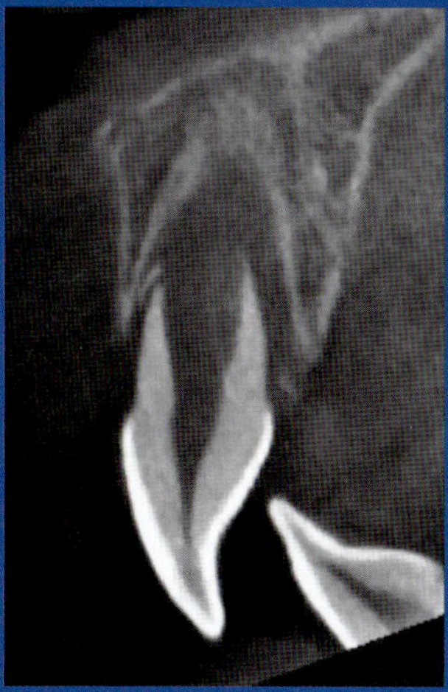

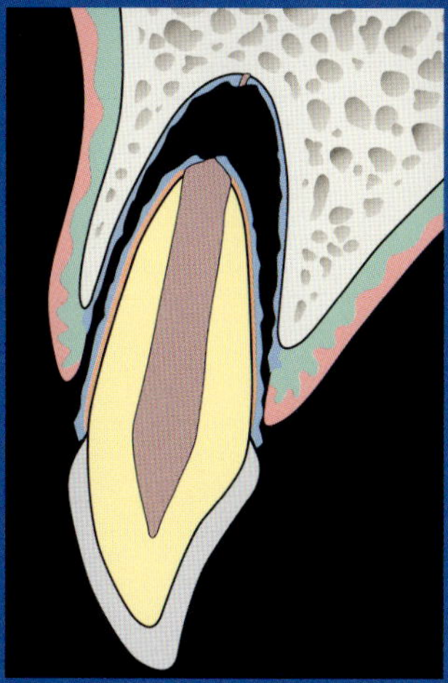

「挺出性脱臼」の分類と定義

「挺出性脱臼」は，歯冠側への明らかな歯の変位がみられるような歯周組織の傷害があり，歯周組織と歯根は完全には離断していないが，根尖部での脈管は断裂している（**Fig 1**）．

「挺出性脱臼」の診査・診断のポイント

歯に破折性の外傷が生じていないにもかかわらず，明らかな位置異常（変位）や大きな動揺がみられる場合に「挺出性脱臼」を疑う．通常，歯根膜から出血があり，電気歯髄診断（以下，EPT と略）に（−）の反応を示す．エックス線写真で，歯根膜腔の拡大がみられる．外傷の程度，種類をより正確に把握するために，歯科用コーンビーム CT（以下，CBCT と略）撮影が有意義である．

挺出性脱臼には，軽微なものから脱離寸前のものまでさまざまな状態がある．一見歯の変位がないようにみえても，外傷時に歯が変位した後に元の位置に戻った状態にあるかもしれない．歯根完成歯と未完成歯どちらも根尖部で脈管は完全に断裂していると考えられる．歯根未完成歯では，ヘルトヴィッヒ上皮鞘にダメージが加わっていると考えられる．

挺出性脱臼を表わす模式図

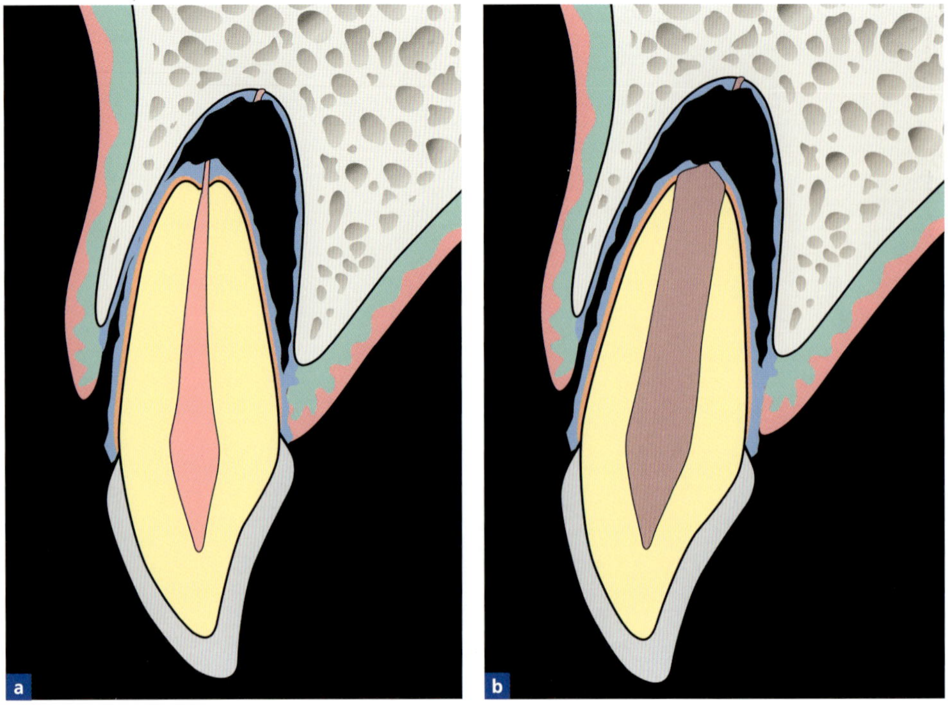

Fig 1a　歯根完成歯の挺出性脱臼．
Fig 1b　歯根未完成歯の挺出性脱臼．

「挺出性脱臼」の治療方針

整復・固定と経過観察が基本的な治療方針となる．亜脱臼と同様に歯髄の治癒が期待できるので，明らかな歯髄壊死が確認できるまで根管治療を避ける．歯根膜へのダメージは重度でないため，整復・固定により再付着がスムーズに起こると考えられる．歯髄壊死が確認されたなら根管治療を行う．若年者では，アペキシフィケーション（**CHAPTER 2** 参照）またはアペクソジェネシス（**CHAPTER 5** 参照）が適応となる．

「挺出性脱臼」の治療の流れ

診査・診断

歯の動揺度，歯の変位量，歯冠破折の有無，歯根の完成度，歯肉溝からの出血の程度などに十分な注意を払う（**Fig 2a〜c, Fig 3a〜d**）．象牙質に及ぶような歯冠破折は，歯髄への細菌の経路になるので，早急な修復が必要である（**Fig 2b**）．

歯冠修復・整復・固定

創傷部の洗浄後，必要に応じて歯冠修復を行う．歯冠修復を優先する理由は，露出した象牙細管から歯髄死になっている歯髄組織に細菌が侵入することを防ぐためである．歯冠修復を後日行う場合は，露出象牙質面を接着性レジンなどでカバーしておく必要がある．つぎに，整復後弾力性のあるワイヤーと接着性レジンで隣在歯と固定を行う（**Fig 2d〜f**）．固定期間は 1 〜 3 週間とする．

経過観察

歯根未完成歯では，歯髄の治癒が期待できる確率が高い（**Fig 3**）（P.165 **CHAPTER 9**　脱離「歯髄の治癒と歯根の発育」参照）．ただし，ヘルトヴィッヒの上皮鞘にダメージが加わっていることが予想されるので，歯根発育には十分な観察が必要である（**Fig 3e〜q**）．歯根完成歯でも，20歳ぐらいまでは歯髄の自然治癒が期待できる場合があるので，明らかな歯髄壊死症状がみられるまで，根管処置を回避する（**CHAPTER 5**，**CHAPTER 8** 参照）．

根管治療

歯髄の治癒が期待できない大人の患者や，明らかな歯髄壊死の症状がみられる歯では，根管処置を開始する（**Fig 2g〜i**）．根尖が完全に閉じていない歯では，アペキシフィケーションが適用される（**Fig 2j〜l**）．通常は約 6 か月間以上待ち，根尖の閉鎖が確認できたらシーラーとガッタパーチャポイントによる根管充填を行う（**Fig 2l**）．通常，歯冠の変色が生じているので（**Fig 2k**），ウォーキングブリーチを行ってからコンポジットレジン（以下，CR と略）で歯冠修復を行う（**Fig 2m, n**）．

挺出性脱臼の治療方針と治療の流れ①

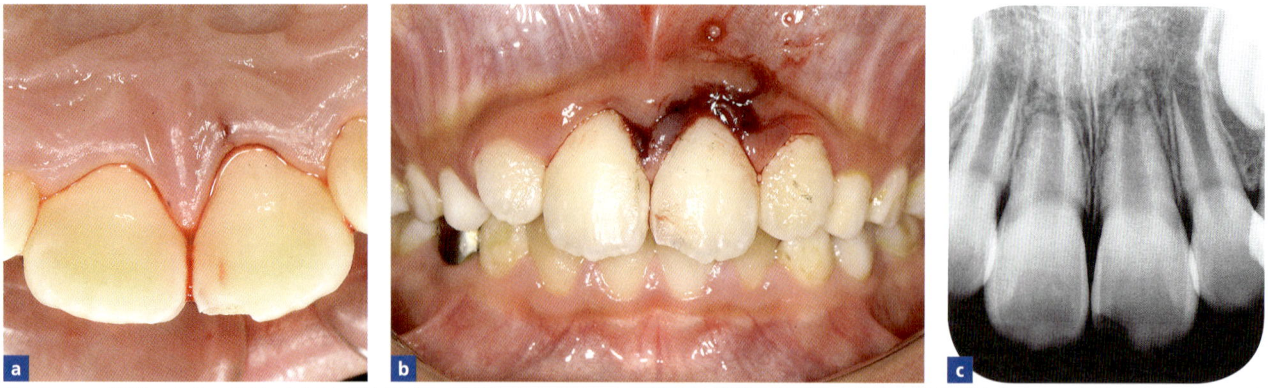

Fig 2a〜c　術前．8歳，男子．ブランコがあたって前歯部を強打した．歯の動揺度，わずかな変位，歯肉溝から出血の程度などから，1|は亜脱臼，|1は挺出性脱臼と診断された．1|1：EPT(−)．|1には象牙質におよぶ歯冠破折がみられる．

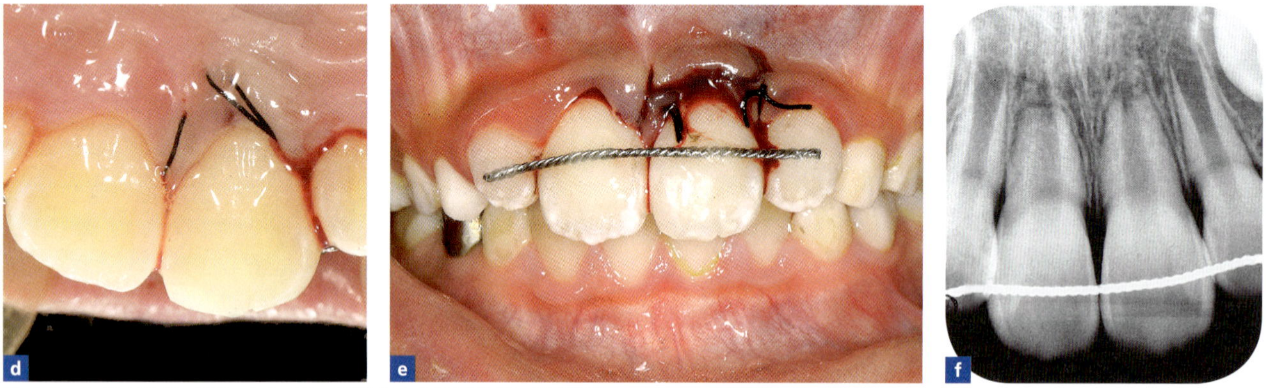

Fig 2d〜f　|1のコンポジットレジン(CR)による歯冠修復，|1の整復，1|1の固定を行った直後．

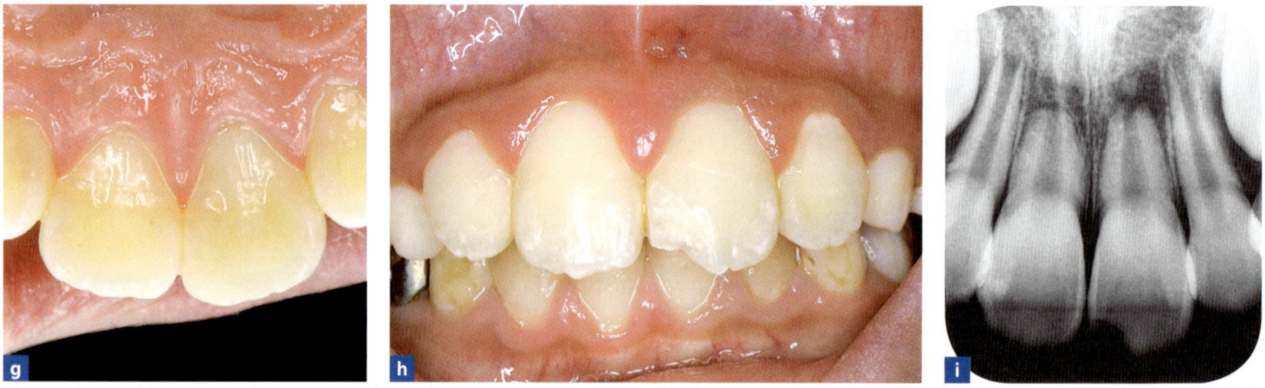

Fig 2g〜i　初診から8か月後．|1の再外傷で来院．1|1：EPT(−)．|1の根尖部にサイナストラクトがあること，エックス線写真で根尖病変が観察されること，歯冠にわずかではあるが変色があることから，|1は歯髄壊死と判断された．したがって，この日にアペキシフィケーションを開始した．

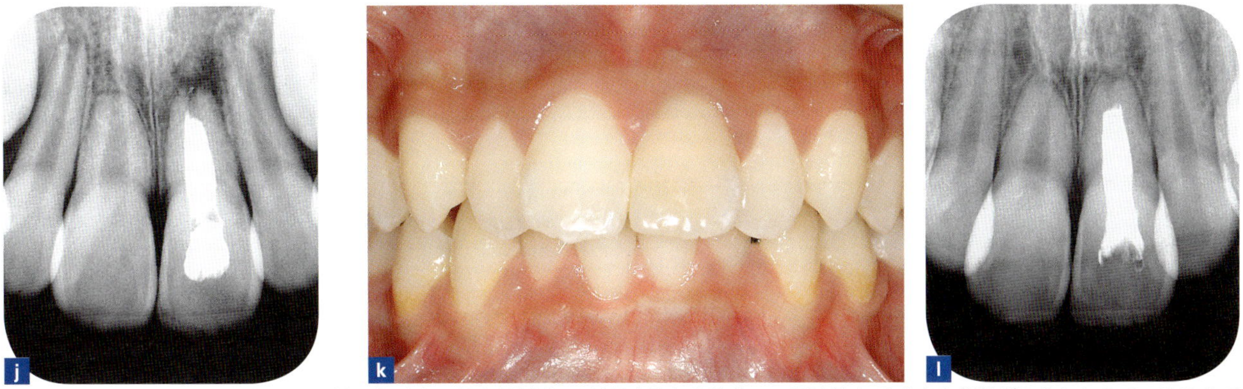

Fig 2j　初診から１年後．根管処置を開始した時点で根尖部付近には（根尖孔から約２mm 歯冠側まで）生きた組織がみられたので，そこまで拡大，清掃が行われ，水酸化カルシウム製剤（ビタペックス）が填入されている．

Fig 2k, l　初診から３年３か月後．⌊1 のシーラーとガッタパーチャポイントによる本根管充填直後．根尖は硬組織で閉鎖されている．⌊1 の歯冠には変色がみられる．1⌋：EPT（＋）．

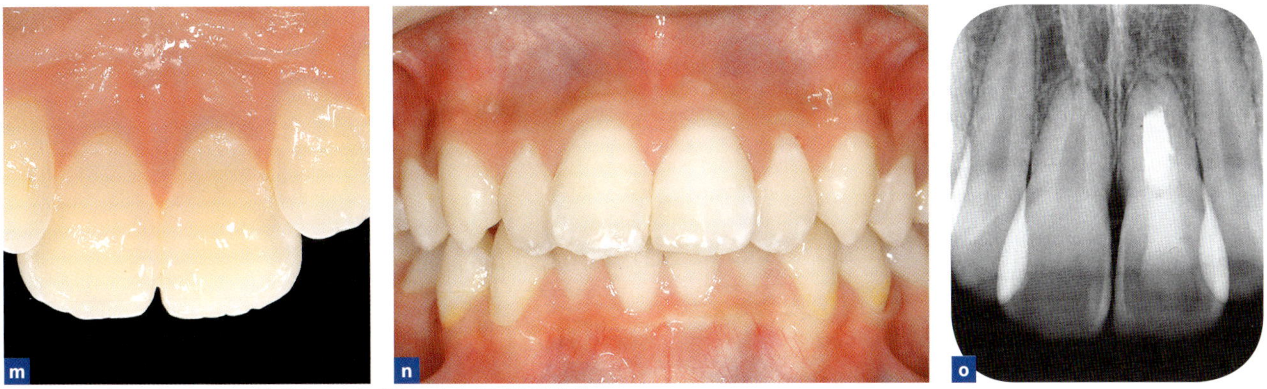

Fig 2m, n　⌊1 のウォーキングブリーチと CR による歯冠修復直後．

Fig 2o　初診から３年11か月後．この後，患者は矯正治療を受けることになった．

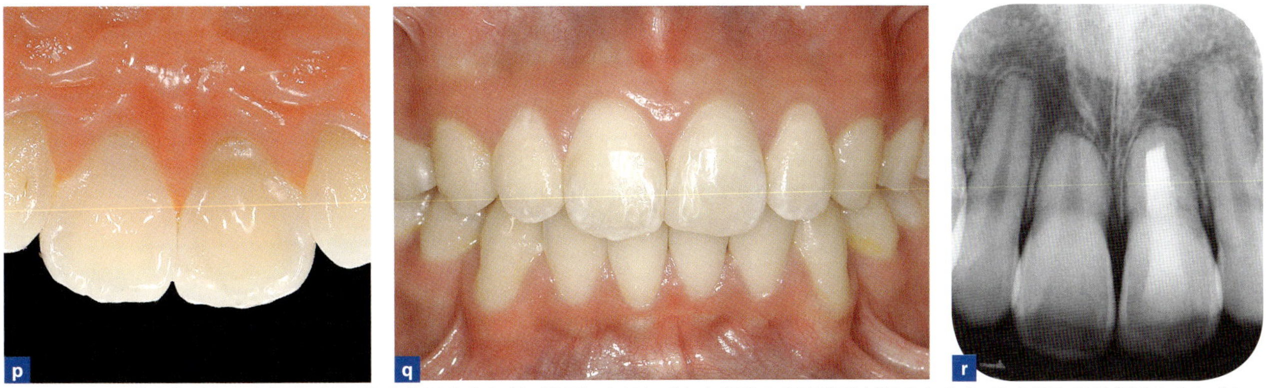

Fig 2p～r　初診から７年２か月後．矯正治療終了後８か月．矯正によるわずかな根尖の表面吸収があるものの，そのほかの異常はみられない．1⌋：EPT（＋）．

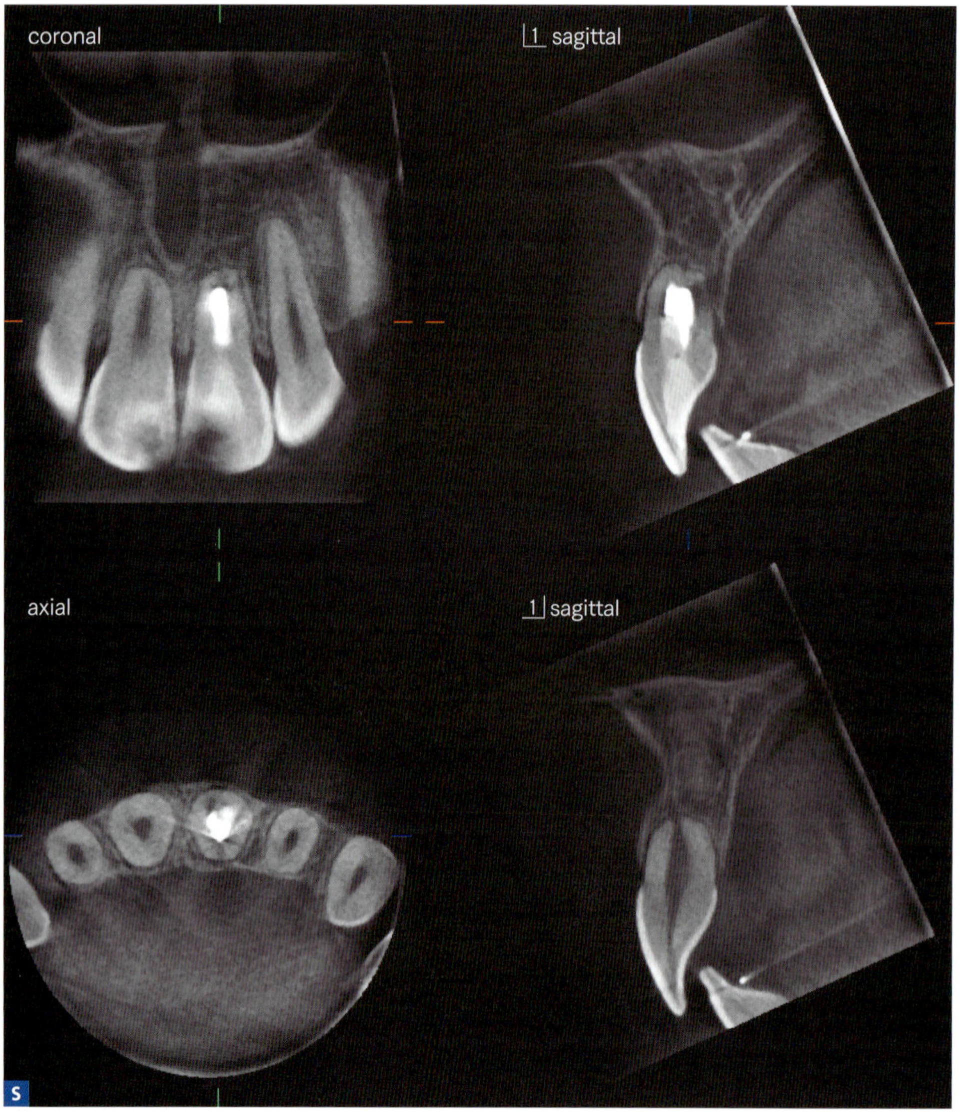

Fig 2s　初診から7年2か月後のCBCT像．1|1ともに，歯根全周に均等な歯根膜腔が認められる．|1の根尖孔が硬組織で閉鎖されていることがわかる．

挺出性脱臼の治療方針と治療の流れ②

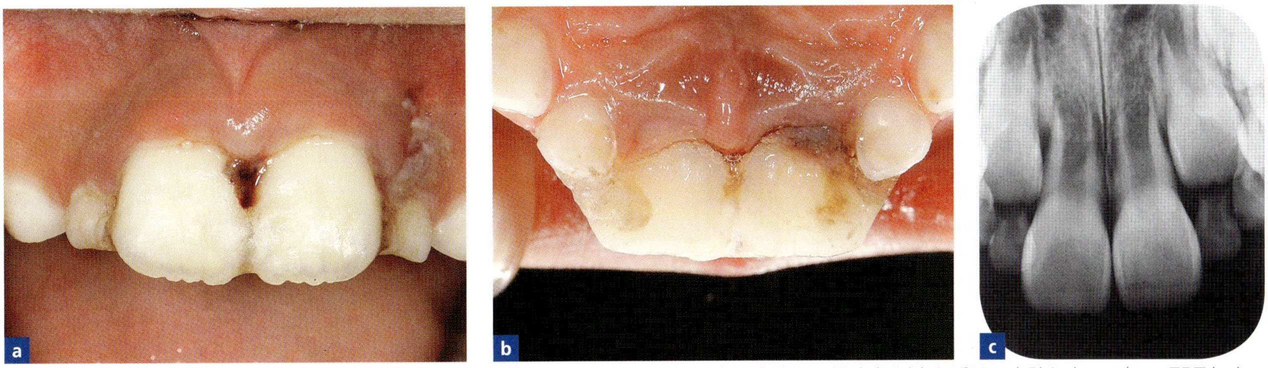

Fig 3a～c　初診時．6歳1か月，男子．2日前に水場で転倒，前歯部を強打．当日他院にて治療（固定）を受け，来院した．1|1：EPT（－）．

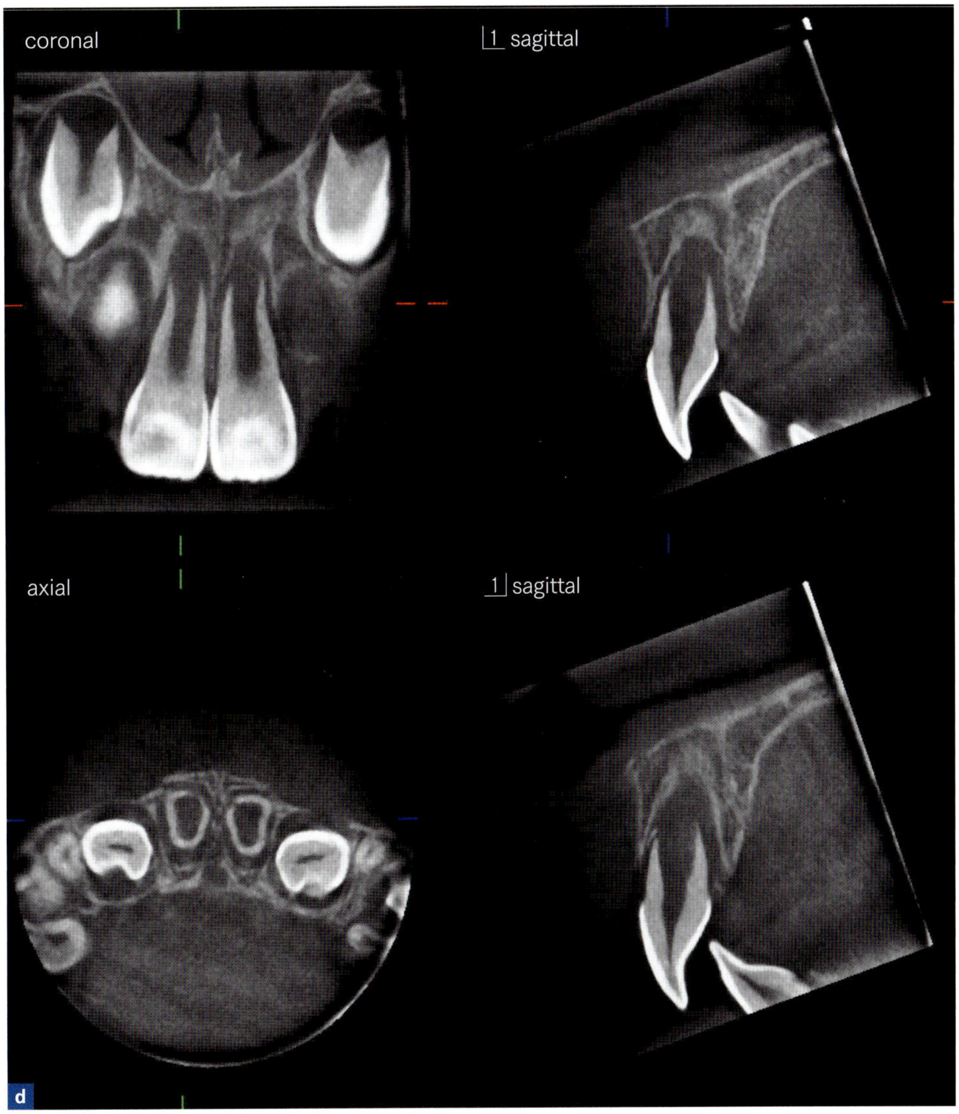

Fig 3d　初診時のCBCT像．1|1には挺出性脱臼が生じていると考えられる．

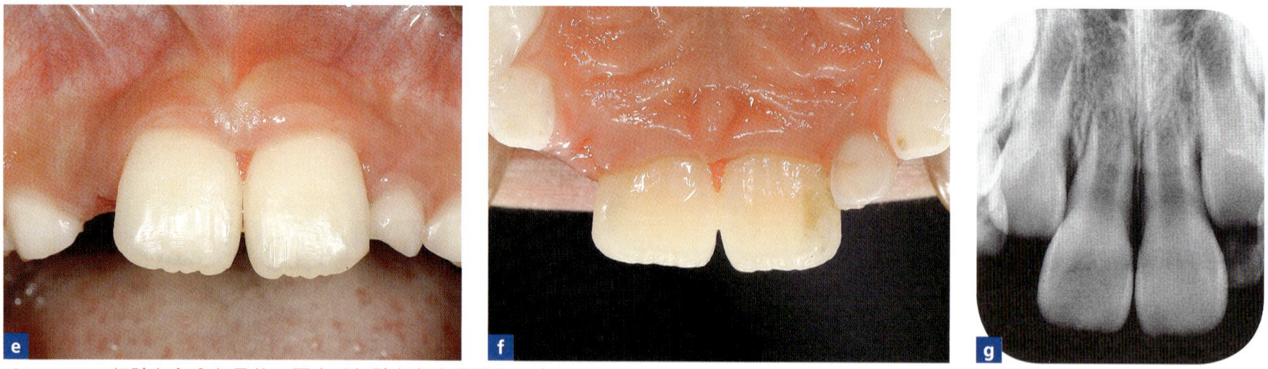

Fig 3e〜g　初診から３か月後．固定は初診から２週間後に除去されている．歯冠の変色はみられない．

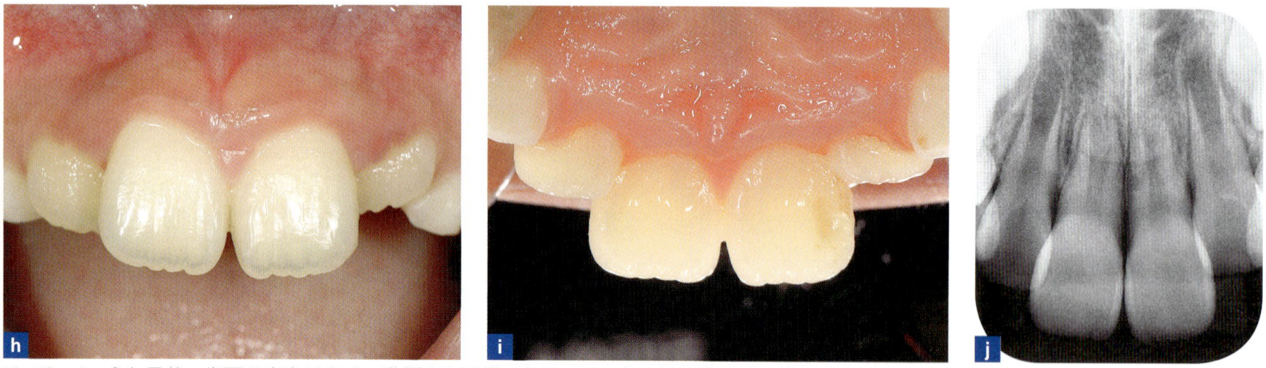

Fig 3h〜j　６か月後．歯冠の変色はなく，動揺度も正常である．エックス線写真では，歯根のわずかな発育と歯髄腔の閉塞傾向がみられる．

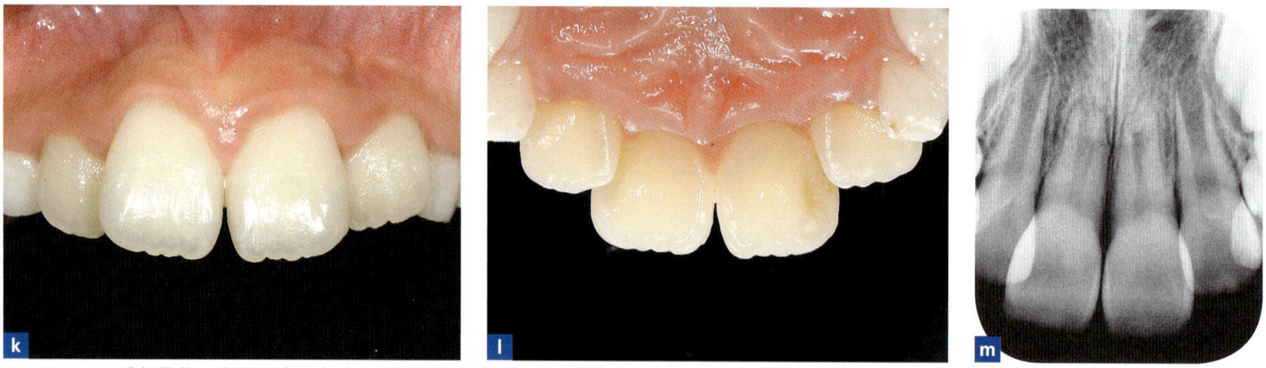

Fig 3k〜m　10か月後．歯冠の変色(−)．歯髄腔の閉塞が明らかになりつつある．1|1：EPT(＋)．

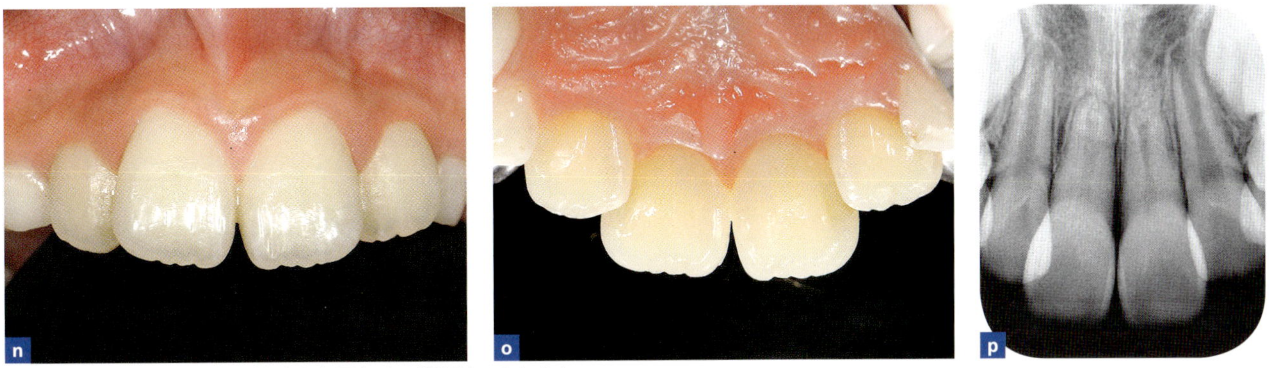

Fig 3n〜p　1年5か月後．治療を必要とする問題はみられない．

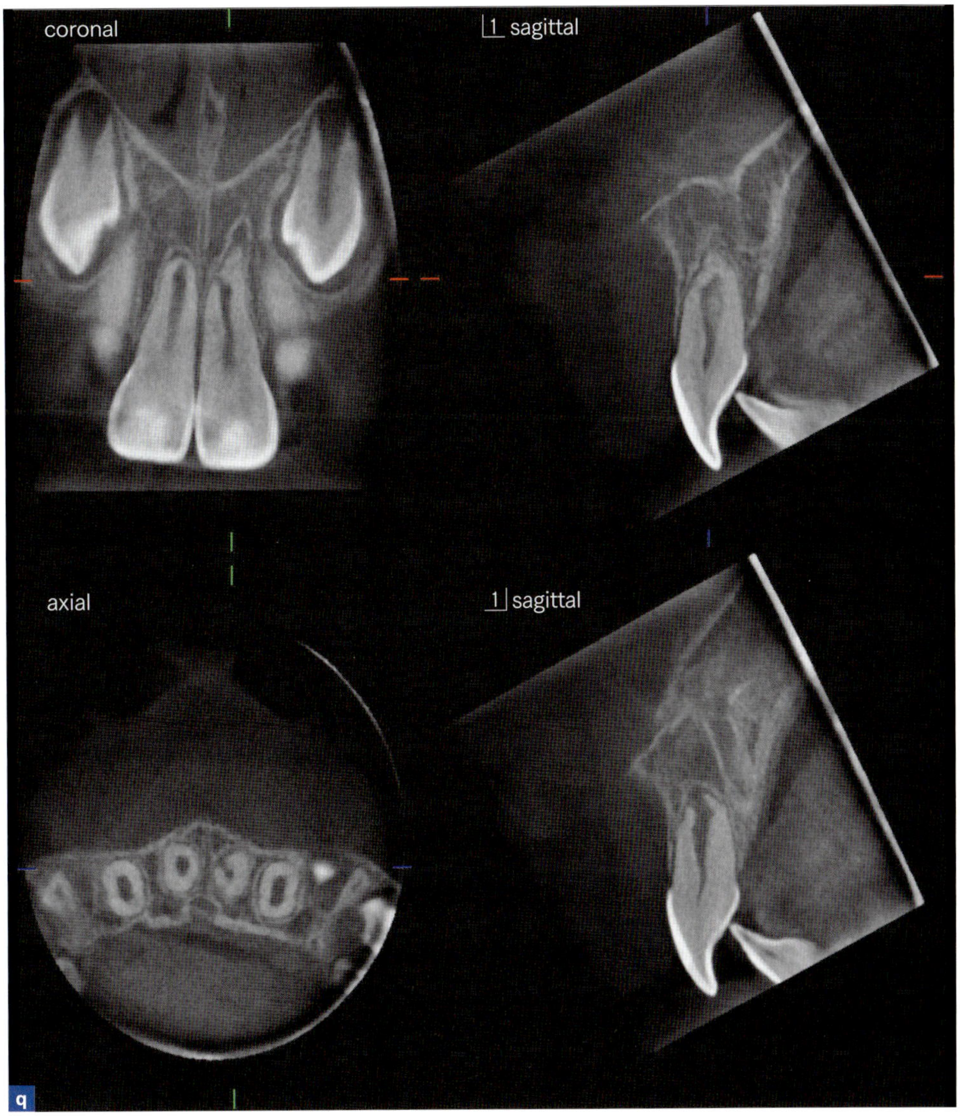

Fig 3q　1年5か月後のCBCT像．1|1ともに，歯髄腔の閉塞傾向と，根尖の発育形態の異常が認められる．根尖部の透過像がみられないこと，EPT(＋)であることから，根管治療の必要性はない．歯根未完成歯の脱臼性外傷では，ヘルトヴィッヒの上皮鞘にダメージが加わっている可能性が高いことを認識して治療にあたる必要性があることを物語っている．

CHAPTER 7
側方性脱臼

「側方性脱臼」は，一見重度の外傷のように思われるが，亜脱臼と挺出性脱臼の中間に位置する外傷であり，予後は悪くない．**CHAPTER 7** では，症例を中心に治療方針について考察する．

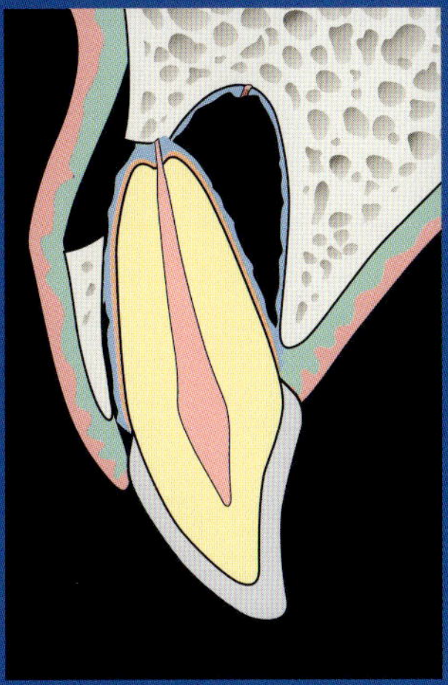

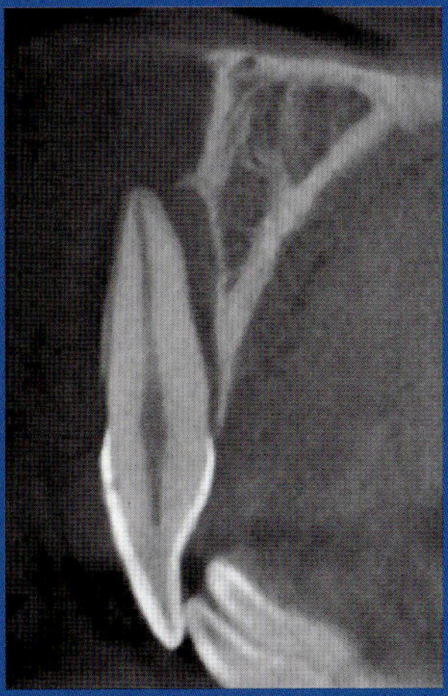

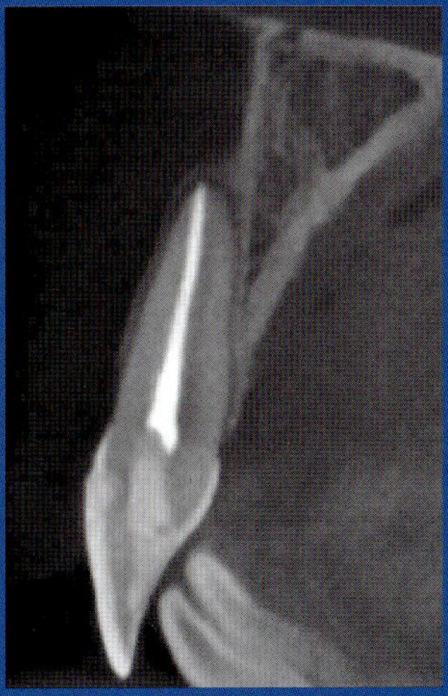

「側方性脱臼」の分類と定義

「側方性脱臼」とは，唇側の歯槽骨骨折をともなって歯が側方（根尖は唇側，歯冠部は口蓋側）または根尖側へ変位するような歯周組織の傷害を指す．根尖部で脈管は完全に断裂しているが，唇側の歯周組織と歯根は離断していないと考えられる（**Fig 1**）．

「側方性脱臼」の診査・診断のポイント

歯冠が口蓋側（舌側）へ変位しており，エックス線写真で，根尖付近で歯根の外形と歯槽窩の外形にずれがみられるのが主な特徴である．歯槽骨骨折をともなって歯根が変位しており，歯根が歯槽骨とロック状態になり，患歯の動揺がみられないこともある．また，一見埋入と思われる症例でも，側方性脱臼をした歯が根尖側へ変位していることも多く，外傷の程度，種類をより正確に把握するために，歯科用コーンビーム CT（以下，CBCT と略）撮影がきわめて有意義である（**Fig 4** 参照）．また，一見歯の変位がないようにみえても，外傷時に歯が変位し，その後に元の位置に戻った状態にあるので，やはり CBCT 診査が有意義である（**Fig 5** 参照）．

側方性脱臼とその整復法

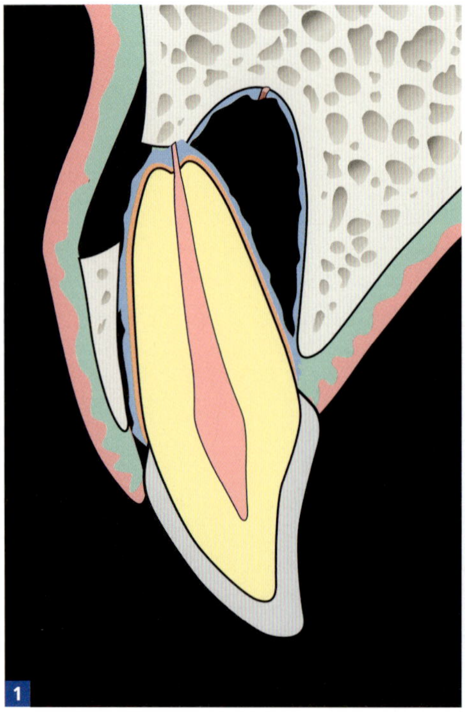
1

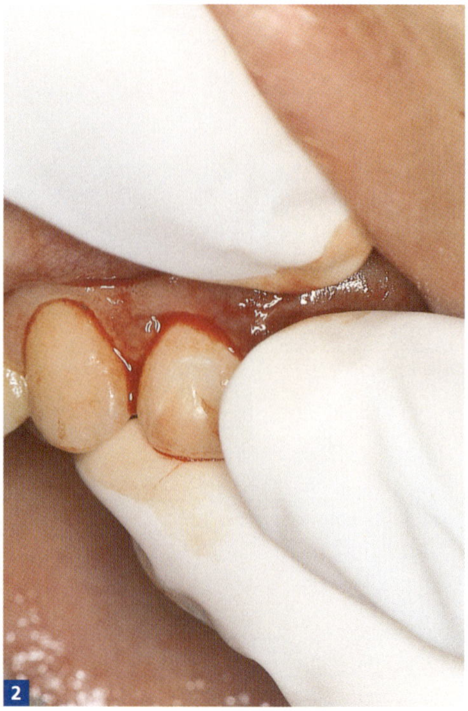
2

Fig 1　側方性脱臼を表わす模式図．
Fig 2　側方性脱臼の整復法．根尖部で歯根と歯槽骨のロックがみられるので，両手を用いて，根尖を歯冠側および口蓋側方向へ，歯冠は唇側および歯冠側方向へ力を加え，歯根を歯槽窩の元どおりの位置へ整復する．

「側方性脱臼」の治療方針

整復(Fig 2)・固定と経過観察が基本的な治療方針となる．唇側の歯根膜は完全には離断しておらず，歯根膜への血液供給が保たれているので歯根膜全体へのダメージは重度ではないと考えられ，整復・固定により再付着がスムーズに起こると思われる．若年者では亜脱臼と同様に歯髄の治癒が期待できる場合があるので，明らかな歯髄壊死が確認できるまで根管治療を避ける．最初から歯髄の治癒が期待できにくい年齢や，経過観察中に歯髄壊死が確認されたなら根管治療を行う．若年者では，アペキシフィケーション(**CHAPTER 5** 参照)またはアペクソジェネシスが適応となる(**CHAPTER 2** 参照)．

「側方性脱臼」の治療の流れ

診査・診断

歯の動揺がなく，歯冠が口蓋側あるいは根尖側へ変位している場合，側方性脱臼を疑う．エックス線写真では，偏心投影を行うことによって，歯槽窩と歯根のずれを把握できることがある(偏心投影ではないが Fig 6c 参照)．根尖部の歯槽粘膜に内出血があるかどうか，触診で歯根が歯槽骨から飛び出していないかを注意深く観察する(Fig 3a〜c, Fig 4a〜d)．CBCT 診査を行えば，上記の診断はたちどころに明白になる(Fig 3d, e, Fig 4e)．歯冠破折が生じていないか注意する．象牙質が露出していれば，初診時に修復または露出面をカバーしておく．

整復・固定

創傷部の洗浄後，整復を行い，弾力性のあるワイヤーと接着性レジンで隣在歯と固定を行う(Fig 3f, g, Fig 4f, g)．歯槽骨骨折をともなっているので，固定期間は約 3 か月とする．

根管治療と歯冠修復

歯髄の治癒が期待できない大人の患者では，外傷当日も含め 2 週間以内に根管処置を行う．感染がほとんどないことから，根管拡大，形成，充填を 1 回で行う方法が推奨される(Fig 3h, Fig 4h)．根尖が完全に閉じていない歯では，アペキシフィケーションが適用される．約 3 か月後に固定を除去し(Fig 3i)，外傷時の実質欠損や根管治療のためのアクセスホールはコンポジットレジン(以下，CR と略)で修復を行う(Fig 3j, k)．歯冠の変色が生じている歯は，漂白を行ってから CR 修復を行う．若年者ではトランジエント・アピカル・ブレイクダウン(TAB)が期待できる場合があるので，根管治療開始時期を最低 6 か月待つ(Fig 5a〜l)．

経過観察

外傷後 3 か月，6 か月，1 年，以後 2 年ごとにエックス線診査と臨床診査を行い，問題が生じていないか観察する(Fig 3l〜n, Fig 4i〜n)．側方性脱臼の整復・固定後に，数%の症例で一時的な辺縁骨の吸収(transient marginal breakdown)がみられることがある[1, 2]．原因として骨折が挙げられるが，処置は何も行わず，喪失した骨が戻ることを待つ(Fig 6a〜i)．

治療の流れ

①側方性脱臼の治療方針と治療の流れ（**Fig 3**）

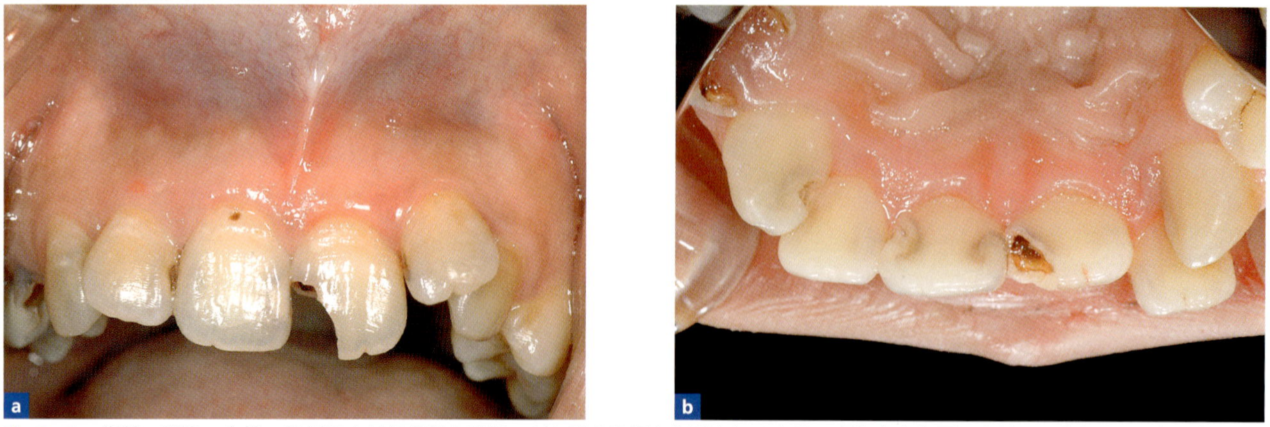

Fig 3a, b　術前．23歳，女性．転倒により前歯部を強打，1|1部の疼痛を主訴として来院．明らかな歯冠の変位はみられないが，1|1の根尖部に内出血がみられる．歯冠破折はないが，う蝕の進行による歯の実質欠損が顕著である．1|1：EPT（－）．

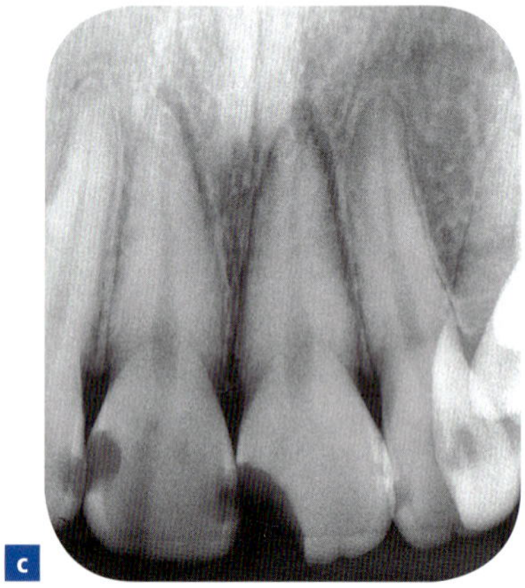

Fig 3c　初診時のエックス線写真．歯根周囲に歯根膜腔の拡大像がみられ，根尖部で歯槽窩と歯根外形にずれがみられる．

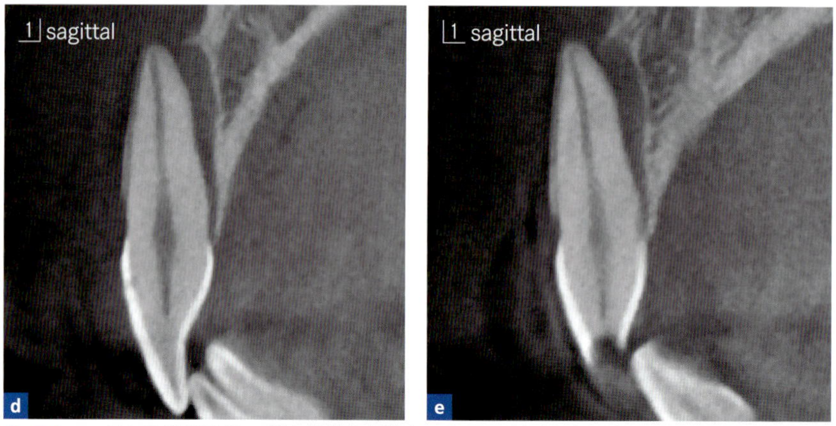

Fig 3d, e　1|1のCBCT像．側方性脱臼が生じているのが明らかである．

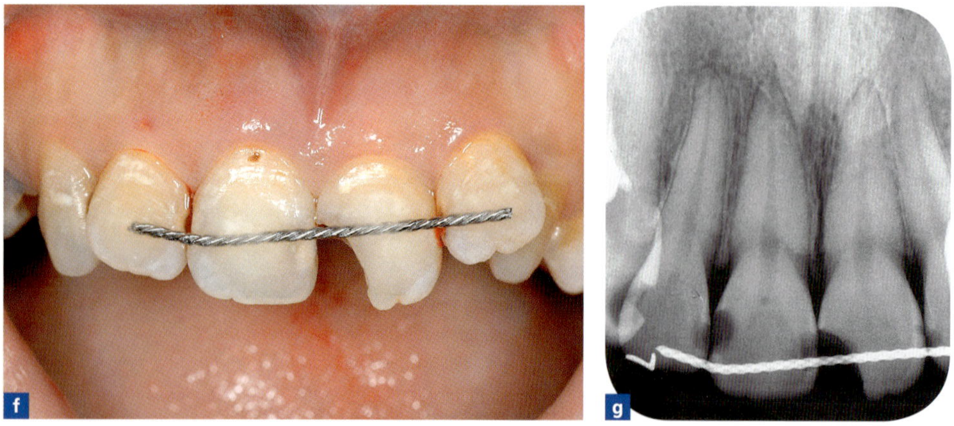

Fig 3f, g　整復・固定直後．**a, b**と同日．

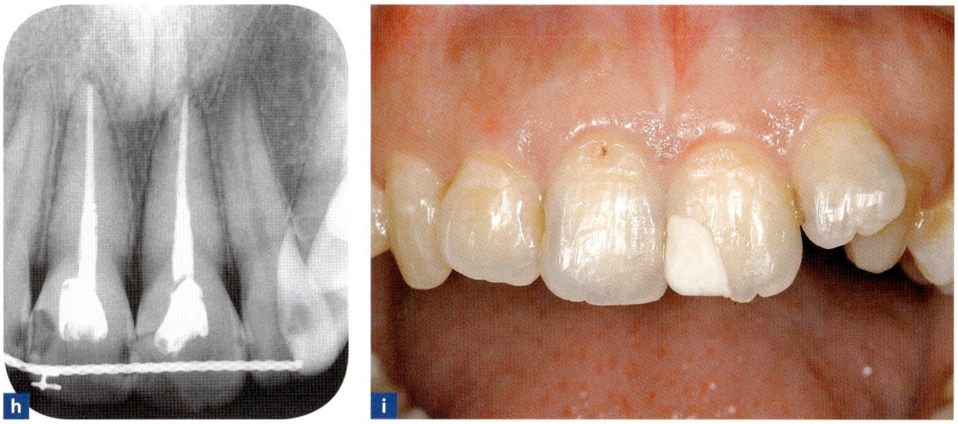

Fig 3h　2 週間後．1|1 の根管充填直後．根管の拡大，形成，充填は，1 日で行われた．
Fig 3i　6 か月後．固定は，3 か月前に除去されている．

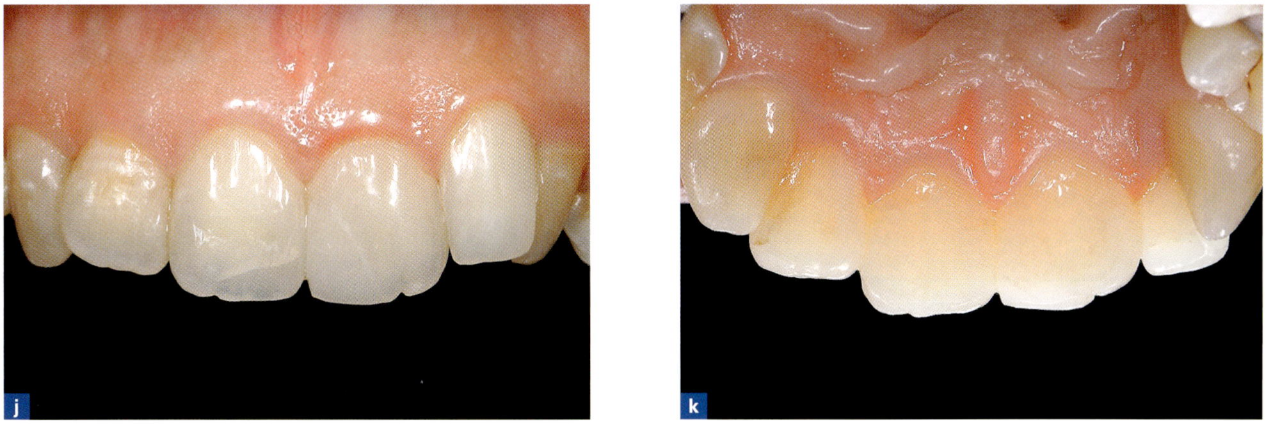

Fig 3j,k　1 年 3 か月後．1|1 はコンポジットレジン（CR）で歯冠修復が行われている．|2 は本人の希望で，抜髄後，歯冠の形態修正が行われている．

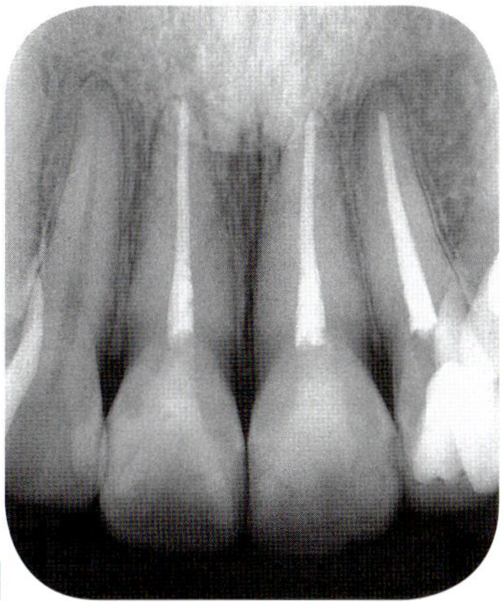

Fig 3l　1 年 3 か月後のエックス線写真．

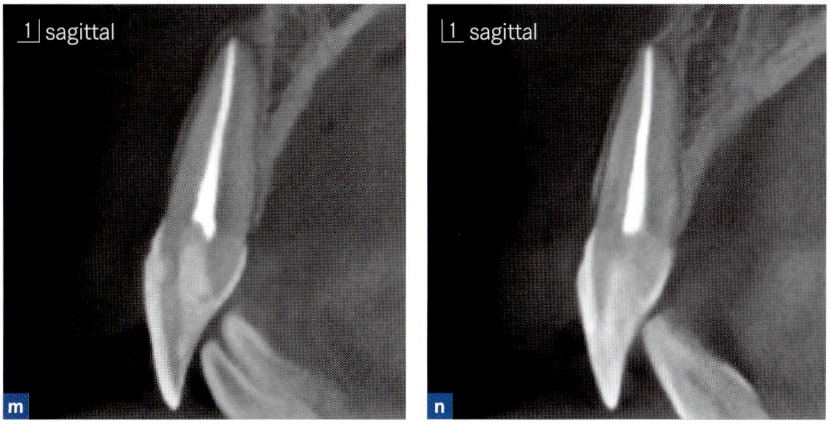

Fig 3m, n　1 年 3 か月後の CBCT 像．整復・固定により，歯根が元の歯槽窩に再植立されていることがわかる．唇側の歯槽骨も維持されている．歯根吸収などの問題はみられない．

②側方性脱臼の診断と治療(**Fig 4**)

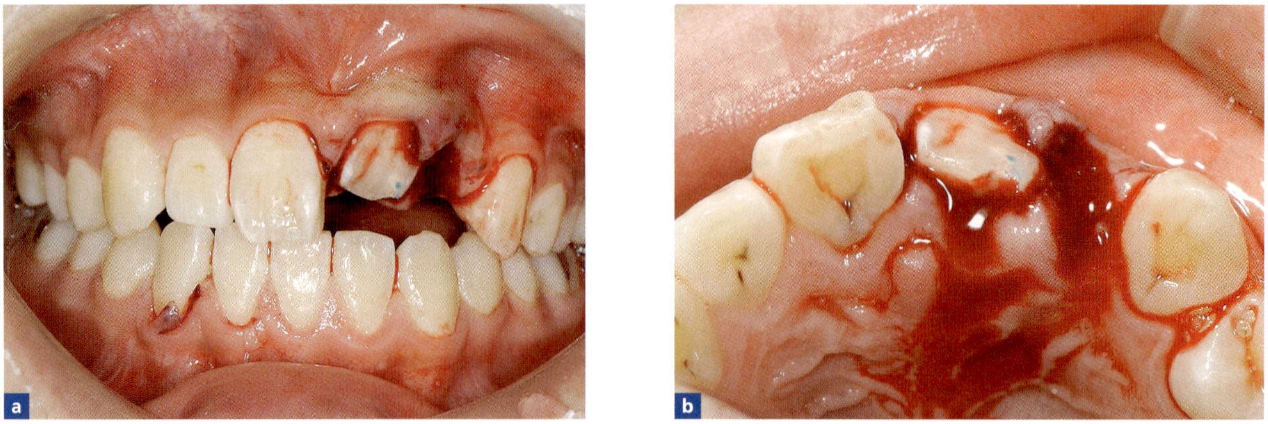

Fig 4a, b　初診時．14歳，男子．自転車の転倒により⌊1 2に脱臼性の外傷が生じている．⌊1は埋入，⌊2は脱離と考えられた．

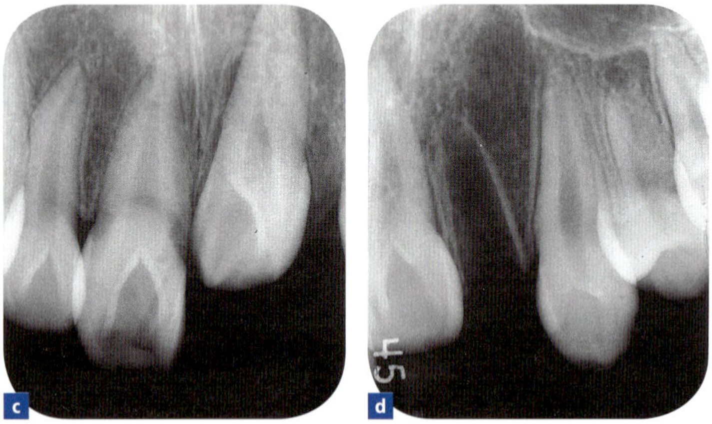

Fig 4c, d　初診時のデンタルエックス線写真．⌊1 は，埋入の像を呈している．

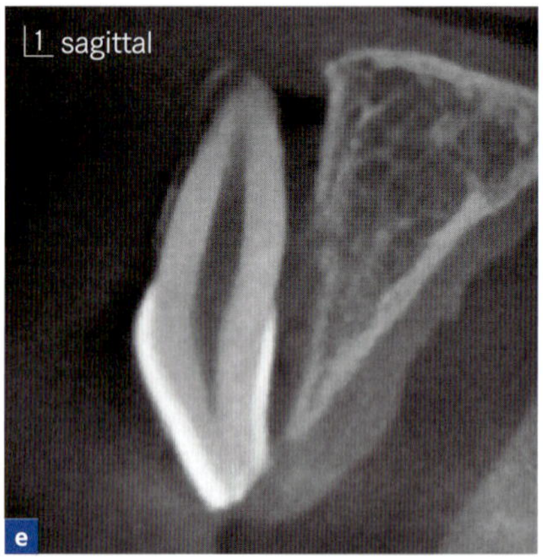

Fig 4e　初診時の CBCT 像．⌊1が側方性脱臼であることがわかる．

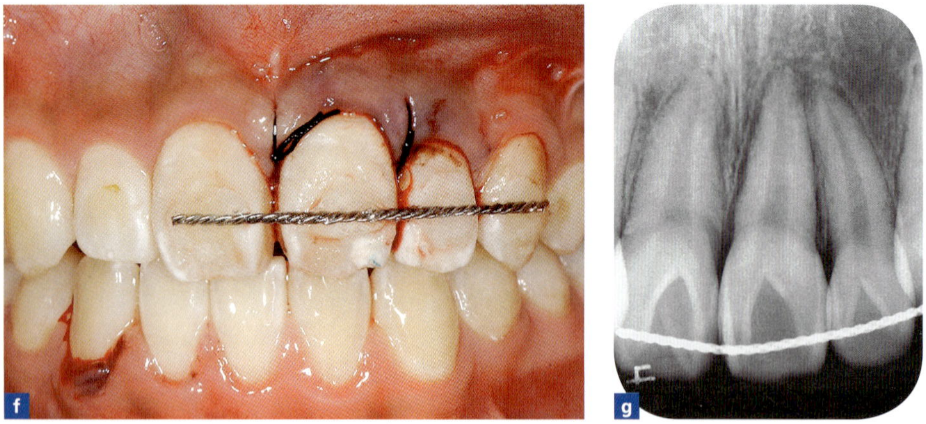

Fig 4f, g　整復・固定直後．**a〜e** と同日．⌊2は事故現場へ戻って，歯を見つけだしたので，脱離から再植までに約90分を要している．

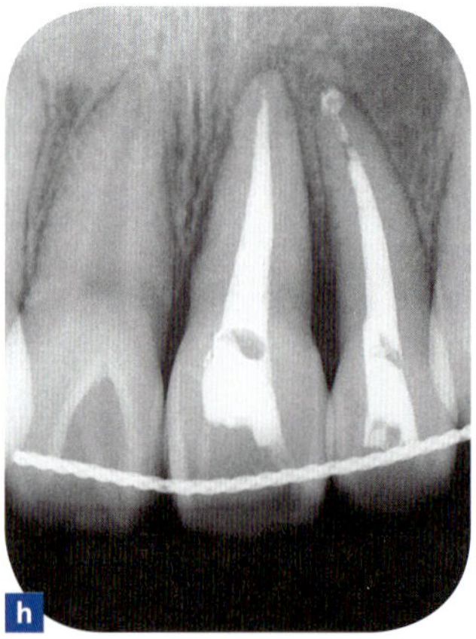

Fig 4h　1 か月後．根管治療は 2 週間目に開始し，水酸化カルシウム製剤が填入されている．

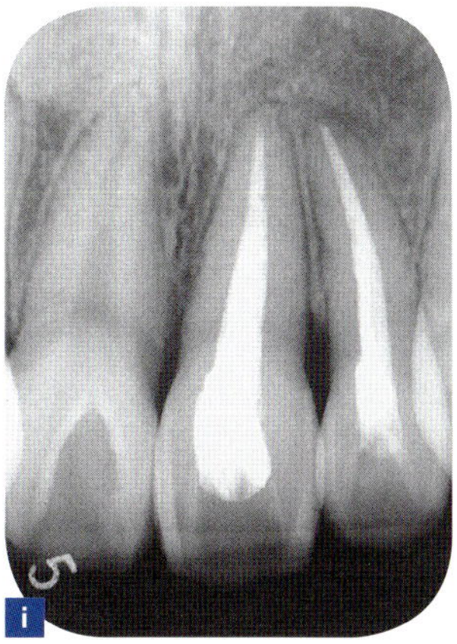

Fig 4i　初診から６か月後．シーラーとガッタパーチャポイントによる根管充填直後．固定は初診から３か月後に除去されている．

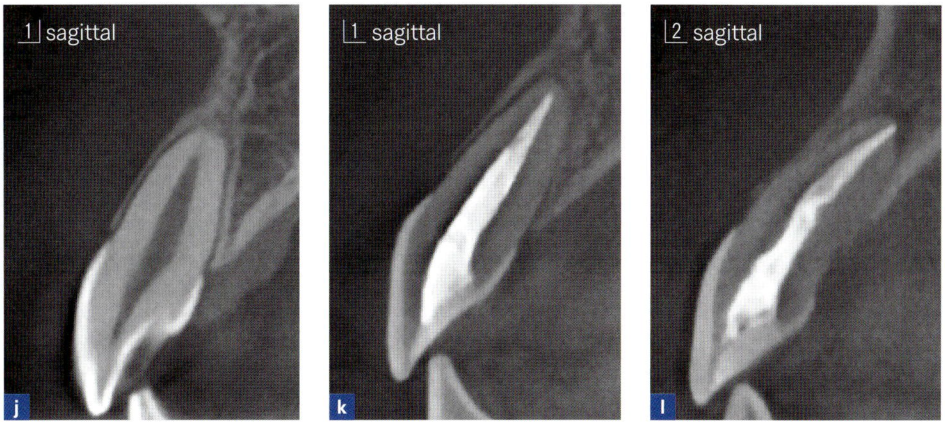

Fig 4j～k　初診から６か月後の CBCT 像．1|：コントロールとしての画像．|1：正常な歯根膜腔が観察される．|2：1|1 に比べ，均等な歯根膜像が観察できないことから，将来の歯根吸収が強く懸念される．

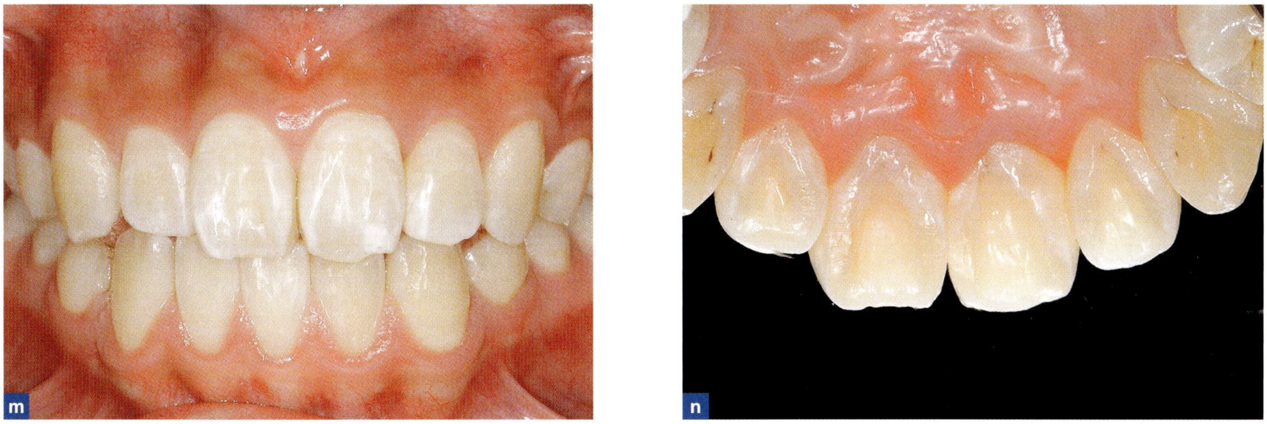

Fig 4m, n　７か月後．|1 2 の歯冠修復後．

側方性脱臼歯にみられた歯髄の治癒

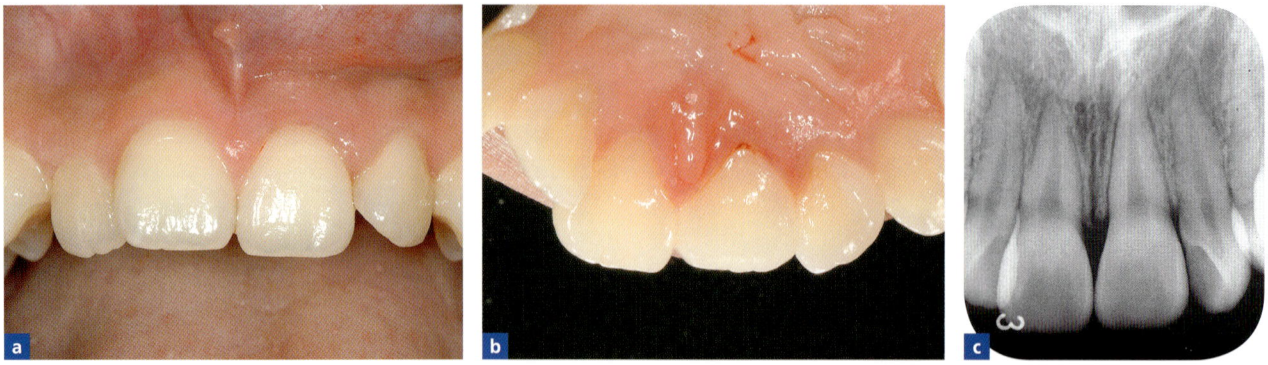

Fig 5a〜c　初診時．13歳，女子．⌊1の外傷を主訴として来院．外傷後に，口蓋側へ変位した⌊1の歯冠を自分で 整復したとのことであった．

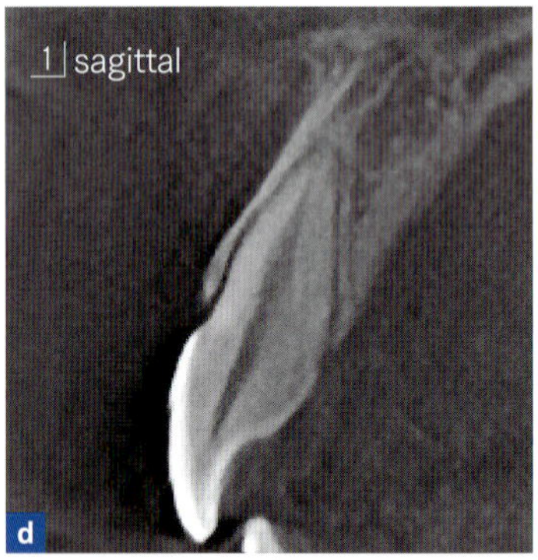

Fig 5d　初診時．1⌋の CBCT 像．コントロールとしての画像．

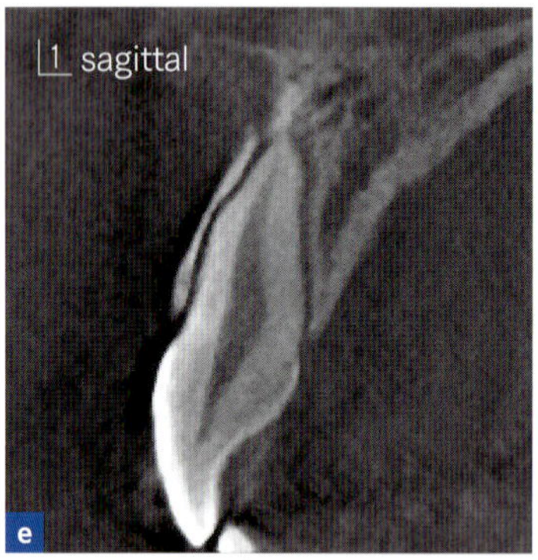

Fig 5e　初診時．⌊1の CBCT 像．根尖付近で歯槽骨骨折が確認できることから，⌊1は側方性脱臼と診断された．

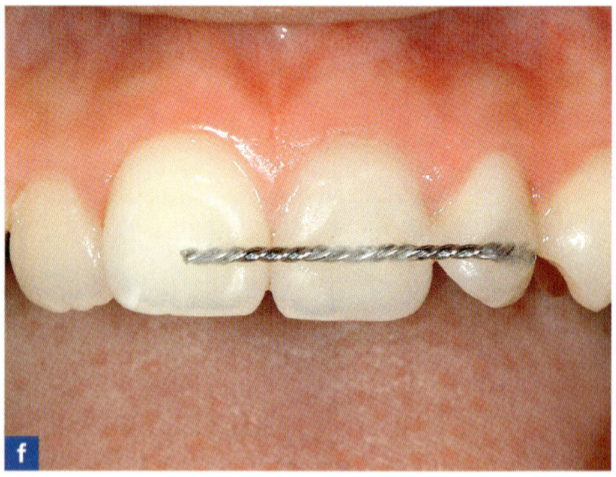

Fig 5f　１か月後．

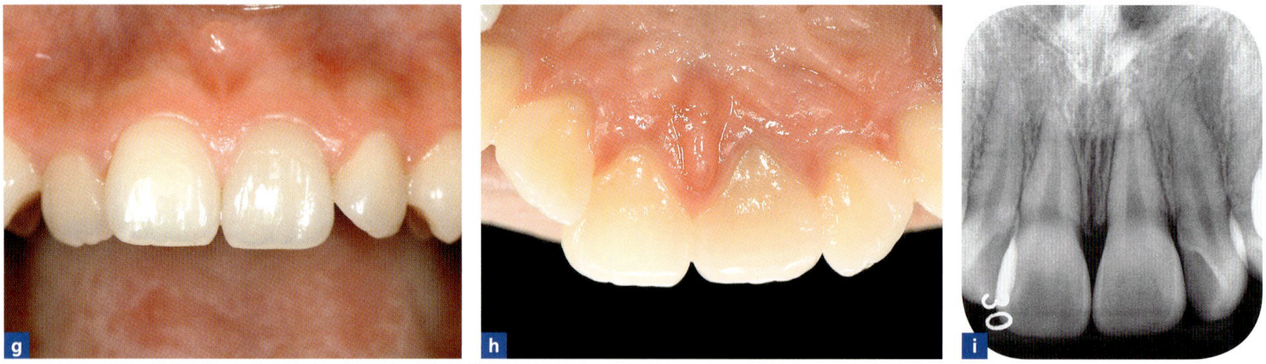

Fig 5g〜i　３か月後．固定除去直後．⌊1にわずかな歯冠の変色がみられる．⌊1：EPT(−)．

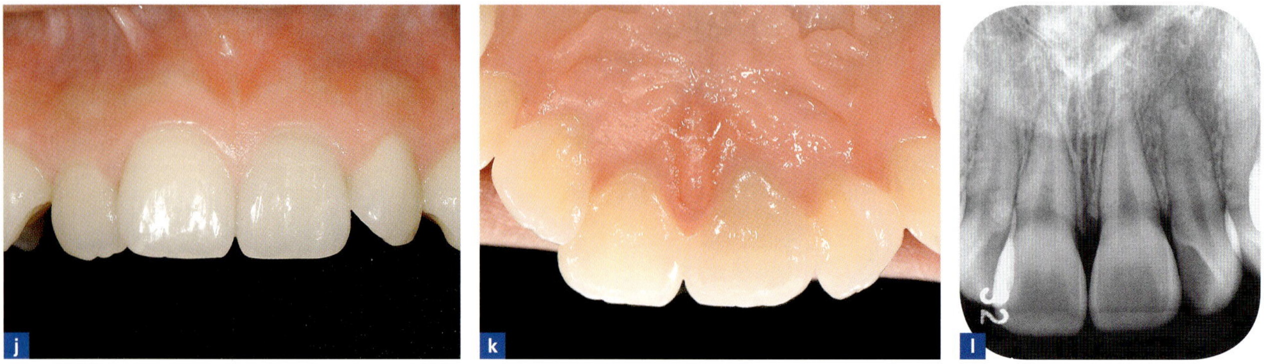

Fig 5j〜l　１年２か月後．歯冠の変色は改善していないが，⌊1は EPT(+)になっている．

側方性脱臼と一時的な歯槽骨の吸収

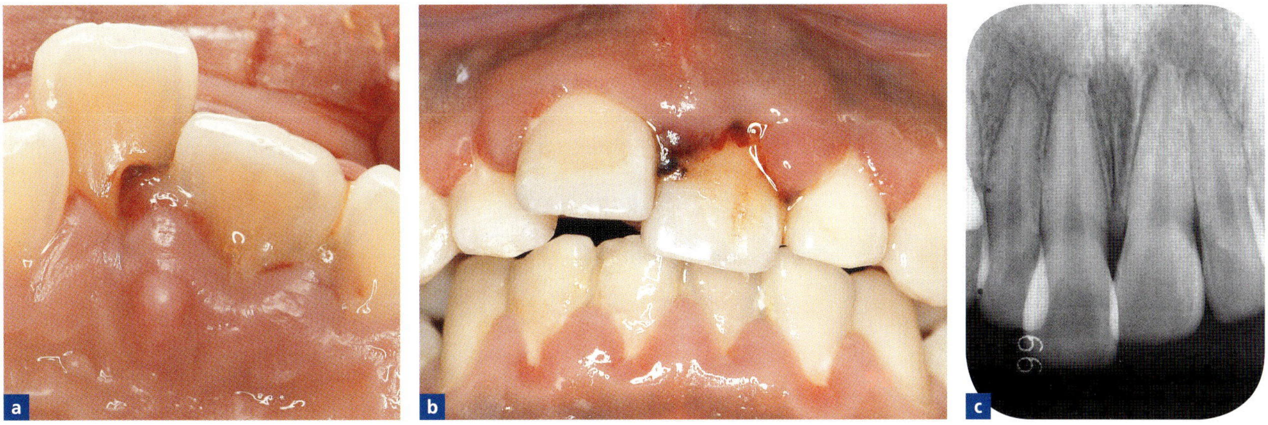

Fig 6a〜c　術前．18歳，男子．⌊1の側方性脱臼と診断された．

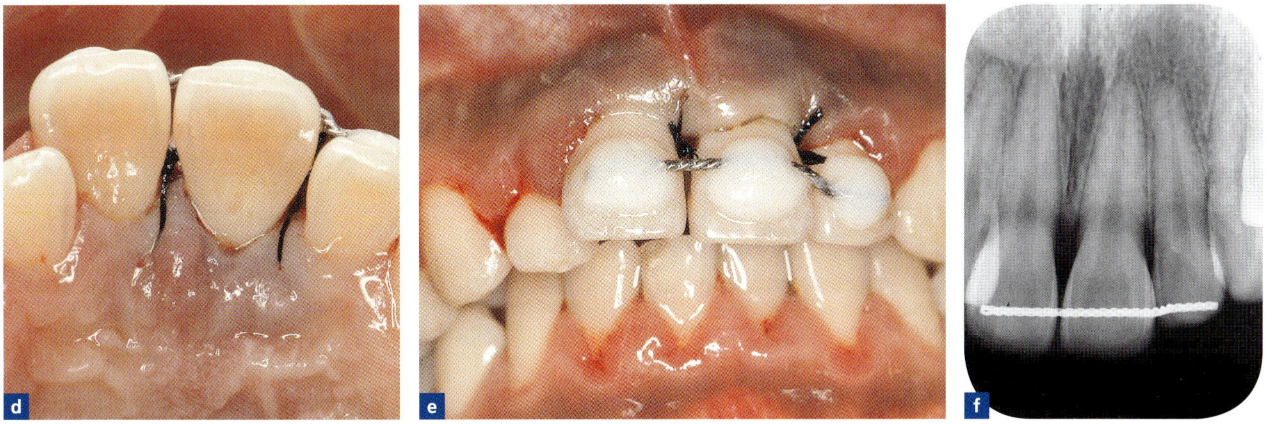

Fig 6d〜f　整復・固定直後．

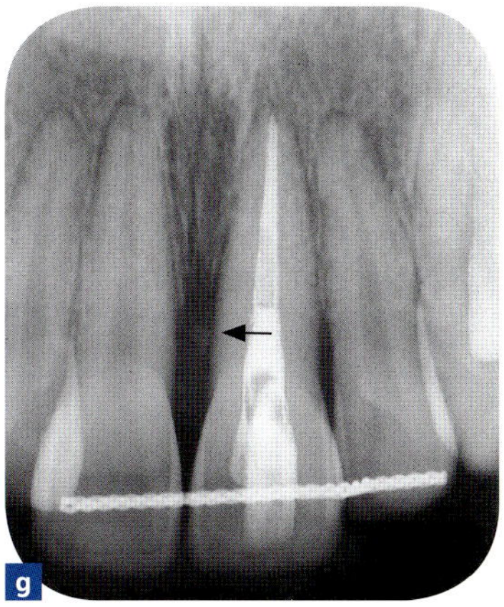

Fig 6g　整復・固定後１か月のエックス線写真．⌊1の近心歯槽骨に骨吸収がみられる（transient marginal breakdown）．

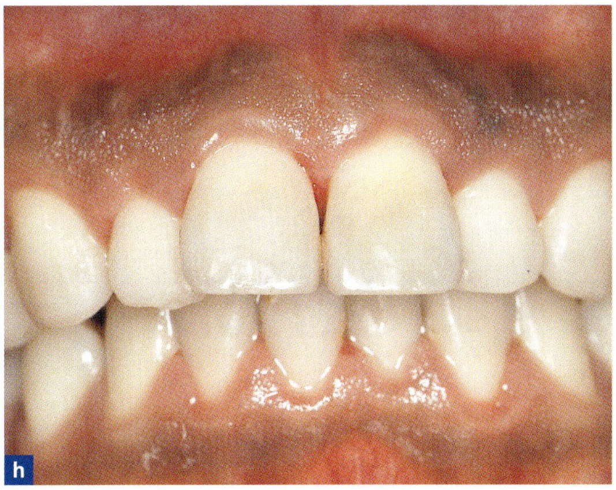

Fig 6h　５か月後の状態．

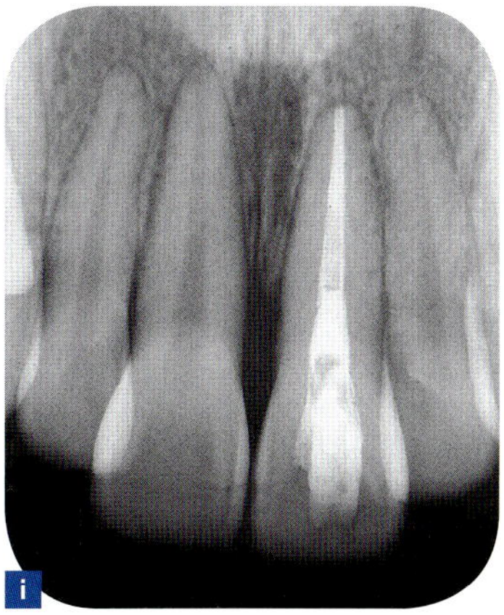

Fig 6i　５か月後のエックス線写真．吸収された歯槽骨はある程度回復している．

参考文献

1．Andreasen JO. Traumatic injuries of the teeth. 2nd revised and enlarged edition. Copenhagen : Munksgaard, 1981.

2．Andreasen JO, Andreasen FM. Textbook and color atlas of traumatic injuries to the teeth. 3rd ed. Copenhagen : Munksgaard, 1994.

CHAPTER 8
トランジエント・アピカル・ブレイクダウン

「トランジエント・アピカル・ブレイクダウン」(TAB)は，亜脱臼などでいったん歯髄死に陥った歯髄が再び生活力を回復する一連の治癒過程である．このユニークな治癒は，歯根完成歯でみられ，根尖部での歯根吸収とそれにともなう根尖孔の拡大が，歯髄腔への毛細血管の増殖を可能にし，やがて歯髄腔が生きた組織で満たされると考えられている．多くの場合，この再生した組織は急激な石灰化を生じるが，この組織は電気歯髄診断(＋)の応答を示す．

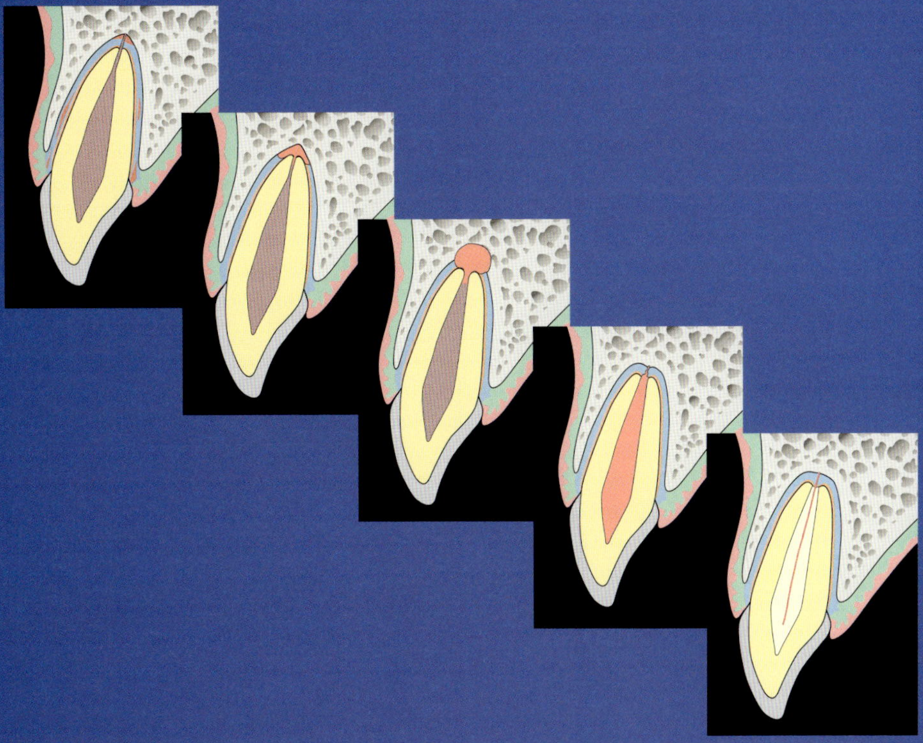

「トランジエント・アピカル・ブレイクダウン」とは

「トランジエント・アピカル・ブレイクダウン」(transient apical breakdown，以下TABと略)という用語を理解している歯科医師は，少ないかもしれない．この用語は，1986年にFrances Andreasen女史によって最初に草案された[1]．直訳すれば，「一時的な根尖部の破壊(崩壊)」となる．本来この現象は，主に脱臼性の外傷を被った歯根完成歯において，壊死に陥った歯髄が生活反応を取り戻す際にみられる，一連の炎症と修復現象(治癒)に対して名づけられたものである．

この論文で示されたTABという現象は，当時センセーショナルであったと思われる．歯根完成歯でいったん壊死した歯髄が自然の治癒力で再び生活力を取り戻すという劇的な一連のプロセスである．しかしながら，それ以後，脱臼性の外傷歯にみられる歯髄壊死の確率論(統計論)の論文は少なくないにもかかわらず[2〜6]，TABに的を絞った論文はあまり出てきていないようである[7,8]．文献1では，このような現象が，調査した脱臼性の外傷を被った637本のうち，27本(4.2%)にみられたことが報告されている．この数字は決して多いものではない．したがって，歯根完成歯で，TABを待つことがどれほどの意味があるかわからないかもしれないが，「最高の根管充填材は歯髄である」といわれているように，できれば安易な抜髄は慎みたいし，まして，若年者では根管が太く，歯壁が薄いことを考えれば，抜髄は歯の寿命を短くしかねない．

CHAPTER 8の目的は，歯髄治癒の統計的な調査ではなく，個々の症例を経時的に仔細に観察することによって，このユニークなTABのメカニズムを解明し，外傷歯治療のガイドラインの1つにすることである．

「歯髄壊死」に関する言葉の定義

通常，「歯髄壊死」(necrosis)といえば，感染により歯髄が失活した状態を示す．しかし，本書では，脱臼性の外傷により根尖部で脈管が断裂したことで歯髄の血流が喪失したために生じる歯髄の壊死を示す．したがって，「感染のない歯髄壊死」，「歯髄の虚血性変性」(pulp ischemia)，「歯髄死」(pulp death)といった表現が適切である．そこで，本書では，外傷で生じた「失活しているが感染がない歯髄の状態」を「歯髄死」とよぶことにする．

症例より

Fig 1は，14歳の男子のTAB例である．学校で転んで歯を打ったために，|1 2に亜脱臼が生じていた．エックス線写真では明らかな異常は認められないが，歯肉溝からの出血，高い動揺度，電気歯髄診断：EPT(−)などが，亜脱臼と診断した根拠である(**Fig 1a〜c**)．当日(初診日)は診査のみで，固定も含め処置はなにも行わなかった．10日目の来院時では，|1 2の両方にわずかな歯冠の変色がみられた(**Fig 1d, e**)．EPT(−)のままである．さらに初診日から30日目の診査では，歯冠の変色が顕著になっていた(**Fig 1f, g**)．とくに|1は濃

い褐色に変色していた．|2の変色は10日目より進んでいたが，|1ほどではなかった．|1 2いずれもEPT(−)であった．この日のエックス線写真をみると，初診時にほぼ閉鎖していた根尖孔が大きく開いている像が観察された(**Fig 1h**)．まさにTABのエックス線像である．本来ならこの現象がみられた場合，根管処置を行わないのが原則である．しかし，筆者は歯冠の変色が残ったまま歯髄腔の閉塞(pulp canal obliteration：PCO)が起こることを懸念して，予防的に根管処置を行うことにした．無麻酔で，変色の強い|1のみの根管処置を開始したが，根管の半分までファイルを入れたところで患者が痛みを訴え，根管から出血がみられた．すなわち，根尖側半分の歯髄は生きていたわけである(**Fig 1i**)．いい換えれば，根尖側から再生してきた組織と遭遇したわけである．そこで，歯冠側の歯髄死の部位のみを清掃し，水酸化カルシウム製剤(ビタペックス)で根管を仮根管充填し，治癒を待つことにした(**Fig 1i**)．

初診から4か月後と8か月後のエックス線写真では，急速な歯髄腔の閉塞が観察された(**Fig 1j, k**)．しばらく来院が途絶えたが，初診から1年6か月後のエックス線写真では，|1 2ともにほぼ完全な歯髄腔の閉塞がみられた(**Fig 1l**)．|1根管内の水酸化カルシウム製剤を除去したところ，歯髄腔は真白な硬組織で閉鎖されているのが観察された(**Fig 1n**)．歯髄腔に生理食塩水を入れてEPTを行ったところ，知覚反応が認められたことから，歯髄腔を埋め尽くした硬組織が骨ではなく，歯髄組織由来の硬組織(おそらく骨様象牙質)と考えられた．歯髄腔の硬組織表面(閉塞面)をグラスアイオノマーセメントで封鎖したあと，歯冠の漂白(ウォーキングブリーチ)を行った．漂白後，歯冠はコンポジットレジン(以下，CRと略)で修復を行った(**Fig 1o, p**)．また，この時点で|2の歯冠の変色は完全に元の正常な色に自然回復されており，EPT(+)の応答を示した(**Fig 1g**と**Fig 1p**を比較)．初診から3年9か月後の診査では，|1 2ともにEPT(+)，エックス線写真的にも，臨床的にも問題はみられない(**Fig 1r〜t**)．

亜脱臼とTAB

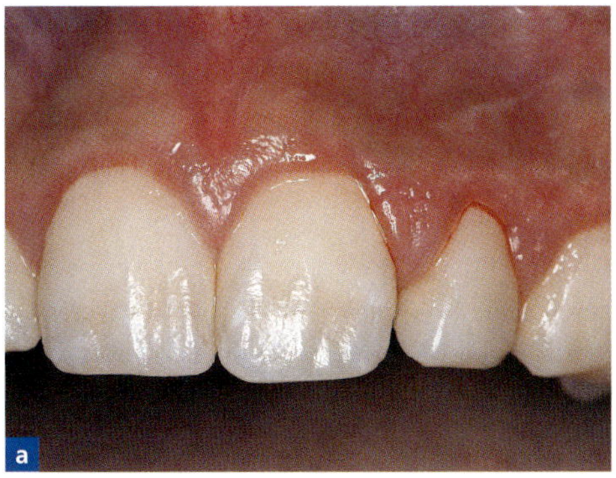

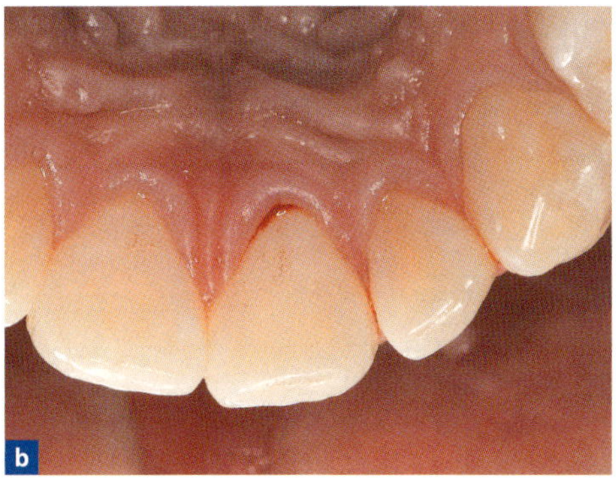

Fig 1a, b　初診時口腔内写真．14歳，男子．学校で転んで|1 2を強打した．歯の変位はないが，|1 2ともに動揺度が高く，歯肉溝から出血がみられる．EPT(−)．|1 2亜脱臼と診断された．

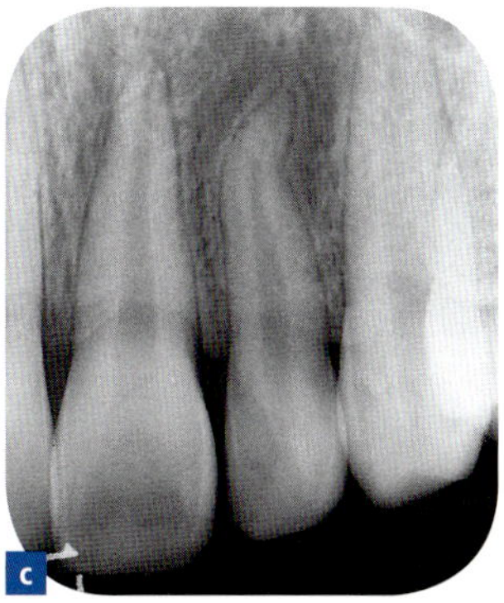

Fig 1c　初診時エックス線写真．ほぼ正常な歯根膜腔を呈しており，歯の変位はないように思われる．

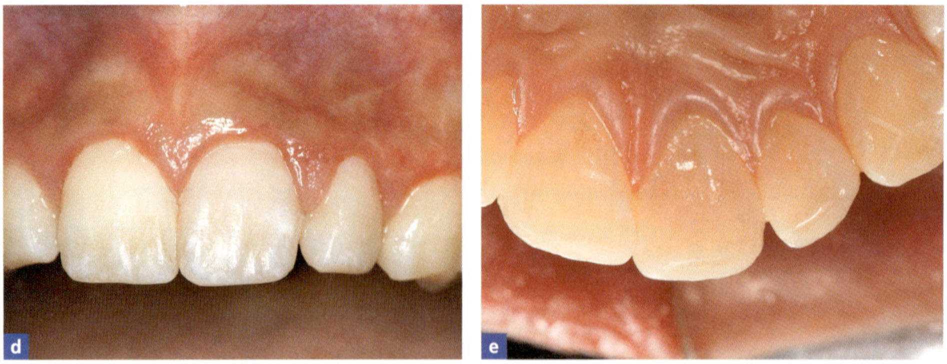

Fig 1d, e　外傷から10日目．|1 2の歯冠にわずかな変色がみられる．EPT(−)．

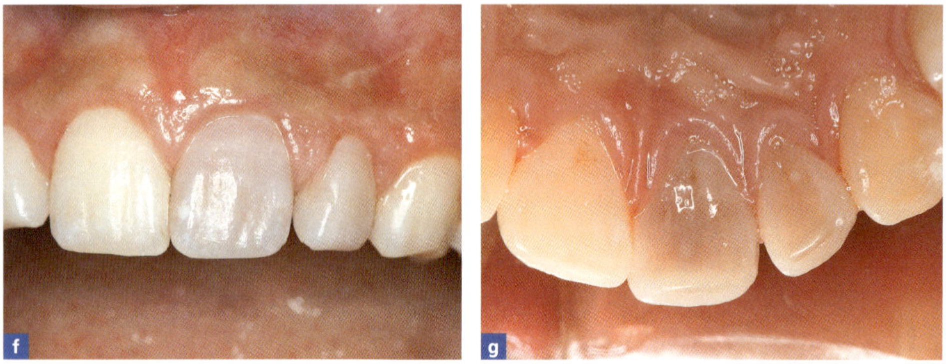

Fig 1f, g　外傷から30日目．|1 2ともに歯冠の変色がみられる．とくに|1が顕著である．EPT(−)．

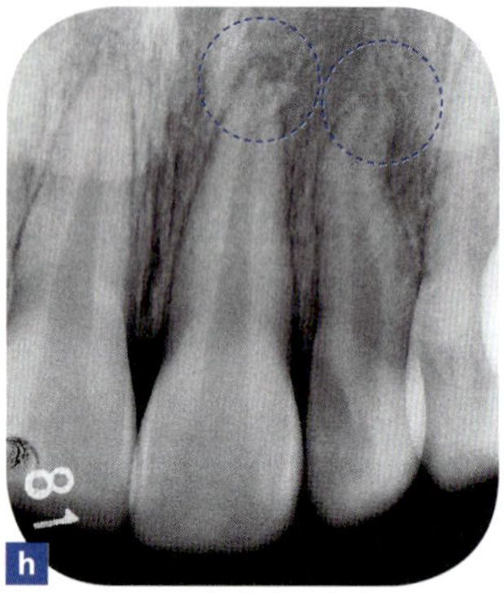

Fig 1h　外傷から30日目のエックス線写真．|1 2の根尖孔が広くなったようにみえる．

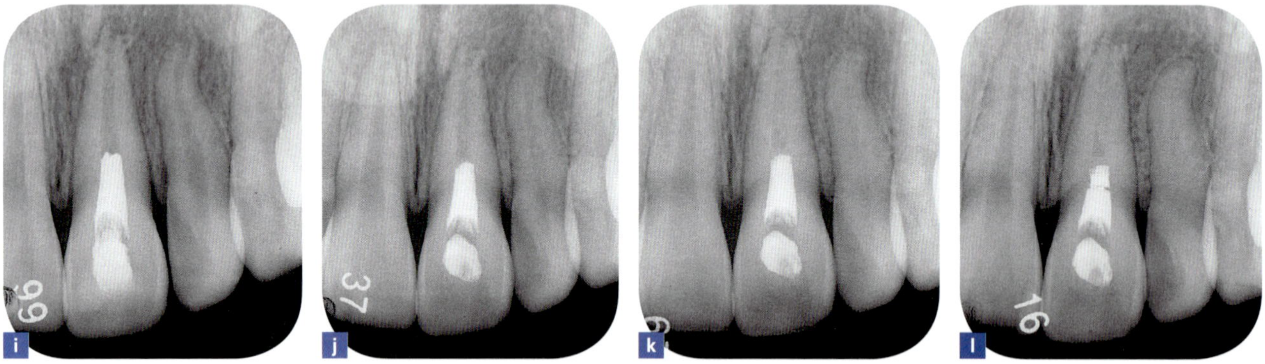

Fig 1i　h と同日のエックス線写真．水酸化カルシウム製剤（ビタペックス）を填入した直後の状態．|1の変色が大きかったので根管治療を開始したところ，根管のほぼ中央で痛みを訴え，出血がみられたので，そこまで拡大・清掃を行い，同部を水酸化カルシウム製剤で仮根管充填（貼薬）した．h の写真同様，|1 2の根尖孔は拡大しているのが観察される．

Fig 1j　外傷から 4 か月後（術後 3 か月）．|1 2の根管が硬組織で閉塞しはじめているのが確認できる．|2：EPT(−)．

Fig 1k　外傷から 8 か月後．|1 2の歯髄腔の閉塞が進行している．|2：EPT(−)．

Fig 1l　外傷から 1 年 6 か月後．歯髄腔の閉塞はほぼ完了していると考えられる．|2：EPT(+)．

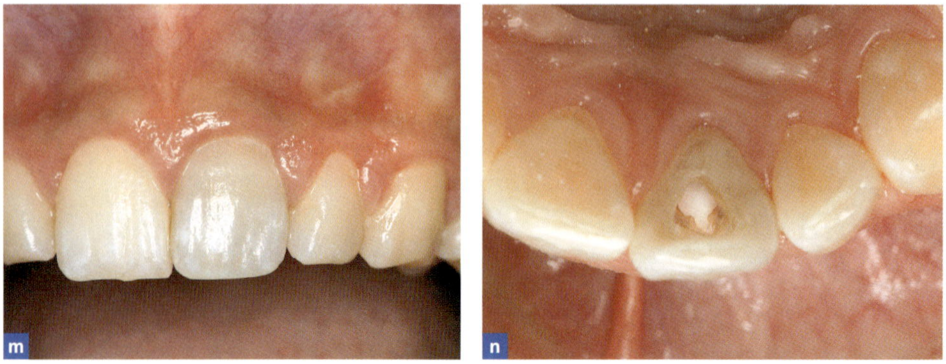

Fig 1m　l と同日．当然のことながら|1の歯冠の変色は残ったままである．しかし，|2は自然に元の色に戻っている．

Fig 1n　l と同日．|1の水酸化カルシウム製剤を除去したところ，歯髄腔は白い硬組織で満たされていた．生理食塩水を入れて EPT を行ったところ，歯髄反応がみられた．

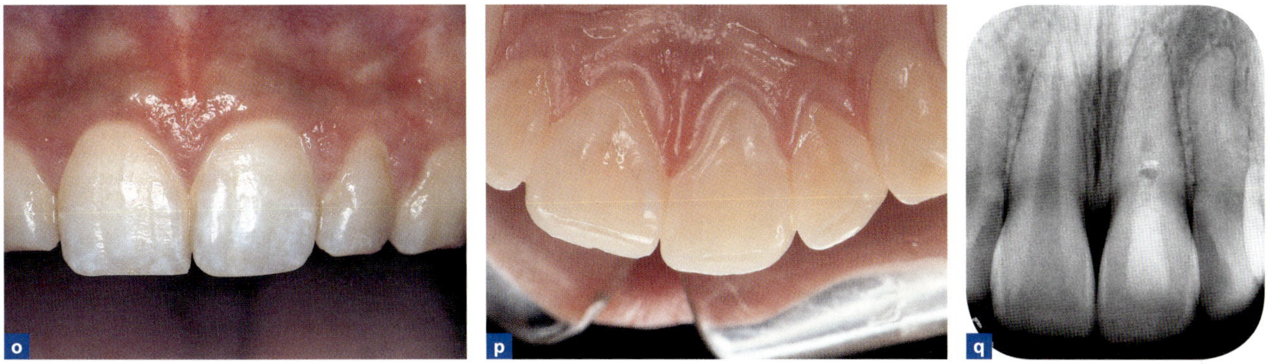

Fig 1o〜q　⌊1 歯冠の脱色とコンポジットレジン（CR）修復後.

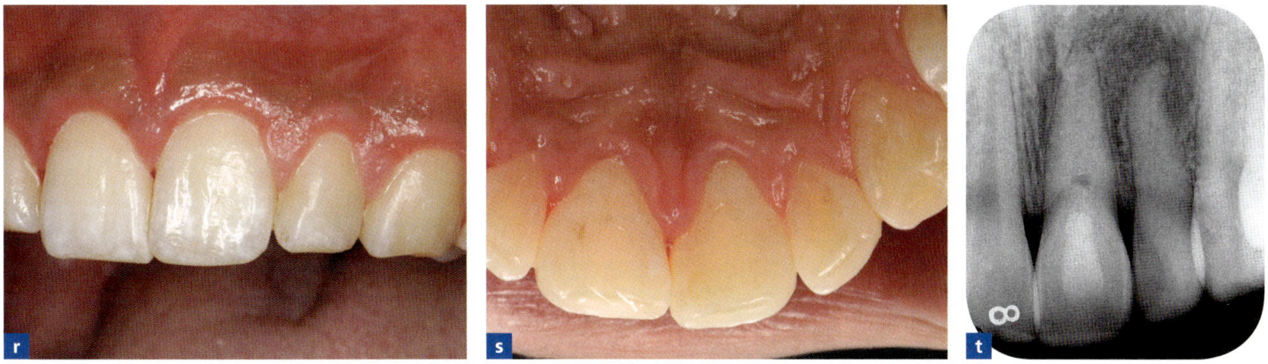

Fig 1r〜t　外傷から 3 年 9 か月後．問題はみられない．⌊2 のみならず ⌊1 も EPT に反応を示したことは興味深い.

Fig 2 は，13歳の女子にみられた TAB を，歯冠の変色とその回復に的を絞って提示した例である．亜脱臼を受けた ⌊1 のみの術後経過について報告する.

1 週間後に歯冠変色がわずかにみられた（**Fig 2b**）．変色は 1 か月後にさらに進行し，EPT に歯髄は応答しないままである（**Fig 2c**）．しかし，歯冠の変色は 2 か月後でやや改善傾向を示し，3 か月後ではさらに改善が得られた（**Fig 2d**）．しかし，EPT には依然歯髄は応答しない．初診から 6 か月後の診査では，歯冠の変色はほとんどみられず（**Fig 2e**），歯髄は EPT（＋）の応答を示すようになった．変色の改善は 2 年後でも維持されている（**Fig 2f**）.

一方，初診から 2 年間のエックス線写真を注意深く追っていくと，TAB の現象が起こっていることに気づく．すなわち，亜脱臼を起こした ⌊1 の根尖部に 1 か月後に透過像がみられ（**Fig 2h**），根尖孔がわずかに拡大したようにみえる．透過像は，3 か月後では消退傾向にあり（**Fig 2i**），6 か月後ではまったく認められない（**Fig 2j**）．逆に，いったん拡大した根尖孔は，3 か月後で狭小化がみられ（**Fig 2i**），その傾向は 6 か月後でより顕著になる（**Fig 2j**）．歯髄腔の狭小化は観察期間が長くなるにつれてさらに顕著になり，2 年後では，細い歯髄腔を残して全体的な閉塞がみられる（**Fig 2k**）．しかし，EPT（＋）は維持されている．この症例は，TAB により，歯冠の変色と歯髄の生活力が回復した典型的な例であろう.

亜脱臼による歯冠の変色

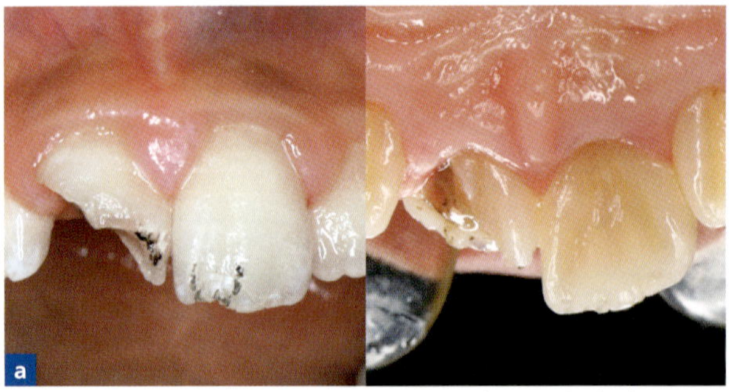

Fig 2a　初診時口腔内写真．13歳，女子．1|：EPT(＋)．|1：EPT(－)．1|は露髄をともなう歯冠破折，|1は亜脱臼と診断された．

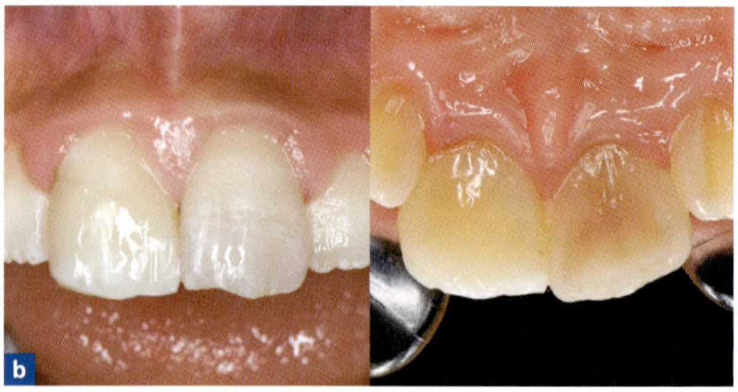

Fig 2b　1週間後．|1の歯冠にわずかな変色が生じている．

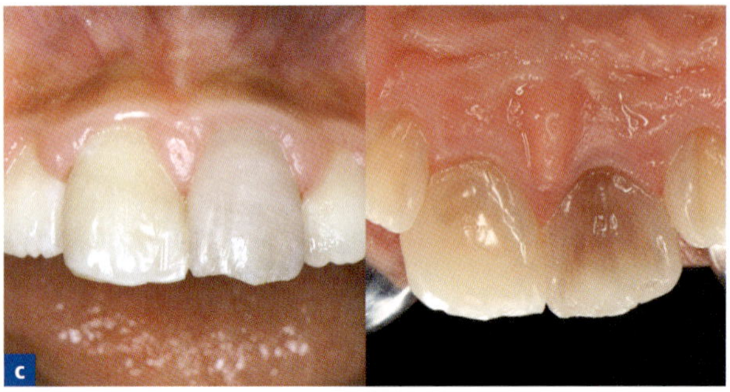

Fig 2c　1か月後．変色が進行している．

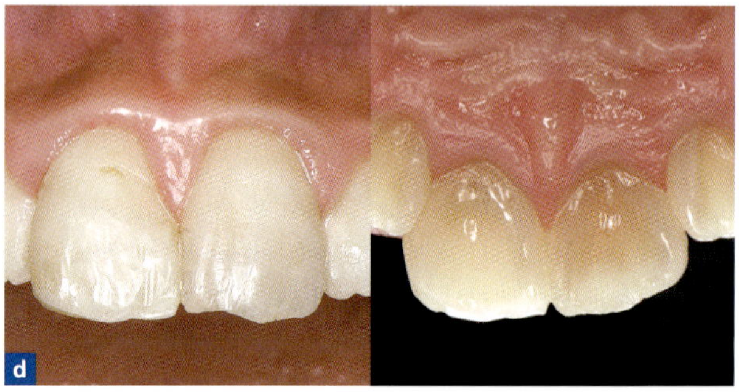

Fig 2d　3か月後．変色の改善がみられる．

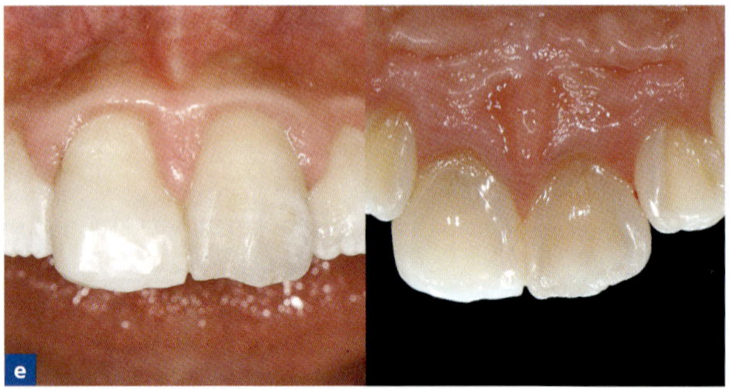

Fig 2e　6か月後．変色はほぼ改善されている．

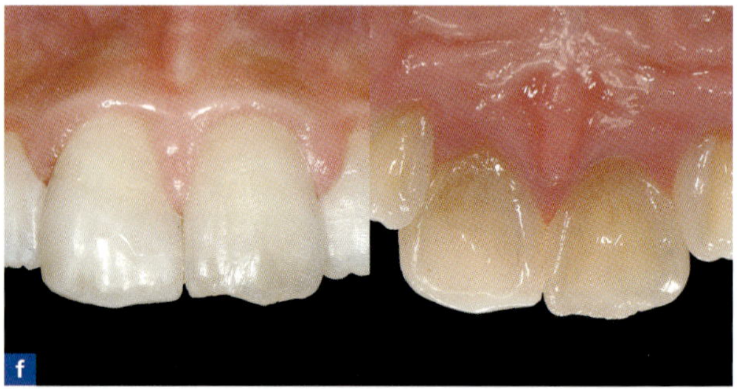

Fig 2f　2年後．改善された変色は維持されている．

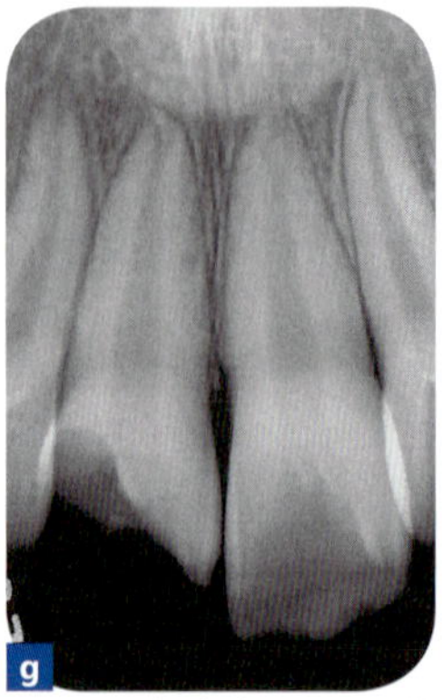

Fig 2g　初診時エックス線写真．EPT(－)．

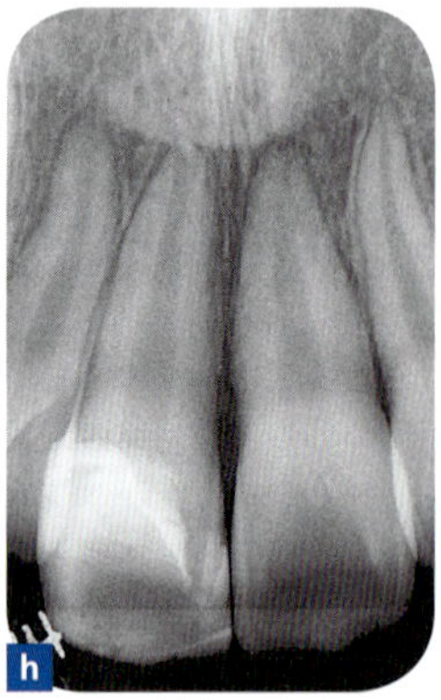

Fig 2h　外傷から1か月後．|1の根尖部にわずかな骨透過像が観察できる．|1：EPT(－)．

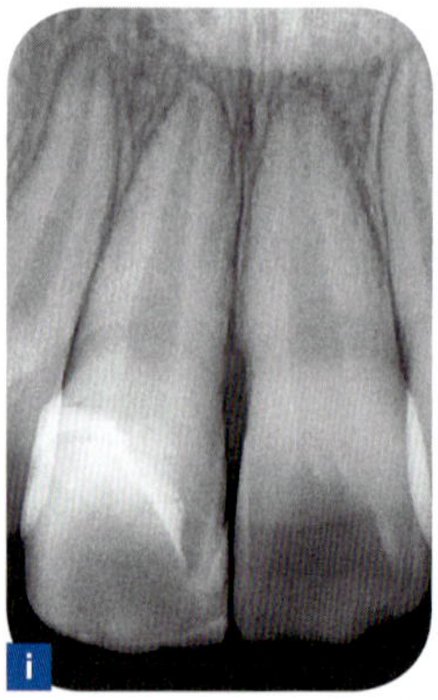

Fig 2i　3か月後．根尖部で歯髄腔の狭小化がはじまっているのが観察できる．|1：EPT(－)．

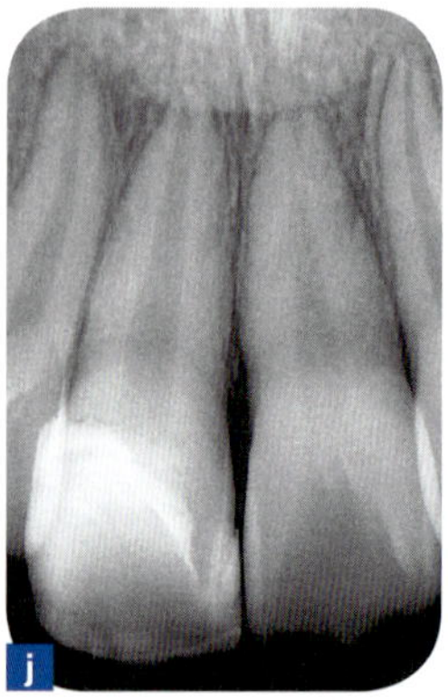

Fig 2j　6か月後．根尖側で歯髄腔の閉塞が起こりつつあるのが観察される．|1：EPT(＋)．

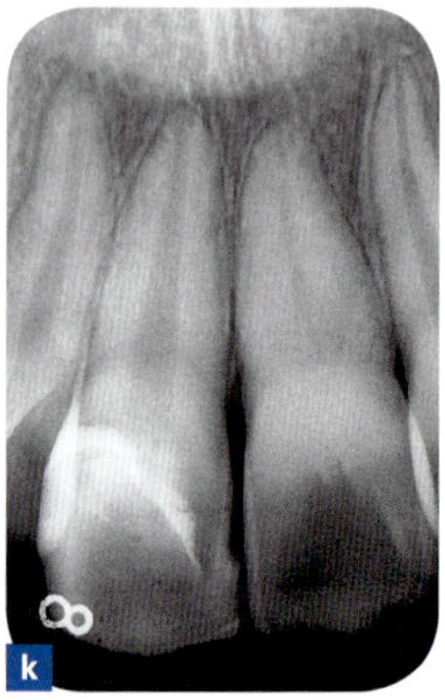

Fig 2k　2年後．|1は細い歯髄腔を残して全体的な閉塞がみられる．|1：EPT(＋)．

（治療経過の詳細は，P.99 **CHAPTER 5** の **Fig 4** に解説されている．）

CBCT による TAB の経過観察

以下に，歯科用コーンビーム CT(以下，CBCT と略)画像診断を用いて TAB の現象(発生から治癒まで)を経過観察した症例について提示する．

初診時

患者は13歳の男子である．当院での受診 2 日前に自転車で転倒し，前歯(|1 2)を強打した．外傷を受けた当日は，休日診療に訪れ，たまたま筆者が担当日であった関係で当院での治療継続を希望した．事故当日の診査では，|1 2 ともに動揺度がきわめて高く，歯肉溝からの出血があり，歯の変位がみられたので，「挺出性脱臼」と診断した．当日は，整復・固定のみを行った．

当院での初診日(外傷から 3 日後)に，口腔内写真，デンタルエックス線写真，CBCT 撮影を行った(**Fig 3a〜f**)．外傷を受けていない 1| の CBCT 像(**Fig 3d**)と |1 の CBCT 像(**Fig 3e**)を比較したところ，|1 の歯槽骨頬側根尖部に骨折線と思われる像が観察されたことから，|1 は「側方性脱臼」と診断があらためられた．

CBCT による TAB の経過観察症例

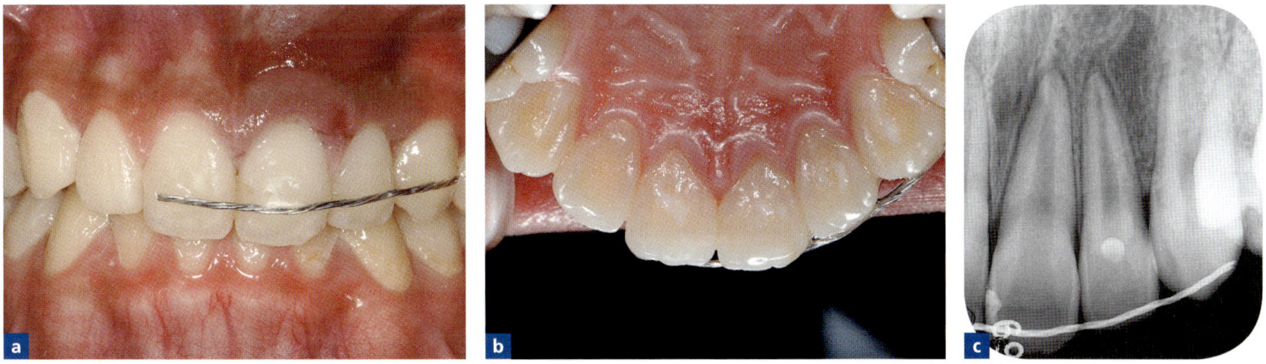

Fig 3a〜c 初診時の口腔内写真とエックス線写真．13歳，男子．2 日前に|1 2 の外傷を受けた．休日診療所で|1 2 を整復・固定された状態で来院．

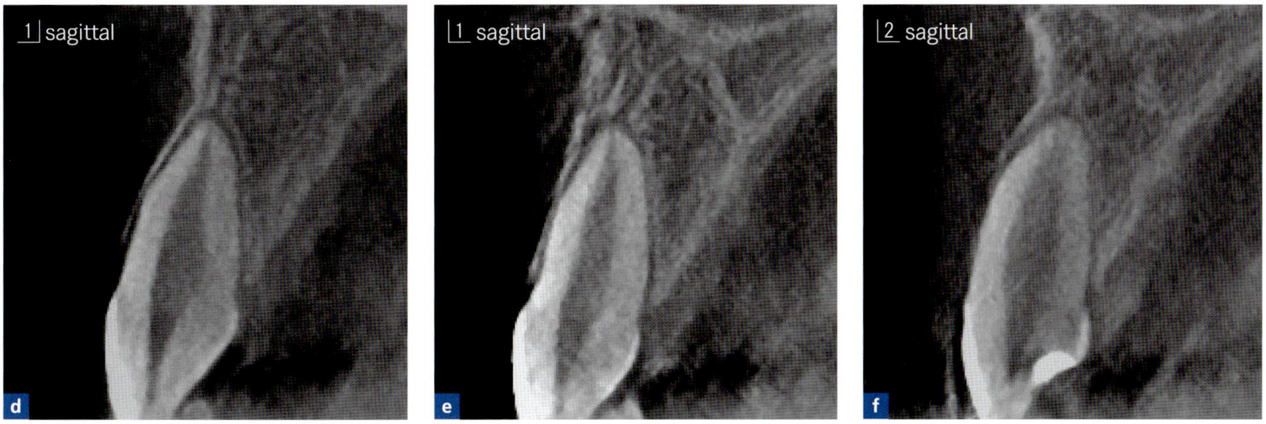

Fig 3d〜f 初診時の CBCT 像．**d**：外傷を受けていない 1| の CBCT 像．**e**：|1 の CBCT 像．頬側根尖部に骨折線がみられることから，側方性脱臼が生じたと考えられる．**f**：|2 の CBCT 像．正常よりわずかに広い歯根膜腔がみられることから，外傷当日は，亜脱臼か挺出性脱臼が生じていたと思われる．

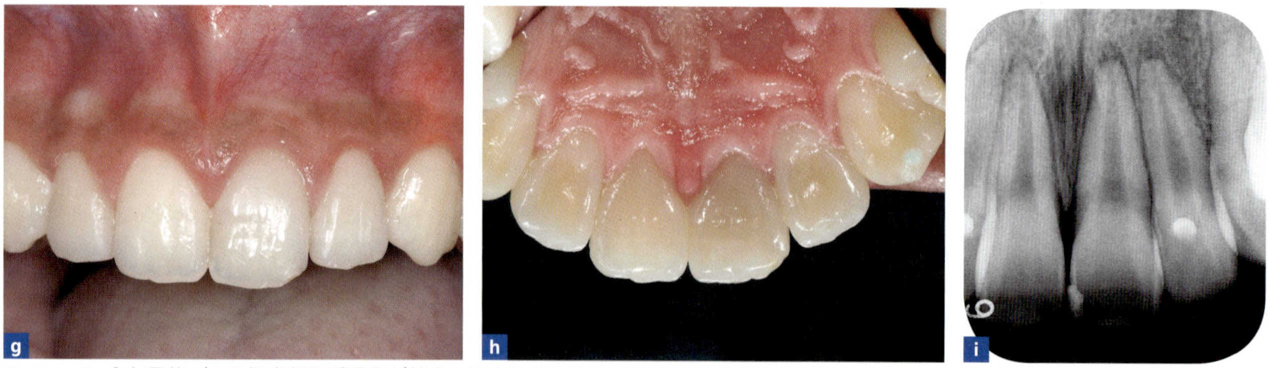

Fig 3g～i　2か月後．|1 2根尖部の透過像が拡大したようにみえる．|1 2：EPT(－)．

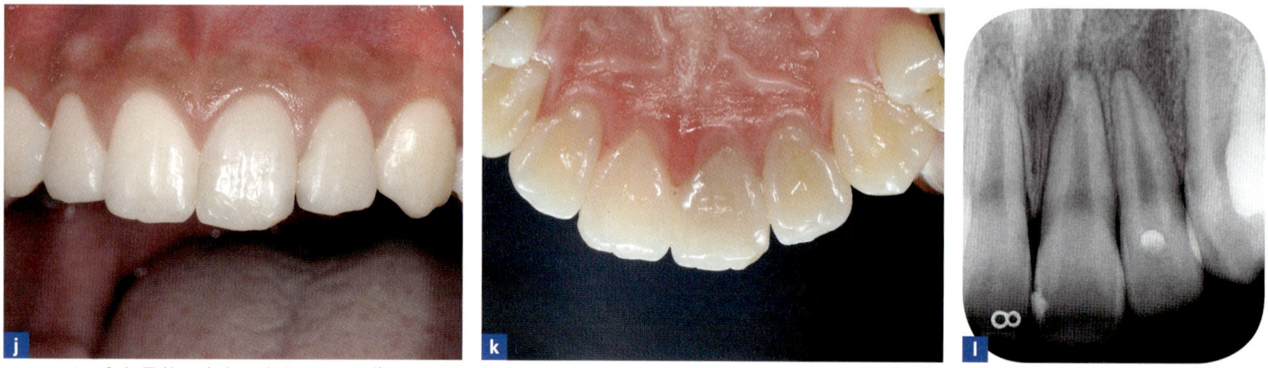

Fig 3j～l　3か月後．変色に変化はない．|1 2根尖の透過像は縮小傾向にある．|1 2：EPT(－)．

術後1～3か月

初診から2か月後および3か月後では，明らかにTABの現象がエックス線写真から観察される(Fig 3i, Fig 3l)．口腔内写真では，|1のみにわずかな歯冠の変色がみられる(Fig 3g, h, j, k)．TABは，術後3か月では改善傾向にある(Fig 3l)．

術後6か月

デンタルエックス線写真(Fig 3o)では，根尖部の骨吸収像はほとんどみられなくなった．その一方で，根尖孔は広く開いているようにみえる．術後6か月のCBCT像(Fig 3p～r)は，|1 2ともに根尖孔が初診時より拡大していることを示している．また，|1の根尖部にはまだ骨の吸収像が認められる(Fig 3q)．臨床写真(Fig 3m, n)から，|1歯冠の変色はほとんど改善がみられない．|1 2ともにまだEPT(－)のままである．

術後9か月

エックス線写真所見，臨床所見にほとんど変化(改善)はみられない(Fig 3s～u)．しかし，この時点ではじめて|1 2ともにEPT(+)に転じた．

術後2年

|2の歯髄腔の閉塞が進行している．|1の閉塞は根尖部にわずかにみられるだけである．|1歯冠の変色はわずかではあるが改善傾向がみられる．|1 2ともにEPT(+)である(Fig 3v～x)．術後2年のCBCT像は，|1の根尖が表面吸収によりやや丸く短くなったこ

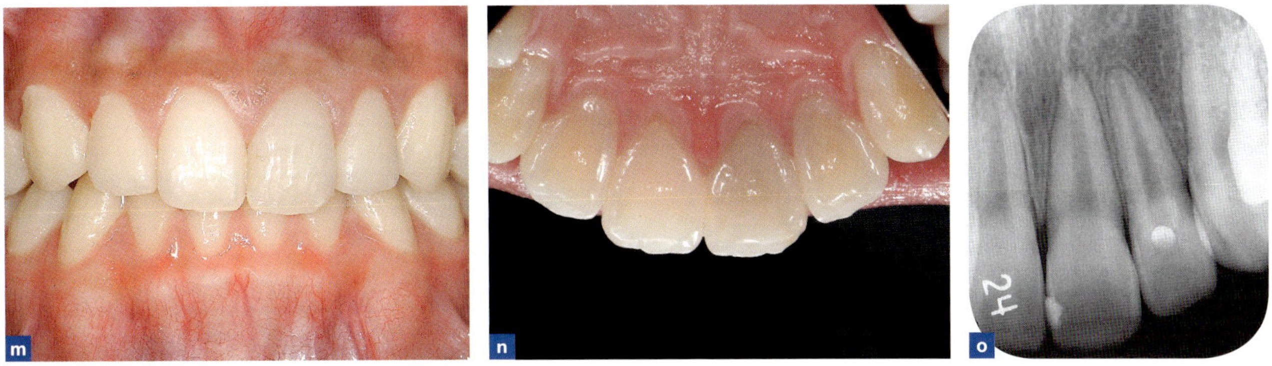

Fig 3m〜o　6か月後．|1 2根尖の透過像はほとんどみられない．|1 2：EPT(－)．

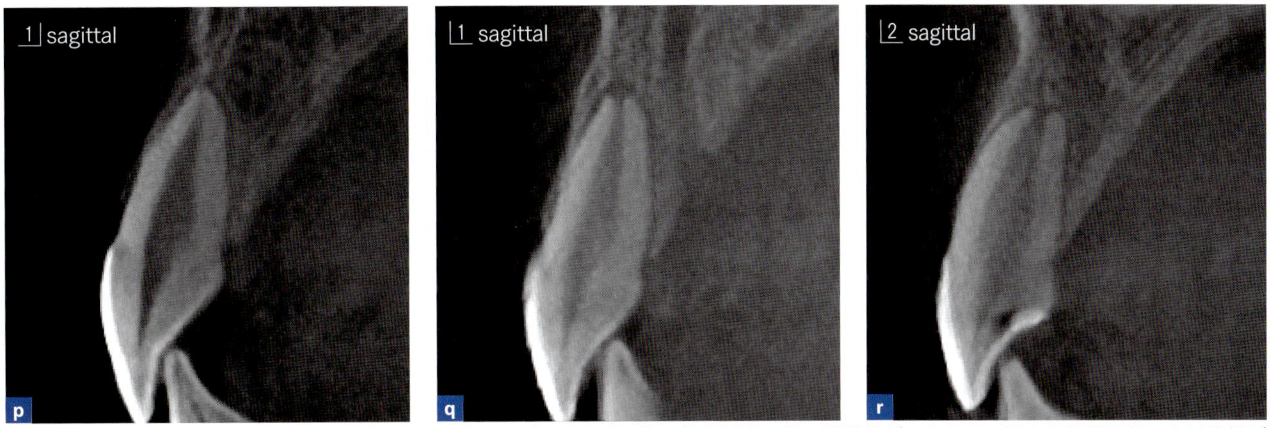

Fig 3p〜r　6か月後のCBCT像．**p**：1|のCBCT像．**q**：|1のCBCT像．根尖付近に骨の透過像がみられる．根尖の歯根吸収により歯根がわずかに丸く短くなっているように思われる．根尖孔付近の根管内面の吸収により，根尖孔が開いているようにみえる．**r**：|2のCBCT像．骨の透過像はみられないが，根尖部の歯根吸収と根尖孔の拡大が観察される．

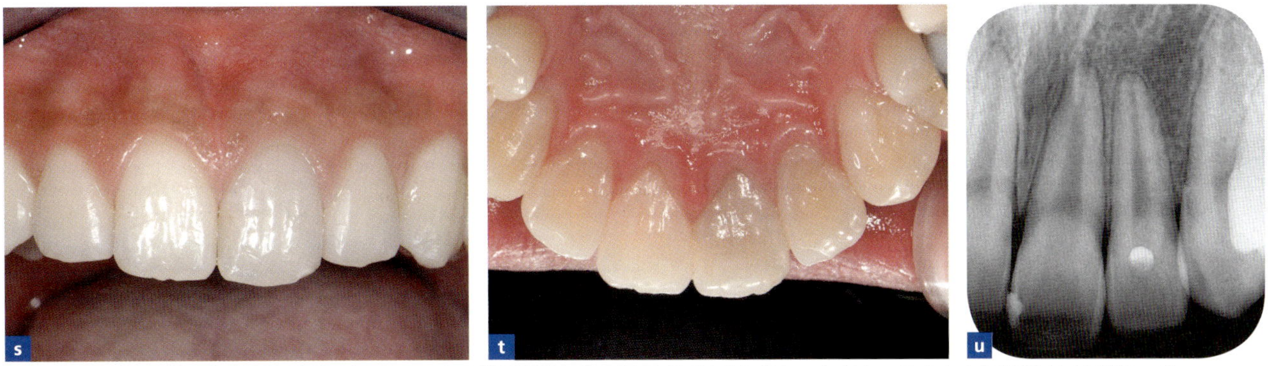

Fig 3s〜u　9か月後．|1歯冠の変色，|1 2エックス線写真像に変化はあまりみられない．しかし，|1 2ともにEPT(＋)に変わった．

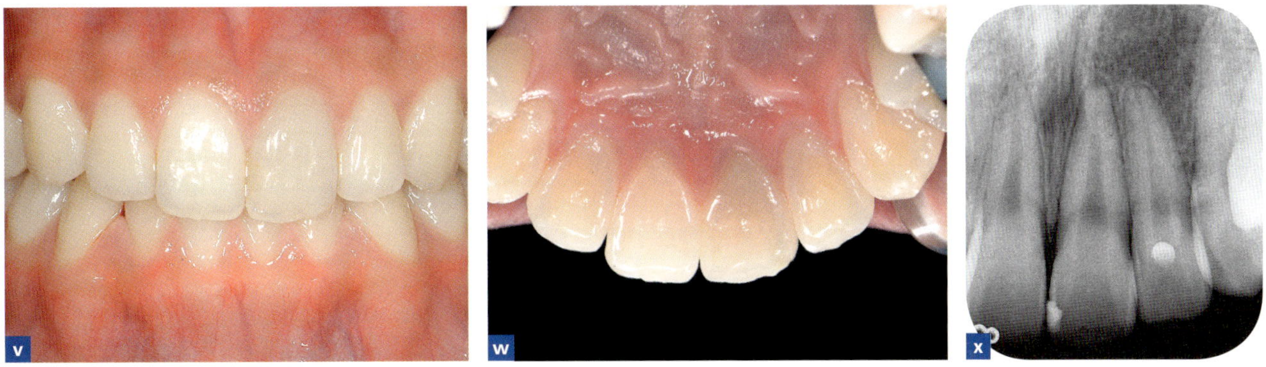

Fig 3v〜x　2年後．|2の閉塞が進行している．|1 2：EPT(＋)．

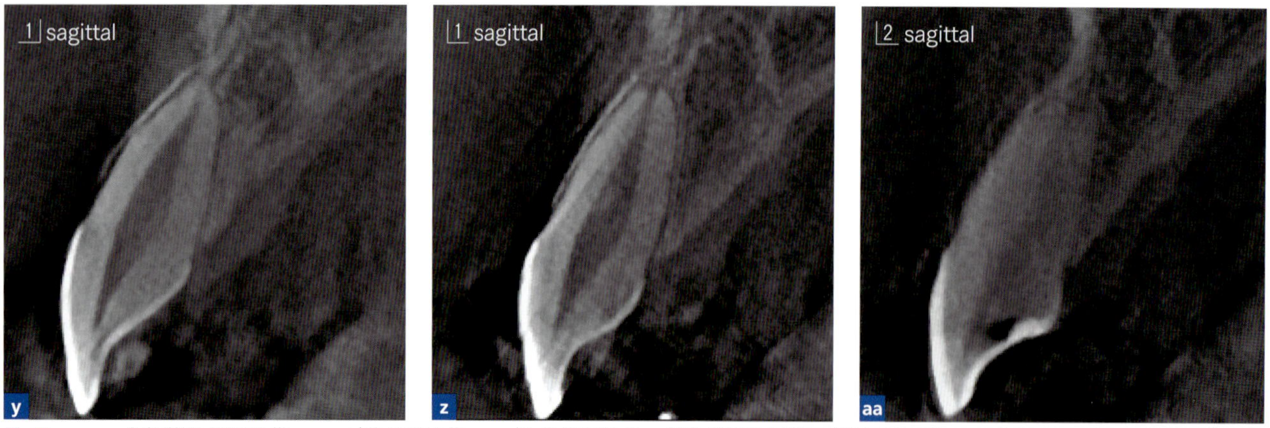

Fig 3y〜aa　2年後のCBCT像．**y**：1⏌のCBCT像．**z**：⎿1のCBCT像．根尖付近の根管に閉塞が進行しつつある．**aa**：⎿2のCBCT像．根尖部の歯根吸収と，根管はわずかに存在するものの，根管全体に閉塞が進行している．

とを示しているが，歯根周囲には正常な歯根膜空隙が観察される(**Fig 3z**)．⎿2は閉塞が進行しており，歯髄腔全体に硬組織の添加が認められる(**Fig 3aa**)．⎿1 2ともに，根尖部に病的な骨の透過像はみられない．

TABのメカニズムの理論考察

脱臼性の外傷には，「振盪」(concussion)から「脱離」(avulsion)，「埋入」(intrusion)までさまざまな状態がある(**CHAPTER 1** 参照)．これらの外傷の特徴は，振盪以外は，根尖部で脈管に断裂が生じることである．歯根未完成歯では，亜脱臼で歯髄死が生じることは稀であると考えられるが，歯根完成歯では，振盪以外，一次的あるいは永久的な歯髄死が生じると考えるのが妥当である．

脱離した歯根未完成歯の再植の臨床例(**CHAPTER 9** 参照)や実験研究から，歯髄の治癒(失活した歯髄に生活反応が戻ること)が起こることがわかっている[9〜12]．すなわち，再植後広く開いている根尖孔から毛細血管が歯髄腔へ増殖し(revascularizationが起こり)，これとともに歯髄死した組織が生きた組織で置き換えられる(**Fig 4a〜c**)．この新たに増殖した組織は，通常急激な石灰化を生じ，エックス線写真的には歯髄腔の閉塞が観察される(**Fig 4d**)．臨床的には，ほぼ同時期に歯髄はEPT(+)の応答を示すようになる．石灰化した組織は，骨様象牙質であることが考察されている．このような歯髄の治癒は，根尖孔が1 mm以上開いている場合に期待できる．いい換えれば，歯根完成歯では，歯髄の治癒は期待できないことになる．しかし，TABによって根尖孔が拡大されれば，根未完成歯と同じような歯髄の治癒が期待できると考えられる．

そこで，上記の歯髄の治癒と **Fig 1〜3** のTABの臨床例を照らし合わすことによって，TABはおおむね以下の経過をたどると考えられる．

外傷直後

根尖部で脈管が断裂し，歯髄死が生じる(**Fig 5a**)．

歯根未完成歯の再植後にみられる歯髄の治癒を表す模式図

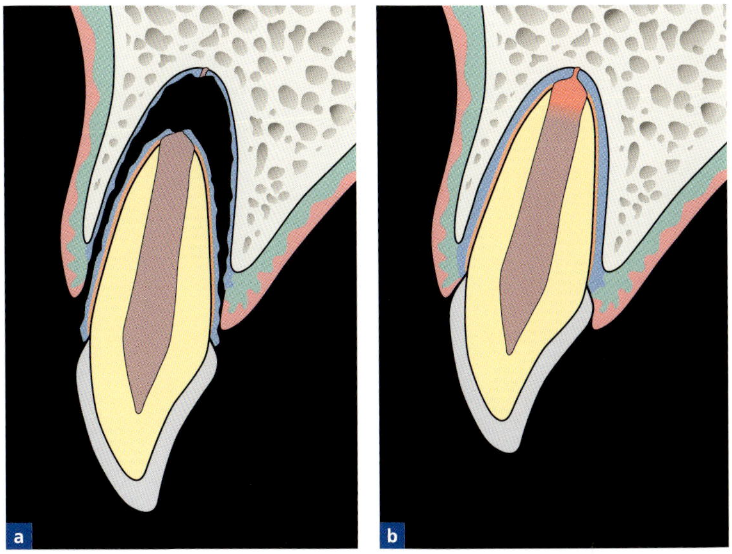

Fig 4a 脱落時．歯髄は虚血性変性（感染のない歯髄壊死）に陥っている．
Fig 4b 再植後～1か月．根尖孔から歯髄腔内へ毛細血管の増殖が起こる．

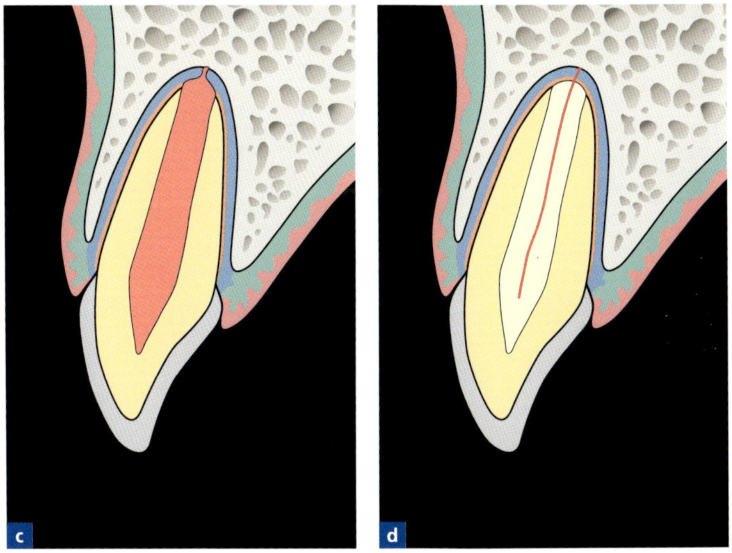

Fig 4c 1か月～6か月．歯髄腔は生きた組織で満たされる．
Fig 4d 6か月～数年．歯髄腔は硬組織で閉塞される．

（上記の日数は目安であり，正確性や明確な根拠はない．）

外傷後1～3か月

おそらく，出血と歯髄死が引き金となり，根尖部で炎症反応が起こると考えられる（Fig 5b）．炎症反応の過程では破骨細胞が出現してくることから，これにより根尖部で骨吸収が生じ（骨透過像が現れ），同時に歯根吸収も生じると考えられる（Fig 5c）．前述の臨床例3例すべてで観察されたように，歯根吸収は根尖の外側と根管の内側の両方に生じると考えられる．

外傷後3か月～数年

結果的に（炎症による歯根吸収により），根尖孔が開いた状態がつくりだされたことで，歯髄腔への脈管の増殖が可能になる．その後は，歯根未完成歯の再植でみられる歯髄の治癒

TAB のメカニズム(推定)

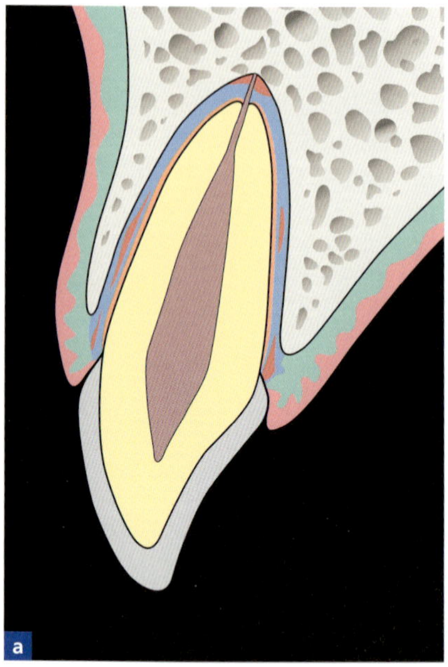

Fig 5a　脱臼性の外傷直後(この場合は亜脱臼を示す).

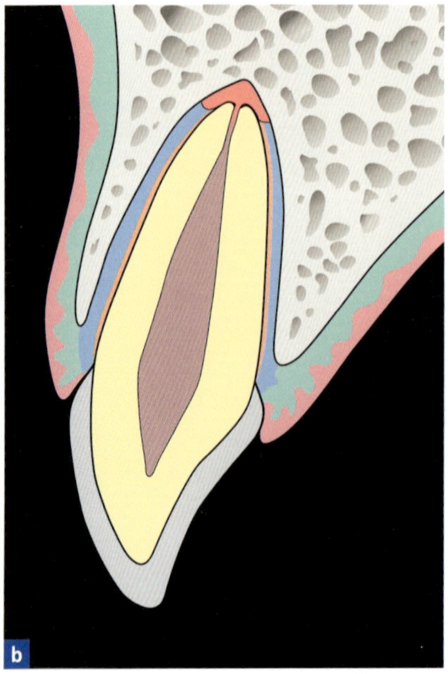

Fig 5b　数週間. 根尖部で炎症反応が起きる.

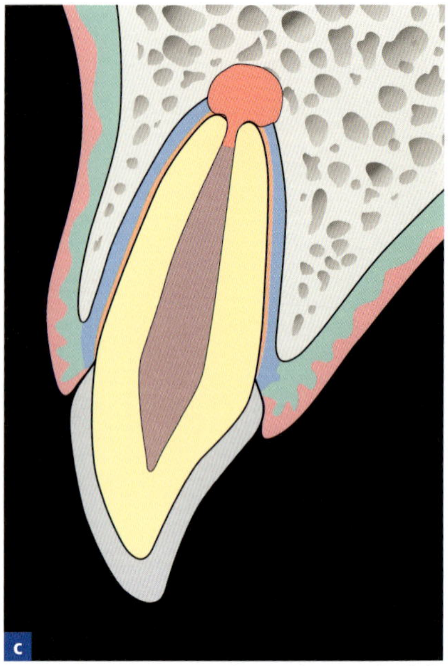

Fig 5c　1～3か月. 破骨細胞により根尖部歯槽骨, 歯根表面, 根管内面が吸収される.

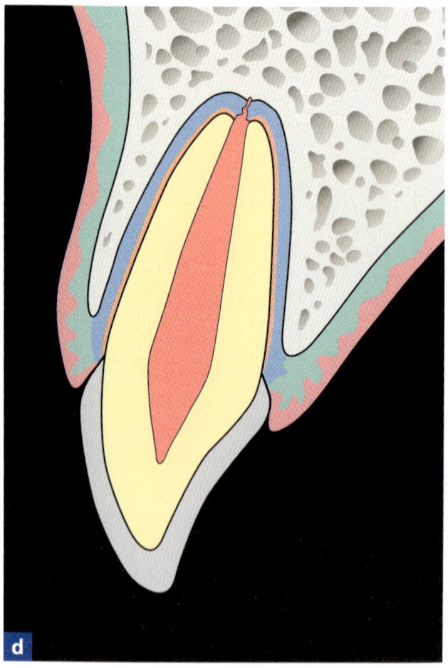

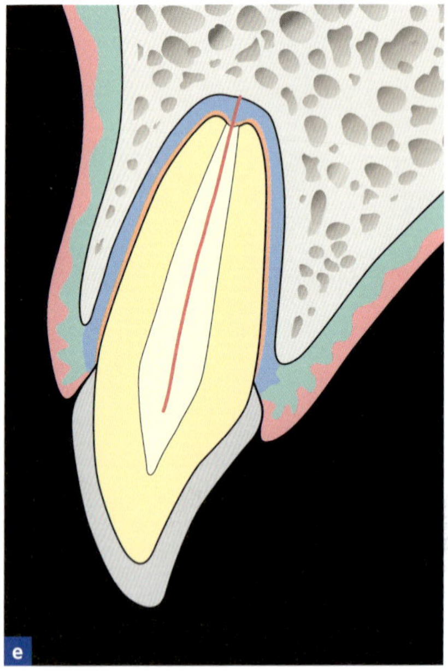

Fig 5d　3～6か月. 開いた根尖孔から毛細血管が歯髄腔内へ増殖する. 炎症の消退にともない, 根尖部では歯根膜による修復(新付着)が生じる.

Fig 5e　6か月から数年. 歯髄腔に硬組織が添加される.

(上記の日数は目安であり, 正確性や明確な根拠はない.)

と同じ治癒経過が期待できると考えられる(**Fig 5d, e**). もちろん, 歯髄死した組織に感染がないことが条件である. また, 吸収を受けた外側の歯根表面は, 炎症の消退とともに新付着で修復されると考えられる. すなわち, 既存の歯根膜がセメント質を添加しながら吸収された歯根表面に増殖してくると考えられる(**Fig 5c～e**).

歯髄腔の閉塞が期待できる年齢と外傷の種類

筆者の臨床では，外傷時に患者の年齢が15歳以下のときに TAB の現象がみられた．先の Andreasen の論文では20歳の報告例が記載されている[1]．明確な年齢制限はないにしても，臨床では TAB は20歳までぐらいの患者に期待したいと考えている．

外傷の種類では，亜脱臼がもっとも期待できるが，挺出性脱臼や側方性脱臼でも期待できる．しかし，脱離や埋入では TAB はほとんど期待できないことが報告されている．すなわち，歯の変位がより大きくなるほど，TAB の起こる確率が小さくなると考えられる．

TAB と歯髄壊死との判断基準(歯髄処置への介入時期)

TAB の初期では，根尖部で歯根吸収像(外部吸収と内部吸収)と骨の吸収像(エックス線透過像)がみられる(**Fig 6**)．もし，TAB に関する知識がない場合，歯髄壊死による透過病変とまちがうかもしれない．通常，TAB による根尖の骨透過像は 2 か月以内に現れ，6 か月で消退傾向を示す．歯髄腔の石灰化は 6 か月後ごろから観察される．また，この期間に歯冠の変色が改善傾向にあることも TAB の特徴の 1 つである．したがって，歯髄壊死か，TAB による根尖の透過像かの判断は，最低 6 か月の時点でくだすことが可能であろう．

しかし，患者の年齢，脱臼の程度，歯根の形態などによると考えられるが，さらに長期の治癒期間を要する場合もある．また，歯冠の変色をまったくともなわない歯髄壊死や，歯冠の変色が改善しないままの歯髄の治癒もある．EPT に応答することが歯髄の治癒の目安になるが，EPT が回復するのに 2 年以上かかる場合もある(**Fig 7**)．したがって，いつまで治癒を待てばよいのか，逆にいえば，いつ歯髄処置に介入すればよいか，明確に決断をくだせないことも多い．

Fig 8 は，14歳の女子にみられた後発性の歯根吸収である．1|は亜脱臼と診断され，受傷後 6 か月で明確ではないにしても一連の TAB 様治癒傾向を示したように思われた．しかし，初診から 1 年 1 か月後に，根尖の透過像，歯根吸収，歯冠の変色がみられ，EPT にも応答しなかった．そこで，歯髄壊死と判断し，根管処置を開始したところ，歯根の半分の位置で生きた組織と遭遇した．これは，歯髄が歯冠側半分まで壊死し，歯根側の半分で生きていたことを示している．歯冠側の歯髄壊死が原因で根尖の歯根吸収が起きたと考えるのが妥当であろう．実際，歯髄壊死部の清掃と水酸化カルシウム製剤(ビタペックス)の貼薬により，7 か月後には根尖の透過像は消失し，歯根吸収は停止したと考えられる．また，残存歯髄腔には急激な石灰化傾向がみられる．このように，若年者では，部分的な歯髄壊死(歯髄感染)により根尖病変が生じることがあるのは興味深い．しかし，TAB を待つあまり，逆に歯根吸収を招き，根が短くなる結果を招いたのは好ましいことではなかった．歯髄壊死と TAB の診断が困難な症例であったと考えられる．

挺出性脱臼にみられたTAB

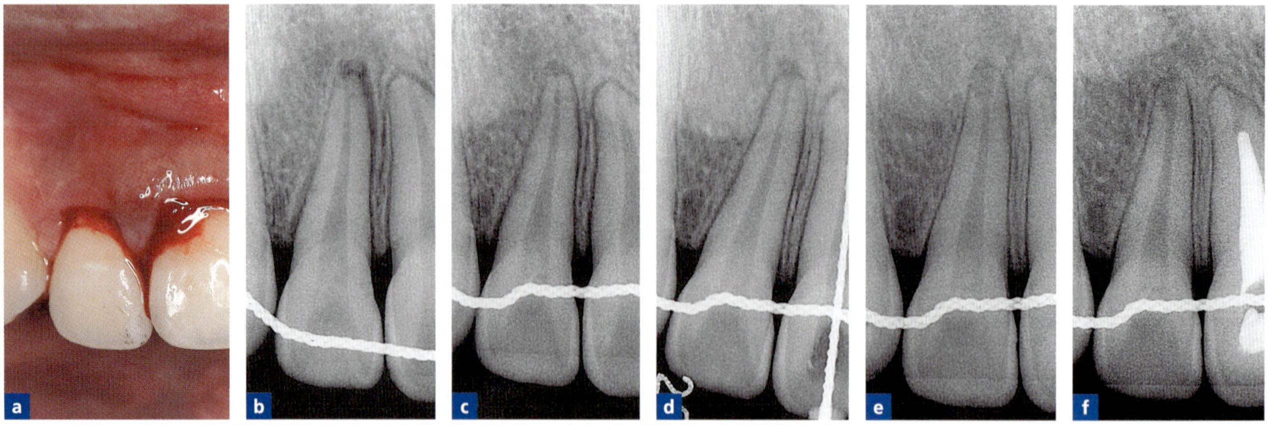

Fig 6a 15歳，女子．矯正治療終了後，保定期間中に転倒により2 1|に脱臼性の外傷が生じた．
Fig 6b 2|は歯の変位がみられ，EPT(−)で，歯槽窩と歯根の間に隙間がみられることから，挺出性脱臼と診断された．1|には変位がみられないが，動揺度が高く，EPT(−)であることから亜脱臼と診断された．
Fig 6c 2|の整復・固定後3週間のエックス線写真．2|の根尖部にわずかな骨吸収像がみられる．2|：EPT(−)．
Fig 6d 2か月後．2|にはまだ根尖部に骨透過像がわずかにみられる．2|：EPT(−)．
Fig 6e 5か月後．根尖孔の拡大(内部表面吸収)が認められる．2|：EPT(−)．
Fig 6f 8か月後のエックス線写真．根尖孔の拡大が進行しているようにみえる．この時点で2|はEPT(＋)に転じた．

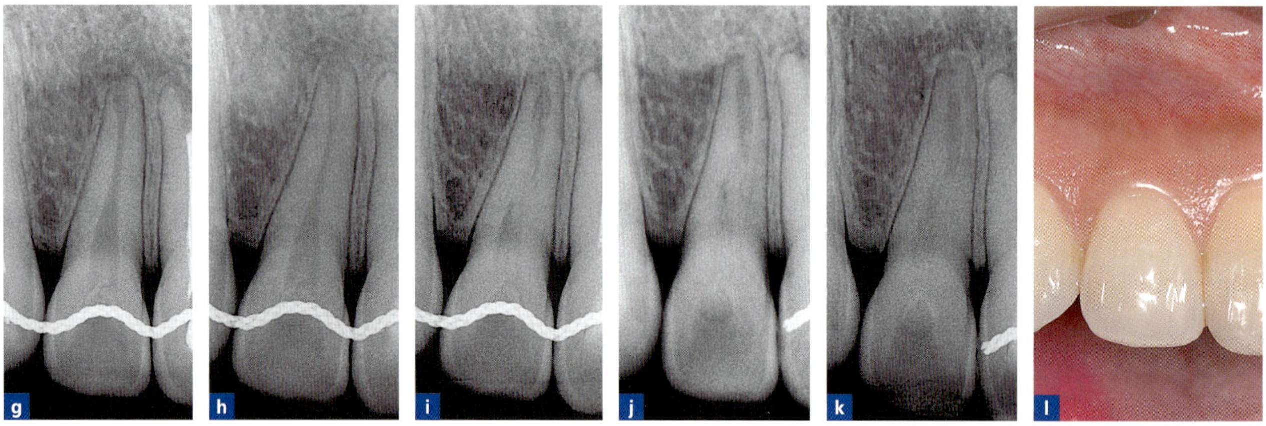

Fig 6g 1年3か月後．歯髄腔の石灰化が起こりはじめているようにみえる．
Fig 6h 1年7か月後．
Fig 6i 2年7か月後．歯髄腔中央で狭窄(石灰化)がみられる．
Fig 6j 4年7か月後．2|：EPT(＋)．
Fig 6k 6年後．2|の歯髄腔の閉塞は2年7か月の時点(**i**)と比べてあまり変化はない．EPT(＋)であることから，この形で歯髄の治癒(閉塞)が完了したことがうかがわれる．
Fig 6l 6年後の臨床写真．2|は受傷から自然治癒期間をとおして，歯冠の変色はみられなかった．

長期間経過して歯髄の治癒が得られた症例

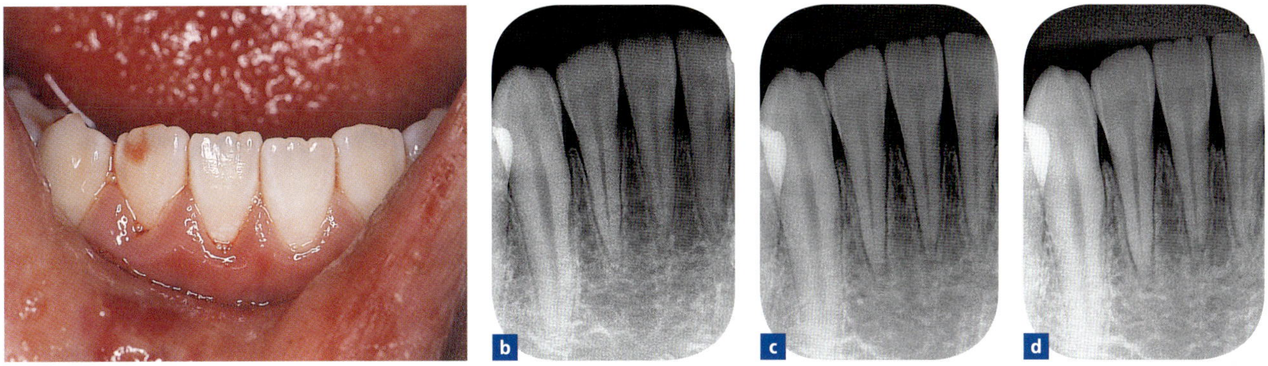

Fig 7a 初診時口腔内写真．14歳，男子．クラブ活動の野球の練習中に2 1|の外傷を被る．

Fig 7b 初診時エックス線写真．2 1|：EPT(－)．変位がみられないことから，2 1|は亜脱臼と診断された．

Fig 7c 1か月と19日後．変化はほとんどない．2 1|：EPT(－)．

Fig 7d 3か月後．1|の根尖にわずかにTAB様透過像が確認できる．2 1|：EPT(－)．

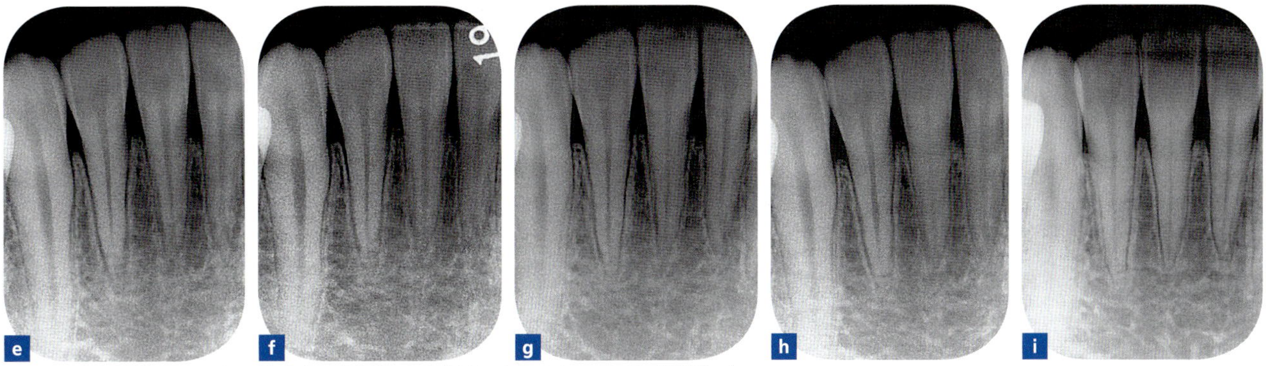

Fig 7e 6か月後のエックス線写真．歯髄腔の変化はみられない．2 1|：EPT(－)．

Fig 7f 1年1か月後．2 1|：EPT(－)．

Fig 7g 1年7か月後．1|の歯髄腔がわずかに狭窄しはじめているように思われる．2|の歯髄腔の変化はみられない．2 1|：EPT(－)．

Fig 7h 2年1か月後．1|に閉塞が観察できる．この時点で1|はEPT(＋)になったが，2|はEPT(－)のままである．

Fig 7i 2年9か月後．1|の歯髄腔の閉塞が認められる．1|：EPT(＋)，2|：EPT(－)．

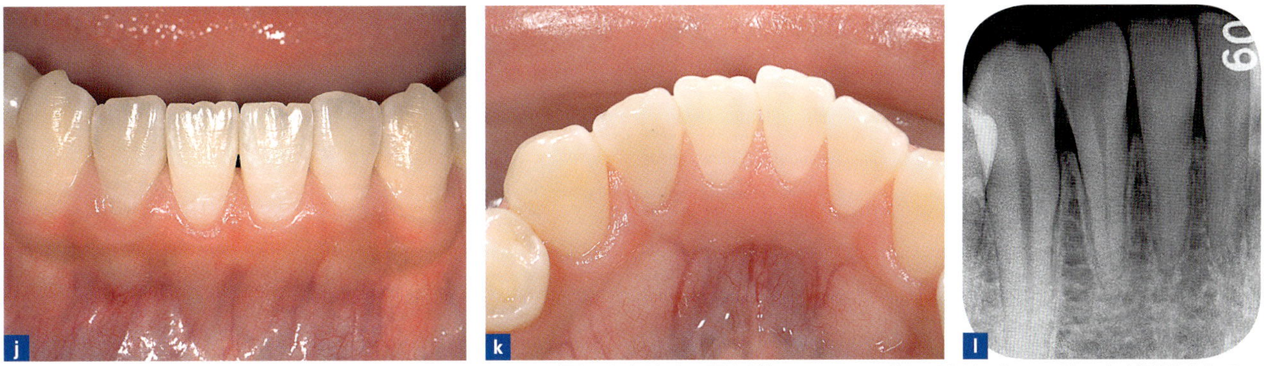

Fig 7j～l 4年5か月後．歯冠の変色はほとんどみられない．2|にも歯髄腔の閉塞が起こっている(起こりはじめている)ことが観察される．2 1|ともにEPT(＋)である．この症例は，短期間で明確なTABの治癒経過を示すことはなかった．1|は約2年，2|は4年以上経過してEPT(＋)に転じた．変色が少なく，打診痛などの不快症状もなく，エックス線写真で根尖病変や歯根吸収もないことを条件に長期観察した結果である．また，EPT(＋)になる時期と，歯髄腔の閉塞が観察される時期がほぼ同じであったことも興味深い．

亜脱臼後に歯根吸収を示した症例

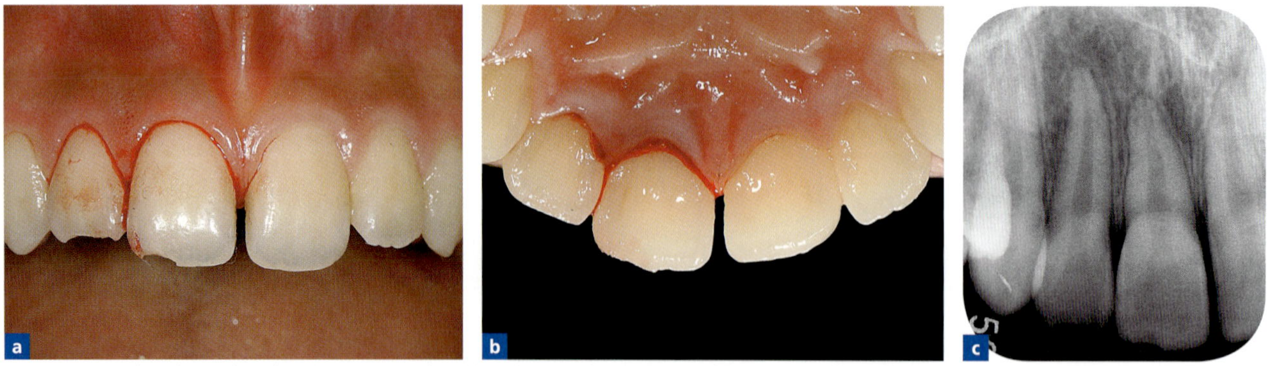

Fig 8a〜c 14歳，女子．机に顔面をぶつけ2 1|を強打した．2 1|は歯冠破折が認められるが歯の変位はない．2|は歯肉溝から出血しており動揺度が高いが，EPT(＋)であることから，歯冠破折と振盪(concussion)と診断された．1|は歯肉溝から出血があり，動揺度が高く，EPT(－)であることから，歯冠破折と亜脱臼と診断された．

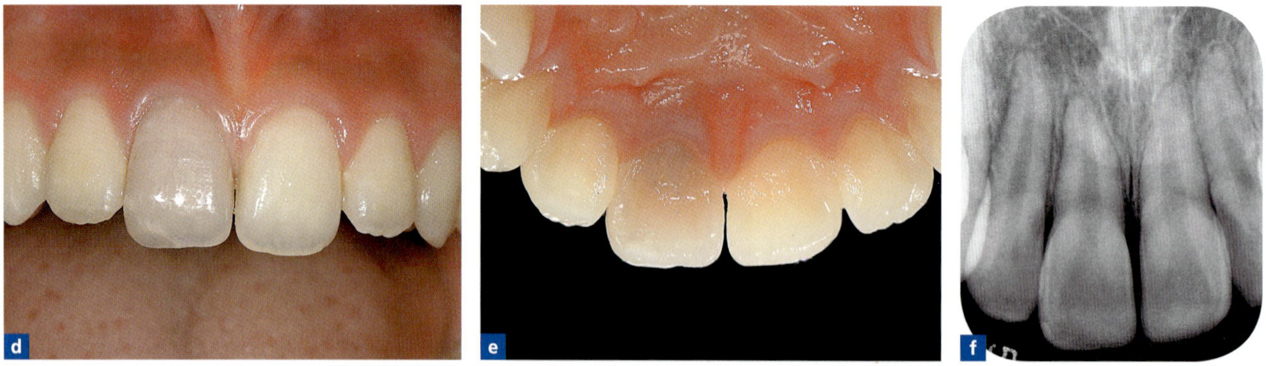

Fig 8d〜f 1か月後．1|の歯冠の変色が増加している．エックス線写真上での変化はほとんど認められない．1|：EPT(－)．

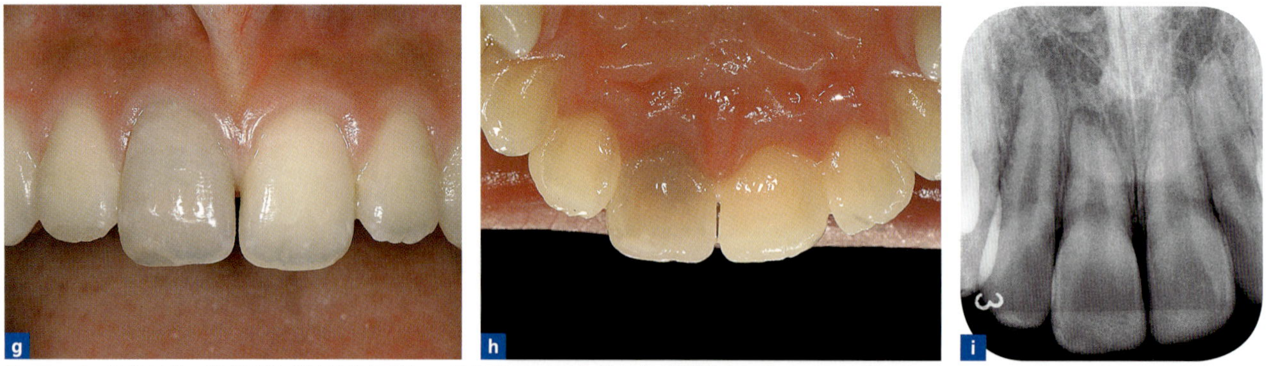

Fig 8g〜i 3か月後．変色の改善はみられない．1|根尖部にTAB様の像が観察される．1|：EPT(－)．

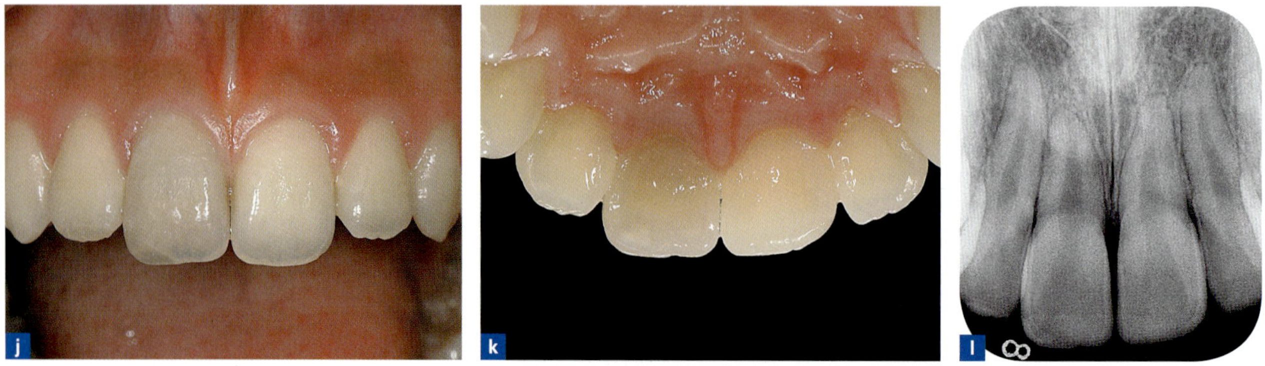

Fig 8j〜l 6か月後．わずかに変色が改善したようにみえる．1|根尖部の透過像は消退している．1|：EPT(－)．

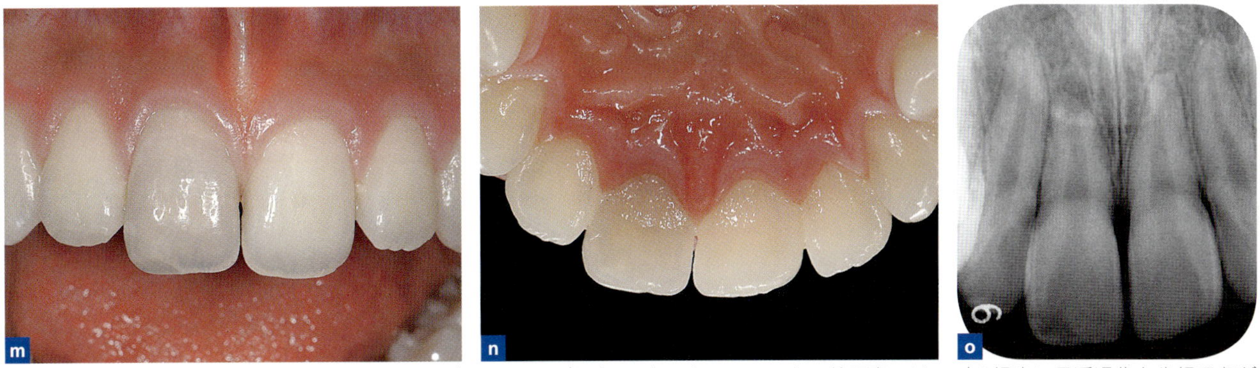

Fig 8m〜o　1年1か月後．変色は改善しておらず，歯冠はややグレー色である．エックス線写真では，1⏌の根尖に骨透過像と歯根吸収が生じている．1⏌：EPT(−)．

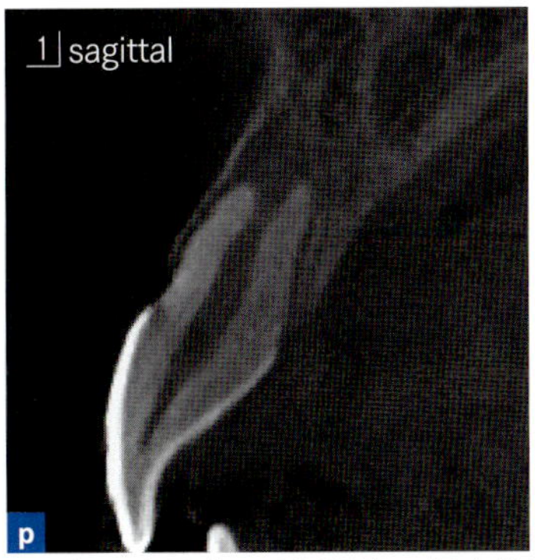

Fig 8p　1年1か月後のCBCT像．根尖部に比較的大きな骨透過像があり，歯根吸収により根尖孔が大きく開いている像が観察される．

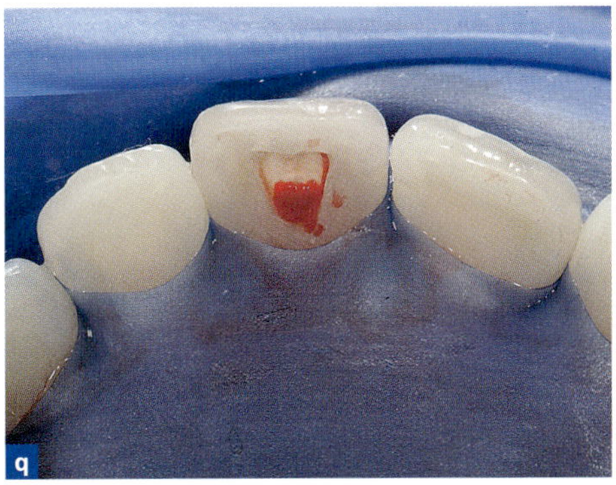

Fig 8q　m〜pと同日．歯髄壊死と考え，根管処置を行おうとしたところ，歯髄腔から出血がみられた．歯冠側の部分的な歯髄壊死が根尖部の炎症反応を惹起していることは興味深い．

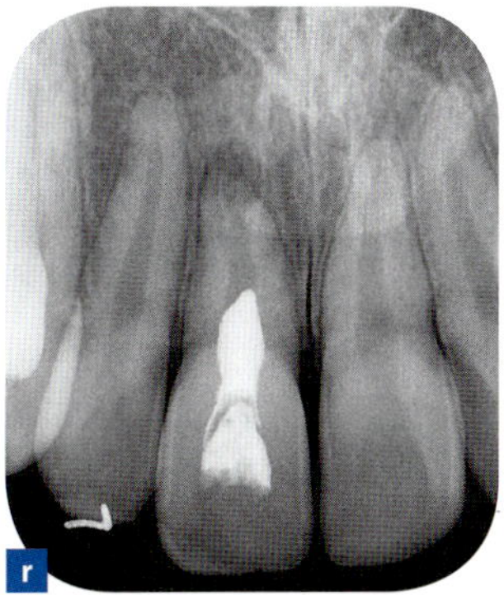

Fig 8r　知覚反応があるところまで根管清掃を行い，水酸化カルシウム製剤を填入した直後のエックス線写真．qと同日．

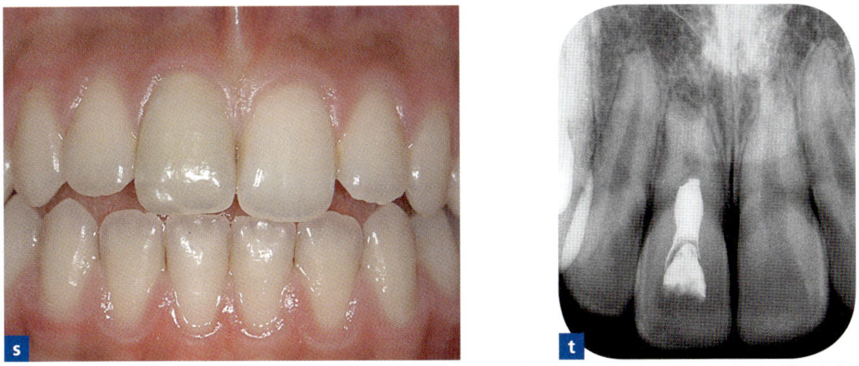

Fig 8s, t　1年4か月後（根管処置から3か月後）．根尖病変は縮小し，歯髄腔の石灰化が認められる．

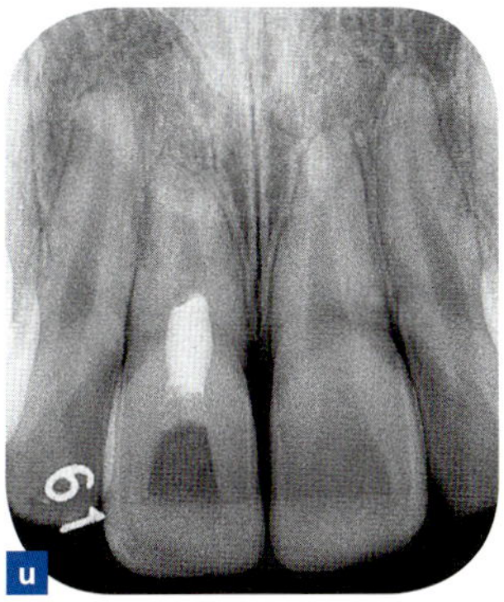

Fig 8u　1年8か月後．水酸化カルシウム製剤を「PROROOT MTA」（mineral trioxide aggregate）で置き換えた直後のエックス線写真．歯髄腔の石灰化はさらに進んでいるようにみえる．

以上のことから，筆者はTABか歯髄壊死かの判断基準を以下のように考えている．

① TABは，主に亜脱臼のときに，その他として軽度の挺出性脱臼，軽度の側方性脱臼のときに期待できる．

② TABは，おおむね患者の年齢が20歳以下のときに期待しやすい．

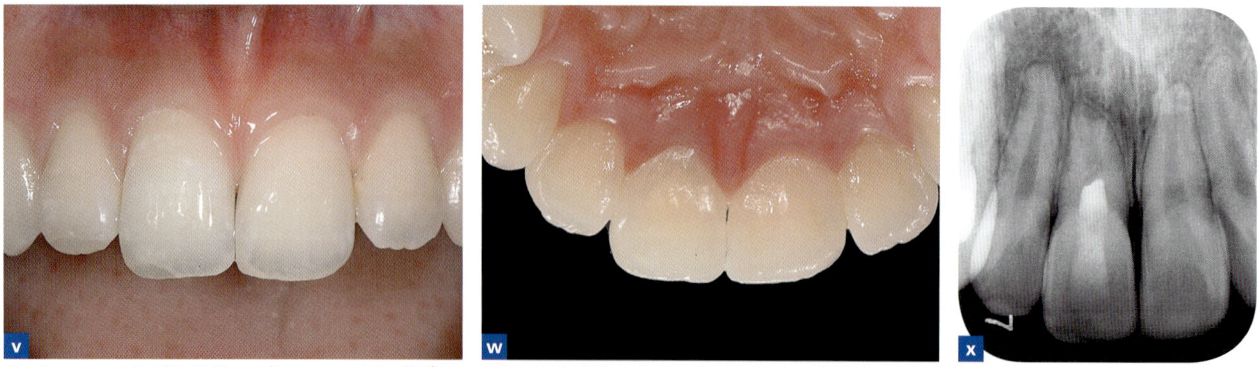

Fig 8v〜x　1年10か月後．1|はウォーキングブリーチ後にCR充填されている．エックス線写真より，歯根吸収は根管治療開始直後から進行していないように思われる．

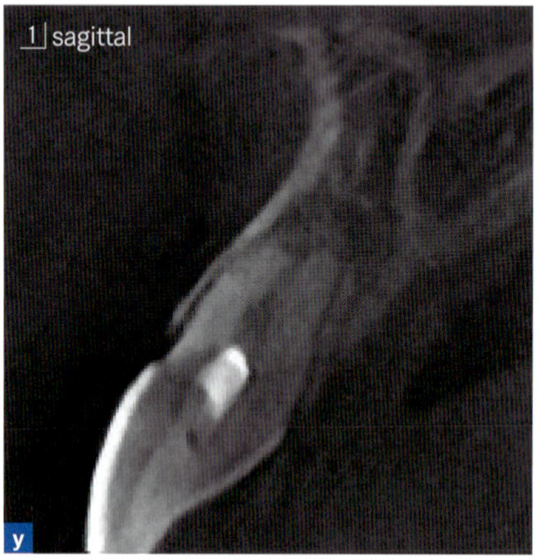

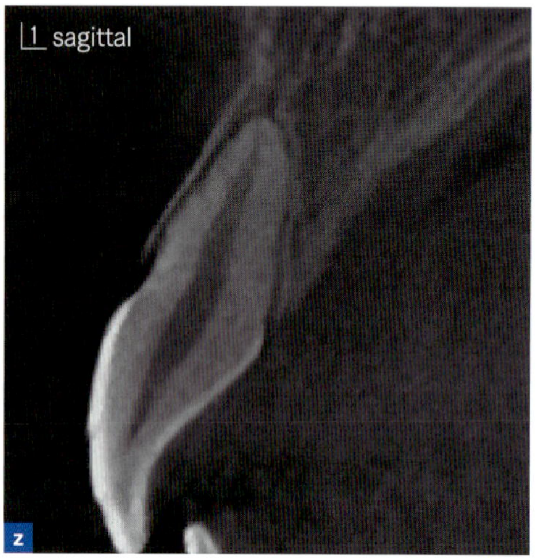

Fig 8y　1|のCBCT像．根尖の骨透過像は消退し，歯髄腔の石灰化がみられる．とくに根尖部根管内面の狭小化が顕著である．
Fig 8z　外傷を受けていない|1のCBCT像．正常な歯根像（コントロール）として提示した．

③ TABは歯髄の治癒が起こることがそのゴールである．歯髄の治癒の目安は，患歯がEPT（+）の応答を示すことが確認できた場合か，エックス線写真で歯髄腔の閉塞（傾向）が確認できた場合である．

④ TABは，一連の根尖部歯根表面吸収とその後の歯髄の治癒傾向が6か月以内にエックス線写真で観察された場合に期待できやすい．このとき，根尖部の骨透過像（これは起こっている場合とそうでない場合がある）も同時に消退傾向になければならない．

⑤歯冠の変色があり，EPT（−）であるにもかかわらず，上記のTAB現象が受傷から6か月間みられない場合は，歯髄壊死と考えるのが妥当である．

⑥根尖部歯根表面吸収がある・なしにかかわらず，根尖部骨透過像が観察され，それが継続する場合は，TABではなく，根尖病変（歯髄壊死）と考える．

⑦上記③〜⑤の事項を総合判断して，TABか歯髄壊死かの判断は，外傷から最低6か月待ってから行ったほうがよい．

⑧歯冠の変色がほとんどなく，根尖の骨透過像，その他の臨床症状がない場合は，2年以上歯髄の治癒を待ってもよい場合がある（**Fig 7**参照）．

⑨大きな歯冠の変色が生じ，6か月経過しても改善傾向がない場合は，歯髄の生死にかかわらず受傷から6か月目で根管治療に踏み切るほうが，後々の審美性を考えると妥当である場合もある（P.108**CHAPTER 5**の**Fig 11〜13**参照）．

レーザー・ドップラー・フローメトリーを用いた歯髄診断

歯髄の生死を診断する方法として，レーザー・ドップラー・フローメトリー(laser doppler flowmetry)を用いる方法がある[13~24]．この装置は，歯髄腔内の血流の有無を察知することで歯髄の生死を診査するものである．具体的には，歯の舌側から光をあて，唇側においた受光装置で歯髄腔内の血流(赤血球の流れ)の有無を判断する．通常，EPT(+)に変化するまえに歯髄血流の有無を診断できるメリットや，根未完成歯などEPTでは歯髄の生死を診断できない歯の歯髄診断に応用が可能である．根未完成歯の自家歯牙移植における歯髄の治癒の観察にも応用できるが，臨床での使用頻度に対して装置の値段が比較的高価であることから，普及が進んでいないのが現状であろう．

歯根破折とTAB

TABは，歯根破折の破断面でも観察される(**Fig 9**)．歯根破折により歯髄が断裂した場合，この現象により歯冠側での歯髄の治癒が起こることは興味深い．したがって，歯根破折でもこの現象を注意深く見守り，不必要な根管処置を行わないようにしたい[25]．

外傷歯治療から歯内療法へのフィードバック

読者のなかには，変色が自然に治ることに興味をもった先生も少なくないかもしれない．今まで何気なく，変色＝歯髄壊死＝根管拡大という方程式をもっていた歯科医師にとって，亜脱臼は治療方針を立てるうえで，根管治療をすべきかどうかの判断を悩ませることになろう．しかし，若年者の永久歯でいったん死んだ歯髄に生き返るチャンスを与えることは，われわれ医療従事者の大きな喜びとなるだろうし，そこから学ぶものは多い．

外傷歯にみられる歯髄の治癒は，通常の根管治療へ多くのことを示唆している．たとえば，抜髄根管では，一次的に根尖が表面吸収され，作業長が短くなる現象が起きることへの説明になる．抜髄根管で作業長を決定する際，どこでファイルを止めるかということに関しても示唆を与えている．仮に生理的根尖孔より3 mmアンダーで作業長を決定し，拡大，根管充填したとしても，残存歯髄組織に感染が少なければ，TABでみられたような治癒が期待できる．すなわち，根尖部の歯髄腔は石灰化組織で閉鎖されるはずである．根管治療で何がもっとも大切かをもTABは教えている．器械的な拡大や物理的根管充填が重要視されているが，感染がないこと，また感染をさせないことが，生体の自然治癒をもっとも引き出せることをTABは物語っている．最新の拡大技術も根管充填術式も，1回の「不適切な根管の仮封」の前には何の意味ももたないかもしれない．また，緊密な根管充填を目的として，熱軟化型ガッタパーチャを根尖孔から押し出すような根管充填は，生体の治癒を妨げこそすれ，助長はしないことをTABは教えてくれているように思う．このようにTAB，すなわち外傷歯の治癒が教えてくれるものは，少なくない．外傷歯を学ぶことにより，通常の根管治療における疑問点が解決していくような気がする．

歯根破折部でみられるTAB

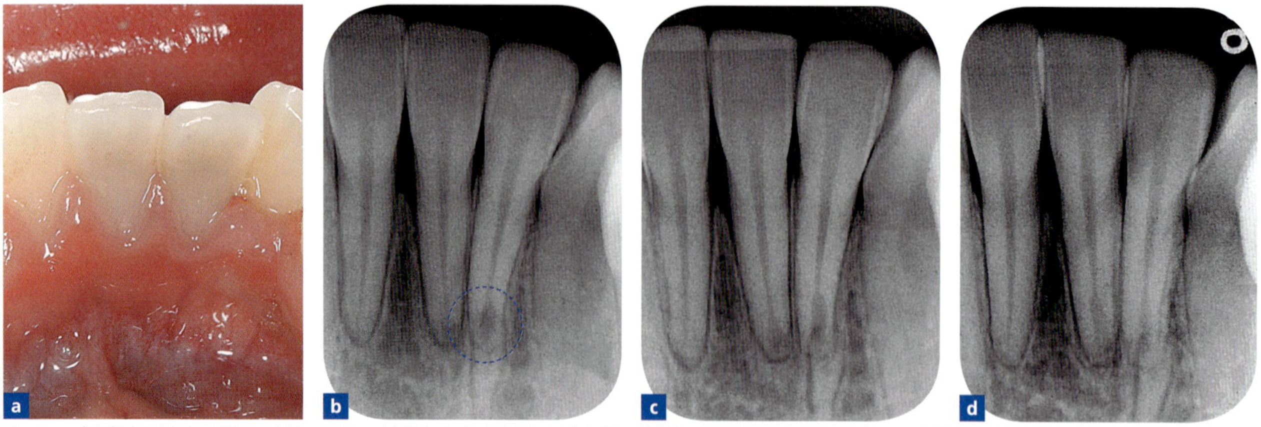

Fig 9a　初診時口腔内写真．17歳，男子．外傷から2か月たって来院．⌈1 2に歯冠の変色がみられる．⌈1 2：EPT(−)．

Fig 9b　初診時エックス線写真．外傷により，⌈1は亜脱臼，⌈2は歯根破折が生じたと考えられる．外傷から2か月経過しているが，すでに⌈1の根尖部と⌈2の歯冠側破折片の断面部で，TABが生じていることが観察される．

Fig 9c　外傷から約4か月後．TABの現象がさらに著明に現れている．⌈1 2：EPT(−)．

Fig 9d　約8か月後．⌈1では歯根内部吸収が歯冠側へ広がっている．⌈2は石灰化(閉塞)に向かいつつあるように思われる．⌈1 2：EPT(−)．

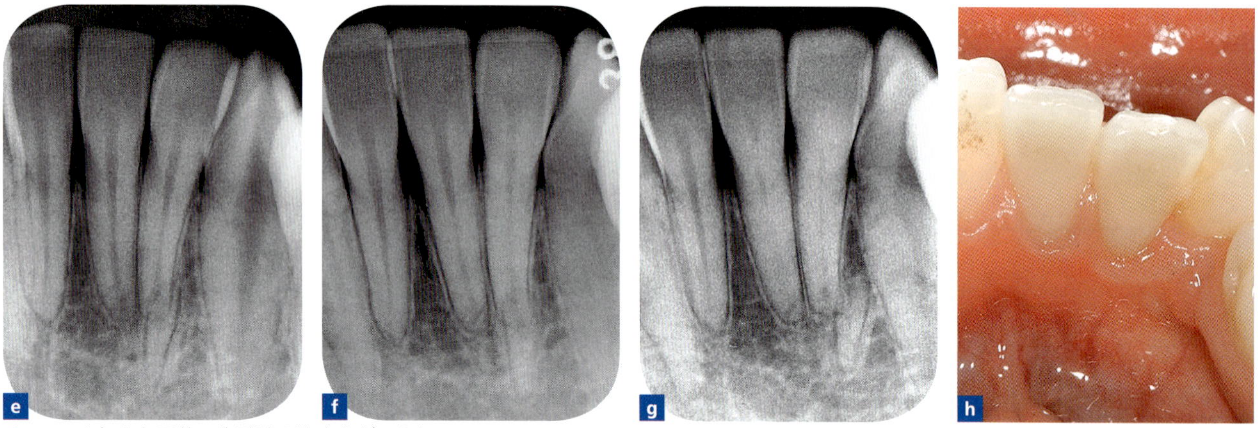

Fig 9e　1年5か月後．歯髄腔の狭小化がみられる．

Fig 9f　2年2か月後．⌈1 2の歯髄腔に閉塞が生じてきている．⌈1 2：EPT(+)

Fig 9g, h　5年5か月後．歯髄腔の閉塞が進行している．歯冠の変色がわずかにみられる．⌈1 2：EPT(+)．

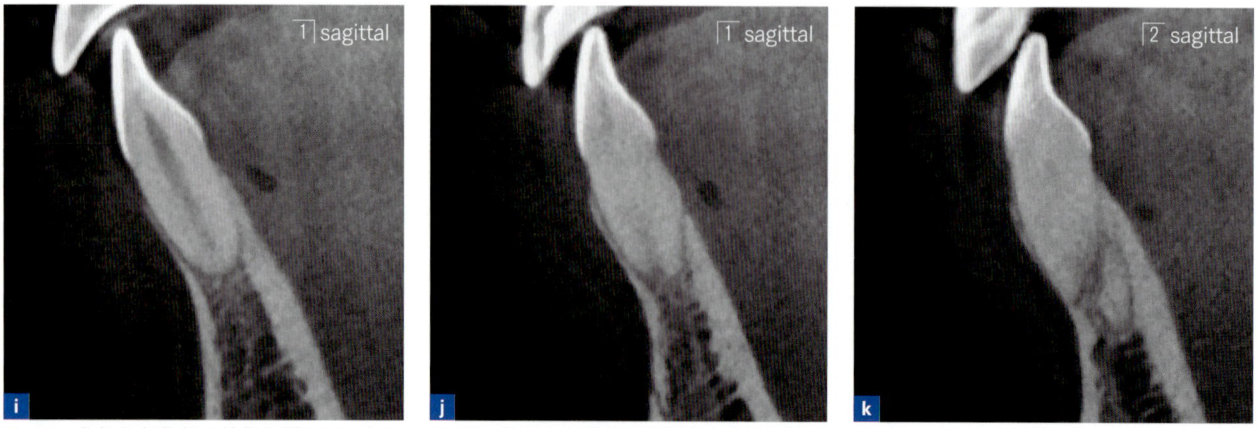

Fig 9i　5年5か月後の外傷を受けていない1⌉のCBCT像．歯根形態，歯髄腔の形態に異常はみられない．

Fig 9j　5年5か月後の亜脱臼を受けた⌈1のCBCT像．TABの名残として歯根が短くなっており，根尖部を除いて歯髄腔の閉塞が進行している．

Fig 9k　5年5か月後の歯根破折を受けた⌈2のCBCT像．歯髄腔がほぼ完全に閉塞している．

参考文献

1. Andreasen FM. Transient apical breakdown and its relation to color and sensibility changes after luxation injuries to teeth. Endod Dent Traumatol 1986；2：9-19.
2. Andreasen JO. Traumatic injuries of the teeth. 2nd revised and enlarged edition. Copenhagen : Munksgaard, 1981.
3. Andreasen JO, Andreasen FM. Textbook and color atlas of traumatic injuries to the teeth. 3rd ed. Copenhagen : Munksgaard, 1994.
4. Andreasen FM, Yu Z, Thomsen BL, Andersen PK. Occurrence of pulp canal obliteration after luxation injuries in permanent dentition. Endod Dent Traumatol 1987；3：103-115.
5. Andreasen FM. Pulpal healing after luxation injuries and root fracture in the permanent dentition. Endod Dent Traumatol 1989；5：111-131.
6. Andreasen FM, Zhijie Y, Thomsen BL. Relation between pulp dimension and development of pulp necrosis after luxation injuries in the permanent dentition. Endod Dent Traumatol 1986；2：90-98.
7. Boyd KS. Transient apical breakdown following subluxation injury : a case report. Endod Dent Traumatol 1995；11：37-40.
8. Cohenca N, Karni S, Rotstein I. Transient apical breakdown following toothluxation. Dent Traumatol 2003；19：289-291.
9. Skoglund A, Tronstad L. Wallenius K. A microangiographic study of vasculat changes in replanted and autotransplanted teeth of young dogs. Oral Surg Oral Med Oral Pathol 1978；45：17-28.
10. Skoglund A, Tronstad L. Pulpal changed in replanted and autotransplanted immature teeth of dogs. J Endod 1981；7：309-316.
11. Kristerson I, Andreasen JO. Influence of root development on periodontal and pulpal healing after replantation of incisors in monkeys. Int J Oral Surg 1984；13：313-323.
12. Andreasen JO, Paulsen HU, Yu Z, Bayer T, Schwartz O. Long term study of 370 autotransplanted premolars. Part II. Tooth survival and pulp healing subsequent to transplantation. Eur J Ortho 1990；12：14-24.
13. Heithersay GS, Hirsch RS. Tooth discoloration and resolution following a luxation injury : signification of blood pigment in dentin to laser Doppler flowmetry resdings. Quintessence Int 1983；24(9)：669-676.
14. Ingolfsson AR, Tronstad L, Hersh EV, Riva CE. Efficacy of laser Doppler flowmetry in determining pulp vitality of human teeth. Endod Dent Traumatol 1994；10(2)：83-87.
15. Ebihara A, Tokita Y, Izawa T, Suda H. Pulpal blood flow assessed by laser Doppler flowmetry in a tooth with horizontal root fracture. Oral Surg Oral Med Oral Pathol Oral Radiol Endod 1996；81(2)：229-233.
16. Yoshida S, Oshima K, Tanne K. Biologic responses of the pulp to single-tooth dento-osseous osteotomy. Oral Surg Oral Med Oral Pathol Oral Radiol Endod 1996；82(2)：152-160.
17. Mesaros SV, Trope M. Revascularization of traumatized teeth assessed by laser Doppler flowmetry : case report. Endod Dent Traumatol 1997；13(1)：24-30.
18. Mesaros S, Trope M, Maixner W, Burkes EJ. Comparison of two laser Doppler systems on the measurement of blood flow of premolar teeth under different pulpal conditions. Int Endod J 1997；30(3)：167-174.
19. Sasano T, Nakajima I, Shoji N, Kuriwada S, Sanjo D, Ogino H, Miyahara T. Possible application of transmitted laser light for the assessment of human pulpal vitality. Endod Dent Traumatol 1997；13(2)：88-91.
20. Evans D, Reid J, Strang R, Stirrups D. A comparison of laser Doppler flowmetry with other methods of assessing the vitality of traumatized anterior teeth. Endod Dent Traumatol 1999；15(6)：284-290.
21. Roebuck EM, Evans DJ, Stirrups D, Strang R. The effect of wavelength bandwidth, and probe design and position on assessing the vitality of anterior teeth with laser Doppler flowmetry. Int J Paediatr Dent 2000；10(3)：213-220.
22. Roeykens H, Van Maele G, Martens L, De Moor R. A two-probe laser Doppler assessment as an exclusive diagnostic device in a long-term follow-up of traumatized teeth : a case report. Dent Traumatol 2002；18(2)：86-91.
23. Roeykens H, Van Maele G, Martens L, De Moor R. Evaluation of pulpal blood flow by laser Doppler flowmetry as a test of tooth vitality in long-term follow-up:case report. Rev Belge Med Dent 2004；59(2)：121-129.
24. Winzap-Kalin C, Chappuis V, von Arx T. Laser Doppler flowmetry for vitality testing of traumatized maxillary incisors. Schweiz Monatsschr Zahnmed 2005；115(1)：12-17.
25. Andreasen FM, Andreasen JO. Resorption and mineralization processes following root fracture of permanent incisors. Endo Dent Traumatol 1988；4：202-214.

CHAPTER 9
脱離

「抜けた歯をすぐに戻せば永久に助かる」ことを知らない歯科医療従事者はほとんどないはずである．一般の人でさえこのことについての関心は少なくないのだから．しかし，実際にほぼ元どおりの状態で助かる歯は少ないかもしれない．理由は，さまざまな理由ですぐに戻せなかったり，すぐに戻しても再植時や再植後の治療方針が明確でなかったりしたためであろう．**CHAPTER 9** では，脱離歯の治療方針と再植における創傷の治癒について考察する．

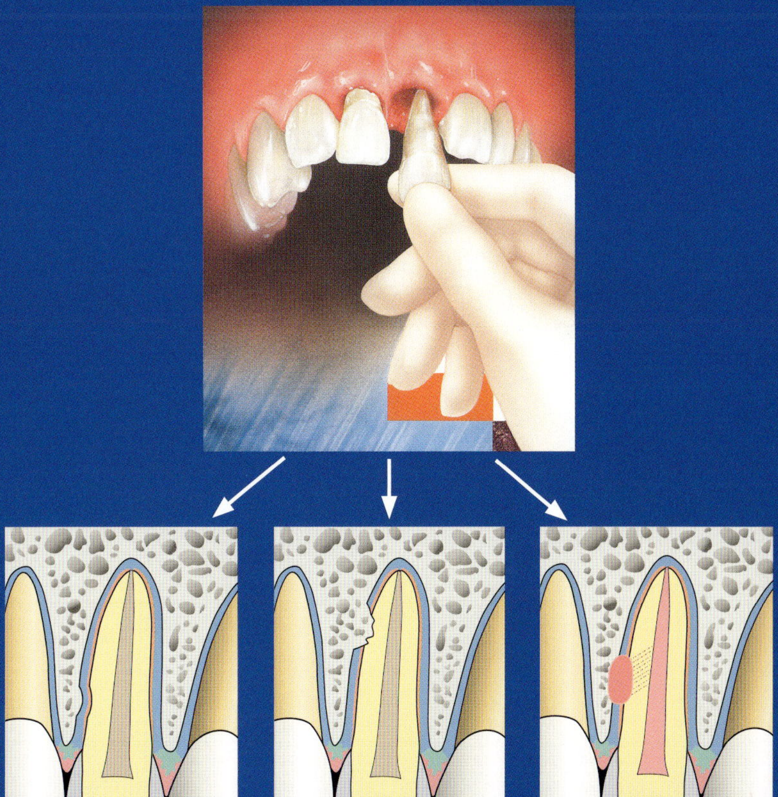

「脱離」の定義

「脱離」とは，歯全体が支持組織（歯槽窩および歯肉）から完全に離れた状態である（**Fig 1**）.

「脱離」の診査・診断のポイント

脱離歯の再植後の生存率は，脱離歯に付着した歯根膜の付着の有無と生死にかかっている．歯根膜は，脱離より通常ほぼ中央で離断し，約半分が抜歯窩に，約半分は歯根表面に付着した状態になる（**Fig 1**）．再植後の生存率に影響を及ぼすのは，歯根に付着した歯根膜であり，抜歯窩の歯根膜は予後に影響をほとんど及ぼさない（後述）．したがって，診断の最初のポイントは，脱離歯に付着した歯根膜が生きているかどうかを判断することである．

歯根膜の生存率は，口腔外におかれた時間と保存状態に大きく影響を及ぼされる．歯根膜は乾燥に弱く，乾燥状態に2時間以上おかれると大半の歯根膜は死滅してしまうと考えられる（後述）．

歯根の完成度は重要である．歯根未完成歯では，再植後に歯髄の治癒が期待できるので性急な歯髄処置は行わないほうがよい（**Fig 4** 参照）．しかし，再植歯に歯髄壊死が生じた場合，炎症性歯根吸収が起こる可能性があるので，再植後3か月間の術後観察には十分な注意が必要である（**Fig 9** 参照）．

抜歯窩に歯槽骨骨折がないかどうか，エックス線写真などで歯根の破折片がないかどうかを把握することが大切である．また，脱離後長時間経過した抜歯窩では血餅が固まっているので，これを洗い流して抜歯窩を明示できるようにする．

脱離を表す模式図

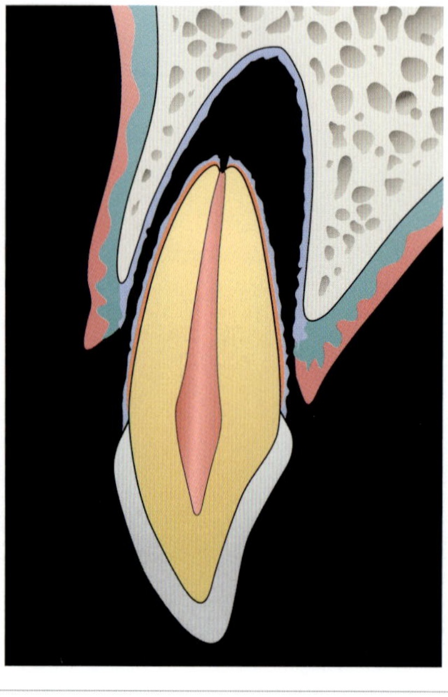

Fig 1　歯根膜のおおよそ半分は歯根に付着した状態で脱離が起こっていることを示す．

遅延型再植(脱離から長時間経過した歯を再植する場合)では，患者の年齢により歯根吸収の速度や将来起こるかもしれない問題が異なってくる．したがって，再植前に将来起こりうる問題を本人や保護者に説明を行い，再植をするための同意を得る必要がある(Fig12〜14 参照)．

「脱離」の治療方針

脱落歯の基本的な治療方針は再植である．再植の成否は歯根膜の生死にかかっているので，外傷現場にいる人がまず脱離歯を適切な保存液につけて歯科医院を訪れることから治療の第一歩がはじまる．保存液(場所)としては，牛乳(Fig 2a)，市販の再植用保存液(ティースキーパー「ネオ」：ネオ製薬工業)(Fig 2b)，患者自身の口腔前庭(Fig 2c)が推奨される．

再植は歯根膜の生死により，「即時型再植」(immediate replantation)と「遅延型再植」(delayed replantation)に分けることができる．「即時型再植」とは，脱離歯の歯根膜が生きていると考えられる場合の再植を指す．再植は，脱離後早ければ早いほどよいが，臨床的には1時間以内をこれに含めてもよいかもしれない．外傷後すぐに牛乳に保存された場合は6時間から12時間，再植用保存液に保存された場合は24時間以内が即時型再植に該当すると考えられる．口腔前庭では数時間歯根膜細胞の延命に役立つと考えられる．

それに対し，歯根膜が死んでしまった可能性が高い歯(口腔外で乾燥状態で2時間以上放置された歯)を再植することを「遅延型再植」とよぶ．基本的にすべての脱離で再植を試みる価値があるが，即時型と遅延型では治癒のゴール(治癒形態)が異なるので，それぞれに分けて考えておくことが必要である．

そこで，「即時型再植の治療の流れ」，「再植における創傷の治癒」，「遅延型再植の治療の流れ」の順に考察を加える．

脱離歯の保存方法

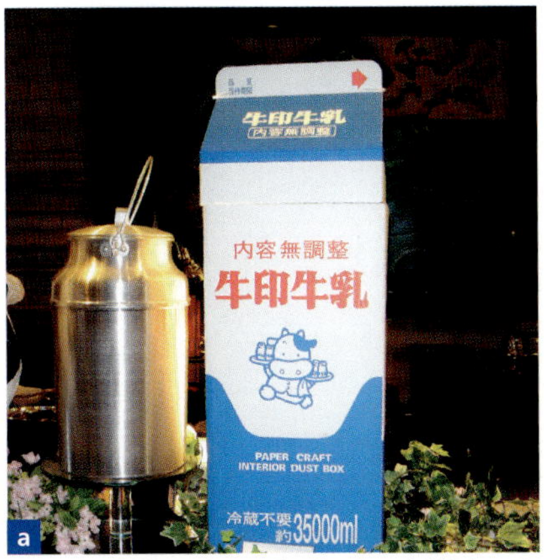

Fig 2a　牛乳．どこでも手に入る滅菌水であり，浸透圧が生体に近い．歯根膜の生活力を約6時間保存できる．

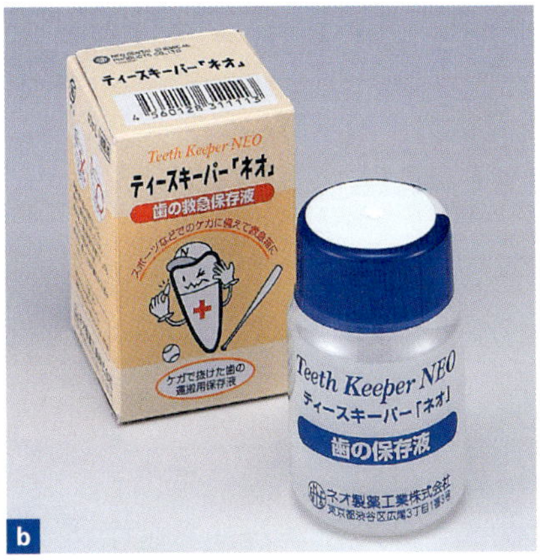

Fig 2b　市販の保存液．脱離歯の保存用に開発された「ティースキーパー『ネオ』」(ネオ製薬工業)．歯根膜の生活力を約24時間保存できる．

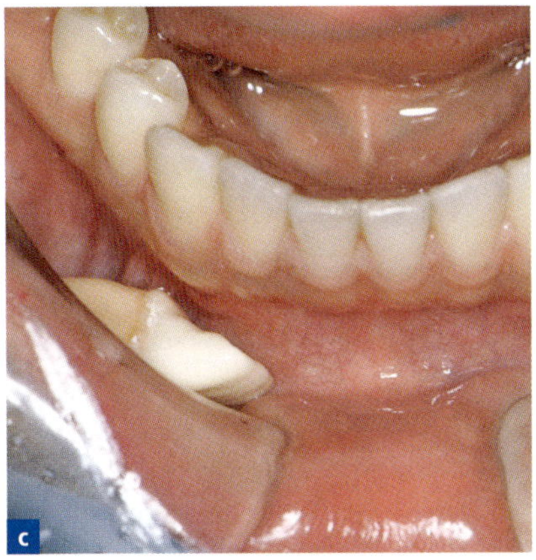

Fig 2c　口腔前庭．唾液により歯根膜の生活力を数時間保存できる．前庭に入れるのは，誤飲を防ぐためである．

「即時型再植」の治療の流れ

歯根完成歯の即時型再植

脱離歯の保存

患者から電話連絡があった場合，脱離歯を牛乳または保存液に保存するように伝える．何もなければ口腔前庭に歯を入れて来院するように伝える．患者が来院したら，歯をすぐに生理食塩水中に保存する（**Fig 3a～c**）．

診査・診断

問診，視診，エックス線写真診査を行い，脱離歯の歯根膜の付着，生死，抜歯窩の状態を把握する（**Fig 3a～d**）．

脱離歯の洗浄

生理食塩水をしみ込ませた滅菌ガーゼで歯根膜についた汚れをぬぐう．汚れが目立つ場合は，ガーゼでくるんだまま，生理食塩水につけて超音波洗浄器で3分以内で洗浄を行う．長時間の洗浄は歯根膜に悪影響を及ぼす可能性がある．汚れがそれでも落ちない場合は，超音波スケーラーを用い，微細なパワーで生理食塩水の注水下で汚れのみを除去する．

歯槽窩の洗浄

歯槽窩から血餅を洗い流す．早期の治癒には血餅はないほうが有利と考えられる．

歯根完成歯の即時型再植

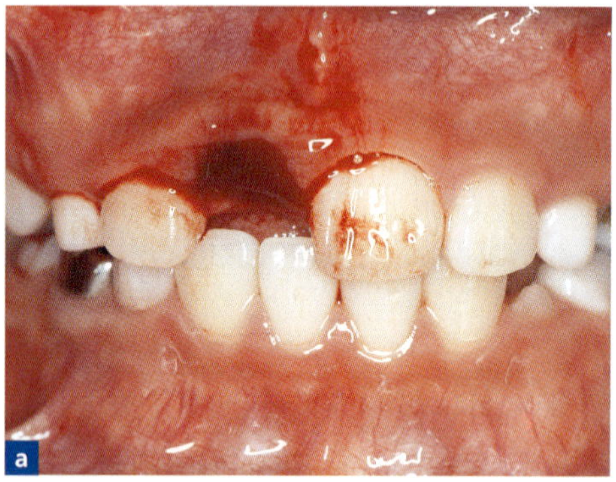

Fig 3a　初診時口腔内写真．10歳，女子．学校で転倒により1|が脱落．けがから15分で来院．

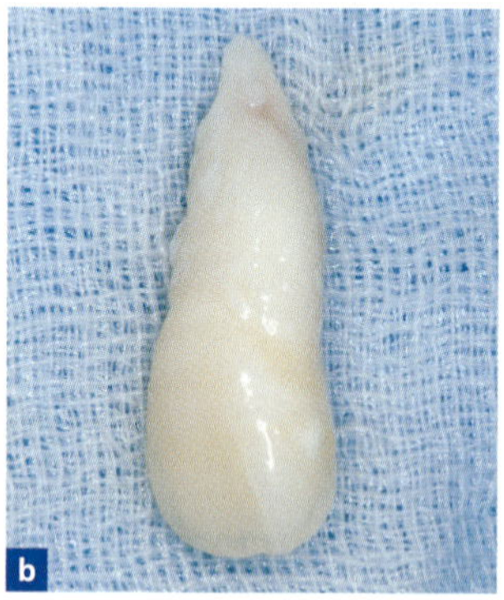

Fig 3b　脱落した1|．脱落後すぐに牛乳に浸漬された．

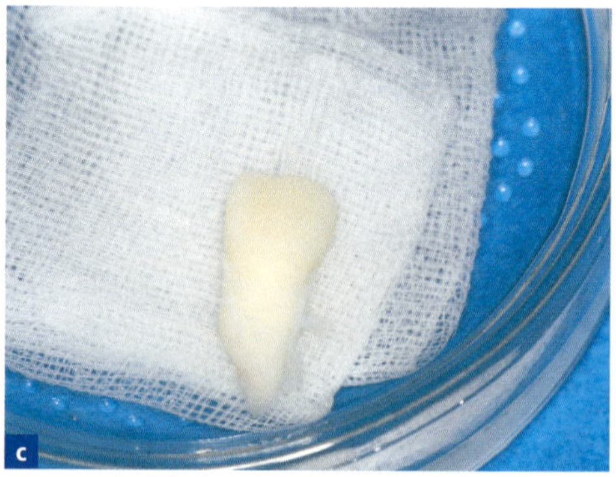

Fig 3c　来院直後に生理食塩水に移しかえられた1|．

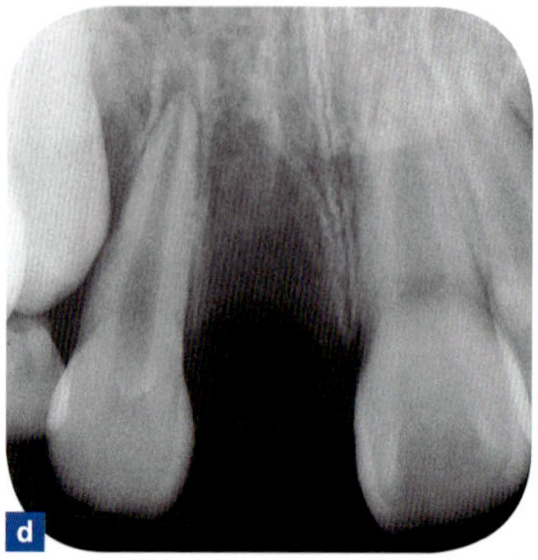

Fig 3d　外傷部のエックス線写真．歯槽骨の骨折などはみられない．

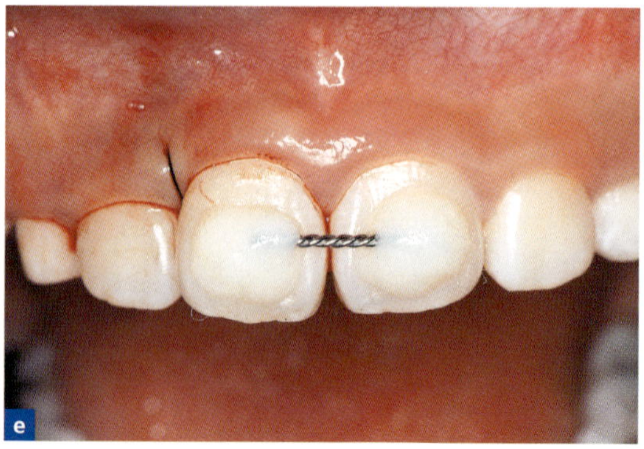

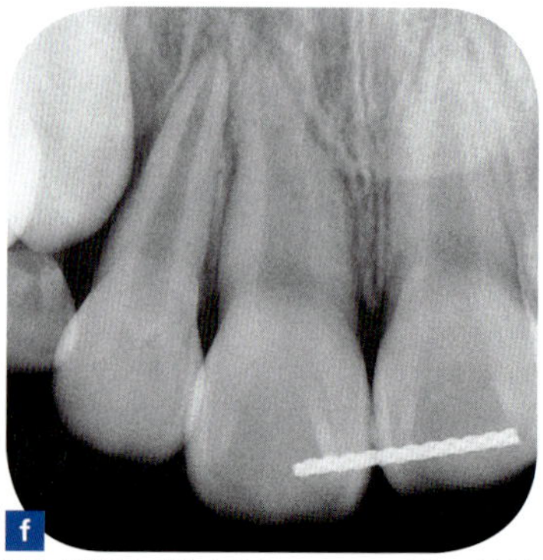

Fig 3e, f　再植と固定直後の状態．ワイヤーは1×3「TWISTED WIRE 7"」（3Mユニテック）．接着性レジンは「スーパーボンド」（サンメディカル）を現在は使用している．

再植

抜歯窩へ脱離歯を戻す．できるだけ元どおりの位置へ戻すように押さえつけすぎてもいけないが，歯が元に戻らないのも治癒後の審美や機能に悪影響を及ぼすのでよくない．歯肉に断裂がある場合や歯肉と再植歯の適合がゆるい場合，縫合を行う必要がある（**Fig 3e, f**）．

固定

固定には弾力性のあるワイヤー（1 × 3「TWISTED WIRE 7"」3Mユニテック）と接着性レジン（スーパーボンド：サンメディカル）を用いる．レジンは唇面中央のみに盛り，決して隣接面には盛らない．隣接面にレジンを盛ると，後で除去がしにくいことや歯間部の清掃ができにくくなり，不潔である（**Fig 3e, f**）．

根管処置

歯根完成歯では，再植 1 ～ 2 週間後に根管処置を開始する（**Fig 3g**）（固定はこの時点ではまだされている）．歯根がほぼ完全に完成している場合は，即日根管充填を行う．若年者で根尖孔がわずかに開いている場合は，アペキシフィケーションを期待するために水酸化カルシウム製剤（ビタペックス：ネオ製薬工業）を約 6 か月間充填し，その後シーラーとガッタパーチャポイントで本根管充填する（**Fig 3g～l**）．

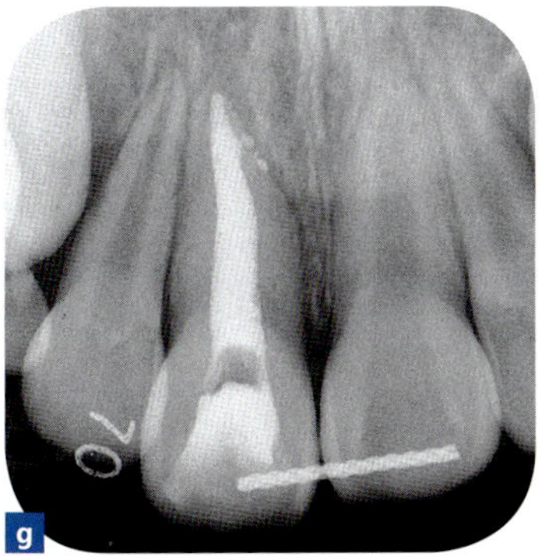

Fig 3g　2 週間後．歯根完成歯であったので，固定を除去する直前に根管処置を開始し，水酸化カルシウム製剤を填入した．この時点でシーラーとガッタパーチャポイントによる本根管充填を行ってもよい．

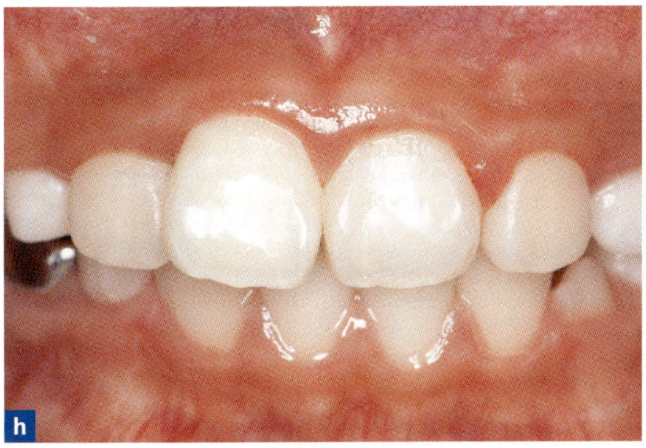

Fig 3h　再植後 3 週間の口腔内写真．

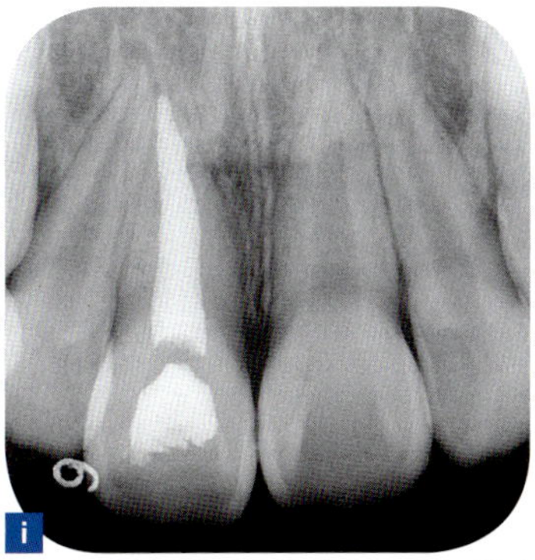

Fig 3i　再植後 6 か月のエックス線写真．この後矯正治療に移行した．

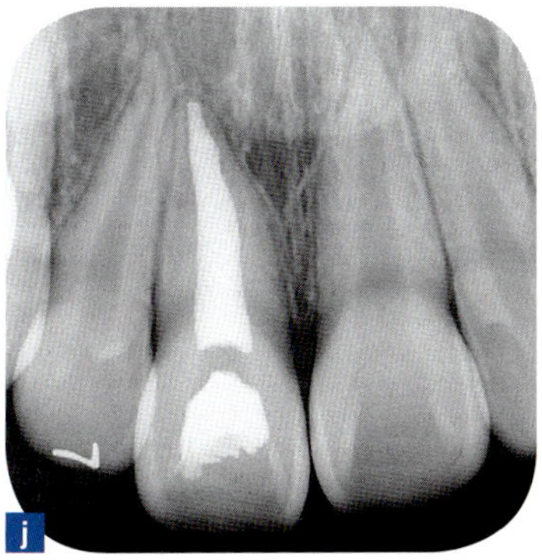

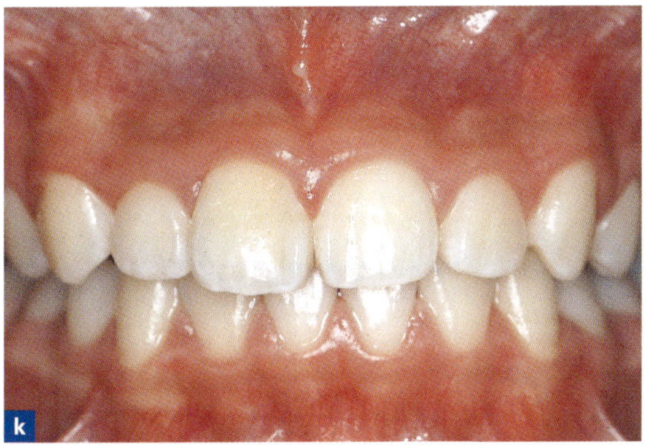

Fig 3j, k　再植後 1 年 6 か月．歯根吸収などの問題はない．

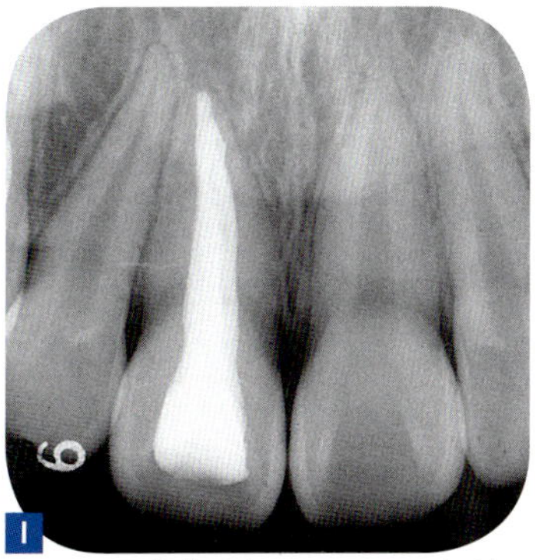

Fig 3l　再植後 3 年．シーラーとガッタパーチャポイントによる本根管充填直後．

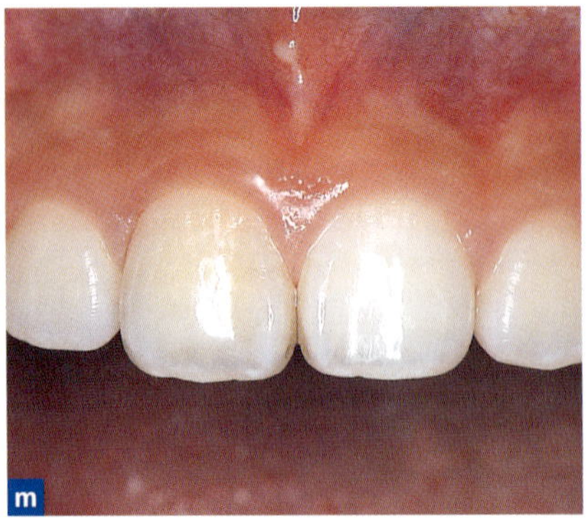

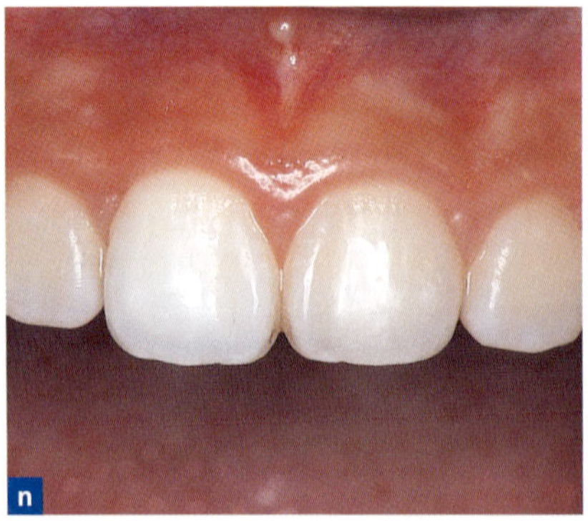

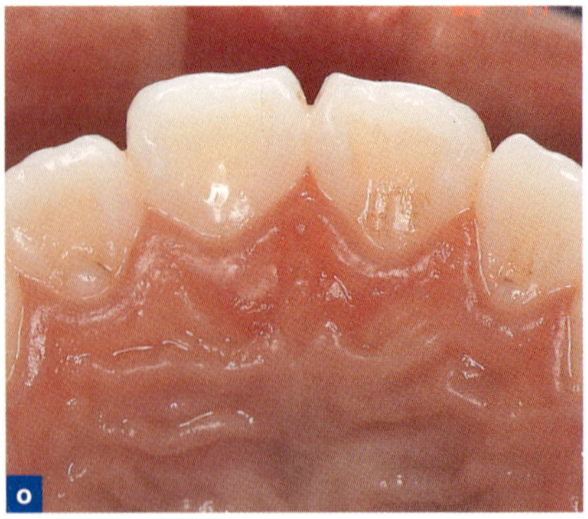

Fig 3m　本根管充填直後の口腔内写真．

Fig 3n, o　1|のウォーキングブリーチとレジン修復直後．

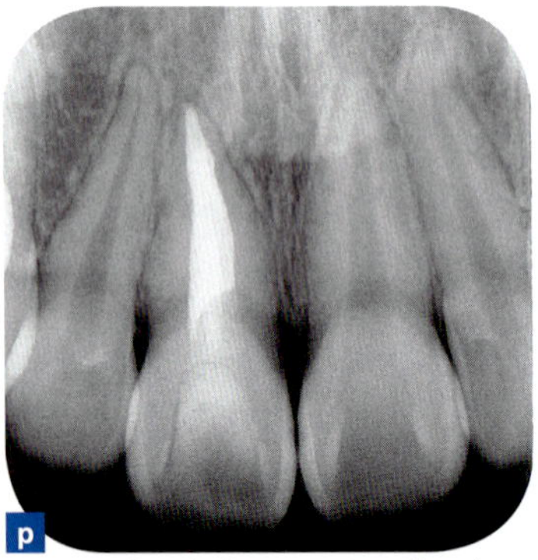

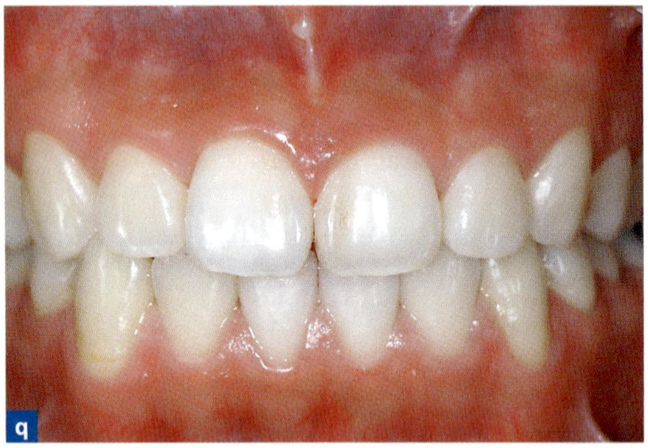

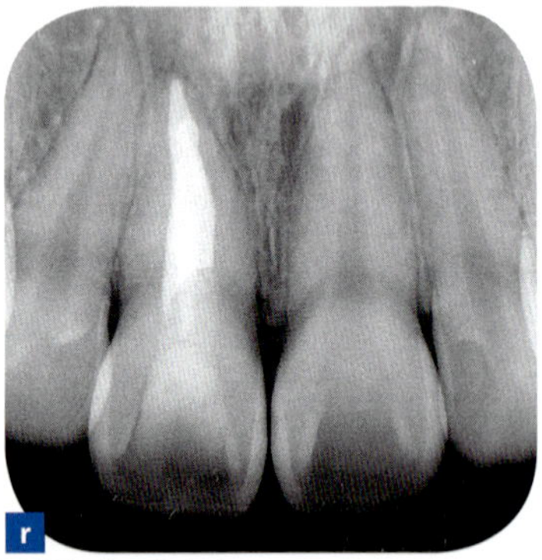

Fig 3p　約 5 年後のエックス線写真．

Fig 3q, r　約 8 年後の状態．エックス線写真的にも臨床的にも問題はみられない．

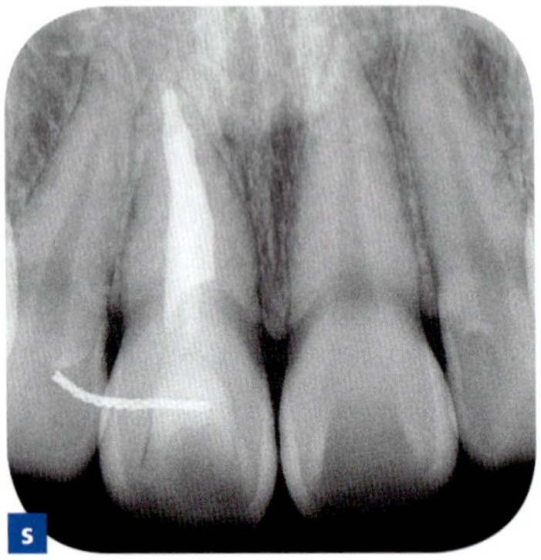

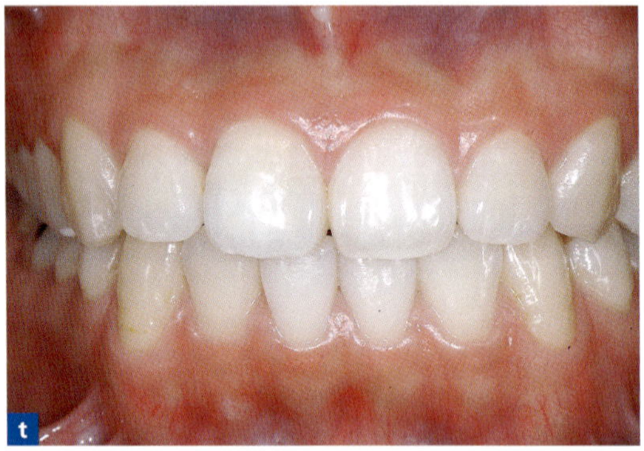

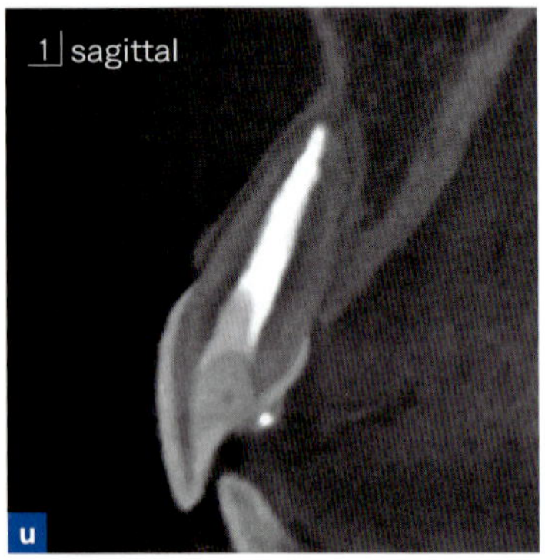

Fig 3s, t　約11年後の状態．ワイヤーは矯正の後戻りを防ぐために装着されている．歯根吸収などの異常は認められない．

Fig 3u　約12年後の1|の CBCT 像．歯根吸収はみられず，均一な歯根膜腔が観察できる．唇側の皮質骨もきれいに保存されている．

固定の除去

根管充填が終了している，していないにかかわらず，固定は 2 ～ 3 週間で通常除去する(**Fig 3h**)．

漂白と歯冠修復

根管充填が終了されている歯は，固定の除去後 2 ～ 3 か月経過観察を行い，問題がなければ，コンポジットレジン(以下，CR と略)で歯冠修復を行う．歯冠の変色がみられた場合，ウォーキングブリーチを行ってから，CR 充填を行う．アペキシフィケーションを行った歯では，最終根管充填が終了した後で，前述の処置を行う(**Fig 3m～o**)．

歯根未完成歯の再植

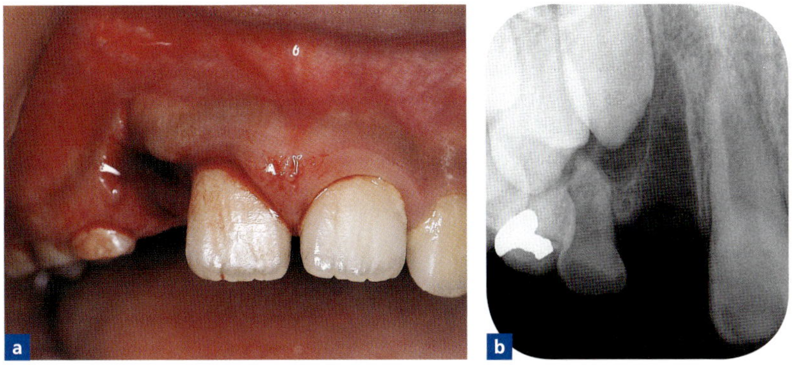

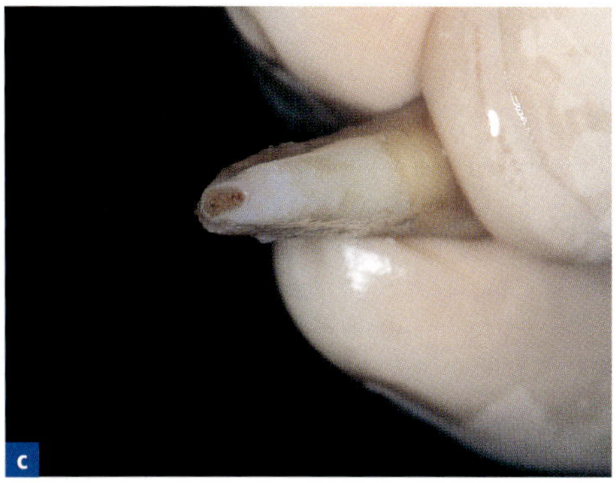

Fig 4a, b　術前．10歳３か月，男子．学校で転倒により2|が脱落．けがから約20分で来院．

Fig 4c　脱落した2|．脱落直後牛乳に浸けられた状態で来院した．歯根未完成歯であることがわかる．

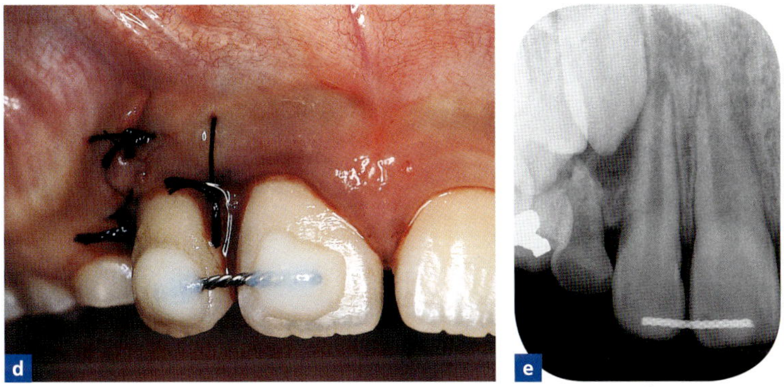

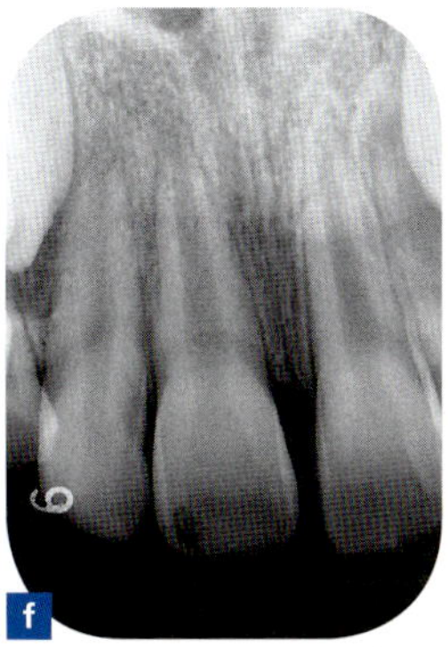

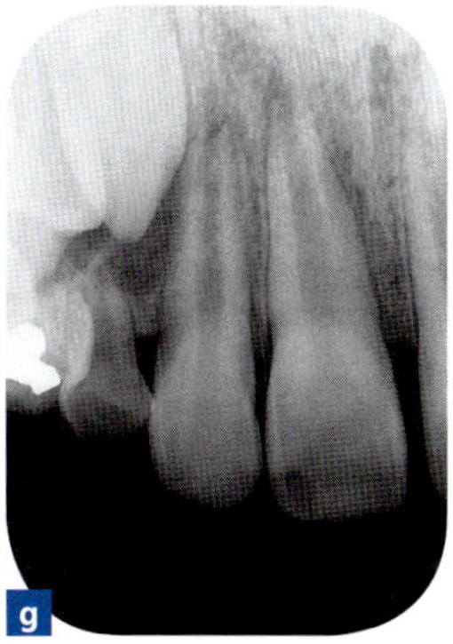

Fig 4d, e　再植，固定直後．1|には亜脱臼が生じていたが，揺れが小さかったので固定源とした．

Fig 4f　１か月後．EPT(−)．

Fig 4g　２か月後．EPT(−)．

経過観察

再植された歯は，歯根吸収が起きる可能性がある．したがって，再植後６か月，１年，２年，３年目，あとは２年ごとにエックス線写真診査を行い，歯根吸収などの問題が生じていないかどうか，十分な注意を払う必要がある(**Fig 3p〜u**)．

歯根未完成歯の即時型再植

歯根未完成歯を即時型再植する場合，歯髄の治癒と歯根の発育が期待できる(**Fig 4**)．したがって，前述の「歯根完成歯の即時型再植」の治療方針の「根管処置」と「漂白と歯冠修復」を飛ばすことができる．ただし，きわめて重要なこととして，歯根未完成歯の再植では，再植後最初の３か月間は毎月エックス線写真を撮る必要がある(**Fig 4e〜h**)．理由は，炎症性吸収(後述)が起きていないかどうかを確認するためである．もし，炎症性吸収が発見されたなら，至急根管治療を開始する必要があるからである．炎症性吸収は，歯髄壊死(歯髄感染)が生じていることを意味し，可及的に早期に根管処置を行わないと再植歯の喪失につながる．逆に根管処置により，炎症性吸収はほとんどの場合停止させることができると思われる(**Fig 9** 参照)．歯根未完成歯であることを考えれば，根管処置はアペキシフィケーションが適応されよう．

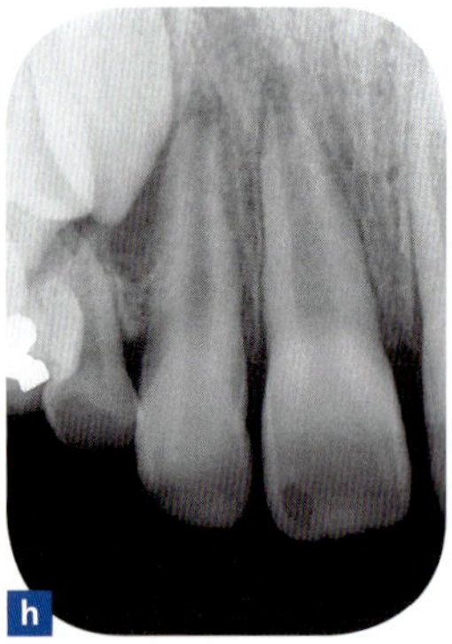

Fig4h　3か月後．1～3か月の間は，悪い変化も良い変化もエックス線写真では認められない．EPT(−)．

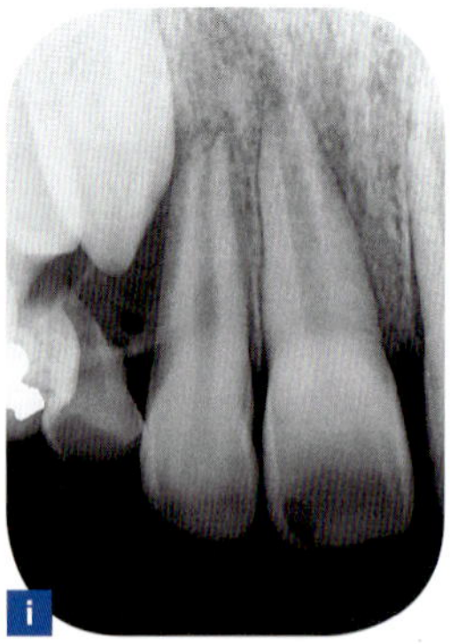

Fig 4i　6か月後のエックス線写真．根管の閉塞が起こりはじめていることが観察される．EPT(＋)．

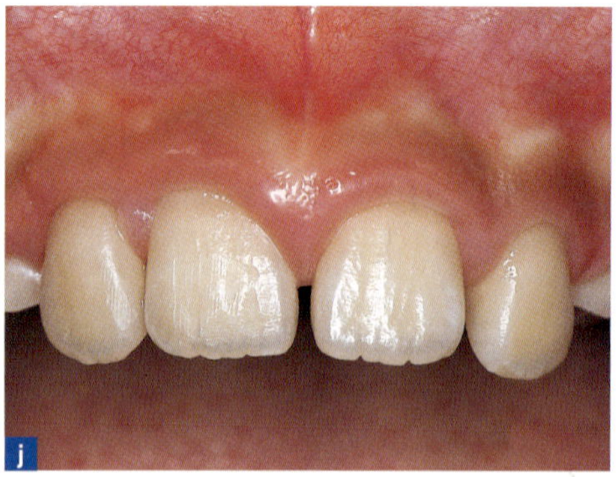

Fig 4j　6か月後の口腔内写真．異常はみられない．

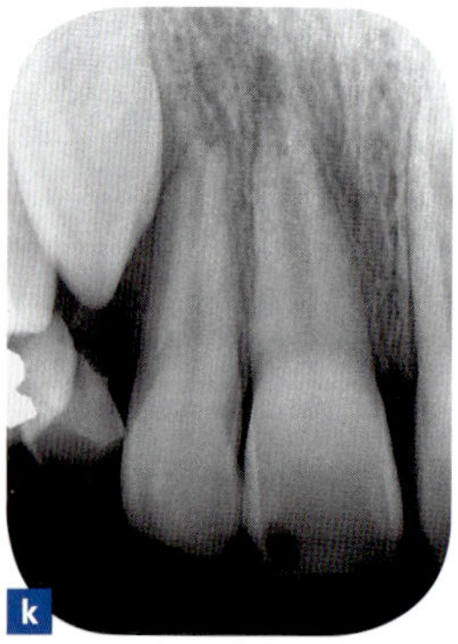

Fig4k　1年後．21|に根管の閉塞が進行している．EPT(＋)．

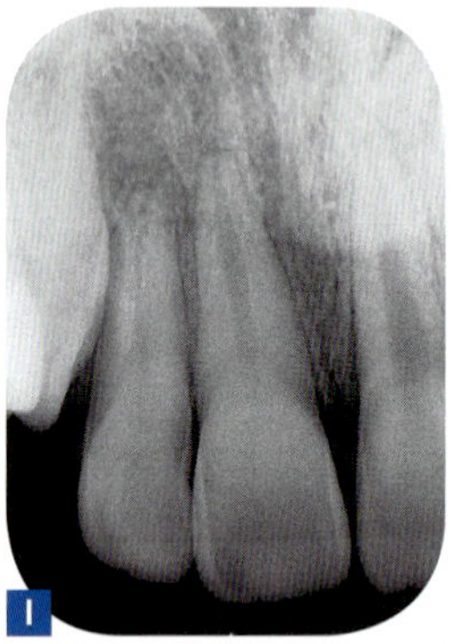

Fig4l　1年6か月後．21|の閉塞がさらに進行している．EPT(＋)．

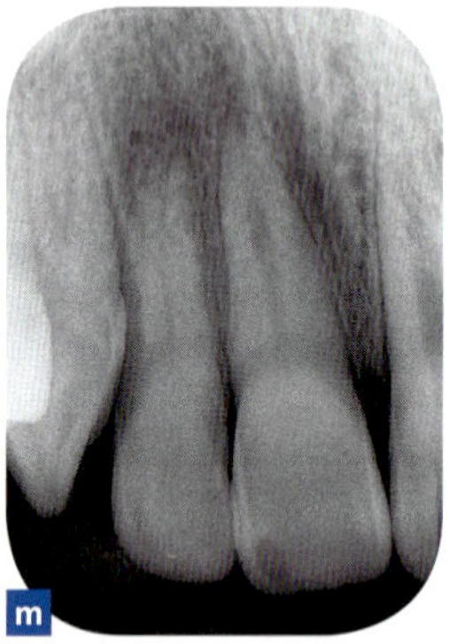

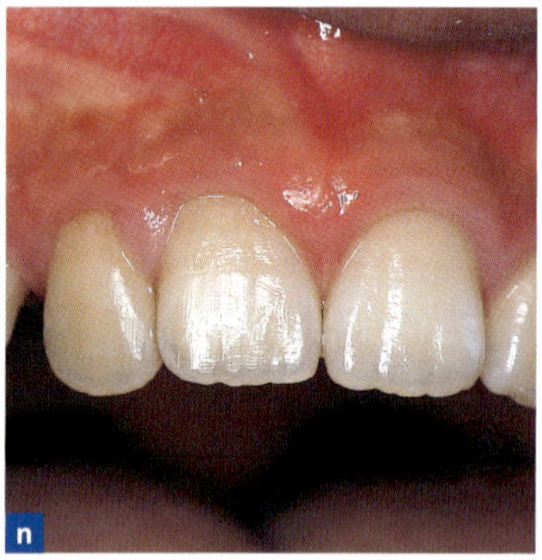

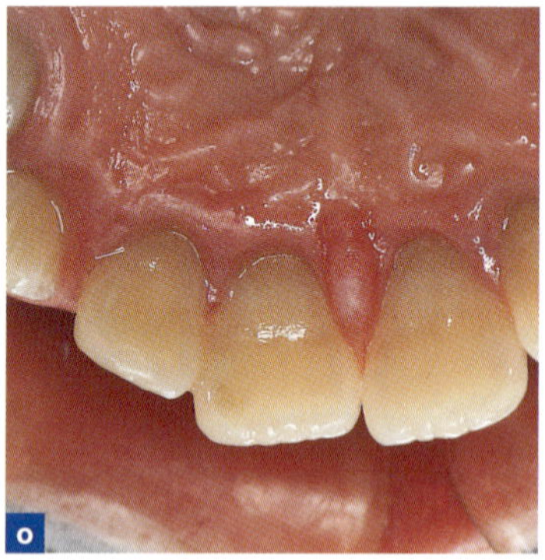

Fig 4m～o　2年後．歯冠の変色もなく，歯の動揺度も正常である．EPT(＋)．

再植における創傷の治癒

歯根膜の治癒(再付着と新付着)

再植後の歯根膜の治癒は，再付着という現象で説明できる[1～14]．理想的な再付着は根面に付着している歯根膜組織(結合組織)が，歯肉結合組織および抜歯窩の歯根膜組織と比較的短期間で再結合されることである(Fig 5)．通常，骨縁上では，歯肉結合組織と根面の歯根膜の間に2～7日間で再結合が起こり，歯槽窩内では約2週間で歯根膜どうしの再結合が起こると考えられる[1～8]．再植歯に生きた歯根膜が存在しない場合，正常な再付着は期待できない．

生きた歯根膜が一部欠落した歯を再植した場合，新付着という現象で歯根膜の治癒が起こる[15～22](Fig 6)．新付着は，周囲の歯根膜組織が新たにセメント質を添加しながら歯根膜欠落部に再生してくる現象である．仮に，歯根膜の欠落部に初期のアンキローシスや炎症性の歯根吸収が生じても，その部位は周りから再生した歯根膜で修復される(新付着で治る)ことが動物実験で確かめられている[18～20]．

したがって，再植後の歯周組織の治癒の大半は再付着に依存し，部分的には新付着によって治癒が達成されると想像される．しかし，再植歯の広範囲な歯根膜の損傷または壊死は，永久的な歯根吸収という結果につながる．

再植後の再付着による治癒を示す模式図

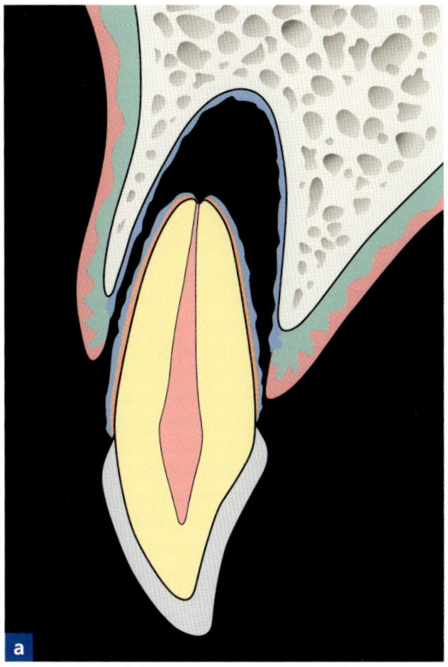

Fig 5a　脱離直後状態を表す．通常，歯根膜の半分は歯根に付着し，半分は歯槽窩に残存する．

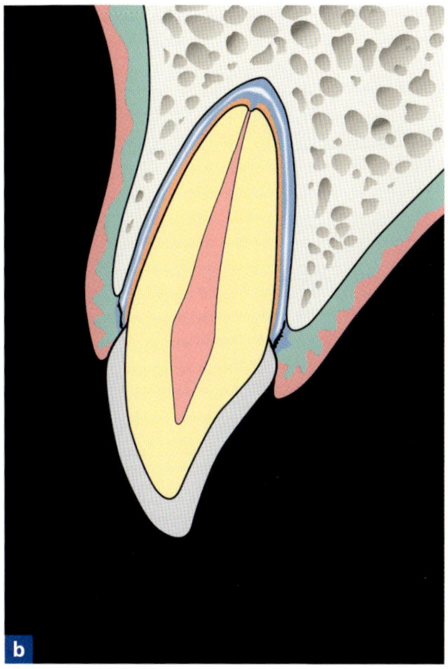

Fig 5b　再植直後．骨縁上では歯肉結合組織と再植歯の歯根膜との間で，骨縁下では歯根膜どうしの間で再付着が生じる．

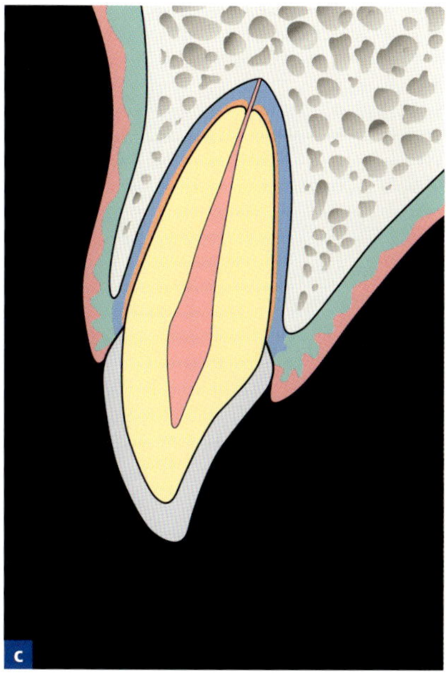

Fig 5c　治癒後．

再植後の新付着による治癒を示す模式図

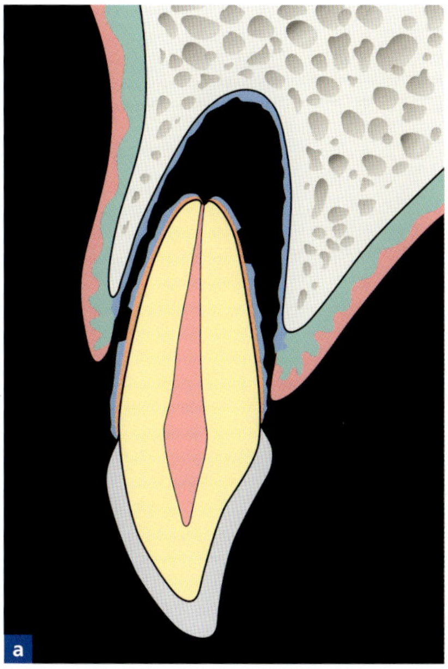

Fig 6a　脱離歯に一部歯根膜が欠落していること示す．

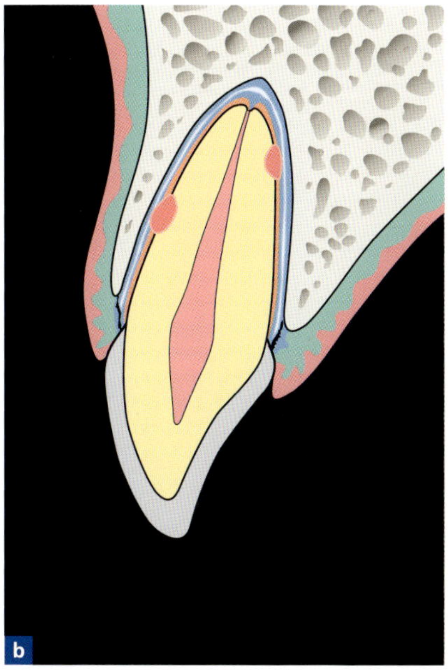

Fig 6b　再植直後．歯根膜がない部分では破骨細胞による初期の歯根吸収が生じたことを示す．

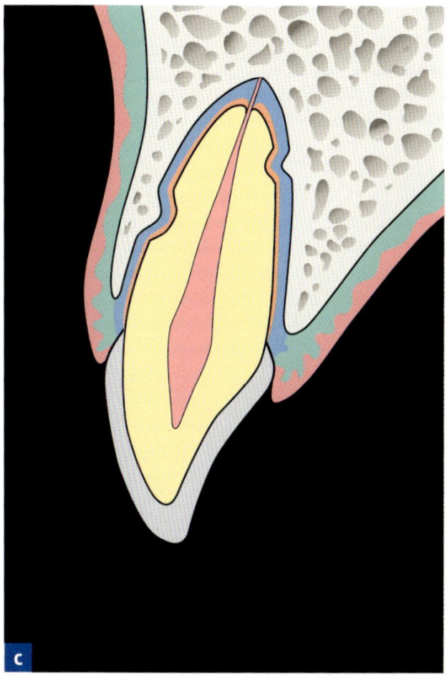

Fig 6c　治癒後．歯根吸収部は周囲の歯根膜が再生することにより新付着で修復されたことを示す．

歯根吸収の種類とメカニズム

再植歯の歯根膜に部分的あるいは全体的な損傷や壊死がある場合，再植後に歯根吸収が生じる．歯根吸収は生きた歯根膜が欠落した歯根表面で生じ，破骨細胞が歯根吸収をつかさどっている[23](**Fig 7**)．この歯根吸収には，「表面吸収」(surface resorption)，「置換性吸収」(replacement resorption)，「炎症性吸収」(inflammatory resorption)の 3 つがある[24, 25](**Fig 8**)．

表面吸収

本来の定義では，セメント質に限局した歯根吸収であるが，拡大解釈すれば，いったん歯根に生じた吸収が自然治癒した状態をすべて指す(**Fig 8a**)．したがって，表面吸収を，歯根(象牙質あるいはセメント質)に生じた一時的歯根吸収(transient root resorption)とよぶことができる．組織学的には，吸収窩と歯槽骨の間に歯根膜が介在し，いったん生じた歯根吸収が新付着で修復された状態を指す[8, 17, 32]．

置換性吸収

歯根が骨で置き換えられる現象を指す．骨と歯根は直接接触した状態であり，別名「アンキローシス」(ankylosis)とよばれる[15, 16, 26, 27](**Fig 8b**)．組織学的にもエックス線写真的にも歯根膜を介さず，骨が直接歯根に移行している．置換性吸収は，発現を確認できるのに再植後 4 か月以上かかるとされる(**Fig 12～14** 参照)．

骨内では，破骨細胞と骨芽細胞のカップリング現象とよばれる相互作用で骨のリモデリング(新陳代謝)が行われている．生きた歯根膜のない歯根表面に骨組織が生着すると，歯根(セメント質および象牙質)はこの骨のリモデリングに取り込まれてしまうことになる．したがって，置換性歯根吸収の速度はリモデリングの速度に比例すると考えられ[28～31]，大人では進行速度はきわめて緩慢で(**Fig 12** 参照)，逆に子どもではきわめて速い(**Fig 13** 参照)．

破骨細胞の発生メカニズム(文献23より改変引用)

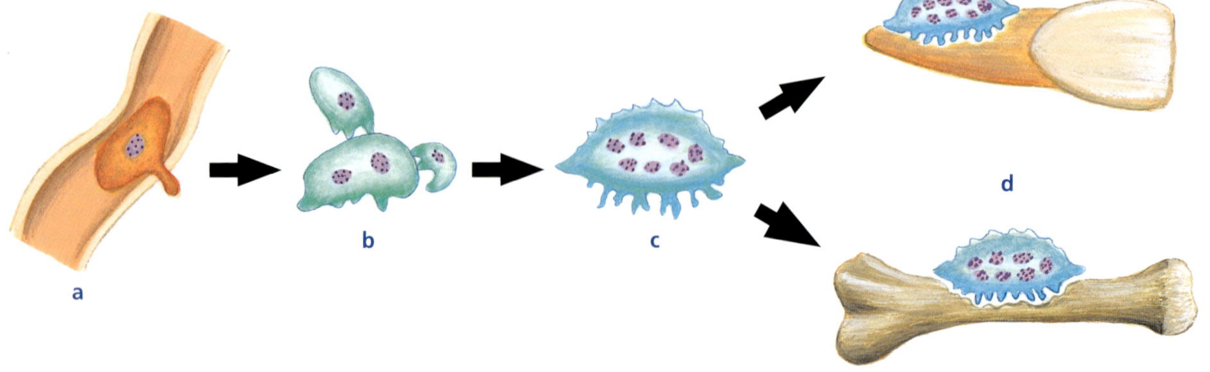

Fig 7　炎症の伝達物質(cf．インターロイキン)やホルモンにより，血管中の先駆細胞(precursor)が化学走化性により遊出してくる(**a**)．先駆細胞は融合と分化をしながら(**b**)，多核の破骨細胞へと成熟する(**c**)．破骨細胞は，骨，セメント質，象牙質といった生体の硬組織の吸収をつかさどる(**d**)．

炎症性吸収

“部分的な歯根膜の欠落”と“歯髄壊死”が“同時”に生じた歯を再植した場合にみられる現象である[32, 33](**Fig 8c**)．歯根膜が欠落した部位では，破骨細胞によりセメント質が吸収され，象牙質が露出する．象牙質には細管が無数に開いており，歯髄腔と歯根表面の交通路になっている．この細管を通って歯髄内の細菌や細菌の内毒素が歯根表面に到達すると，炎症反応(免疫応答)が生じる．炎症反応の過程では，破骨細胞が出現して歯根吸収や骨吸収が生じるので，このような過程で惹起される歯根吸収を「炎症性歯根吸収」とよぶ．炎症性吸収により吸収された骨や歯根の吸収窩には肉芽組織が存在するので，エックス線写真では透過像として確認できることが特徴である[24, 25](**Fig 9a**)．また，炎症性吸収の進行速度は年齢にあまり関係なく，きわめて速く歯根が吸収されてしまうので注意が必要である．炎症性吸収は発現するとしたら臨床的には再植後3か月以内で生じるので，歯根未完成歯を再植する場合(根管治療をしない場合)は，再植後3か月間は炎症性吸収が生じていないことをモニターする必要がある．3か月以内に生じなければ，たとえ歯髄壊死が生じていても，炎症性歯根吸収が生じる可能性は低い．

炎症性吸収の原因の1つは歯髄壊死であるので，根管治療を行うことにより(感染源がなくなれば)歯根吸収を止めることができる(**Fig 9b〜d**)．根管治療が成功した場合，歯根の吸収窩は新付着で治癒すると考えられる(**Fig 9e, f**)．すなわち，炎症性吸収は，根管処置を行うことで表面吸収に導くことができる．

歯根吸収の分類(文献24, 25より改変引用)

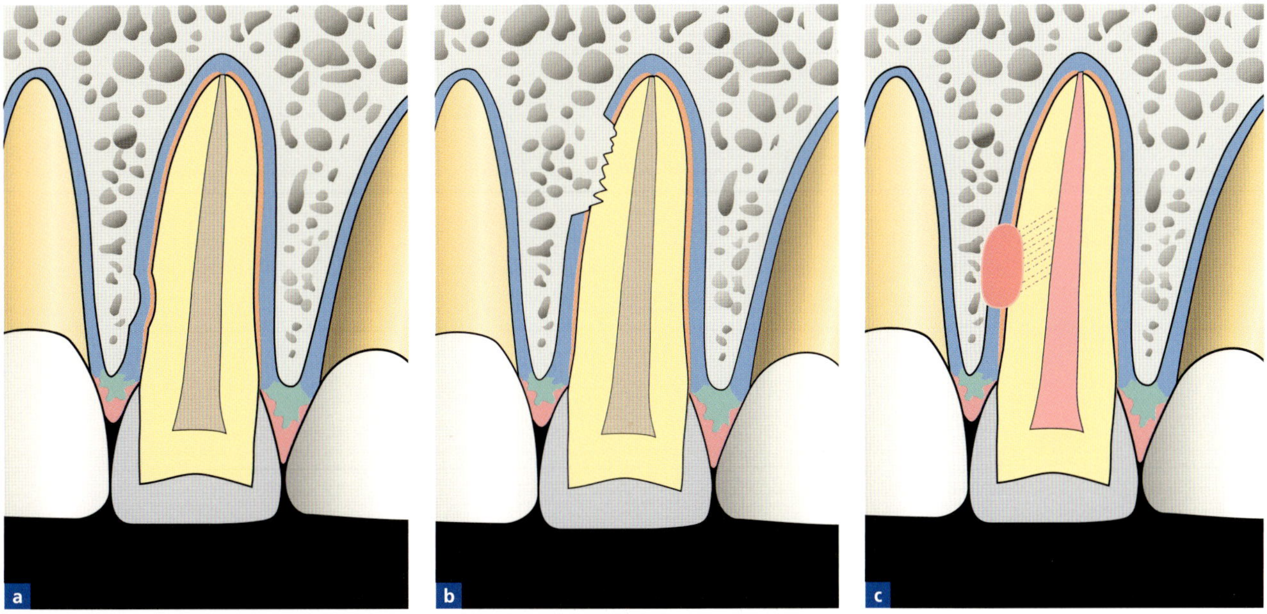

Fig 8a 表面吸収．いったん生じた歯根吸収が新付着で治癒した状態を表す．

Fig 8b 置換性吸収．歯根が骨組織で徐々に置き換えられる現象を示す．別名アンキローシスとよばれ，歯根の一部または全部が骨のリモデリングに巻き込まれた状態にある．したがって，置換性歯根吸収の速度は，生体のリモデリングの速度に比例すると考えられ，子どもでは速く，大人では緩慢である．

Fig 8c 炎症性吸収．一部歯根膜が欠落し，同時に歯髄壊死に陥って歯を再植した場合に生じる．壊死歯髄組織から象牙細管を通過して歯根表面に到達した炎症起炎物質により，生体の防護反応が生じ，それにより生じた破骨細胞により歯根吸収が進行している状態を示す．

再植後の炎症性吸収と治療後の治癒組織図

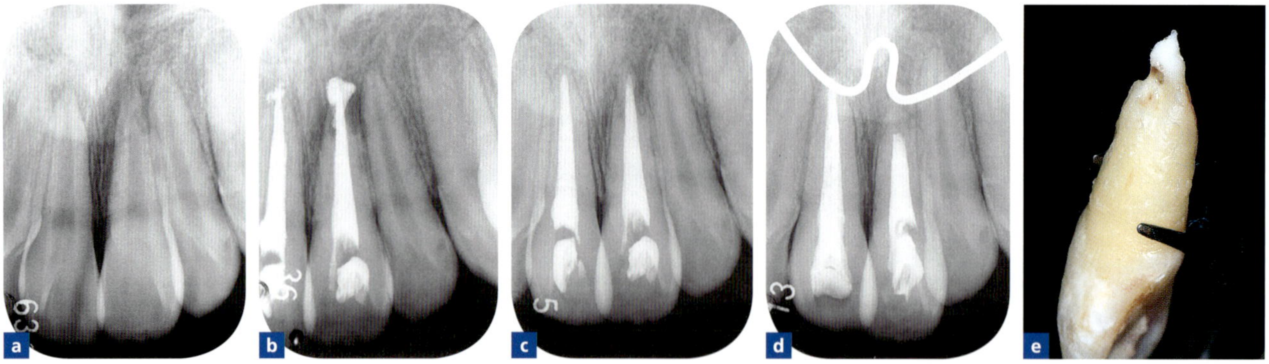

Fig 9a　術前．11歳10か月，男子．1|亜脱臼，|1脱離．外傷から30分後に他院にて受診．当院には2か月後に来院．すでに|1に炎症性の歯根吸収が進行している．

Fig 9b　すでに歯髄壊死が生じている1|1を根管拡大，清掃後，水酸化カルシウム製剤(ビタペックス)を填入した．

Fig 9c　約7か月後．歯根吸収は進行していないように思われる．

Fig 9d　約2年6か月後のエックス線写真．

Fig 9e　矯正治療を受けるために抜去された|1．吸収窩には白い硬組織で修復されていることがわかる．

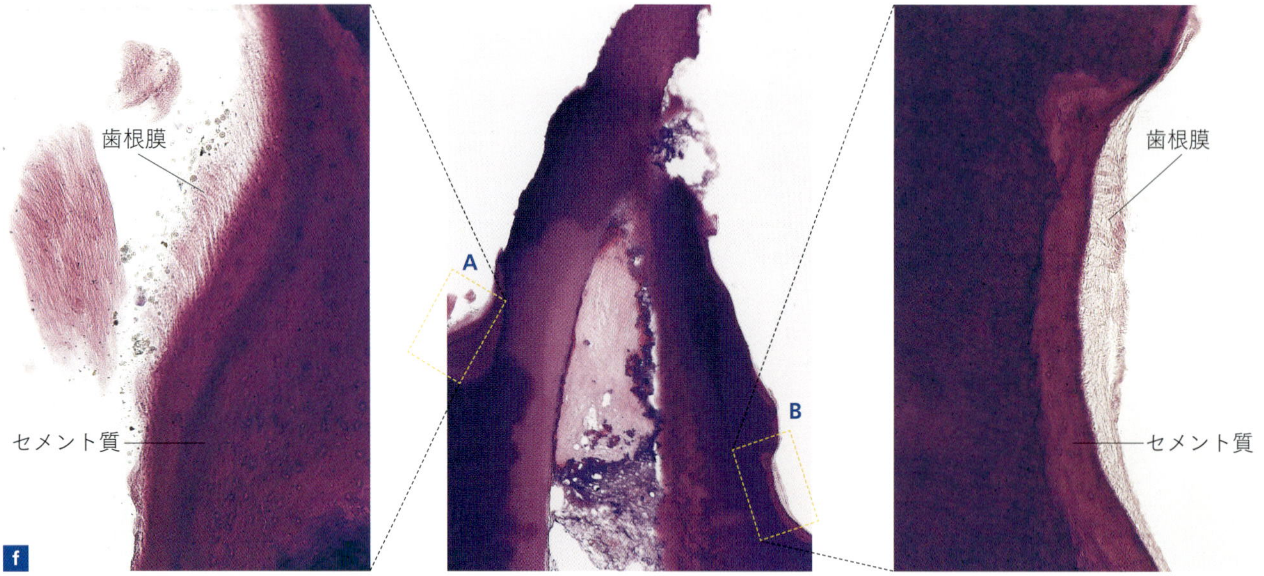

Fig 9f　根尖付近の組織像．**中央**：弱拡大像．吸収された表面のほぼ全面がセメント質で覆われているように思われる．**左**：**A** 部の強拡大像．吸収窩の大きい部位では，より多くのセメント質が添加されている．添加されているセメント質は有細胞性であるにもかかわらず強固に象牙質表面に付着している．また，セメント質表面には，歯根膜と思われる組織が付着しており，線維の走向はセメント質に対し直角である．**右**：**B** 部の強拡大像．浅い吸収窩ではセメント質の添加量は深い吸収窩ほど多くはない．これらの所見より，炎症性吸収は早期に発見できれば，根管処置により停止させることができるように思われる．

歯髄の治癒と歯根の発育

歯根未完成歯の再植では，歯髄の治癒と歯根の発育が期待できる[34〜45]（**Fig 4, 10**）．歯が脱離することによって，歯髄組織はいったん虚血性変性（pulp ischemia）に陥る（**Fig 10a**）．しかし，根尖孔が広い場合（1 mm 以上の場合），再植後に毛細血管が根尖孔から歯髄腔内の歯冠側へ増殖することが可能である[34]（**Fig 10b**）．血管の増殖にともない，根尖付近の歯髄細胞が増殖し，歯髄腔はやがて生きた組織で置き換えられる（**Fig 10c**）．この再生した組織は急激な石灰化を起こすために，歯髄腔の閉塞が生じる（**Fig 10d**）．臨床的には，エックス線写真で歯髄腔の閉塞傾向が再植後 6 か月ごろから確認でき，同時に再植歯は EPT(＋) の応答を示すようになる（**Fig 4i**）．根未完成歯の脱離歯に，ヘルトヴィッヒの上皮鞘が付着していれば，再植後に歯根の発育が期待できる．しかし，どの程度発育するかは予測不可能である[35]．

幻想歯根と内側性の歯根膜

歯根未完成歯の根尖部に外傷力が加わり，ヘルトヴィッヒの上皮鞘が根尖から断裂した場合，幻想歯根（phantom root）[45〜50]や内側性の歯根膜（inner PDL）[45]の形成がみられることがある（**Fig 11**）．幻想歯根とは，本来エナメル上皮であったヘルトヴィッヒの上皮鞘細胞が脱分化と分化をして，歯胚を再形成することによって生じると考えられる．

一方，内側性の歯根膜は，歯髄腔のなかに歯根膜組織と骨組織が侵入することによって生じる（**Fig 11f**）．歯根膜組織は歯髄腔内面にセメント質を添加しながら歯冠側に成長し，骨組織が同時または遅れて歯冠側に成長していくと考えられる．

歯根未完成歯の再植後にみられる歯髄の治癒を表す模式図

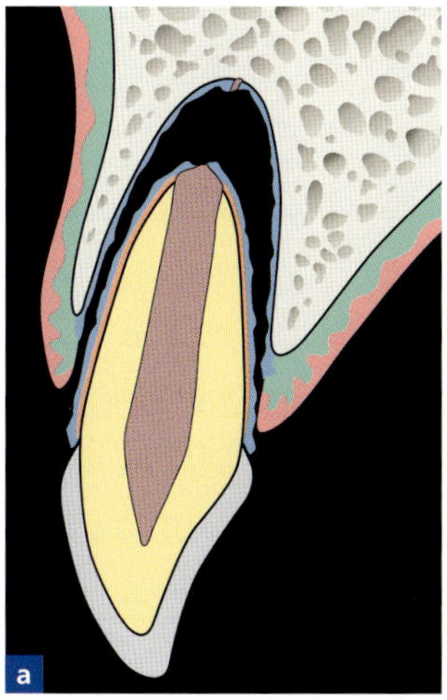

Fig 10a 脱落時．歯髄は虚血性変性（感染のない歯髄壊死）に陥っている．

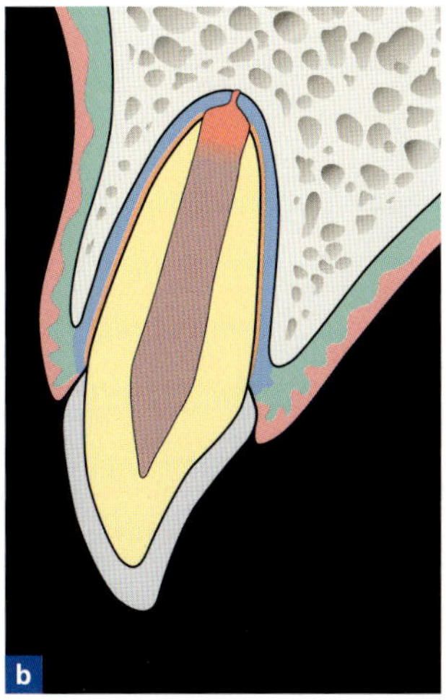

Fig 10b 再植後〜1 か月．根尖孔から歯髄腔内へ毛細血管の増殖が起こる．

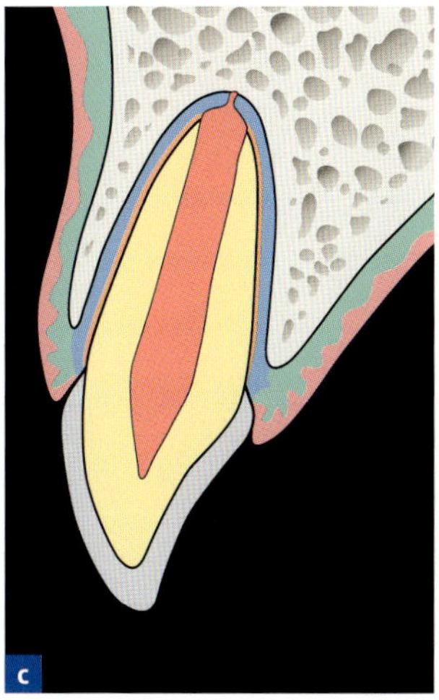

Fig 10c 1 か月〜6 か月．歯髄腔は生きた組織で満たされる．

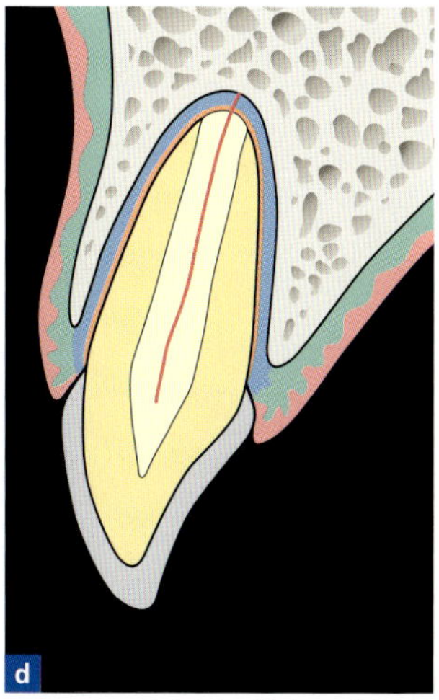

Fig 10d 6 か月〜数年．歯髄腔は硬組織で閉塞される．

（上記の日数は目安であり，正確性や明確な根拠はない．）

幻想歯根形成と内側性の歯根膜（松浦美智子先生の厚意による）

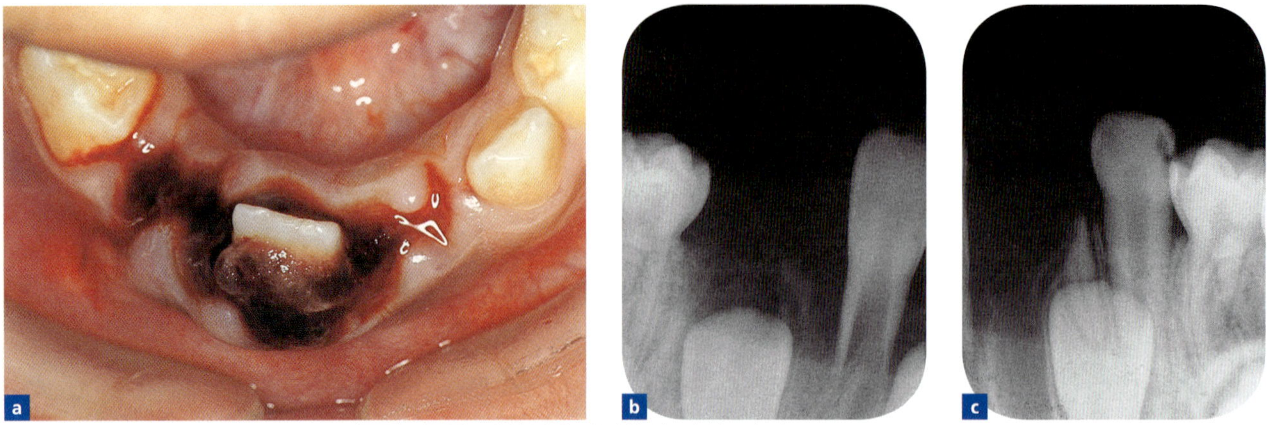

Fig 11a〜c　術前．５歳６か月，男児．C B|と|1 Bの脱離と1|の挺出性脱臼（？）で来院．

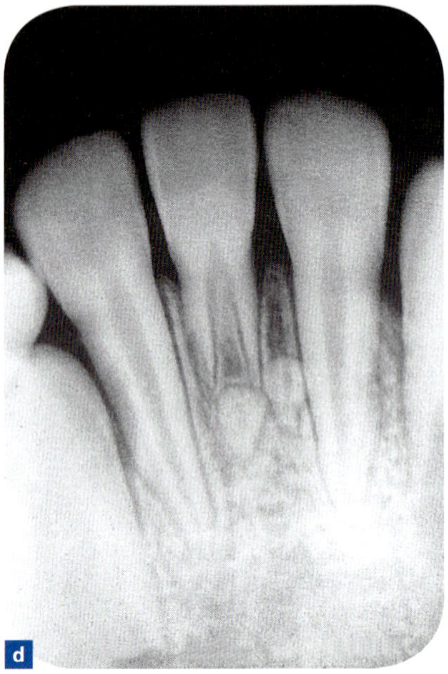

Fig 11d　３年後．1|の根尖部と|1 の根尖に一致する部位に，幻想歯根形成がみられる．さらに，1|には内側性の歯根膜による治癒像が観察される．

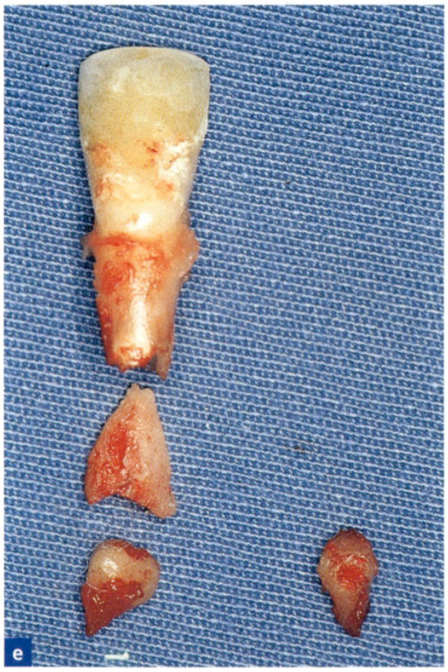

Fig 11e　矯正のために便宜抜歯された1|と２個の幻想歯根．幻想歯根にはエナメル質と思われる歯冠形成もみられる．内側性の歯根膜の部位では，抜歯と同時に歯髄腔に入り込んだ骨組織も取り出されている．

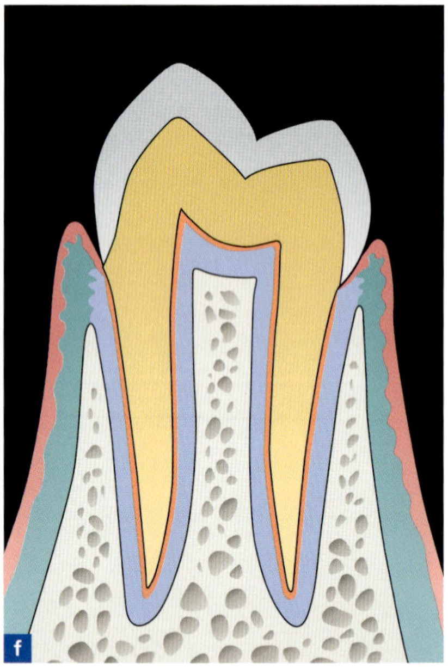

Fig 11f　内側性の歯根膜を示す模式図．歯根周囲の歯根膜がセメント質を添加しながら歯髄腔内へ増殖し，同時に骨組織も歯髄腔内へ増殖してこの治癒が起こると考えられる．

歯根膜の保存法

再植の成功率は，歯根完成歯・未完成歯にかかわらず，ひとえに脱離歯の根面に付着した歯根膜の生死にかかわっているといっても過言ではない．したがって，歯根膜が口腔外でどれくらいの時間生存できるかを把握しておくことは，重要である．サルの切歯を用いた実験では，以下のことが確かめられている[51](Table 1, 2)．

歯根膜は乾燥に弱く，口腔外で乾燥状態におかれると，18分以内では70％前後の生存率が期待できるのに対し，30分以上乾燥状態にさらされると，生存率は30％前後になってしまう．一方，生理食塩水では，2時間経過しても約60％の歯根膜細胞が生存している．しかし，水道水では，2時間で約30％の生存と多くの歯根膜が死んでしまう．歯根膜細胞は浸透圧の変化に敏感であり，高張液中では細胞内の水が外へ出て細胞が萎縮し，低張液中では逆に水が細胞内に浸入し，細胞が膨潤する．どちらにしても，細胞の死につながることになる[52〜63]．また，pH の変化にも敏感であることから，極端な酸性水やアルカリ水で洗浄することにより細胞にダメージが加わる．したがって，抗生物質の水溶液(静脈注射用は除く)や組織洗浄液などで洗うことは避けなければならない．

牛乳はすぐれた歯根膜の保存剤であることがわかっている[57〜63]．約6時間歯根膜の生命力を保つことができる．最近の研究によれば，牛乳に入れて保存する場合，温度が4℃に近いほうが歯根膜を長時間保存できることが示されている[64]．筆者の経験では，牛乳につけ冷蔵庫(約10℃)に12時間保存したあとに再植した歯にアンキローシスが生じなかった症例がある．その他，コンタクトレンズ用の液についても可能性が考察されているが，歯根膜の保存には相応しくないようである[64]．むしろ，簡便な方法として，家庭用ラップに包んで保存する方法がよさそうである．近くに適切な保存液が見つからない場合，患者自身の口腔前庭に脱離歯を保存することが理にかなっている(Fig 2a〜c 参照)．

Table 1 乾燥状態での歯根膜の生存率(文献51より改変引用)．

乾燥時間	歯根膜の生存率(％)
18分	70.5±17.3
30分	28.2±18.9
60分	21.2±13.4
90分	15.2± 6.2
120分	20.1±19.7

Table 2 湿潤状態での歯根膜の生存率(文献51より改変引用)．

生理食塩水	歯根膜の生存率(％)
18分	80.0±13.0
30分	71.3±18.2
60分	71.4±14.2
120分	61.7±11.4
水道水	**歯根膜の生存率(％)**
120分	33.2±12.2

「遅延型再植」の治療の流れ

残念ながら，抜けた歯を持ってすぐに来院する患者は少ない．脱離が起こるような外傷では，顔面やその他の場所にも創傷があることが多く，患者はまず一般医科にかかることが多い．したがって，脱離歯をもって歯科に来院した時点ですでに数時間から数日経過していることも稀ではない．このような歯を再植した場合，再植歯はやがて歯根吸収の運命をたどることになるが，歯を戻すことの意義は少なくない．理由は，顎堤の保存ができることと，歯がなくなるまでは機能と審美を確保できるからである．ただし，患者の年齢により，遅延型再植は異なった運命とそれに付随した新たな治療方針が要求されることになる．

「遅延型再植」とは，歯根膜の大半が死んでしまっているような脱落歯を再植する場合を指す．一般的には，脱離歯が2時間以上口腔外で乾燥状態におかれた場合の再植を指す．ただし，脱落から2時間あるいは1時間以内でも歯根膜の大半が死滅している場合や，逆に2時間以上たっていても生きている可能性がないとはいえない．したがって，時間だけで決めつけてしまうのではなく，いろいろな状況を考慮して歯根膜の生死を想定するのがよい．以下に，遅延型再植を，思春期後（**Fig 12**），思春期前（**Fig 13**），思春期中（**Fig 14**）に分けて考察する．

思春期後の遅延型再植

診査・診断

脱離から来院までの時間と脱離歯の保存状態を問診から把握する．乾燥状態に2時間以上おかれた歯の歯根膜はほとんど生きていないと考えるのが妥当である．歯根膜が生きていないと判断したら，以下の「脱離歯の洗浄」に進む．もし脱離から2時間以内であり，歯根膜が生きている可能性が少しでもあれば，一応即時型再植の治療方針を最初に選択するのがよい（**Fig 3, 4** 参照）．

脱離歯の洗浄

生理食塩水で超音波洗浄器を使って汚れを除去する．落ちにくい汚れは超音波スケーラーで汚れのみを除去する（**Fig 13c, d**）．遅延型再植では，脱離歯の歯根膜を除去すべきかどうかについて議論がされているが，筆者の経験ではむしろ除去しないほうが有利であると考えている．歯根膜を除去する根拠は，壊死組織が炎症性吸収を惹起するという考えである．しかし，歯根膜は感染がない状態では，コラーゲン線維でできた生体の構造体であり，自分の体に戻す限り生体の異物排除機構ははたらかないと筆者は考えている（**Fig 18**）．逆に歯根膜をルートプレーニングで完全に除去した場合，再植後に上皮の埋入の危険性が生じ，審美的によい結果が得られない危惧が残る．後述するが，遅延型再植の予後は，歯根膜の除去の是非ではなく，根管処置のクオリティーにかかっていると考えている（**Fig 18**）．

口腔外での根管処置

遅延型再植では，口腔外で徹底的に根管処置を行っておくほうが有利である．十分な拡大清掃がその後の歯の寿命に大きく左右するからである．筆者は，1日以上口腔外で保存された歯では，拡大，形成を行ったあと，いったん水酸化カルシウム製剤（ビタペックス）で仮根管充填する方法を採用している（**Fig 12d**）．理由は，象牙細管に入り込んだ細菌を可

思春期後の遅延型再植

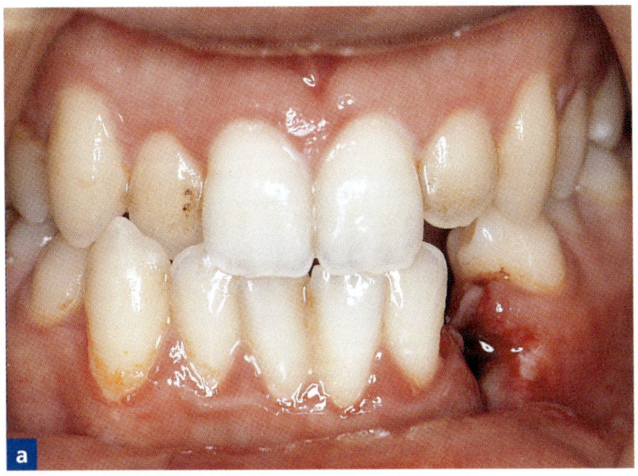

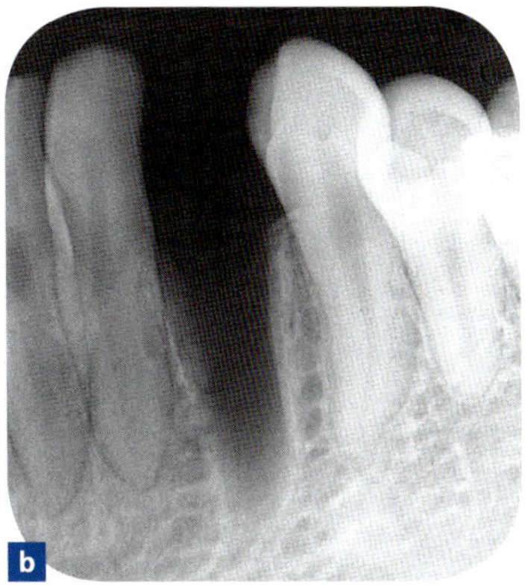

Fig 12a, b　初診時．18歳6か月，男性．バイクの事故で|3が脱離．外傷から14時間経過して来院．

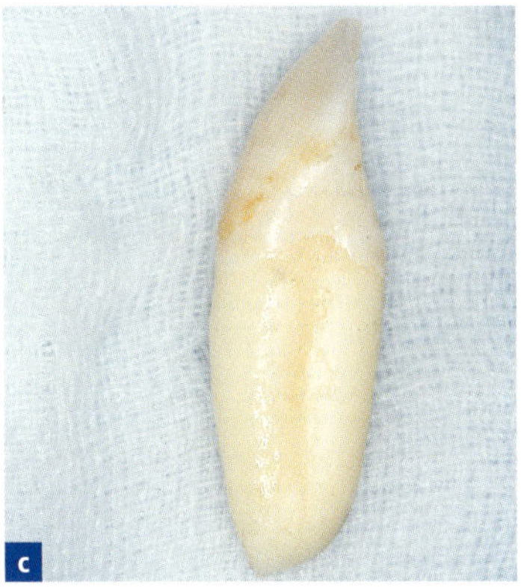

Fig 12c　脱離歯．脱離歯は口腔外に乾燥状態で保管されていた．

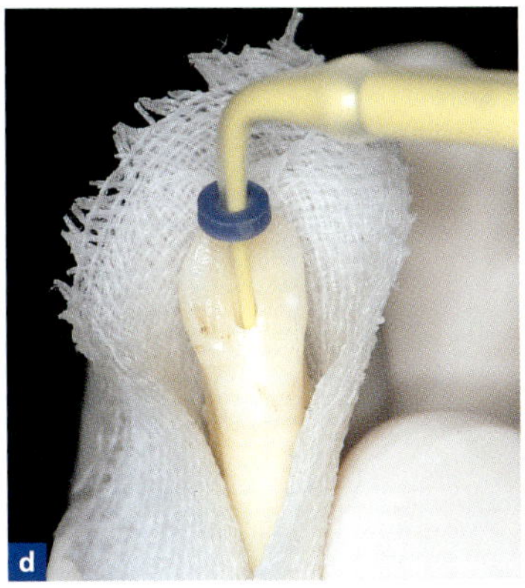

Fig 12d　口腔外での根管処置．根管拡大，清掃後，水酸化カルシウム製剤（ビタペックス）を填入した．

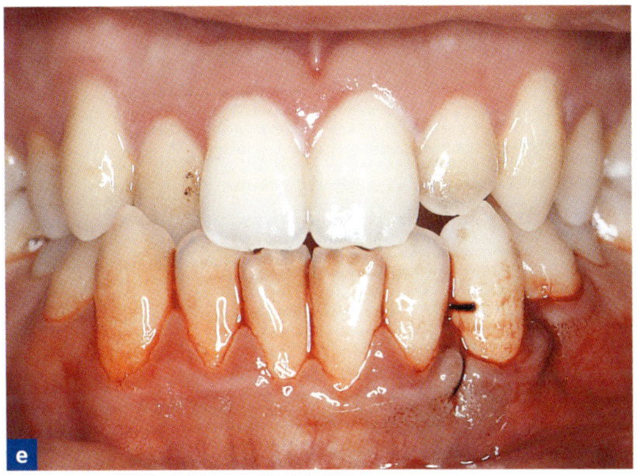

Fig 12e　再植直後の口腔内写真．

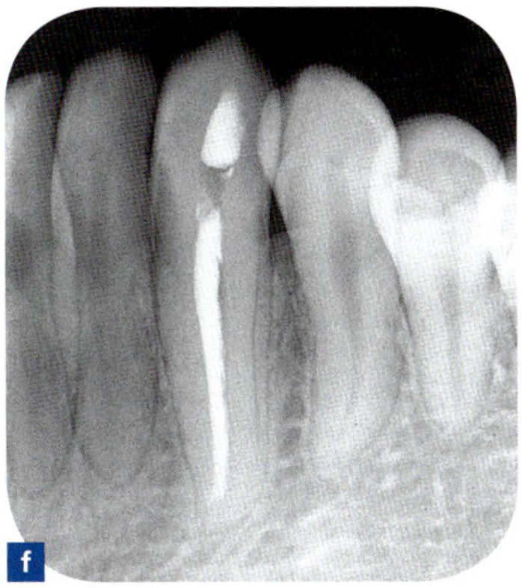

Fig 12f　再植直後のエックス線写真．

及的に死滅させたいためである．もし感染の程度が少ないと考えられる場合は，口腔外でシーラーとガッタパーチャで根管充填したほうが有利かもしれない．

抜歯窩の掻爬と洗浄

抜歯窩の血餅あるいは肉芽組織を掻爬，洗浄する．遅延型再植では，血餅がすでに肉芽組織にかわっている場合もあり，十分に掻爬をしないと正しい位置に再植ができない場合がある．

再植と固定

即時型再植の術式にしたがい，再植，縫合，固定を行う．

固定の除去

遅延型再植では，明確な根拠はないが約1か月後に固定を除去する．

根管の再治療

水酸化カルシウム製剤で仮根管充填をして再植した歯では，再植後3～6か月の時点で，かつ炎症性吸収がないことを確認してから，シーラーとガッタパーチャで本根管充填を行

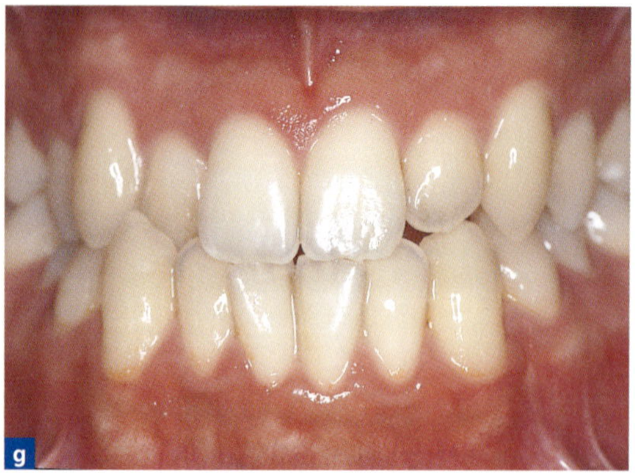

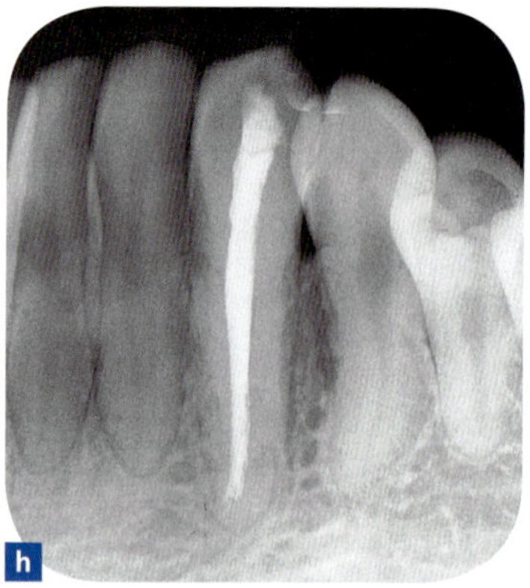

Fig 12g, h　1年2か月後．根管はシーラーとガッタパーチャで充填されている．

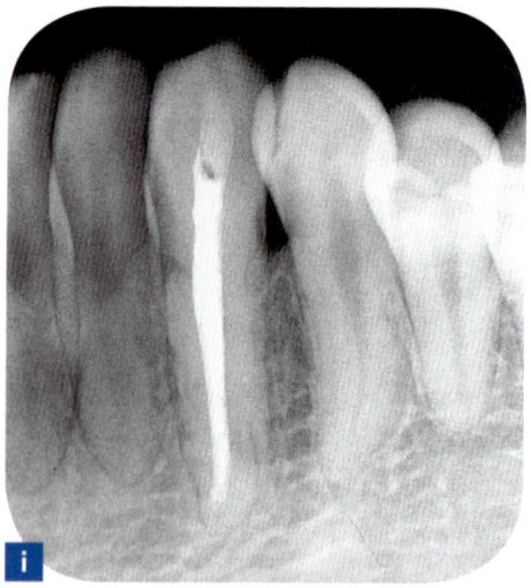

Fig 12i　約2年後のエックス線写真．アンキローシスが徐々に進行しているが歯根吸収のスピードは速くない．

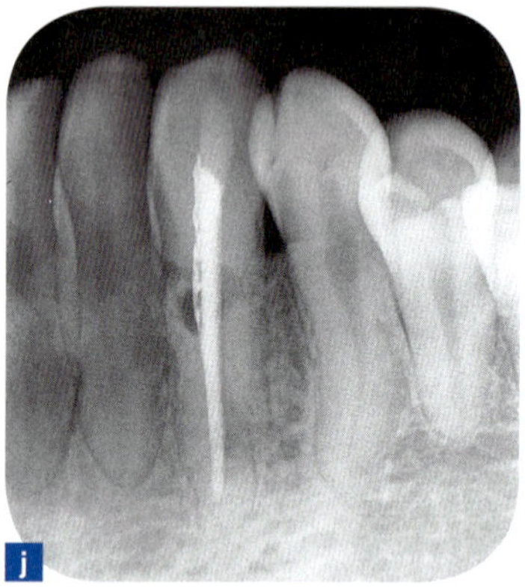

Fig 12j　3年9か月後のエックス線写真．一部炎症性吸収が進行している．

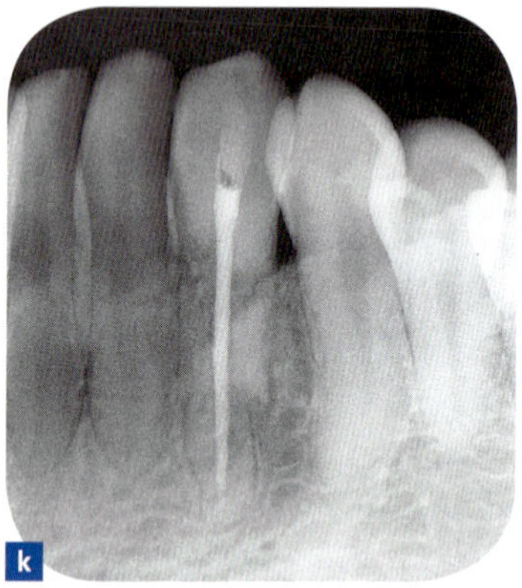

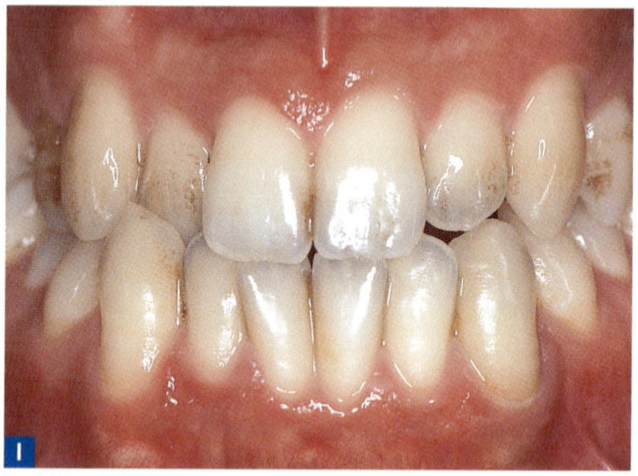

Fig 12k, l　6年9か月後．炎症性吸収は終息し，歯根全体にアンキローシスが進行している．しかし，歯根の一部および歯冠全体はまだ存在し，機能と審美を維持している．

う．理由は，将来歯根吸収が進行して歯髄腔に達した場合，水酸化カルシウム製剤が溶出し，死腔が生じるかもしれないためである（Fig 17h, i）．もし炎症性吸収がある場合は，再度水酸化カルシウム製剤を填入する．

経過観察

遅延型再植のゴールはアンキローシスである．アンキローシスは別名置換性吸収とよばれ，歯根が骨で置き換えられる現象を指す．アンキローシスにより歯根が吸収されるスピードは生体のリモデリングの速度に比例すると考えられ，思春期が終わると急激に緩やかになり，歯根吸収の進行も緩やかになる．したがって，大人ではたとえアンキロースが生じても，歯は長期間（たとえば10年以上）機能と審美を維持できる場合も多いと思われる（Fig 12f～l）．とはいえ，将来的には再植歯の喪失につながるので，その時点でインプラントなどの新たな選択肢が必要になる．しかし，再植により顎堤の幅が維持されるので，インプラントなどの治療がスムーズに行えることになる（Fig 14ff）．

思春期前の遅延型再植

思春期より数年前の若年患者に遅延型再植を行った場合，早期に再植歯を喪失することになるかもしれない（Fig 13）．理由は，生体のリモデリングの速度がきわめて速いために，

思春期前の遅延型再植

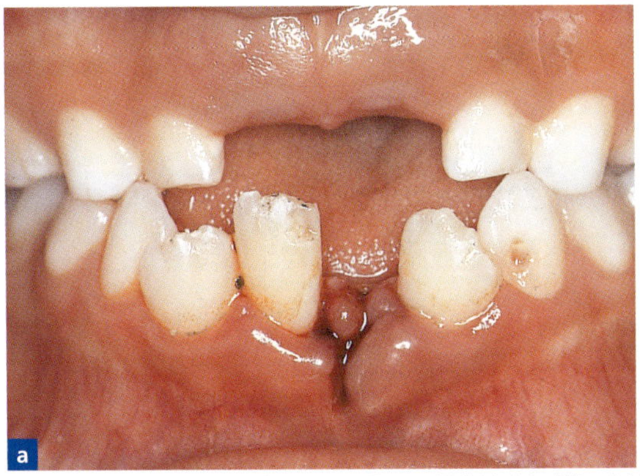

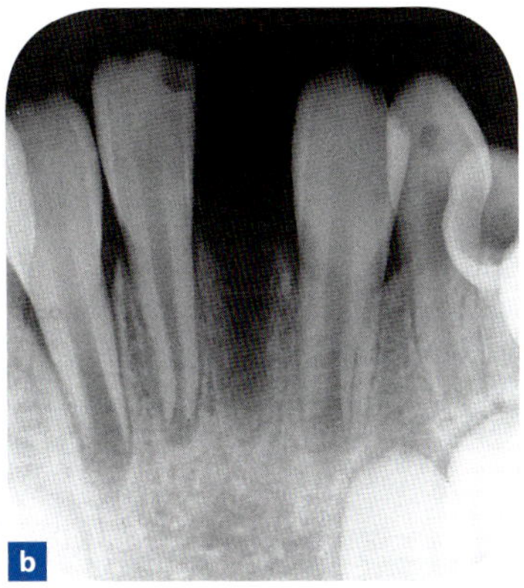

Fig 13a, b　初診時．7歳9か月，男子．帰宅途中転倒により⌈1が脱離．外傷から2時間後に来院．

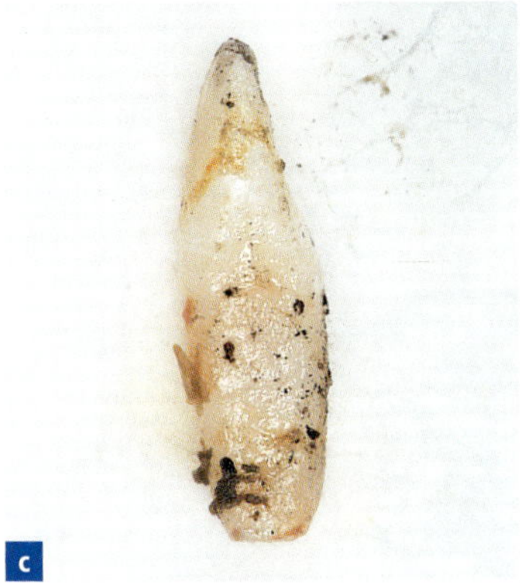

Fig 13c　側溝に落ちていた脱離歯．両親が懐中電灯で発見．

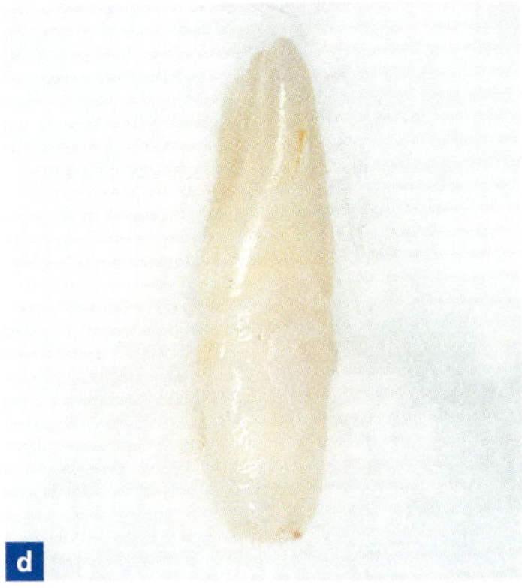

Fig 13d　超音波スケーラーで微小なパワーと生理食塩水の注水下で根面を清掃した直後．

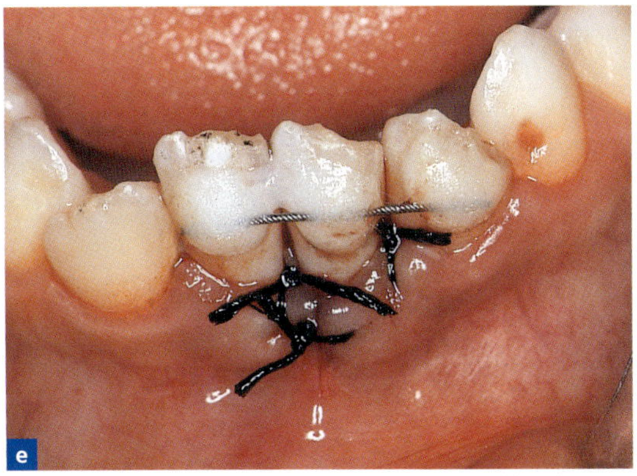

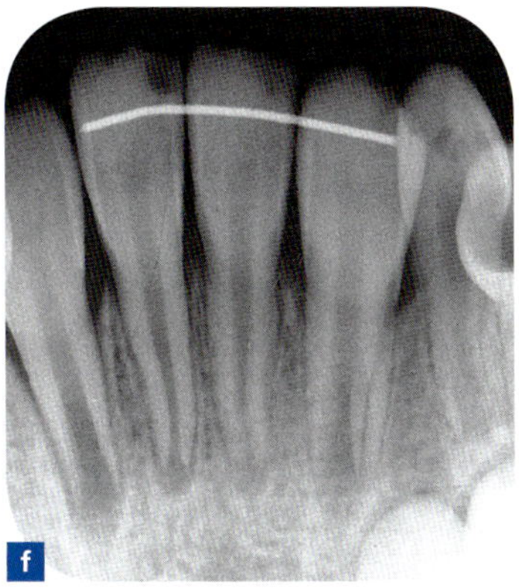

Fig 13e, f　再植直後の口腔内写真とエックス線写真．

数年(2～3年)で歯根が完全に吸収されてしまうためである．したがって，再植を行う意味がどれほどあるかわからないが，遅延型と即時型の判別が困難な症例では再植が有利であると考えられる．また，歯の喪失に備えて，矯正治療や自家歯牙移植の可能性を早期に検討する価値がある(**Fig 16, 17**)．

思春期の遅延型再植

思春期の遅延型再植の治療方針は，前述の治療ステップ「診査・診断」～「根管の再治療」と同じである．ただし，経過観察を続けていくと，低位咬合(infra occlusion)という現象が生じる(**Fig 14d～o**)．

思春期(おおむね男子12～15歳，女子11～14歳)の患者に遅延型再植を行った場合，低位咬合による審美障害が生じる可能性がある[64～68]．**Fig 15** は，年齢と歯の萌出および顎堤の垂

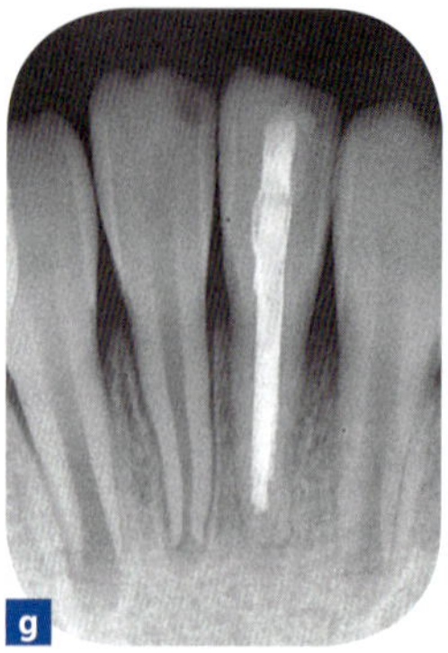

Fig 13g　2か月後．根管は再植2週間後に水酸化カルシウム製剤が填入されている．

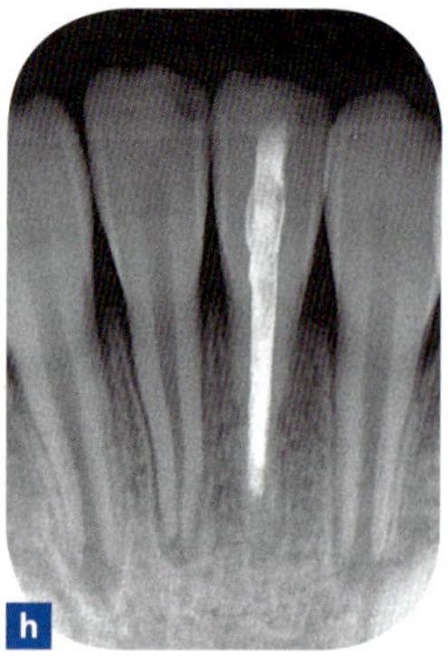

Fig 13h　7か月後．すでに歯根吸収（アンキローシス）が進行している．

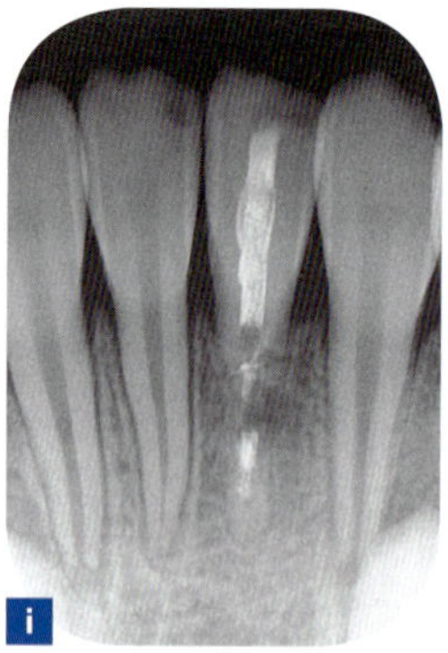

Fig 13i　1年1か月後．歯根吸収の進行が速い．

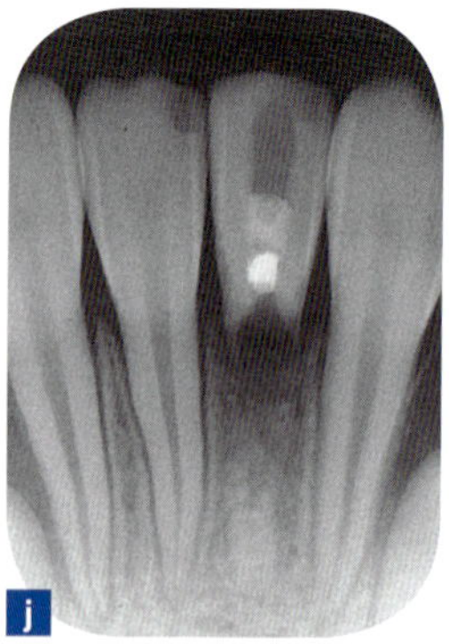

Fig 13j　2年後．歯根の大部分がなくなっている．

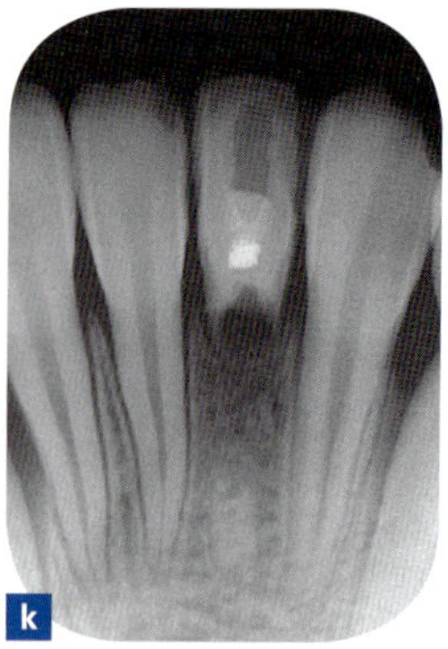

Fig 13k　2年6か月後．「1の脱離直前のエックス線写真．

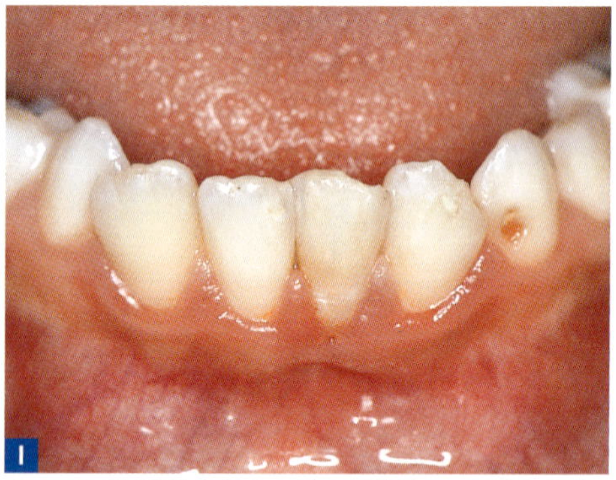

Fig 13l　再植後2年の口腔内写真（**Fig 13j**と同日）．外見上は問題がない．

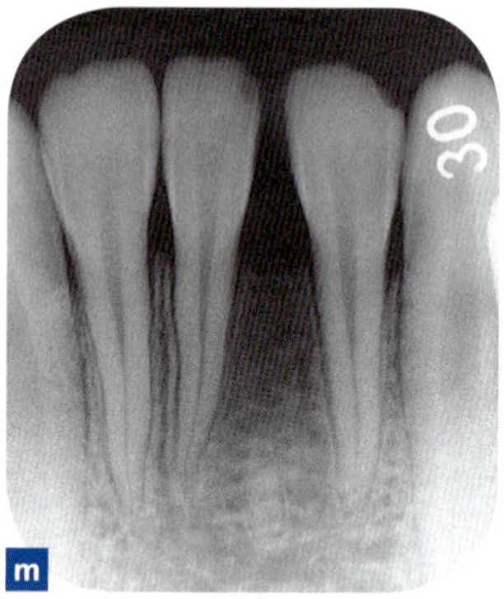

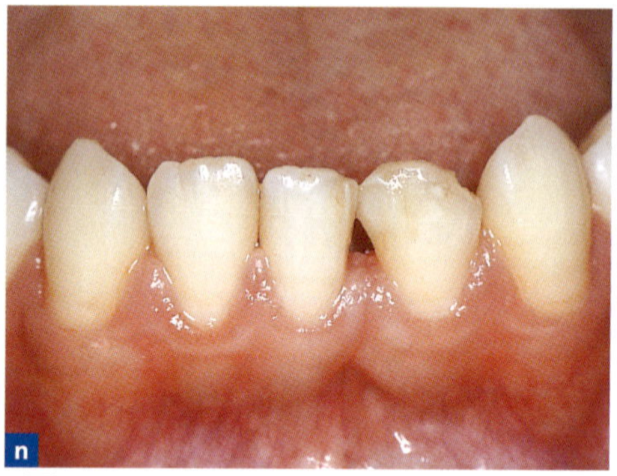

Fig 13m, n　外傷から6年6か月後．「1は再植から2年半後に自然脱離し，その後隣在歯の自然移動によりスペースが閉鎖されている．

直および水平方向への成長量の関係をグラフにしたものである．このグラフから，歯は思春期の終わりまでかなりの速度で萌出することがわかる．たとえば，10歳から17歳までに約5mm歯は萌出し，顎堤も5mm高くなることになる．ところが，アンキローシスが生じた歯には萌出が起こらないために隣在歯に比べ低位になる．低位咬合の量は再植時の患者の年齢の若さに比例して大きくなることがわかる．すなわち，より若年時に遅延型再植を受けるほど，より低位咬合になることを意味する．低位咬合が生じると歯肉の歯頸ラインも根尖側に移動し年々審美障害が強くなり，本人や保護者の不満の対象になる．このような問題点を解決するために，次項の「decoronation」という術式が提案されている（**Fig 14p～dd**）．

思春期の遅延型再植と decoronation

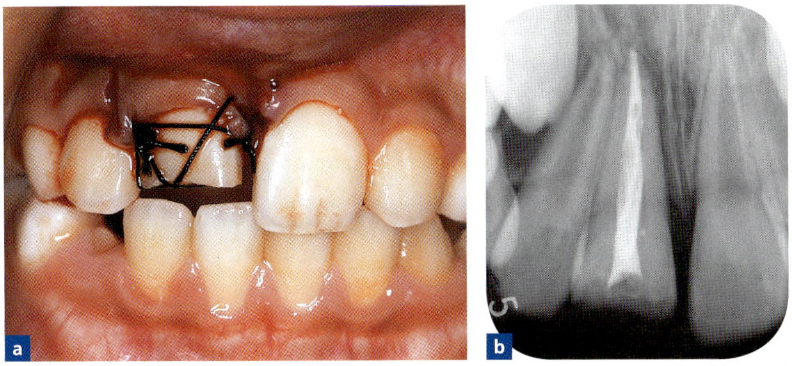

Fig 14a, b　初診時．10歳４か月，男子．他院にて再植を受けたあとに来院．外傷を受けた当日である．学校の廊下で転んで1|が脱離した．すぐに口腔に脱離歯を入れて最初の歯科を来院した．その医院では口腔外で根管拡大，シーラーとガッタパーチャにて根管充填を行ったあとに再植を行った．歯槽骨骨折があったとのことで，唇側の骨をいったん剥離し再植後に戻したとのこと．切端側の破折片は乳歯と思って捨ててしまったとのことであった．

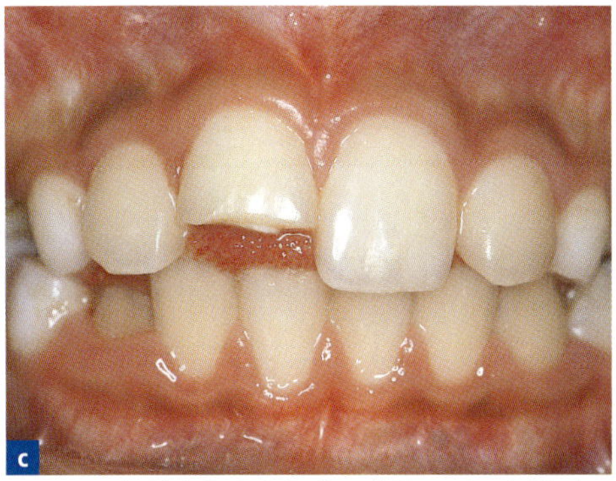

Fig 14c　初診から３か月後．当院では，初診時に再植歯の再整復およびワイヤーとレジンによる固定を行った．歯肉裂開部の縫合などの再治療と，後日根管充填をやり直している．

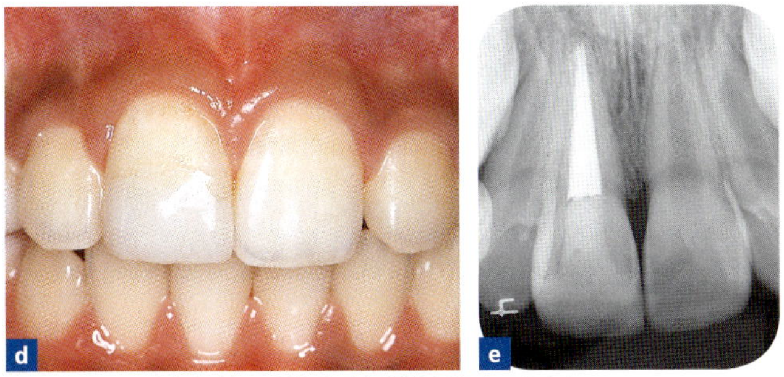

Fig 14d, e　10か月後．明らかな問題は発見できない．

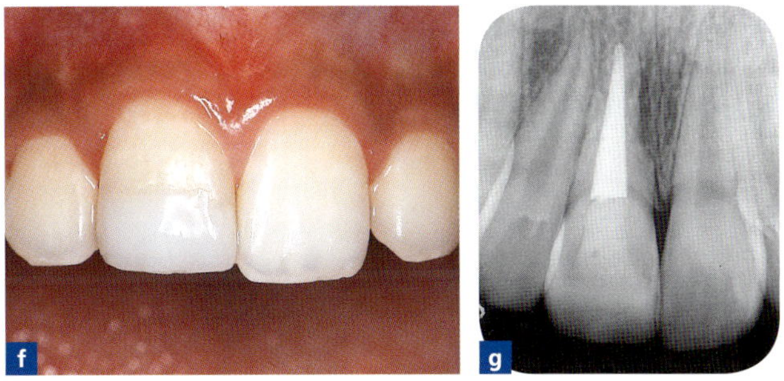

Fig 14f, g　１年８か月後．1|の歯根吸収と低位咬合が起こりはじめている．

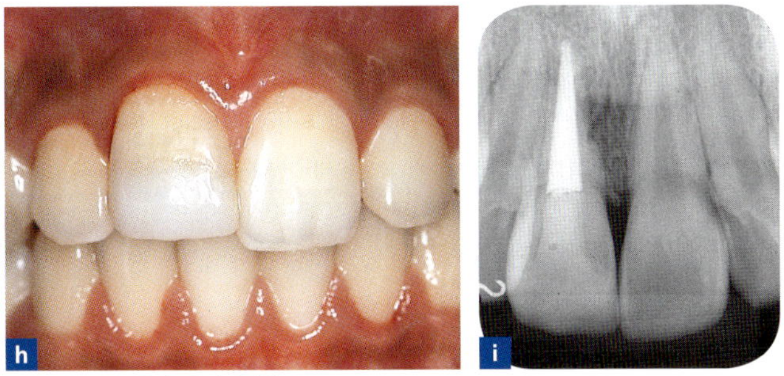

Fig 14h, i　２年２か月後．

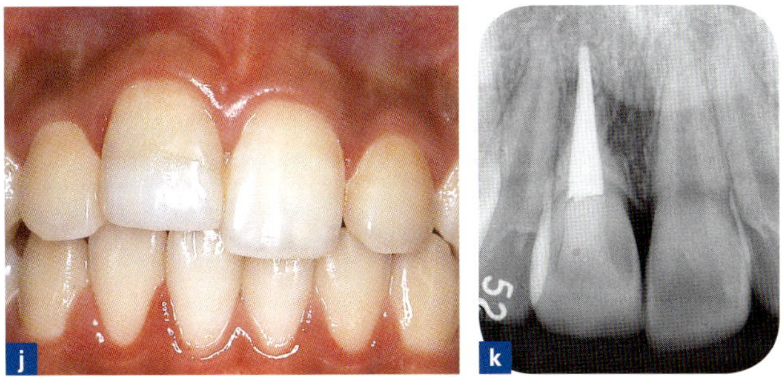

Fig 14j, k　３年２か月後．1|の歯根吸収と低位咬合が顕著になりつつある．

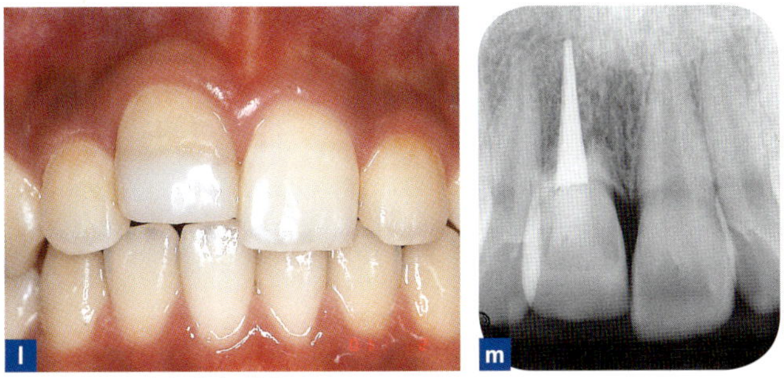

Fig 14l, m　４年２か月後．

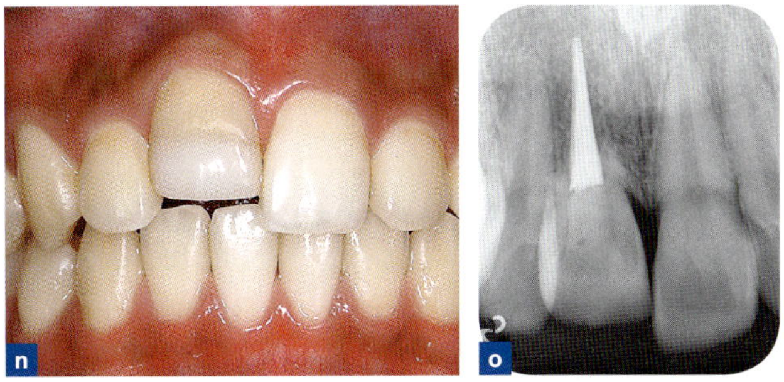

Fig 14n, o　５年７か月後．1|の歯根の大部分が吸収されている．低位咬合にともなう歯頸ラインの乱れが顕著で審美障害を呈している．患者は15歳11か月であり，decoronation が適切であると考えられた．

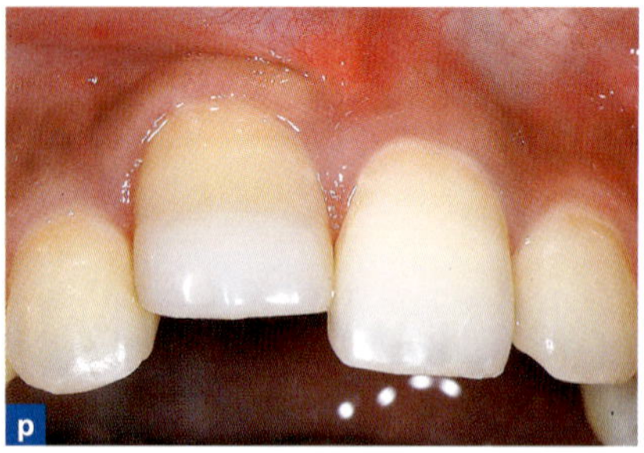

Fig 14p decoronation 直前の口腔内写真．

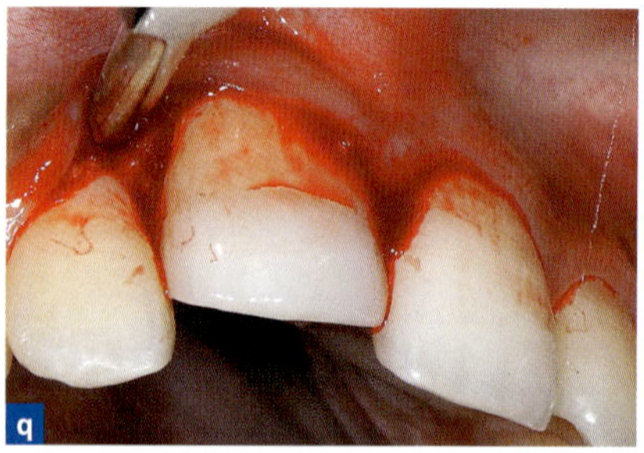

Fig 14q 歯肉弁の剥離．

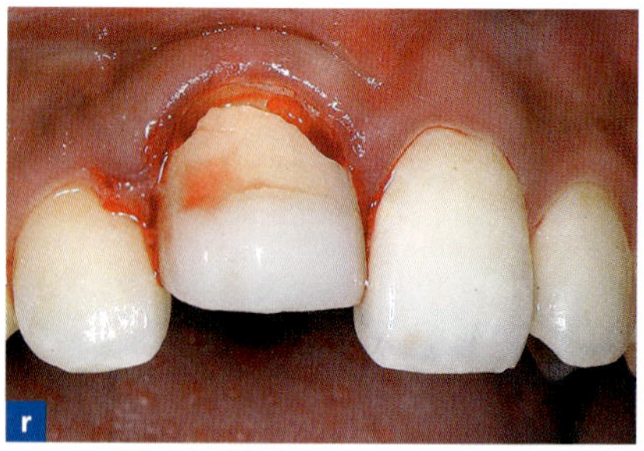

Fig 14r 歯冠の除去．

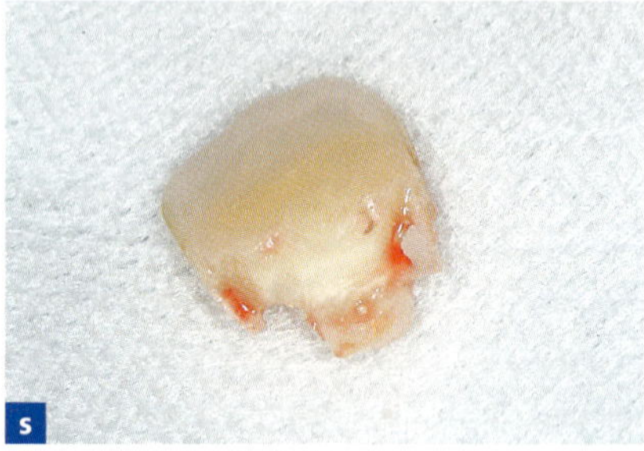

Fig 14s 除去された歯冠．

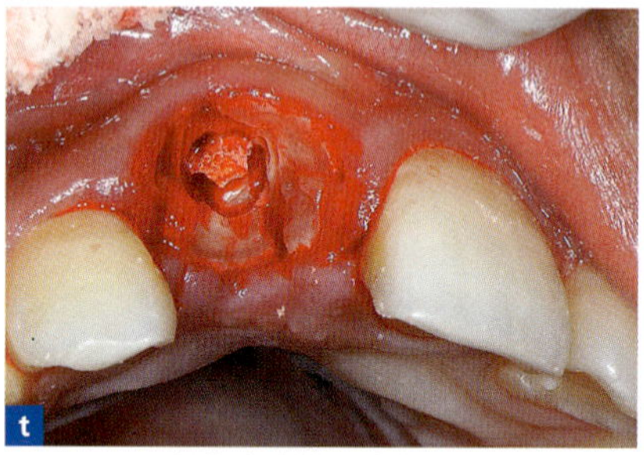

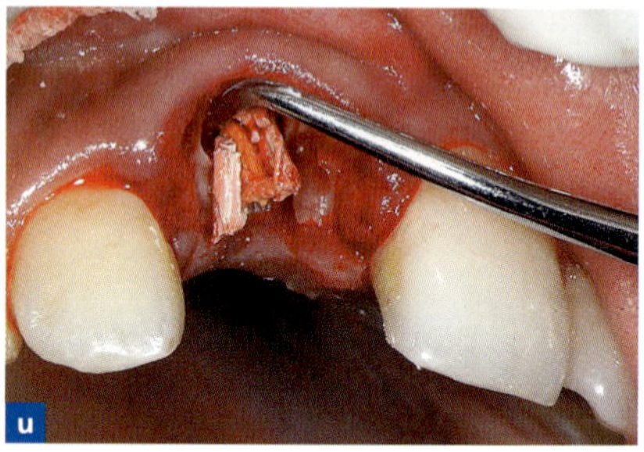

Fig 14t, u 根管充填材の除去．

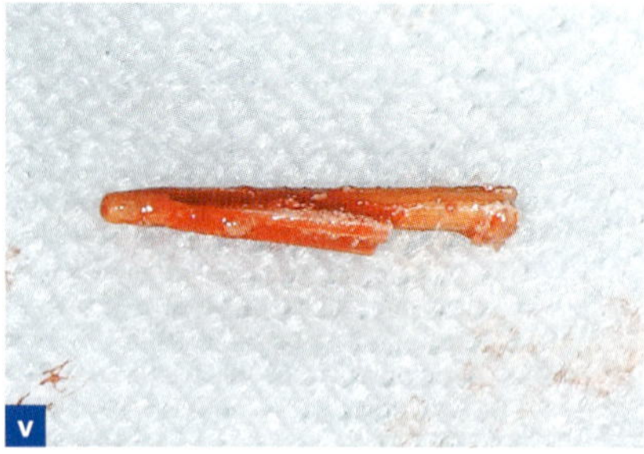

Fig 14v 除去されたガッタパーチャポイント．

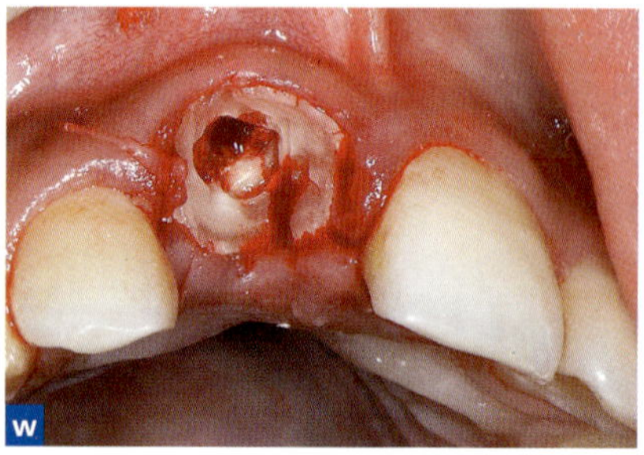

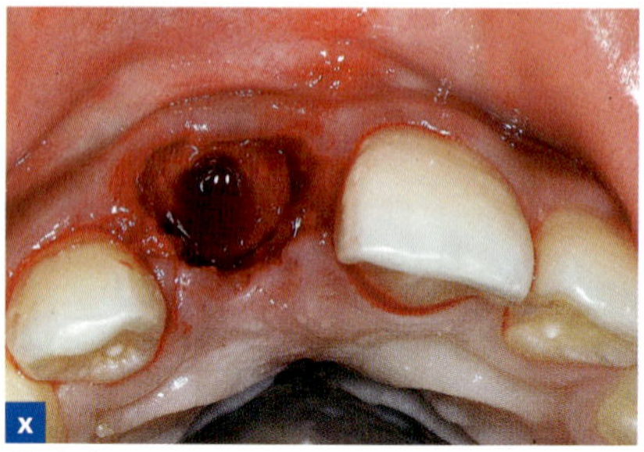

Fig 14w, x 歯根を骨縁下 2 mm までタービンで除去する．

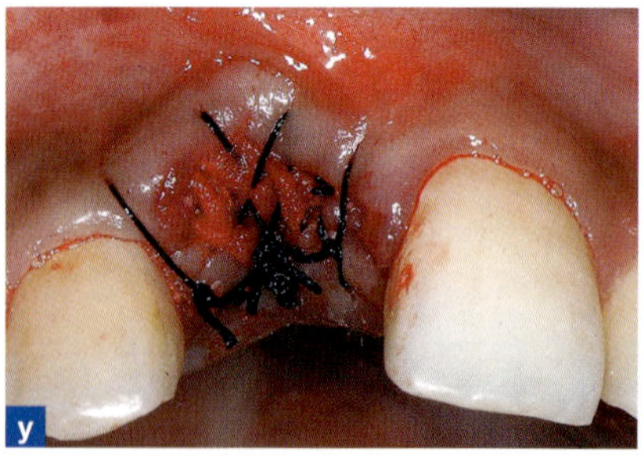

Fig 14y 歯肉弁の縫合．

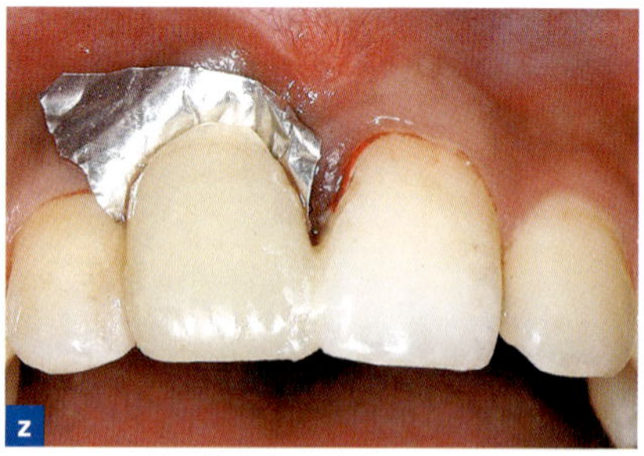

Fig 14z 暫間修復物の接着．

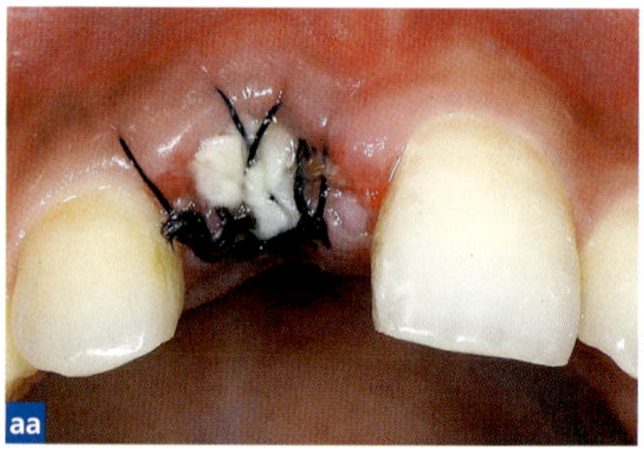

Fig 14aa 3 日後．抜糸時．

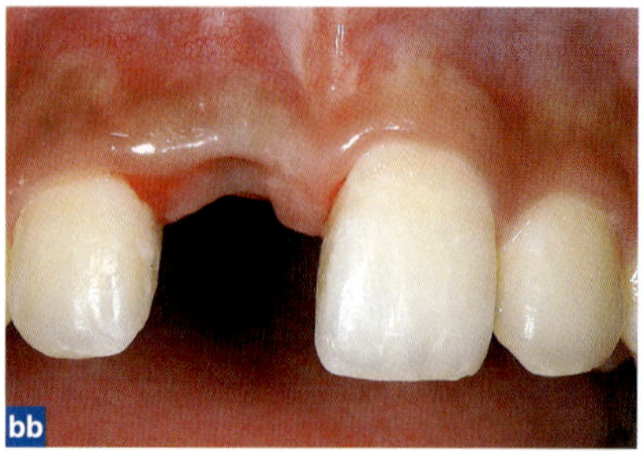

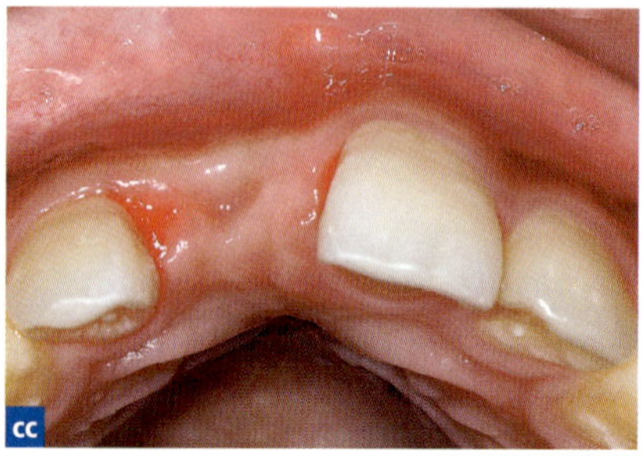

Fig 14bb, cc 3 か月後．すでに1|部の歯肉の高さが隣在歯と調和している．

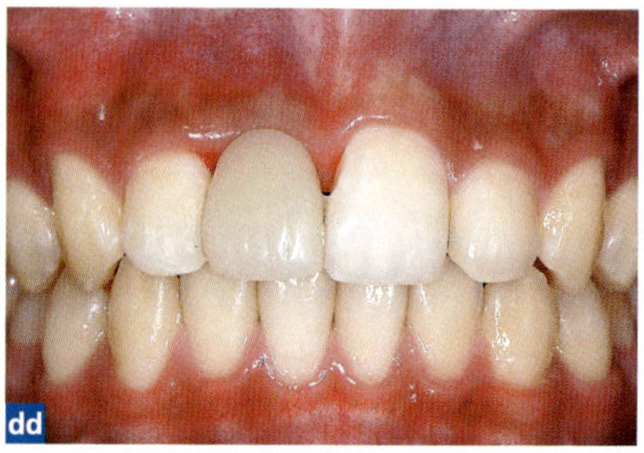

Fig 14dd 3 か月後．数年間は人工歯を隣在歯に接着し，機能と審美の確保を行う．

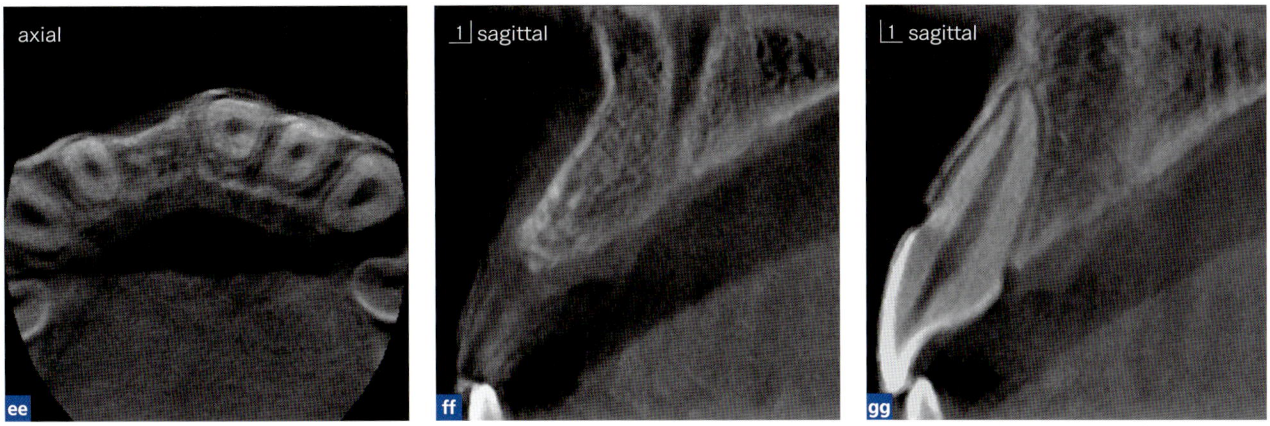

Fig 14ee～gg　decoronation から 1 年後の CBCT 像．1|の歯根はほぼ吸収されており，これ以上待つと，1|部顎堤の吸収が進行する可能性がある．**gg** はコントロールとしての|1の画像．

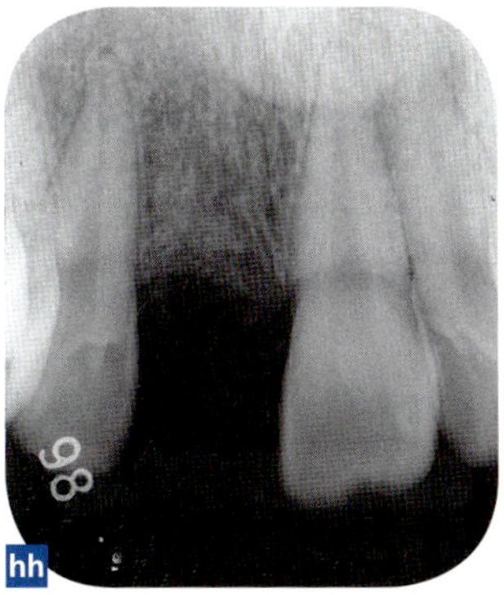

Fig 14hh　decoronation から 1 年後のエックス線写真．

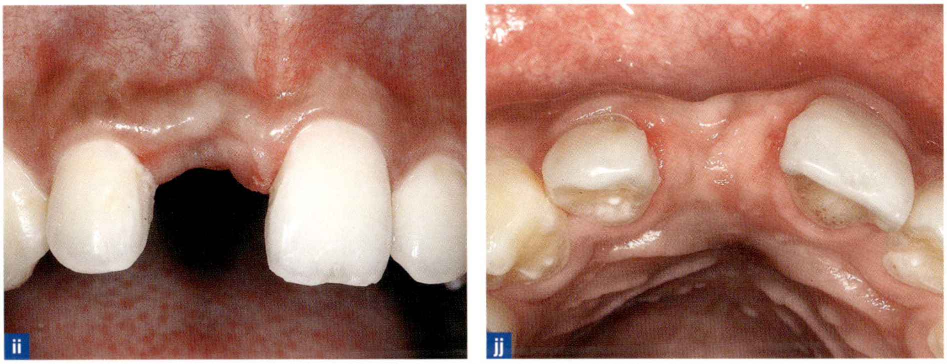

Fig 14ii, jj　decoronation から 1 年 3 か月後．フィクスチャー植立直前の状態．患者はこの時点で17歳 3 か月である．

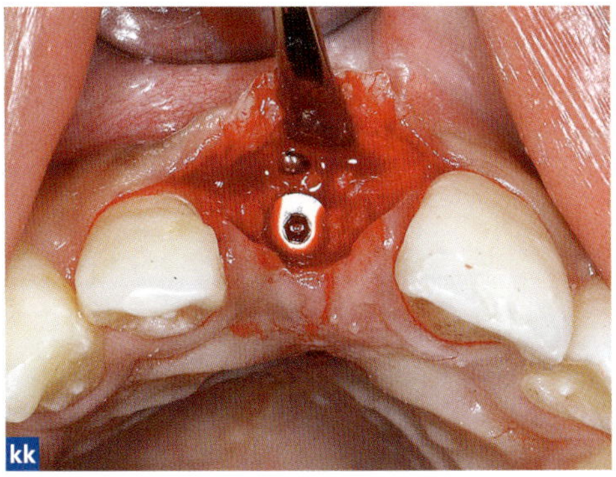

Fig 14kk　フィクスチャー植立時．

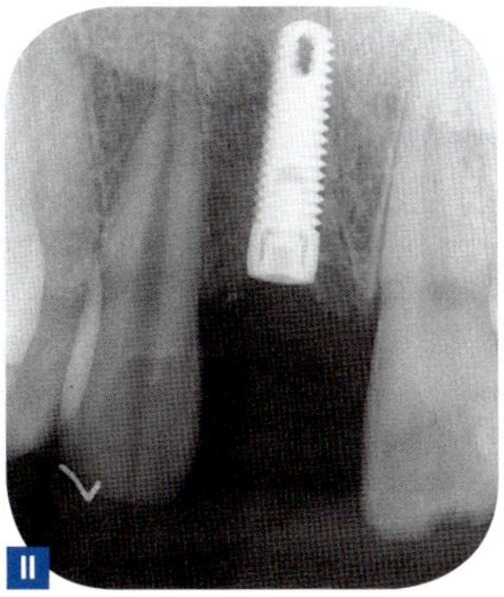

Fig 14ll　直後のエックス線写真．

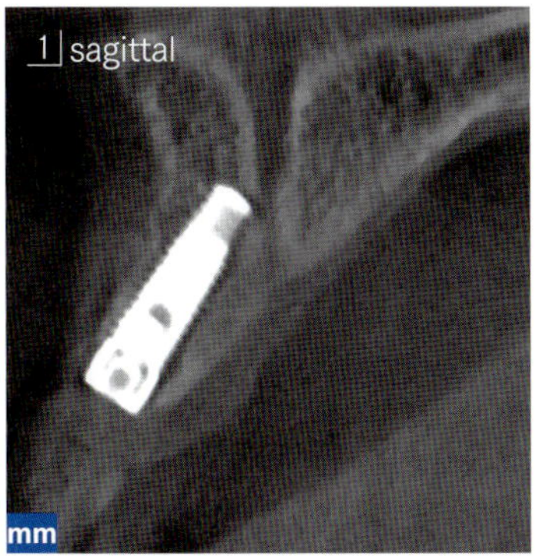

Fig 14mm　フィクスチャー植立直後の CBCT 像．

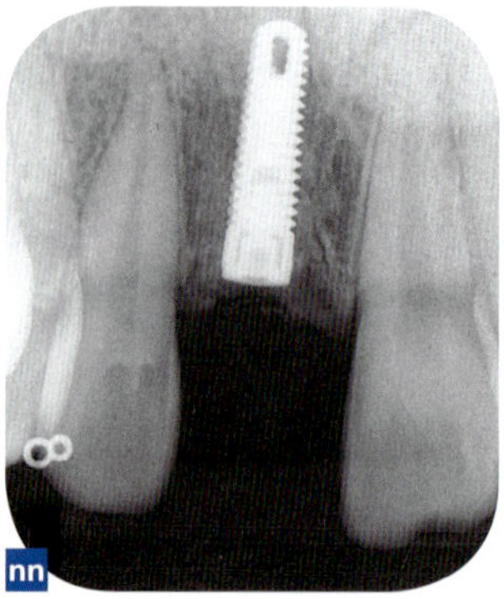

Fig 14nn　フィクスチャー植立から1年4か月後のエックス線写真.

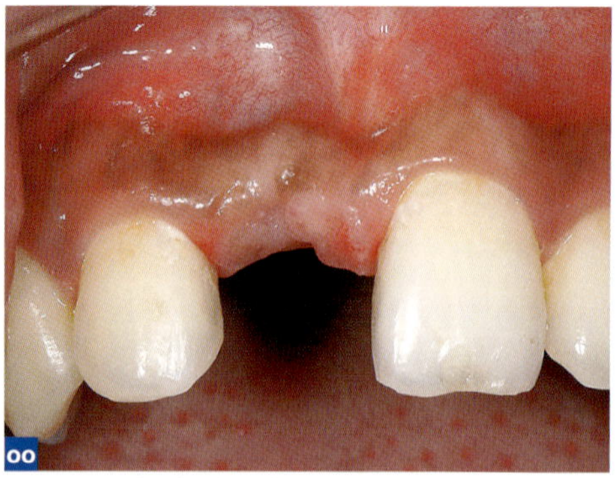

Fig 14oo　初診から9年5か月後. フィクスチャー植立から2年6か月後の口腔内写真. 欠損部の歯肉の高さは隣在歯と調和している.

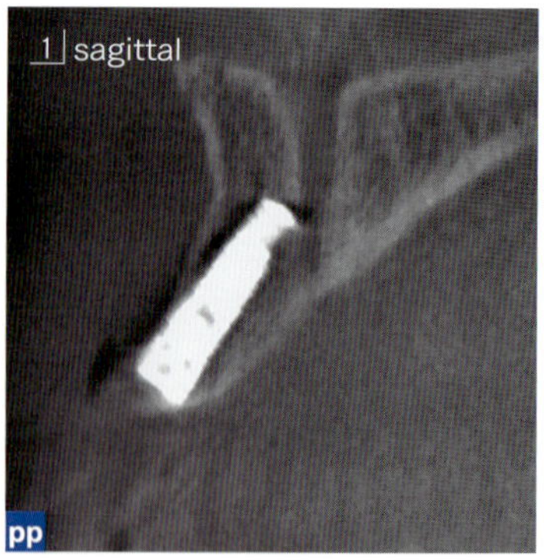

Fig 14pp　**oo** と同日のCBCT像. フィクスチャー唇側の骨の幅は維持されている.

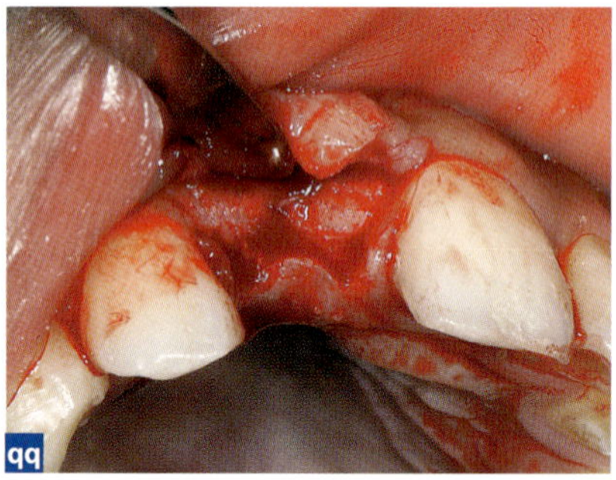

Fig 14qq　**oo** と同日. インプラントの二次オペ時. フィクスチャーは完全に骨で覆われている.

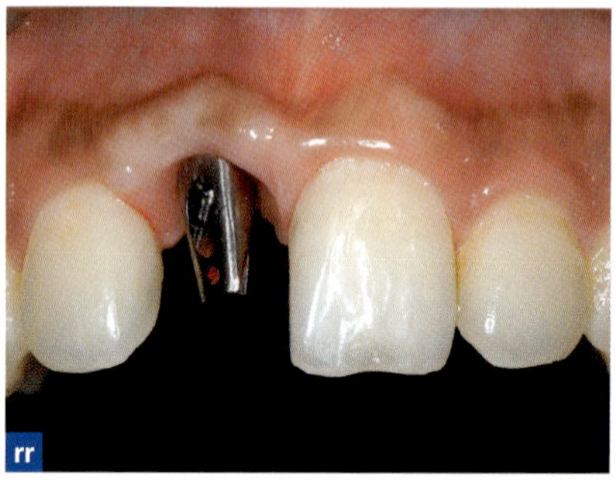

Fig 14rr　二次オペから約5か月後. アバットメントを装着した状態.

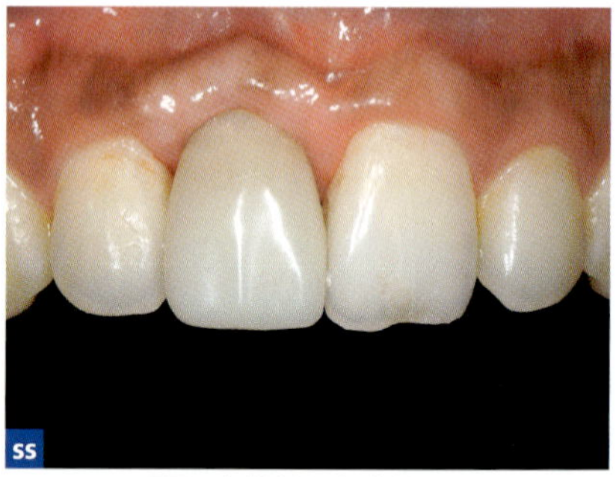

Fig 14ss　TEKを装着した状態.

decoronationとインプラント治療

decoronationとは,「歯冠を除去する」という意味である[69〜71]. 以下にその術式を記載する.

①患者が15歳になるまで待つ(**Fig 14p**).
②フラップを開け, 歯冠を大まかに除去する(**Fig14q〜s**).
③根管充填材(シーラーとガッタパーチャ)を除去する(**Fig 14t〜v**).
④歯冠を骨縁下約2mmまで削除する(**Fig 14w, x**).
⑤フラップを閉じる(**Fig 14y, z**).
⑥5年以上待って, または, 残存歯根が完全に吸収された時点で, 最終処置(ブリッジ, インプラントなど)を行う(**Fig 14bb〜ss**).

上記の処置により, 歯肉は隣在歯の高さまですみやかに回復し, 歯肉部での審美障害は回避される(**Fig 14bb**). 術後5年以上待つと示されているのは, 残存している歯根が完全に吸収されるのを待つためである. この間は歯根により顎堤の幅が保存されるので安心で

年齢と，歯の萌出にともなう歯槽骨の垂直的および水平的発育量の関係(文献66より改変引用)

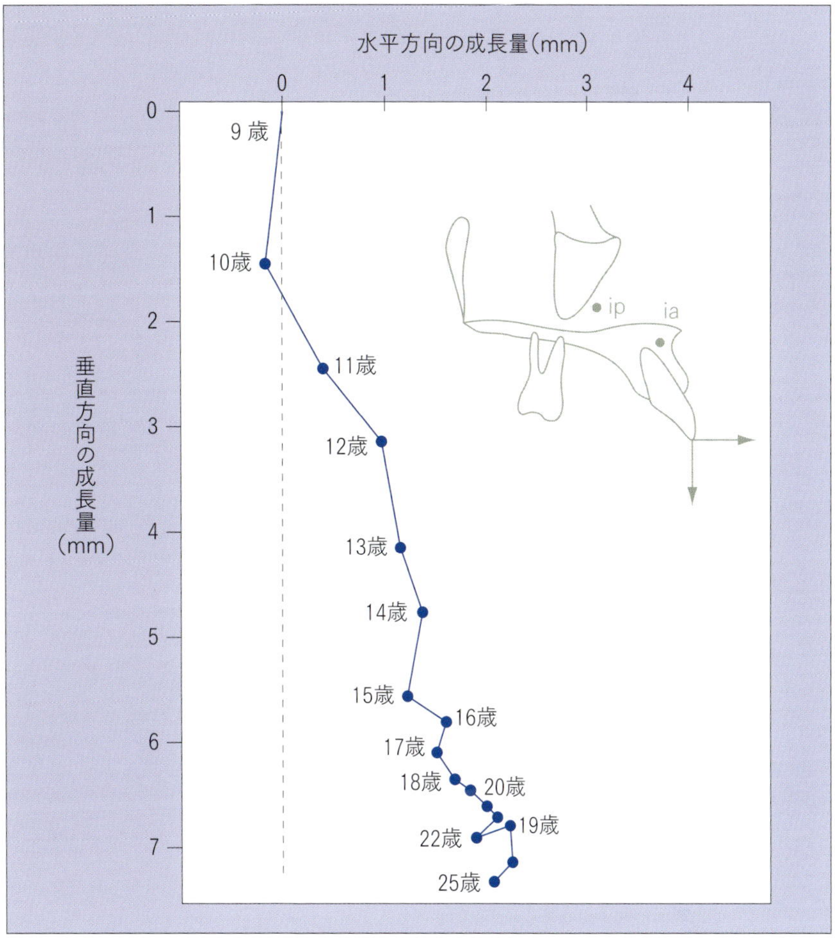

Fig 15 折れ線グラフより，遅延型再植によりアンキローシスが生じた年齢から，将来の低位咬合量が想定できる．たとえば，12歳の子どもでは，成人に達するまでに約 4 mm の低位咬合が生じることになる．

ある．しかし，症例によっては，すでに16〜17歳で歯根が完全に吸収されてしまうことがあり，放置すれば顎堤が吸収してしまうことが予想される(**Fig 14ee〜jj**)．このような症例では，インプラントを早期に(17歳ぐらいで)植立，スリーピングさせておく(完全埋入しておく)ほうが有利であると筆者は考えている(**Fig 14kk〜pp**)．インプラントを早期に埋入することにより，植立術式の困難さを回避できる．ただし，上部構造は20歳を過ぎてから製作したい(**Fig 14qq〜ss**)．理由は，発育成長ができるだけ停止してから行ったほうがインプラントの低位咬合や審美障害が生じにくいためである．

思春期の遅延型再植では，上記の問題(低位咬合と審美障害)が生じること，その解決法として，decoronation やインプラント治療の可能性の選択肢があることを，最初から本人や保護者に説明して同意を得る必要がある．

抜歯と矯正治療によるスペースクローズ

若年者で遅延型再植を受けた患者に矯正治療を行う場合，再植歯の抜歯と矯正によるスペースクローズが歯列弓の連続性を回復するうえで有効である[72](**Fig 16**)．これにより，ブリッジやインプラント治療を回避することができる．再植歯の抜歯は，矯正治療直前がよいが，抜歯には注意が必要である．アンキローシスを起こしている歯は歯根の一部が骨と癒着して抜歯窩に残る可能性が高い．そこで，抜歯に際しては，拡大鏡などを用いて，抜歯窩に歯根ができるだけ残存しないように削り出す必要がある．若年者では，わずかな残存歯根はリモデリングの過程で吸収されるので問題ないが，大きな残根は隣在歯の移動を妨げるかもしれない．

この治療により，通常中切歯の部位に側切歯が，側切歯の部位に犬歯が移動されるので，矯正治療終了後に歯冠の形態修正が必要である．筆者は歯冠の選択削合とCRによる形態修正を行っている(**Fig 16n, o**)．

自家歯牙移植

適切な形態の便宜抜去歯，転位歯，智歯があれば，アンキローシスの歯を自家歯牙移植で置き換えることを考慮する価値がある(**Fig 17**)．外傷を受けた患者が若年者であれば，インプラントより自家歯牙移植に多くの利点がある[73, 74]．前述したように，成長，発育が完了する前にインプラント治療を完了すると低位咬合が生じる(**Fig 15**)．矯正予定患者で便宜抜去歯があれば，これを利用できる可能性が高い．移植歯は矯正治療によって移動が可能であり，歯根膜による顎堤の保存や回復が可能である．遅延型再植に限らず，再植ができないような，あるいは再植がされていないような部位への移植の可能性を絶えず考慮しておく価値がある．

distractionを応用した歯の移動

インプラント治療などにおいて歯槽堤増大術を目的として行われるdistraction(骨切り移動術)を応用しようという試みがある[75~78]．アンキローシスにより低位咬合にある歯は，矯正的に歯の移動ができないことから，歯槽骨と歯を同時にdistractionを行い，正常な位置まで徐々に移動させようとするものである．この方法の利点は，歯，歯槽骨，歯肉が一体での移動に合わせて歯肉歯頸部マージンも移動し，審美的な改善が得られることである．欠点としては，この方法を行ってもアンキローシス自体は回避できず，やがて(遠い将来)歯の喪失に至ることである．

遅延型再植歯の抜歯と矯正治療によるスペースクローズ

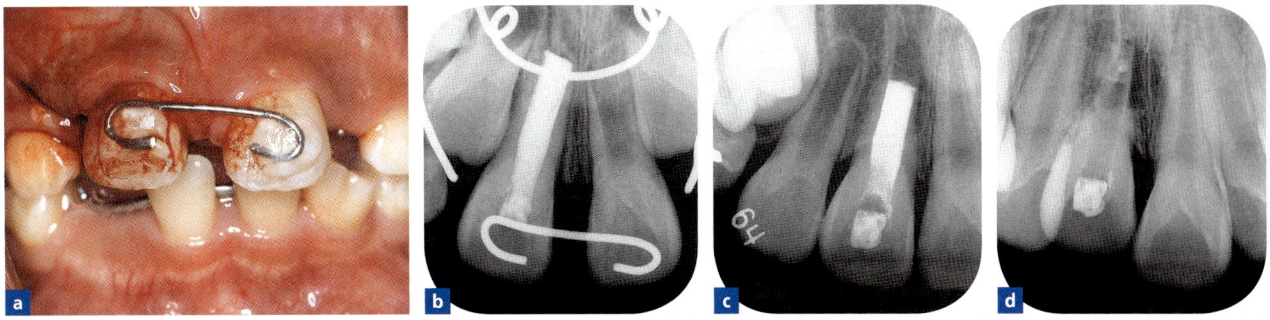

Fig 16a, b　初診時．8 歳10か月，男子．当院で上顎前突の一期治療中の患者である．プールに飛び込み，プールの底で顔面を打ち，1|が脱離した．すぐに当院に来院したが，筆者が不在のため他院を受診した（この日は日曜日）．同日に当院へ再受診したが，1|は口腔外でシーラーとガッタパーチャで根管充填されており，歯肉弁の閉鎖も十分とはいえない状態であった．当院では，根管充填を水酸化カルシウム製剤に置き換え，再植のやり直しなどを行った．このような歯根未完成歯を初診時に根管処置することが，しかも口腔外で行うことが適切であったか疑問が残る．

Fig 16c　1 年 5 か月後のエックス線写真．わずかな歯根吸収と低位咬合がみられる．

Fig 16d　4 年後のエックス線写真．炎症性歯根吸収と置換性歯根吸収が同時にみられ，水酸化カルシウム製剤はすべて吸収されている．歯冠の変色と低位咬合が著明である．1|の抜歯と矯正治療によるスペースクローズが適切であると考えられた．

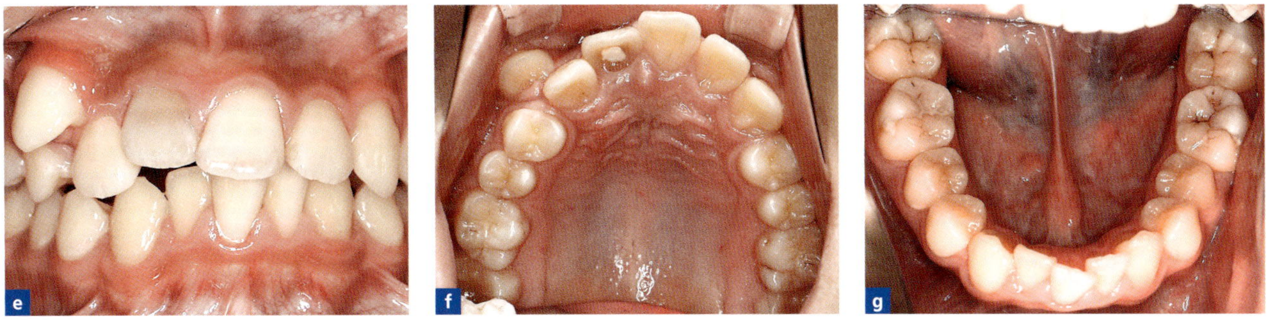

Fig 16e～g　矯正二期治療開始直前の口腔内．

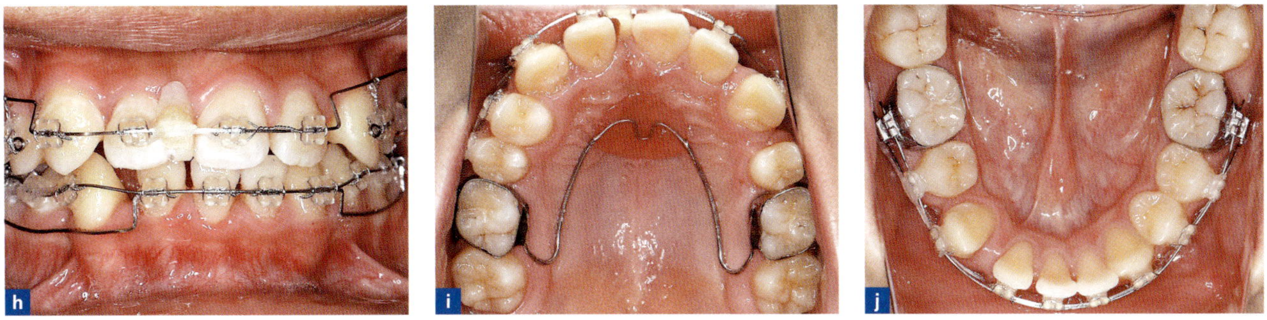

Fig 16h～j　二期治療開始から 8 か月後．

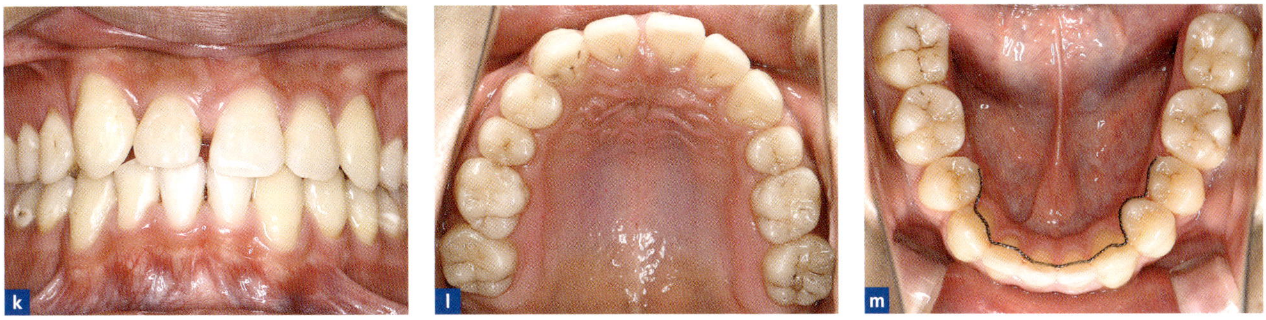

Fig 16k～m　3 年後．

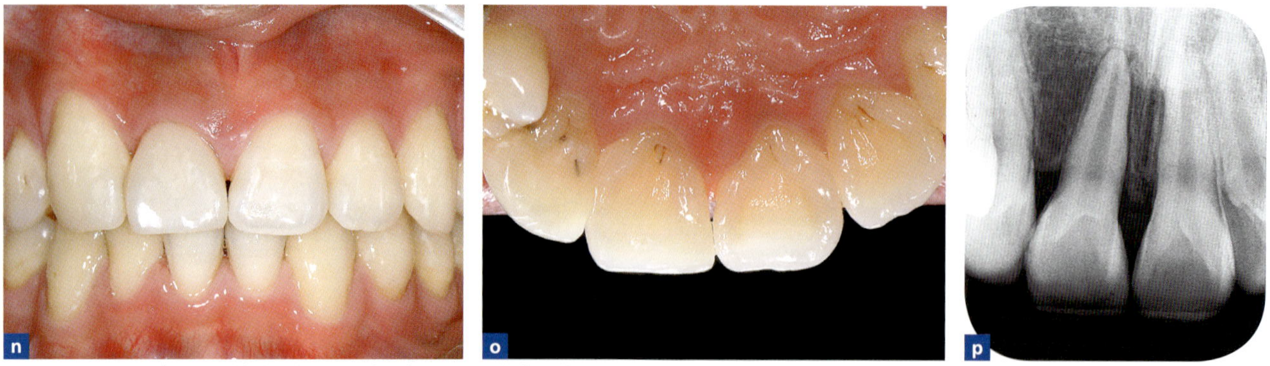

Fig 16n～p 3 2|のコンポジットレジン(CR)による形態修正後.

意図的脱臼法

アンキローシスが生じた歯を意図的に脱臼させて骨癒着をいったん破壊したあとに，矯正的に歯の移動(挺出)を行うことによりアンキローシスを回避させる試みが報告されている[79]．理論的には小さな面積でアンキローシスが生じている歯では，脱臼と挺出により歯根吸収部が新付着で修復される可能性がある．しかし，臨床的には長期的にみていくと，その歯がもう一度，そしてもっと広範囲にアンキローシスにならないとはいえない．この方法が，エビデンスをもった治療となるには，多くの実験研究や正確かつ長期的な臨床例が多数報告されなければならないと考えている．

エナメルマトリックスタンパクを用いた歯根膜の再生治療

ブタの歯胚から抽出したエナメルマトリックスタンパク(主にアメロジェニン)に歯根膜を再生させる効果があることがわかっている[80～86]．このエナメルマトリックスタンパク(商品名：エムドゲイン)を遅延型再植歯の歯根に塗布することによる歯根膜の再生が期待された[87～92]．筆者は約10本の歯でこれを試みたが，すべて歯根の延命にはつながらなかった．たとえ抜歯窩のなかに歯根膜組織が残存していても，口腔外に長時間乾燥状態でおかれた歯，すなわち，まったく生きた歯根膜が存在しない根面に「エムドゲイン」を作用させても，新付着は期待できないことがわかった[93](**Fig 17a～j**)．もし，「エムドゲイン」による新付着が起こるとしたら，ある程度歯根表面に生きた歯根膜が付着している必要があることから，即時型再植と遅延型再植の中間に位置するような症例，すなわち，口腔外に乾燥状態で30分～3時間(時間は目安であり科学的な根拠はない)おかれた歯に作用させることにより，予後が改善されることが期待されている[88]．

遅延型再植におけるエムドゲインと自家歯牙移植，矯正治療

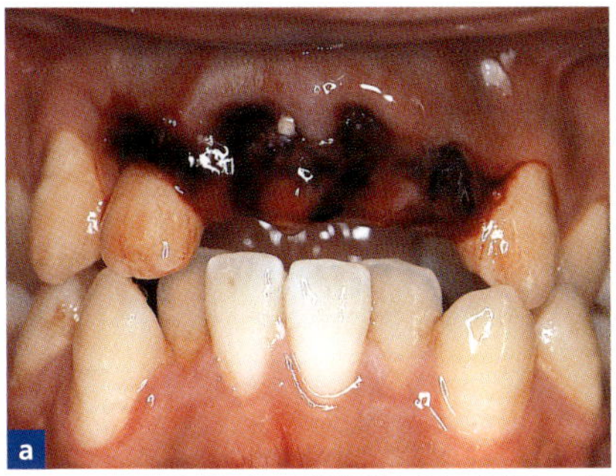

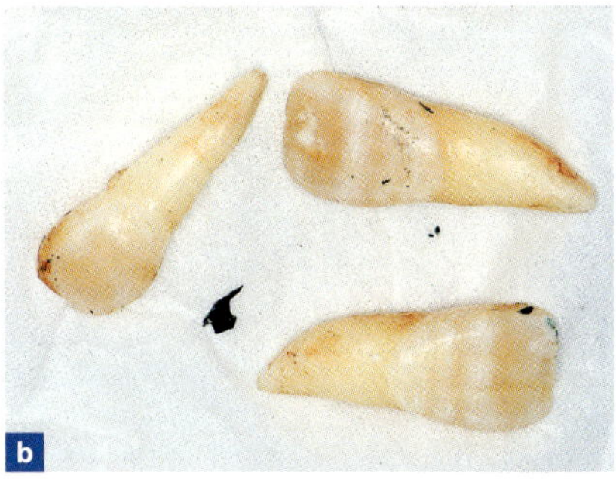

Fig 17a, b　初診時．16歳10か月，男子．交通事故で1|1 2の3前歯が脱離．事故から丸2日たってから来院した．脱離歯は口腔外に乾燥状態におかれていた．

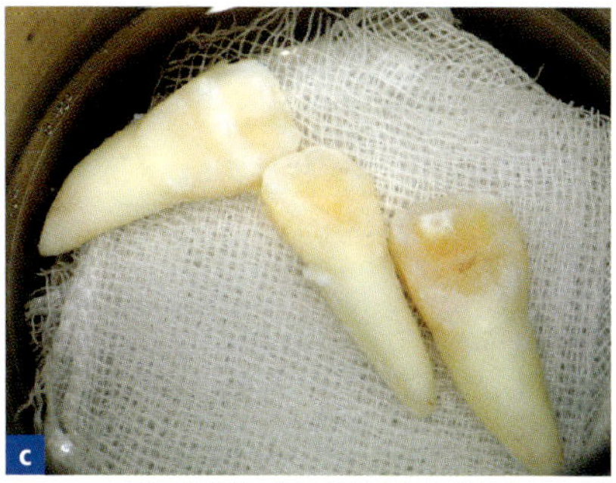

Fig 17c　生理食塩水に脱離歯を浸漬し，超音波で洗浄を行った．

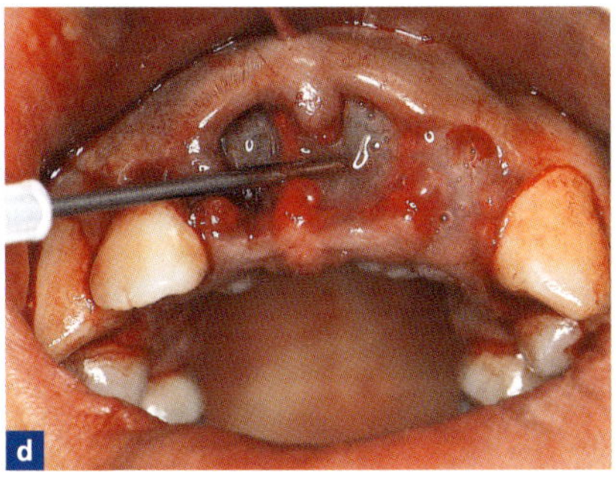

Fig 17d　「エムドゲイン」の抜歯窩への注入．これに先立って，「エムドゲイン」を再植歯の根面に塗布した．

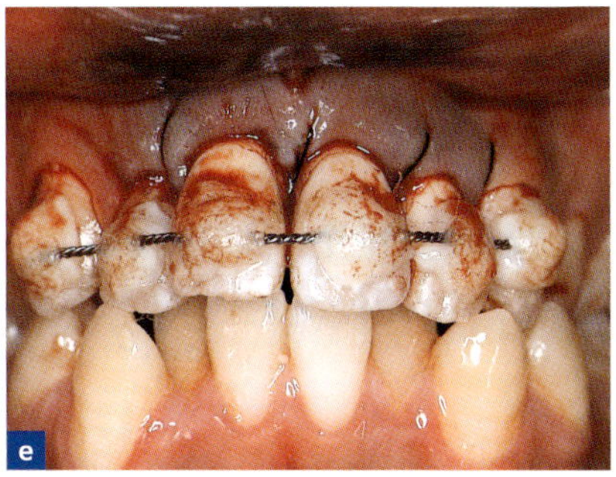

Fig 17e　再植と固定直後．

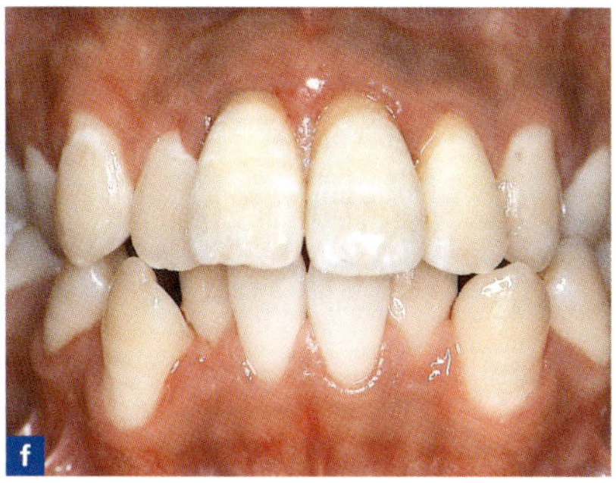

Fig 17f　3か月後の口腔内写真．

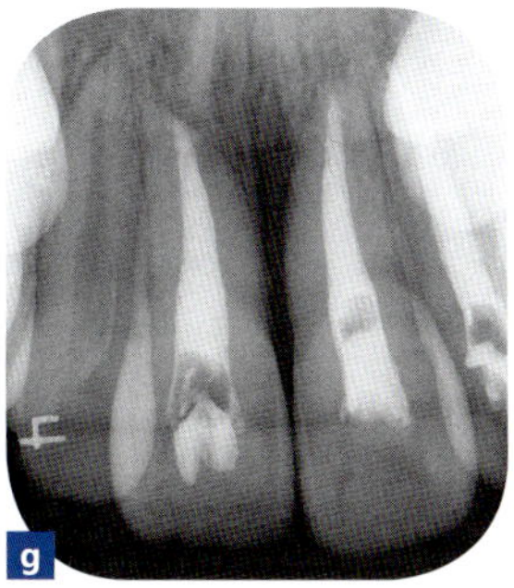

Fig 17g　3か月後のエックス線写真．一見正常な治癒が起こっているようにみえる．根管は水酸化カルシウム製剤（ビタペックス）が填入されている．

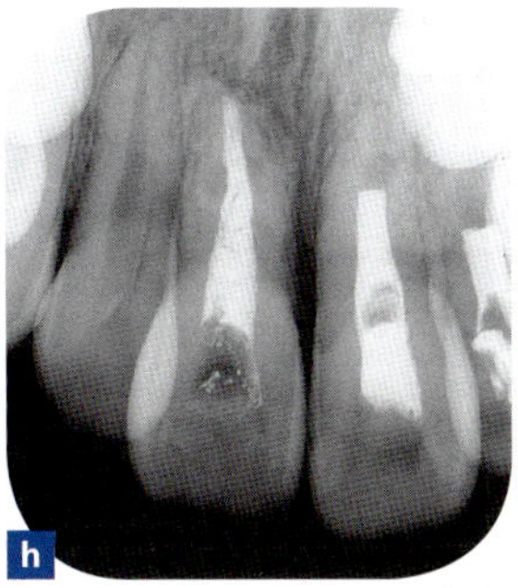

Fig 17h　1年4か月後．外部吸収像が観察され，根管内に肉芽組織が侵入しているように想像される．歯根吸収の問題は1年以上経過しないと発見できにくい．

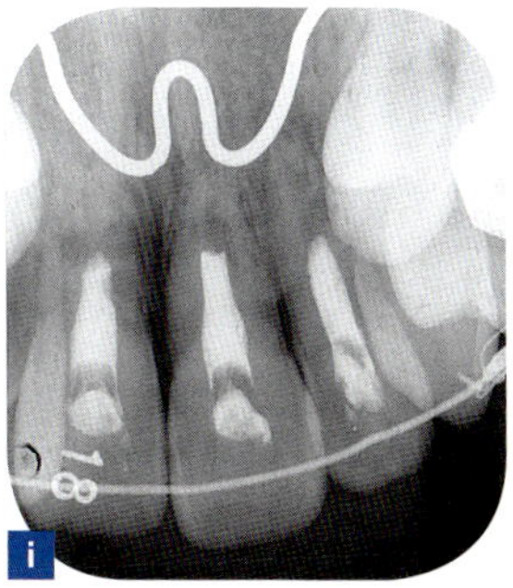

Fig 17i　1年11か月後．歯根吸収が進行しているように思われ，長期的な歯の保存には疑問が残る．抜歯と歯牙移植と矯正治療による問題の解決が選択された．

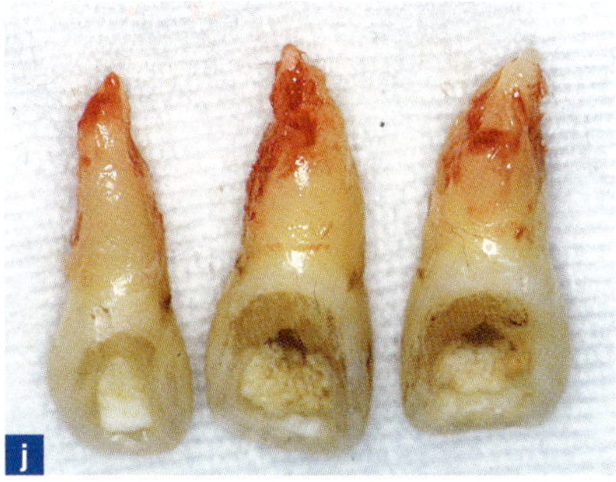

Fig 17j　iと同日．抜歯された再植歯．いずれの歯にも根尖付近に歯根吸収がみられ，吸収がない根面部でも歯根膜組織の付着（再生）は肉眼では確認できなかった．

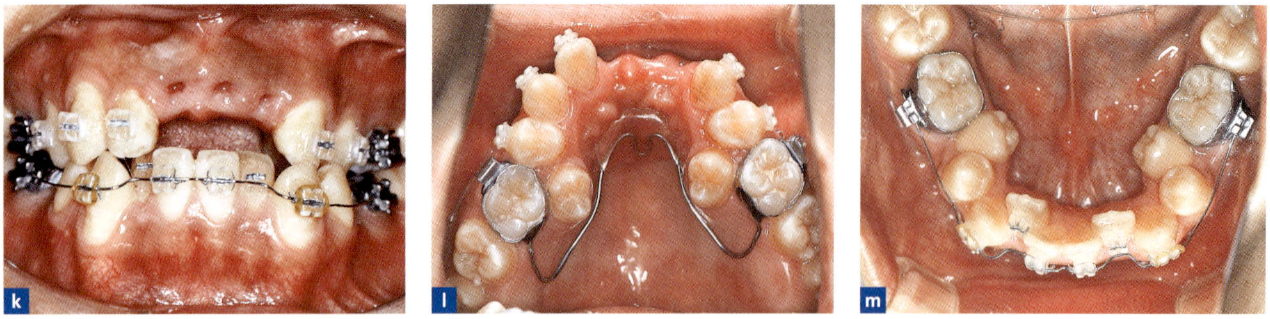

Fig 17k～m 矯正開始直後の口腔内．歯列の乱れが顕著である．下顎の4|4は便宜抜去される予定である．上顎歯列の連続性を回復するために，4|の|1部への移植が適切であると判断された．

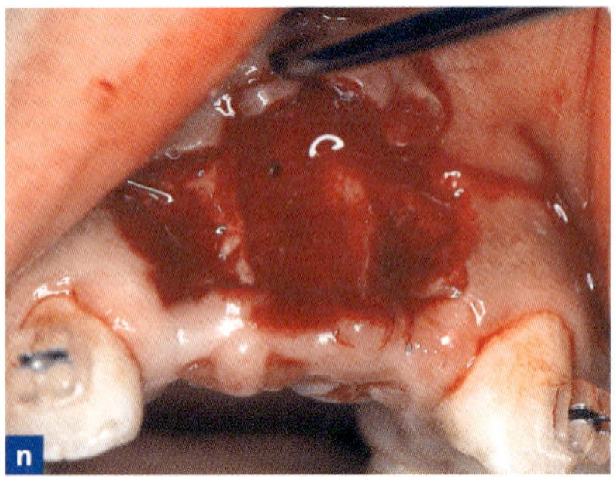

Fig 17n 移植前の受容側．唇側の歯槽骨はほとんど吸収されている．

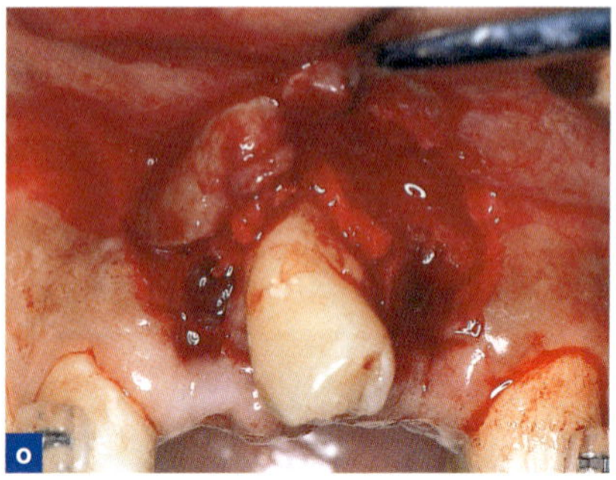

Fig 17o 受容側の骨の吸収が大きかったので，移植歯をより根尖側に位置させ，しかも根尖を口蓋側に向けて移植を行った．

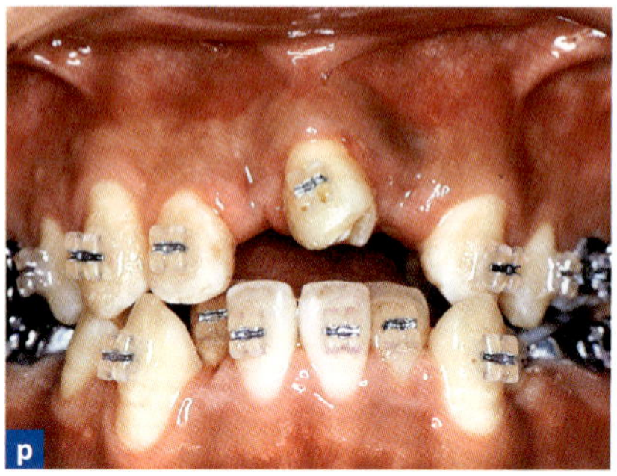

Fig 17p 移植後 1 か月．移植歯を含む歯の矯正移動を開始した．

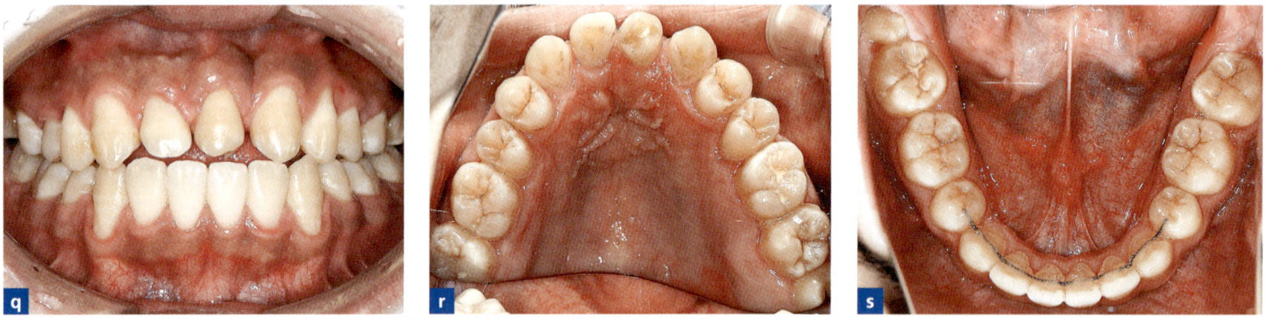

Fig 17q～s 矯正開始から 5 年 6 か月後．動的矯正治療終了直後．歯列の複雑さや治療に対するコンプライアンスの問題から，矯正治療には 5 年以上を要した．また外傷から 7 年 5 か月の歳月が経過している．

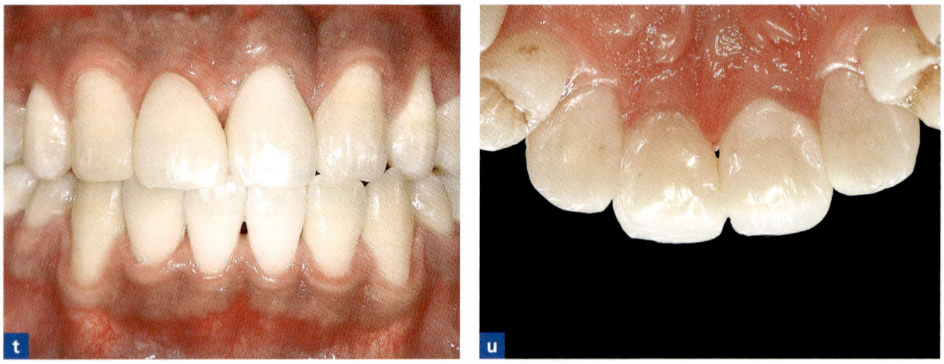

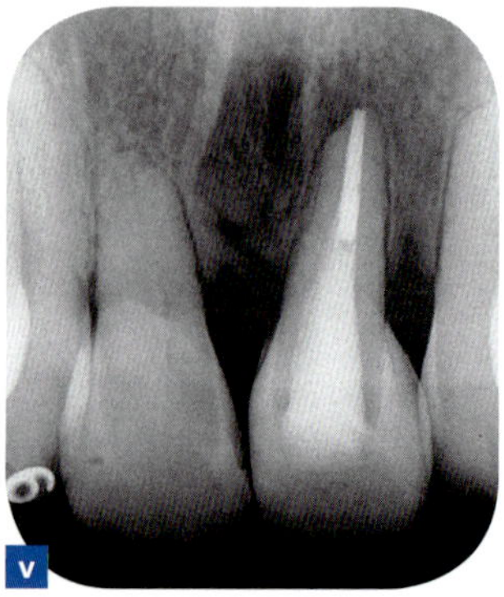

Fig 17t, u 前歯部のコンポジットレジンによる歯冠形態修正直後．

Fig 17v 移植から 5 年 7 か月後のエックス線写真．移植歯に問題はみられない．1|部へ矯正的に移動された 2|には矯正力による歯根吸収と，矯正中に起こった外傷性亜脱臼（原因は喧嘩で殴られた）が原因で生じたトランジエント・アピカル・ブレイクダウンによる歯髄の治癒（歯髄腔の閉塞で EPT（＋））がみられる．

遅延型再植歯の延命治療

Fig 18 で示されているように，遅延型再植された歯をいかに長期間保存できるかどうかは，炎症性吸収を防げるかどうかに依存しているといえる．首尾よくアンキローシスというゴールを達成できれば，あとは生体のリモデリングの速度で歯根が吸収されることを待つのみである．大人ではリモデリングのスピードが緩慢であることから，アンキローシスになった歯でも長期間機能と審美の維持が期待できる(**Fig 12k, l, Fig 18x, y**)．ところが，炎症性吸収が生じると歯根吸収の速度は一気に加速し，歯根は急激になくなってしまう(**Fig 18f, i, k, l**)．したがって，いかに炎症性歯根吸収を防ぐかが，遅延型再植された歯

遅延型再植における置換性吸収と炎症性吸収

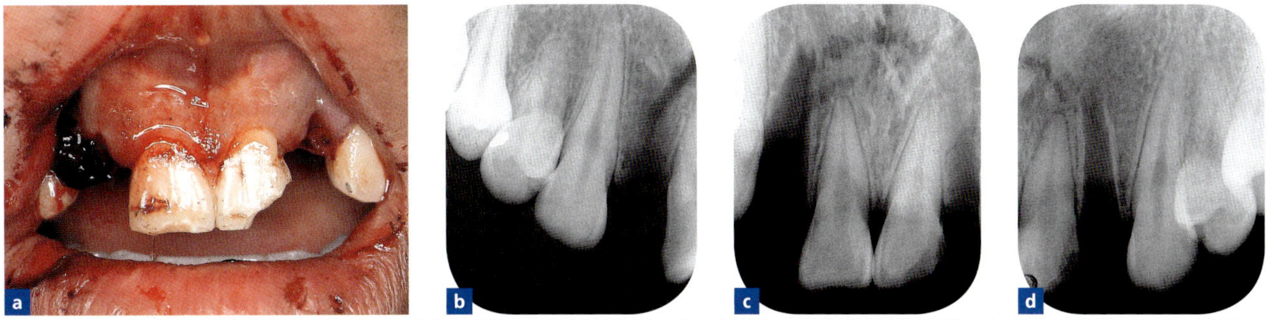

Fig 18a〜d 初診時．16歳9か月，男子．バイクの事故で前歯部を強打．2|2は脱離，1|1は歯槽骨骨折をともなって亜脱臼が生じており，歯と歯槽骨が口蓋側に変位している．事故から12時間後に来院．脱離した2|2は事故現場に12時間放置されたものを拾ってきてもらった．エックス線写真から，2┼2に及ぶ歯槽骨骨折がみられる．

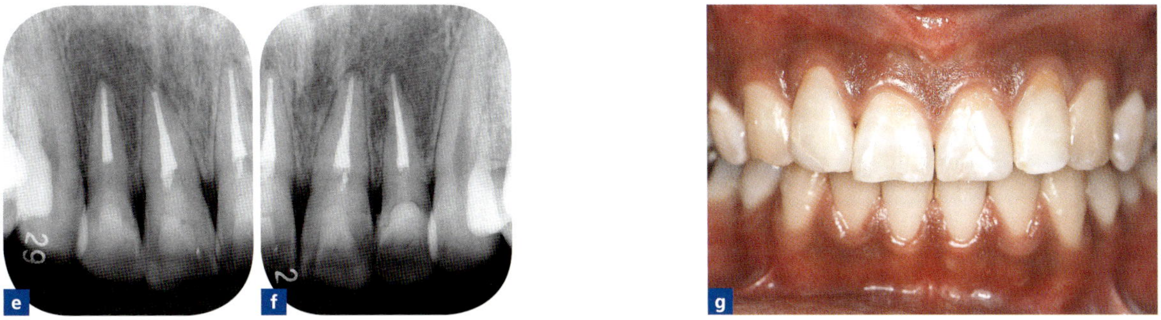

Fig 18e〜g 1年5か月後．再植6か月の時点でシーラーとガッタパーチャポイントによる根管充填がなされている．エックス線写真で脱離歯2|2にわずかな歯根吸収(アンキローシス)が認められる．2|2の動揺度はゼロである．

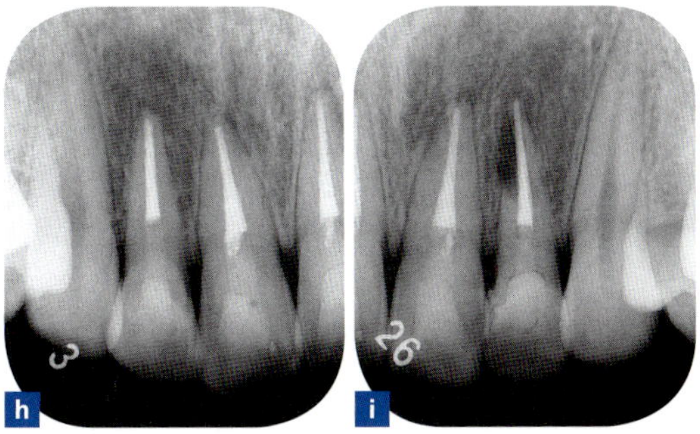

Fig 18h, i 2年後．2|にはアンキローシスの所見があるものの，歯根吸収はわずかである．それに対し，|2には炎症性吸収が生じており，歯根吸収が著明である．

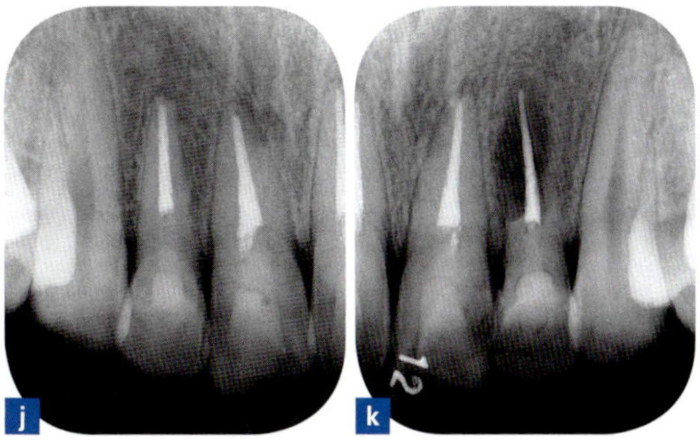

Fig 18j, k 2年7か月後．|2の炎症性歯根吸収の進行が早い．

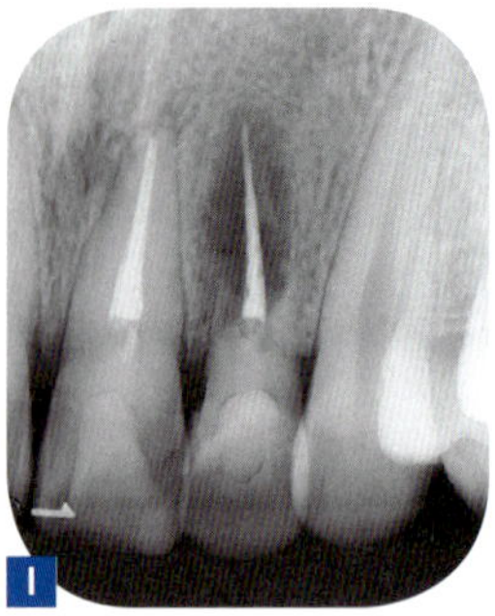

Fig 18l　3年10か月後．|2の抜歯直前のエックス線写真．

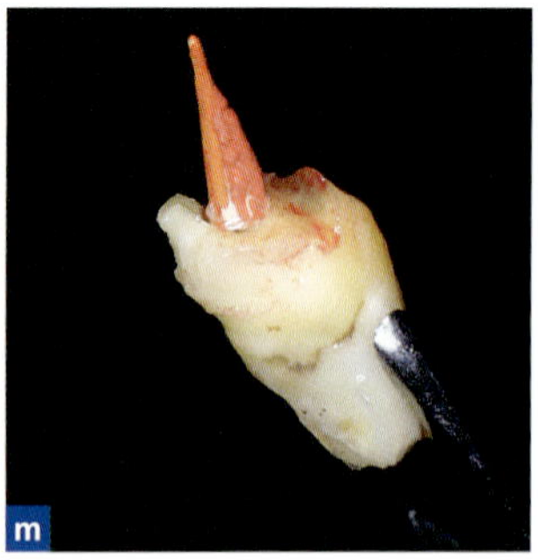

Fig 18m　抜歯された|2．

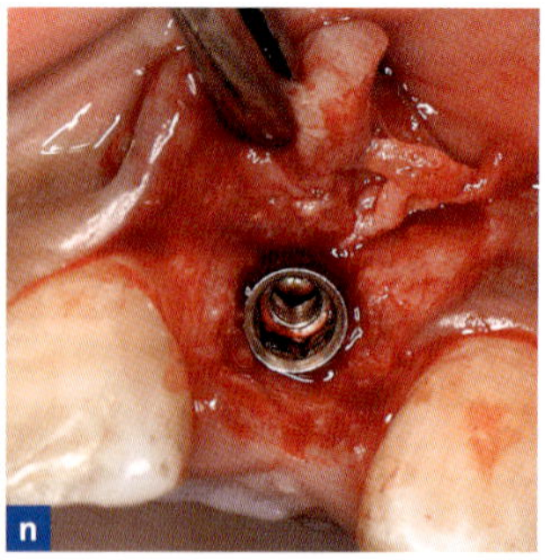

Fig 18n　抜歯から2か月後．フィクスチャー植立時．

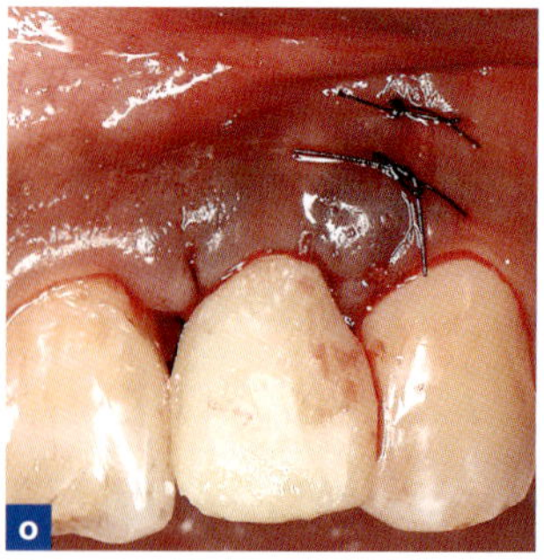

Fig 18o　Fig 18n と同日．フィクスチャーの植立と同日に暫間修復物を装着した．

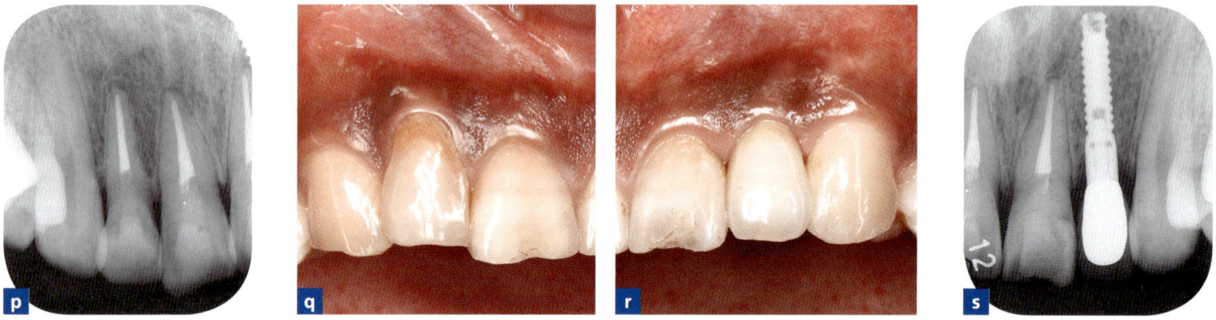

Fig 18p～s　外傷から4年9か月後．2|のアンキローシスの進行は緩やかである．

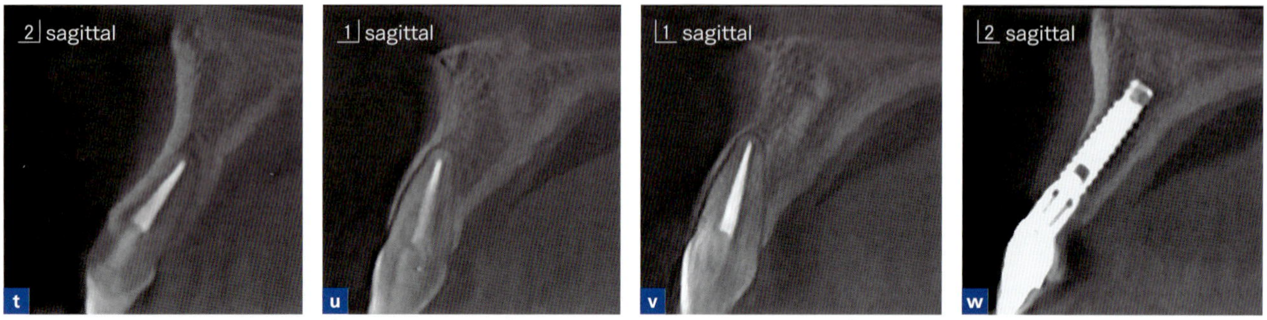

Fig 18t～w　外傷から約6年後の2┼2の CBCT 像．2|の歯根吸収は緩やかで，歯根の概形がまだ確認できる．遅延型とはいえ再植により歯槽骨の頬舌的な幅の保存ができている．

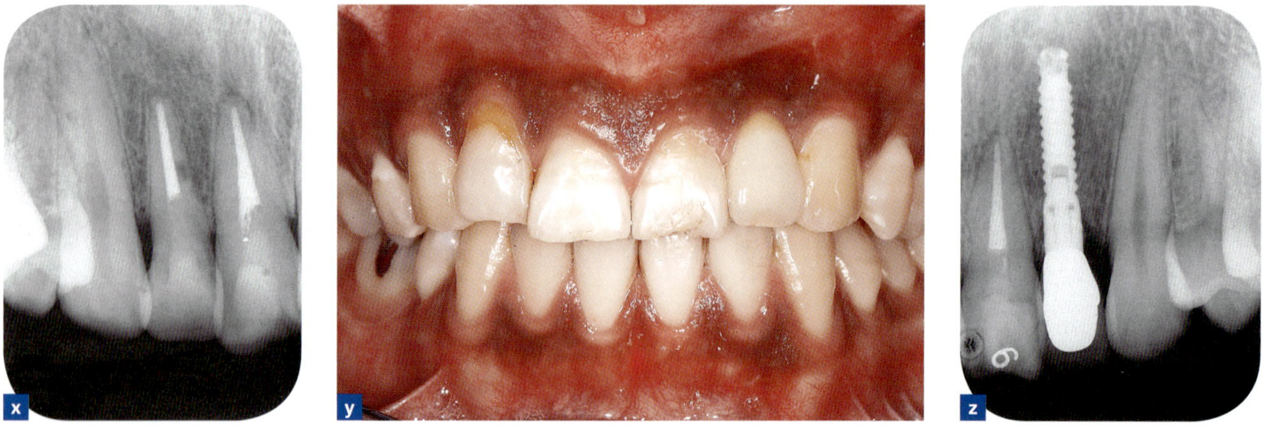

Fig 18x～z　外傷から6年4か月後．2|の歯根近心面には一部炎症性吸収がみられるものの，置換性吸収（アンキローシス）の進行は緩やかである．また，2|の遠心面に歯根吸収がほとんどみられないのは興味深い．

の機能と審美を維持できる期間に影響を及ぼすことになろう．そこで，遅延型再植における歯根吸収を遅延させる可能性として，以下の 4 項目が考察されている．

歯根膜の除去とフッ化物塗布

死んだ歯根膜を除去したほうがよいという意見がある[94]．死んだ組織を戻すことにより，炎症性歯根吸収を惹起する可能性を危惧しての考えである．また同時に，口腔外で根管拡大がされた歯を根管充填前に pH5.5の2.4％フッ化ナトリウム水溶液に約20分浸漬してから根管充填を行い，そのあとに再植を行う方法が提案されたり[94]，あるいは，再植歯をフッ化スズの溶液で処理することが提案された[95~97]．しかし，歯根膜を除去することによる利点は少なくとも筆者の臨床経験からはみられない(**Fig 18**)．むしろ，再植後の上皮の埋入が起こりやすく，審美障害をもたらしやすいと考えている．また，フッ化物の効果についても疑問である．筆者の知る限り，フッ化物塗布により歯根吸収が遅延した明確な症例の存在は，まだない．

抗菌剤の感染抑制

抗菌剤の全身投与あるいは局所投与により細菌感染を抑制し，炎症性吸収を抑制する試みであるが，はっきりとした効果があるかどうかはわかっていない[98~102]．

非ステロイド系抗炎症剤による炎症反応の抑制

非ステロイド系抗炎症剤を局所投与することにより，炎症性の破骨細胞の活動を抑制しようとする試みである．しかし，効果があるかどうかはわかっていない[103, 104]．

ビスホスホネート(破骨細胞活動抑制剤)による歯根吸収の抑制

骨粗鬆症の治療薬であるビスホスホネートを用いることにより破骨細胞の活動を抑制させ，ひいては歯根吸収の速度を遅らせようとするものである[105~107]．効果はこれからの研究を待たなければならないが，現実的ではないように思われる．

啓発活動の重要性

脱離が起こる頻度はそれほど高くない．しかし，一瞬にして前歯を喪失した患者にとっては，きわめて大きな出来事である．このとき本人や周囲にいる人がまず適切な処置をすることにより，歯は元どおりの機能と審美を回復することができる．再植の成功率が歯根膜の生死にかかっている以上，いかにすばやく脱離歯を牛乳や保存液のなかに保存するかが重要であり，このことは，治療の第一歩がすでに現場ではじまっていることを示している．普段からの啓発活動の重要性が問われるゆえんである．一方，せっかく歯を適切に保存して歯科医院を訪れても，歯科医師が口腔外で根管処置を行ったり，不適切な戻し方や不適切な固定を行ったりすれば，元どおりの機能や審美を回復することはできない．たとえ頻度が少ないからといって，この処置に対する知識や技術の研鑽を，日々われわれは怠ってはいけない．

参考文献

1．Tobe O. Histological studies on periodontal tissue reactions following intentional replantation of incisors in monkeys: With special reference to computer-aided three dimensional reconstruction of replanted teeth [in Japanese]. Jpn J Conserv Dent 1990；33：772-802.

2．Fukuro K. Bone morphometrical studies of intentional replantation in monkeys' teeth [in Japanese]. Jpn J Conserv Dent 1991；34：957-985.

3．Ichinokawa H. Ultrastructural studies on periodontal tissue reactions following intentional tooth replantation in adult monkeys [in Japanese]. Jpn J Conserv Dent 1995；38：63-87.

4．Ohyama K. The effect of storage media on periodontal healing after intentional replantation of teeth in monkeys. A histopathological and morphometrical study [in Japanese]. Jpn J Conserv Dent 1996；39：685：706.

5．Isono T. Effect of storage media upon periodontal healing after replantation of teeth in adult monkeys [in Japanese]. J Jpn Soc Oral Implantol 1998；11：375-385.

6．Löe H, Waerhaug J. Experimental replantation of teeth in dogs and monkeys. Arch Oral Biol 1961；3：176-184.

7．Najleti CE, Caffesse RG, Castelli WA, Hoke JA. Healing after tooth reimplantation in monkeys. A radioautographic study. Oral Surg 1975；39：361-375.

8．Andreasen JO. A time-related study of periodontal healing and root resorption activity after replatation of mature permanent incisors in monkeys. Swed Dent J 1980；4：101-110.

9．Proye MP, Polson AM. Repair in different zones of the periodontium after tooth reimplantation. J Periodontol 1982；53：379-389.

10. Ichinokawa H, Nakagawa K, Watabe M, Yoshida T, Furusawa N, Morinaga K, Kondo Y, Ito A, Asai Y. The pathological analysis in the experiments on autotransplantation of teeth [in Japanese]. Jpn J Conserv Dent 1998；41：38.

11. Ichinokawa H, Nakagawa K, Morinaga K, Shimada T, Isono T, Kondo Y, Asai S. The pathological analysis in the experiments on autotransplantation of teeth: Part 2. The microstructural changes in the healing process [in Japanese]. Jpn J Conserv Dent 1998；41：91.

12. Kurisaki H. The pathological analysis in the experiments on autotransplantation of teeth : Part 2 [in Japanese]. J Jpn Soc Oral Implantol 1998；11：270-271.

13. Ichinokawa H, Isono T, Haruki H, Morinaga K, Kato H, Nakagawa K, Asai Y. The pathological analysis in the experiments on autotransplantation of teeth : Part 4. The microstructural changes in the healing process [in Japanese]. J Jpn Soc Oral Implantol 1999；12：131.

14. Asai Y, Nakagawa K. PDL preservation in transplantation and replantation of teeth. Part 1. The experimental and clinical approach [in Japanese]. J Jpn Dent Assoc 1997；50：6-16.

15. Andreasen JO. Analysis of pathogenesis and topography of replacement resorption (ankylosis) after replantation of mature permanent incisors in monkeys. Swed Dent J 1980；4：231-240.

16. Andreasen JO. Relationship between cell damage in the periodontal ligament after replantation and subsequent development of root resorption. Acta Odontol Scand 1981；39：15-25.

17. Andreasen JO, Kristerson L. The effect of limited drying or removal of the periodontal ligament. Periodontal healing after replantation of mature incisors in monkeys. Acta Odontol Scand 1981；39：1-13.

18. Andreasen JO, Skougaard MR. Reversibility of surgically induced dental ankylosis in rats. Int J Oral Surg 1972；1：98-102.

19. Andreasen JO. Histometric study of healing of periodontal tissues in rats after surgical injury. I. Design of a standaraised surgical procedure. Odontol Revy 1976；27：115-130.

20. Andreasen JO. Histometric study of healing of periodontal tissues in rats after a surgical injury. II. Healing events of alveolar bone, periodontal ligaments and cementum. Odontol Revy 1976；27：131-144.

21. Yoshida M. An experimental study on regeneration of cementum, periodontal ligament and alveolar bone in the intradentinal cavities in dogs [in Japanese]. Shikwa Gakuho 1976；76：1179-1222.

22. Andreasen JO. Review of root resorption systems and models. Etiology of root resorption and the homeostatic mechanisms of the periodontal ligament. In: The biological mechanisms of tooth eruption and root resorption. Birmingham：EBSCO Media, 1988：9-21.

23. Kahn A, Malone JD. Lineage of bone resorbing cells : status and prospects of future research. The biological mechanisms of tooth eruption and root resorption. Birmingham : EBSCO Media, 1988：313-319.

24. Andreasen JO, Hjørting-Hansen E. Replantation of teeth. I. Radiographic and clinical study of 110 human teeth replanted after accidental loss. Acta Odontol Scand 1966；24：263-286.

25. Andreasen JO, Hjørting-Hansen E. Replantation of teeth. II .Histological study of 22 replanted anterior teeth in humans. Acta Odontol Scand 1966；24：287-306.

26. Andersson L, Jonsson BG, Hammarström L, Blomlöf L, Andreasen JO, Lindskog S. Evaluation of statistics and desirable experimental design of a histomorphometrical method for studies of root resorption. Endod Dent Traumatol 1987；3：288-295.

27. Andreasen JO. Experimental dental traumatology : development of a model for external root resorption. Endod Dent Traumatol 1987；3：269-287.

28. Andersson L, Bodin I, Sorensen S. Progression of root resorption following replantation of human teeth after extended extraoral storage. Endod Dent Traumatol 1989；5：38-47.

29. Frost HM.Tetracycline-based histological analysis of bone remodeling. Calcif Tissue Res 1969；3：221-237.

30. Suda T, Ozawa H,Takahashi H. Biology of Bone [in Japanese]. Tokyo : Ishiyaku Publishers, 1985.

31. Andreasen JO. External root resorption : its implication in dental traumatology, paedodontics, periodontics, orthodontics and endodontics. Int Endod J 1985；18：109-118.

32. Andreasen JO. Relationship between surface and inflammatory resorption and changes in the pulp after replantation of permanent incisors in monkeys. J Endod 1981；7：294-301.

33. Andreasen JO. The effect of pulp extirpation or root canal treatment on periodontal healing after replantation of permanent incisors in monkeys. J Endod 1981；7：245-252, 1982；8：426-427.

34. Andreasen JO, Paulsen HU, Yu Z, Bayr T, Schwartz O. A long term study of 370 autotransplanted premolars. Part II. Tooth survival and pulp healing subsequent to transplantation. Eur J Orthod 1990；12：14-24.

35. Andreasen JO, Paulsen HU, YU Z, Bayer T. A long term study of 370 autotransplanted premolars. Part IV. Root development subsequent to transplantation. Eur J Orthod 1990；12：38-50.

36. Andreasen AW, Sharav Y, Massler M. Reparative dentine formation and pulp morphology. Oral Surg Oral Med Oral Pathol 1968；26：837-847.

37. Skoglund A, Hasselgren G, Tronstad L. Oxidoreductase activity in the pulp of replanted and autotransplanted teeth in young dogs. Oral Surg 1981；52：205-209.

38. Kvinnsland I, Heyeraas KJ. Cell renewal and ground substance formation in replanted cat teeth. Acta Odontol Scand 1990；48：203-215.

39. Skoglund A, Tronstad L, Wallenius K. A microangiographic study of vascular changes in replanted and autotransplanted teeth of young dogs. Oral Surg 1978；45：17-27.

40. Schendel KU, Schwartz O, Andreasen JO, Hoffmeister B. Reinnervation of autotransplanted teeth. A histological investigation in monkeys. Int J Oral Maxillofac Surg 1990；19：247-249.

41. Andreasen JO. Traumatic injuries of the teeth, ed 2. Copenhagen：Munksgaard, 1981.

42. Kristerson L, Andreasen JO. Influence of root development on periodontal and pulpal healing after replantation of incisors in monkeys. Int J Oral Surg 1984；13：313-323.

43. Kristerson L, Andreasen JO. Autotransplantation and replantation of tooth germs in monkeys. Effect of damage to the dental follicle and position of transplant in the alveolus. Int J Oral Surg 1984；13：324-333.

44. Andreasen JO, Kristerson L, Andreasen FM. Damage of the Hertwig's epithelial root sheath：effect upon root growth after autotransplantation of teeth in monkeys. Endod Dent Traumatol 1988；4：145-151.

45. Andreasen JO, Andreasen FM. Textbook and color atlas of traumatic injuries to the teeth, ed 3. Copenhagen：Munksgaard, 1994.

46. Gibson ACL. Continued root development after traumatic avulsion of partly-formed permanent incisor. Br Dent J 1969；126：356-357.

47. Lysell G, Lysell L.A unique case of dilaceration. Odontologisk Revy 1969；20：43-46.

48. Oliet S. Apexogenesis associated with replantation. A case history. Dent Clin North Am 1974；18：457-464.

49. Barker BCW, Mayne JR. Some unusual cases of apexification subsequent to trauma. Oral Surg Oral Med Oral Pathol 1975；39：144-150.

50. Burley MA, Reece RD. Root formation following traumatic loss of an immature incisor：a case report. Br Dent J 1976；141：315-316.

51. Andreasen JO. Effect of extra-alveolar period and storage media upon periodontal and pulpal healing after replantation of mature permanent incisors in monkeys. Int J Oral Surg 1981；1：43-53.

52. Takizawa H. Studies on the teeth preservation for replantation and transplantation: viability of the PDL cells [in Japanese]. J Jpn Soc Prosthodont 1991；35：723-737.

53. Andreasen JO, Borum MK, Jacobsen HL, Andreasen FM. Replantation of 400 avulsed permanent incisors. 4. Factors related to periodontal ligament healing. Endod Dent Traumatol 1995；11：76-89.

54. Patil S, Dumsha TC, Sykdiskis RJ. Determining periodontal ligament (PDL) cell vitality from exarticulated teeth stored in saline or milk using fluorescein diacetate. Int Endod J 1994；27：1-5.

55. Lindskog S, Blomlöf L. Influence of osmolality and composition of some storage media on human periodontal ligament cells. Acta Odontol Scand 1982；40：435-441.

56. Andersson L, Bodin I, Sorensen S. Progression of root resorption following replantation of human teeth after extended extraoral storage. Endod Dent Traumatol 1989；5：38-47.

57. Courts FJ, Mueller WA, Tabeling HJ. Milk as an interim storage medium for avulsed teeth. Pediatr Dent 1983；5：183-186.

58. Blomlöf L, Otteskog P. Viability of human periodontal ligament cells after storage in milk or saliva. Scand J Dent Res 1980；88：436-440.

59. Blomlöf L, Lindskog S, Andersson S, Hedström KG, Hammarström L. Storage of experimentally avulsed teeth in milk prior to replantation, J Dent Res 1983；62：912-916.

60. Blomlöf L, Lindskog S, Hammarström L. Periodontal healing of exarticulated monkey teeth stored in milk or saliva. Scand J Dent Res 1981；89：251-259.

61. Blomlöf L. Milk and saliva as possible storage media for traumatically exarticulated teeth prior to reolantation. Swed Dent J 1981；8(suppl)：1-26.

62. Blomlöf L, Linskog S, Hedström KG, Hammarström L. Vitality of periodontal ligament cells after storage of monkey teeth in milk or saliva. Scand J Dent Res 1980；88：441-445.

63. Trope M, Friedman S. Periodontal healing of replanted dog teeth stored in Viaspan, milk and Hank's balanced salt solution. Endod Dent Traumatol 1992；8：183-188.

64. Sigalas E, Regan JD, Kramer PR, Witherspoon DE, Opperman LA. Survival of human periodontal ligament cells in media proposed for transport of avulsed teeth. Dent Traumatol 2004；20：20-28.

65. Suda N. The longitudinal study of changes in the contour and the growth and development of the alveolar ridge following extraction of the maxillary deciduous incisors [in Japanese]. Shikwa Gakuho 1982；82(6)：713-759.

66. Iseri H, Solow B. Growth displacement of the maxilla in girls studied by the implant method. Eur J Orthod 1990；12(4)：389-398.

67. Kawanami M, Andreasen JO, Borum MK, Schou S, Hjorting-Hansen E, Kato H. Infraposition of ankylosed permanent maxillary incisors after replantation related to age and sex. Endod Dent Traumatol 1999；15(2)：50-56.

68. Malmgren B, Malmgren O. Rate of infraposition of reimplanted ankylosed incisors related to age and growth in children and adolescents. Dent Traumatol 2002；18(1)：28-36.

69. Malmgren B, Cvek M, Lundberg M, Frykholm A. Surgical treatment of ankylosed and infrapositioned reimplanted incisors in adolescents. Scand J Dent Res 1984；92(5)：391-399.

70. Malmgren B. Decoronation: how, why, and when? J Calif Dent Assoc 2000；28(11)：846-854.

71. Filippi A, Pohl Y, von Arx T. Decoronation of an ankylosed tooth for preservation of alveolar bone prior to implant placement. Dent Traumatol 2001；17(2)：93-95.

72. Andreasen JO, Andreasen FM・著．月星光博・監訳．外傷歯治療の基礎と臨床．東京：クインテッセンス出版，1995.

73. Andreasen JO・著．月星光博・監訳．歯牙の再植と移植の治療学．東京：クインテッセンス出版，1993.

74. 月星光博．自家歯牙移植．東京：クインテッセンス出版，1999.

75. Isaacson RJ, Strauss RA, Bridges-Poquis A, Peluso AR, Lindauer SJ. Moving an ankylosed central incisor using orthodontics, surgery and distraction osteogenesis. Angle Orthod. 2001；71(5)：411-418.

76. Small BW, Engel PS. Alveolar distraction osteogenesis: a case report involving ankylosed maxillary central incisors. Gen Dent 2002；50(2)：132-136, 138.

77. Kinzinger GS, Janicke S, Riediger D, Diedrich PR. s Orthodontic fine adjustment after vertical callus distraction of an ankylosed incisor using the floating bone concept. Am J Orthod Dentofacial Orthop 2003；124(5)：582-590.

78. Kofod T, Wurtz V, Melsen B. Treatment of an ankylosed central incisor by single tooth dento-osseous osteotomy and a simple distraction device. Am J Orthod Dentofacial Orthop 2005；127(1)：72-80.

79. Takahashi T, Takagi T, Moriyama K. Orthodontic treatment of a traumatically intruded tooth with ankylosis by traction after surgical luxation. Am J Orthod Dentofacial Orthop 2005；127(2)：233-241.

80. Hammarstrom L, Heijl L, Gestrelius S. Periodontal regeneration in a buccal dehiscence model in monkeys after application of enamel matrix proteins. J Clin Periodontol 1997；24(9 Pt 2)：669-677.

81. Heijl L. Periodontal regeneration with enamel matrix derivative in one human experimental defect. A case report. J Clin Periodontol 1997；24(9 Pt 2)：693-696.

82. Heijl L, Heden G, Svardstrom G, Ostgren A. Enamel matrix derivative (EMDOGAIN) in the treatment of intrabony periodontal defects. J Clin Periodontol 1997；24(9 Pt 2)：705-714.

83. Heden G, Wennstrom J, Lindhe J. Periodontal tissue alterations following Emdogain treatment of periodontal sites with angular bone defects. A series of case reports. J Clin Periodontol 1999；26(12)：855-860.

84. Cochran DL, King GN, Schoolfield J, Velasquez-Plata D, Mellonig JT, Jones A. The effect of enamel matrix proteins on periodontal regeneration as determined by histological analyses. J Periodontol 2003；74(7)：1043-1055.

85. Sakallioglu U, Acikgoz G, Ayas B, Kirtiloglu T, Sakallioglu E. Healing of periodontal defects treated with enamel matrix proteins and root surface conditioning—an experimental study in dogs. Biomaterials 2004；25(10)：1831-1840.

86. Heden G, Wennstrom JL. Five-year follow-up of regenerative periodontal therapy with enamel matrix derivative at sites with angular bone defects. J Periodontol 2006；77(2)：295-301.

87. Iqbal MK, Bamaas N. Effect of enamel matrix derivative (EMDOGAIN) upon periodontal healing after replantation of permanent incisors in beagle dogs. Dent Traumatol. 2001；17(1)：36-45.

88. Hamamoto Y, Kawasaki N, Jarnbring F, Hammarstrom L. Effects and distribution of the enamel matrix derivative Emdogain in the periodontal tissues of rat molars transplanted to the abdominal wall. Dent Traumatol 2002；18(1)：12-23.

89. Filippi A, Pohl Y, von Arx T. Treatment of replacement resorption with Emdogain—a prospective clinical study. Dent Traumatol 2002; 18(3)：138-143.

90. Lam K, Sae-Lim V. The effect of Emdogain gel on periodontal healing in replanted monkeys' teeth. Oral Surg Oral Med Oral Pathol Oral Radiol Endod. 2004；97(1)：100-107.

91. Caglar E, Tanboga I, Susal S. Treatment of avulsed teeth with Emdogain—a case report. Dent Traumatol 2005；21(1)：51-53.

92. Barrett EJ, Kenny DJ, Tenenbaum HC, Sigal MJ, Johnston DH. Replantation of permanent incisors in children using Emdogain. Dent Traumatol 2005；21(5)：269-275.

93. Schjott M, Andreasen JO. Emdogain does not prevent progressive root resorption after replantation of avulsed teeth : a clinical study. Dent Traumatol 2005；21(1)：46-50.

94. Andreasen JO, Andreasen FM. Essentials of traumatic injuries to the teeth. Copenhagen : Munksgaard, 1990：125-126.

95. Mahajan SK, Sidhu SS. Effect of fluoride on root resorption of autogenous dental replants. Clinical study. Aust Dent J 1981；26(1)：42-45.

96. Selvig KA, Bjorvatn K, Claffey N. Effect of stannous fluoride and tetracycline on repair after delayed replantation of root-planed teeth in dogs. Acta Odontol Scand 1990；48(2)：107-112.

97. Kameyama Y, Nakane S, Maeda H, Saito T, Konishi S, Ito N. Effect of fluoride on root resorption caused by mechanical injuries of the periodontal soft tissues in rats. Endod Dent Traumatol 1994；10(5)：210-214.

98. Grevstad HJ. Doxycycline prevents root resorption and alveolar bone loss in rats after periodontal surgery. Scand J Dent Res 1993；101(5)：287-291.

99. Sae-Lim V, Wang CY, Choi GW, Trope M. The effect of systemic tetracycline on resorption of dried replanted dogs' teeth. Endod Dent Traumatol 1998；14(3)：127-132.

100. Sae-Lim V, Wang CY, Trope M. Effect of systemic tetracycline and amoxicillin on inflammatory root resorption of replanted dogs' teeth. Endod Dent Traumatol 1998；14(5)：216-220.

101. Wong KS, Sae-Lim V. The effect of intracanal Ledermix on root resorption of delayed-replanted monkey teeth. Dent Traumatol 2002；18(6)：309-315.

102. Ma KM, Sae-Lim V. The effect of topical minocycline on replacement resorption of replanted monkeys' teeth. Dent Traumatol 2003；19(2)：96-102.

103. Sae-Lim V, Metzger Z, Trope M. Local dexamethasone improves periodontal healing of replanted dogs' teeth. Endod Dent Traumatol 1998；14(5)：232-236.

104. Keum KY, Kwon OT, Spangberg LS, Kim CK, Kim J, Cho MI, Lee SJ. Effect of dexamethasone on root resorption after delayed replantation of rat tooth. J Endod 2003；29(12)：810-813.

105. Igarashi K, Adachi H, Mitani H, Shinoda H. Inhibitory effect of the topical administration of a bisphosphonate (risedronate) on root resorption incident to orthodontic tooth movement in rats. J Dent Res 1996；75(9)：1644-1649.

106. Levin L, Bryson EC, Caplan D, Trope M. Effect of topical alendronate on root resorption of dried replanted dog teeth. Dent Traumatol 2001；17(3)：120-126.

107. Lustosa-Pereira A, Garcia RB, de Moraes IG, Bernardineli N, Bramante CM, Bortoluzzi EA. Evaluation of the topical effect of alendronate on the root surface of extracted and replanted teeth. Microscopic analysis on rats' teeth. Dent Traumatol 2006；22(1)：30-35.

CHAPTER 10
埋入

「埋入」は，歯科外傷のなかで発現頻度は高くなく，明確な治療方針がまだ定まっておらず，予後にも不安が多い．この埋入の治療方針について，筆者自身の考えを交えて考察を行う．

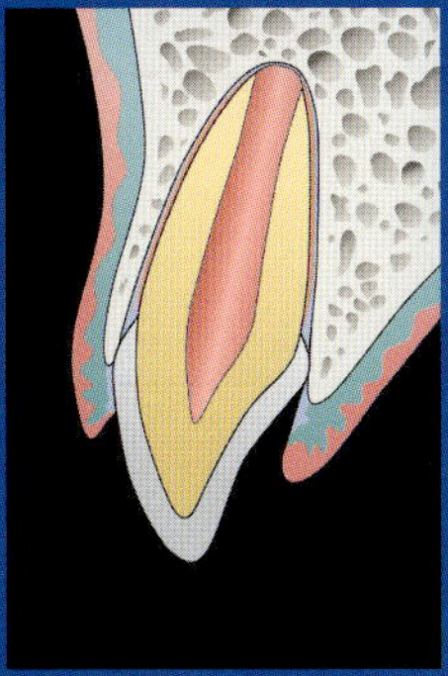

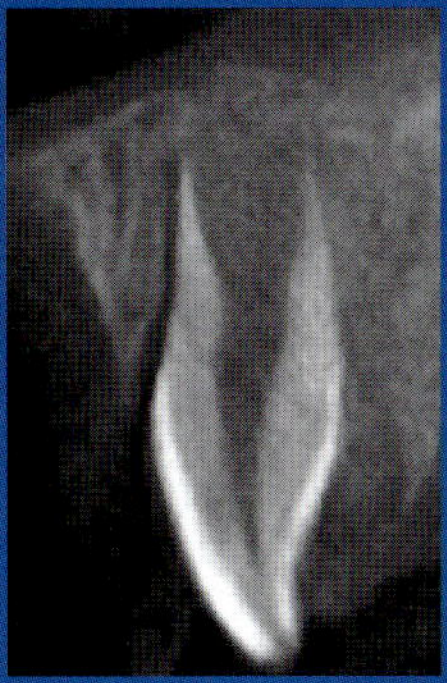

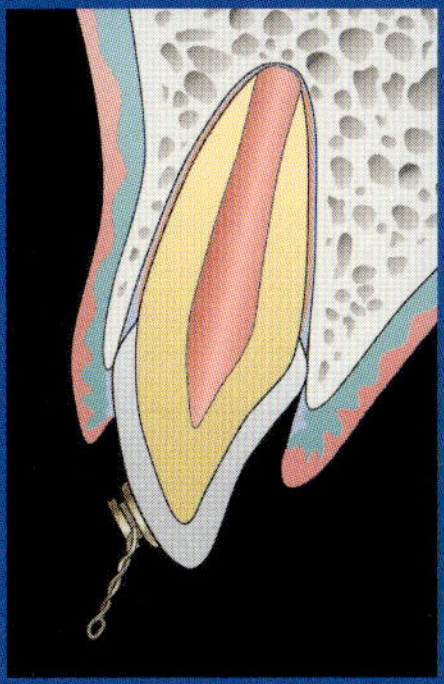

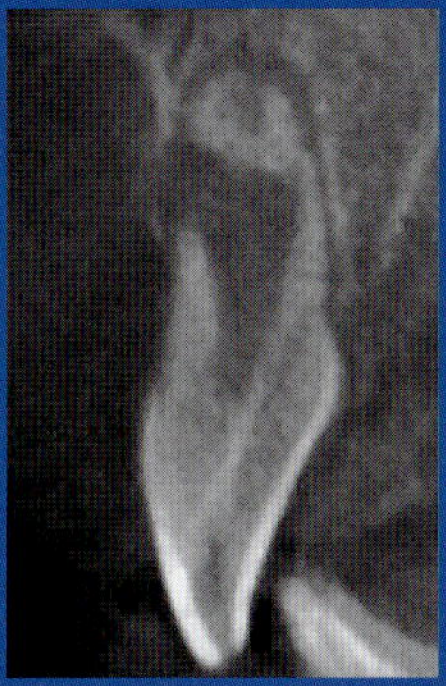

「埋入」の定義

「埋入」とは歯の根尖側への脱臼，変位(Fig 1)．歯の根尖側への移動にともない，歯槽骨骨折が生じている場合もある．ただし，唇側の歯槽突起の骨折をともないながら歯が唇側および根尖側へ移動している場合は「側方性脱臼」とし，「埋入」には含めないことにする(Fig 3 参照)．

「埋入」の診査・診断のポイント

埋入には，一見歯の変位がほとんど見分けられないわずかな程度のものから，骨中に深く埋入してエックス線写真によって初めてその存在に気づくような大きなものまである．また，問題(外傷)が1歯のみに生じておらず，多数歯の外傷を併発している場合もある．歯槽骨骨折をともなっている場合，側方性脱臼との鑑別診断が重要である(Fig 3 参照)．

外傷によって埋入が生じているかどうかの診断は，歯の変位，動揺度，打診音，打診痛，生物学的幅径，歯根膜腔を診査して，それらから総合的に判断する．

歯の変位

隣在歯に比べ明らかに根尖側への変位がみられれば，埋入を疑う．しかし，発育期の口腔内では，埋入か萌出途上かの見分けがつかないこともある．もし，外傷が起こる前の写真があれば，それと見比べることで，埋入の確認が容易になる(Fig 2a, c)．

動揺度

基本的に埋入歯は動揺を示さない．

埋入(埋入性脱臼)を表わす模式図

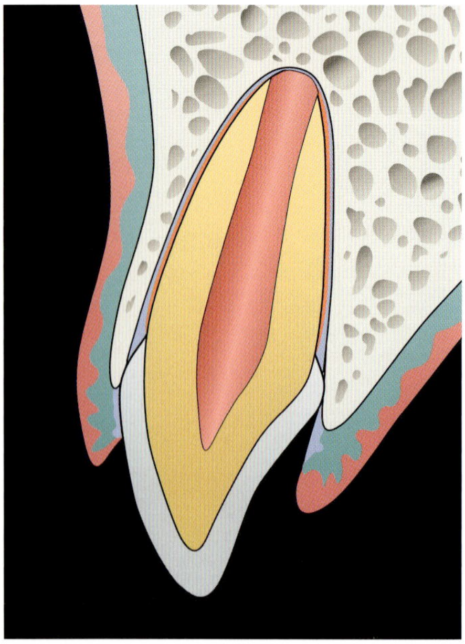

Fig 1　埋入により，歯根膜とヘルトヴィッヒの上皮鞘に機械的損傷が生じている．セメント‐エナメル境(CEJ)が歯槽骨頂より根尖側に位置していることに注目したい．

埋入の診査・診断

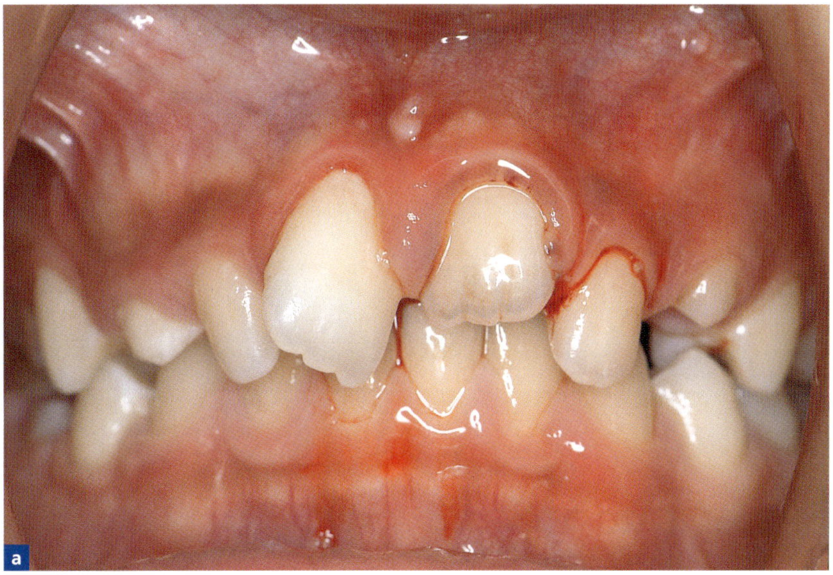

Fig 2a 「埋入」の臨床的特徴．11歳，男子．転倒により⌊1に埋入が生じていると考えられる．歯肉溝から出血がみられ，歯冠は根尖側に変位している．歯の動揺はみられず，打診に対して高い金属音を奏でる．また，打診に対して痛みを訴えない．

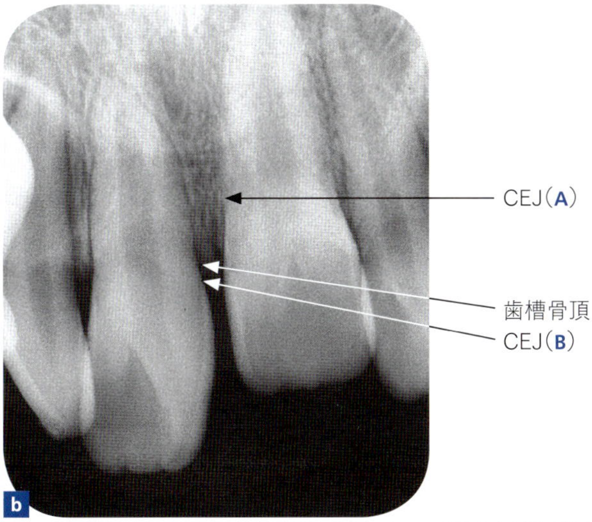

Fig 2b 「埋入」のエックス線写真的特徴．⌊1のCEJ(**A**)が歯槽骨頂より根尖側に位置している．正常な歯では，CEJ(**B**)は歯槽骨頂より1 mm歯冠側に位置する(生物学幅径)．

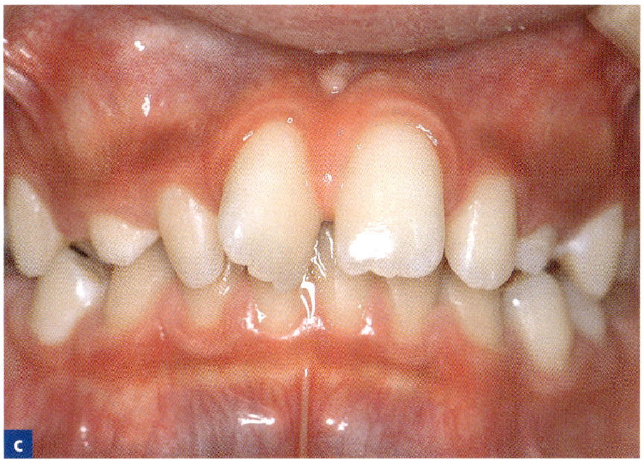

Fig 2c 外傷が生じる3か月前の口腔内写真(矯正治療のために撮影された)．受傷前の写真と受傷後を比べれば，⌊1の歯の根尖側への変位が明らかである．

打診音

埋入歯は高い金属音を奏でる．

打診痛

埋入歯は，打診に対して痛みを感じにくい．

生物学的幅径

生物学的幅径の異常が埋入の診断に役立つ．すなわち，正常に萌出している歯では，セメント-エナメル境(CEJ)が歯槽骨の縁上1 mmにあるが，埋入歯では，CEJは歯槽骨頂と同じか根尖側に位置している(**Fig 2b**)．1 mmぐらいの埋入症例ではよほど注意深く観

側方性脱臼の症例

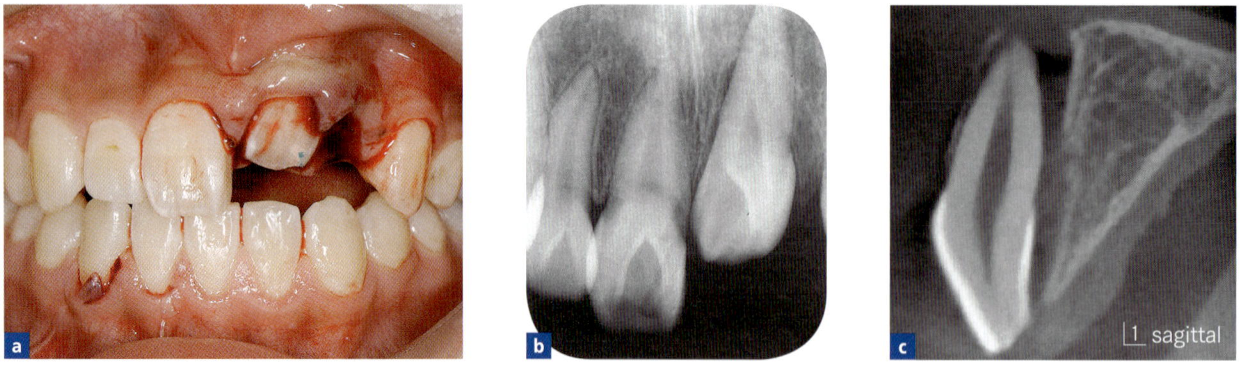

Fig 3a, b　14歳，男子．⌊1 2の外傷で来院．⌊2は脱離．一見，⌊1には埋入が生じているようにみえる．
Fig 3c　歯科用コーンビーム CT(CBCT)診査．実際には，⌊1は唇側の歯槽骨の骨折をともなって唇側かつ根尖側に変位しており，側方性脱臼と診断された．したがって，治療として，外科的整復・固定が行われた(治療経過については，P.126**CHAPTER 7**の**Fig 4**に解説されている)．

察しないと見落としが生じる．エックス線写真でCEJと歯槽骨頂の位置的関係を注意深くみることにより，わずかな埋入を見つけることができる(**Fig 8a〜c**参照)．

歯根膜腔

エックス線写真で明瞭な歯根膜腔がみられない場合も埋入を疑う．

CBCTによる診断

歯科用コーンビームCT(以下，CBCTと略)による診査がより正確な情報を提供してくれる．とくに，埋入と側方性脱臼の診断が一目瞭然となる(**Fig 3c**)．定義の項でも述べたように，本書では，「埋入」と「側方性脱臼」を厳密に区別したい．理由は，歯髄の治癒など歯の予後が異なることや，治療方針が異なるためである．通常の臨床診査，デンタルエックス線写真診査だけでは，「埋入」と「側方性脱臼」を区別することは困難である(**Fig 3**)．そこでCBCTを撮ることにより正確な診断が下せる．

Fig 4は，年齢別に上顎中切歯部の歯槽骨の厚さをCBCT画像で提示したものである．これでわかるように，唇側の歯槽骨は11歳くらいまでは厚く骨折が起きにくいことから，「埋入」が生じやすい．一方，13歳を過ぎると急激に唇側歯槽骨は薄くなり，埋入よりはむしろ「側方性脱臼」が生じやすいことがわかる．このような観察結果から推察すれば，埋入は12歳くらいまでで起きやすいと考えておきたい．

Andreasenらの大規模な疫学調査によれば[1]，コペンハーゲンの主要な外傷歯センターで50年間蓄積されたデータ(151人，216本の埋入歯)において，埋入の発現頻度は全外傷歯の1.9%であった．埋入のみが生じた例は全体の33.5%で，埋入と歯冠破折を併発した例が60.5%，歯冠-歯根破折または歯根破折を併発した例が6%であった．46.3%は1歯のみに埋入が起こり，32.4%には2歯に，21.3%には3歯以上に同時に埋入が生じた．埋入による歯の移動量は2〜8mmが主で，6〜12歳がもっとも発現頻度が高かった．また，男子のほうが女子よりも頻度が高かった．他の外傷歯同様，中切歯がもっとも被害を受けやすかった．

上顎中切歯部の歯槽骨の厚さを年齢別に示した図

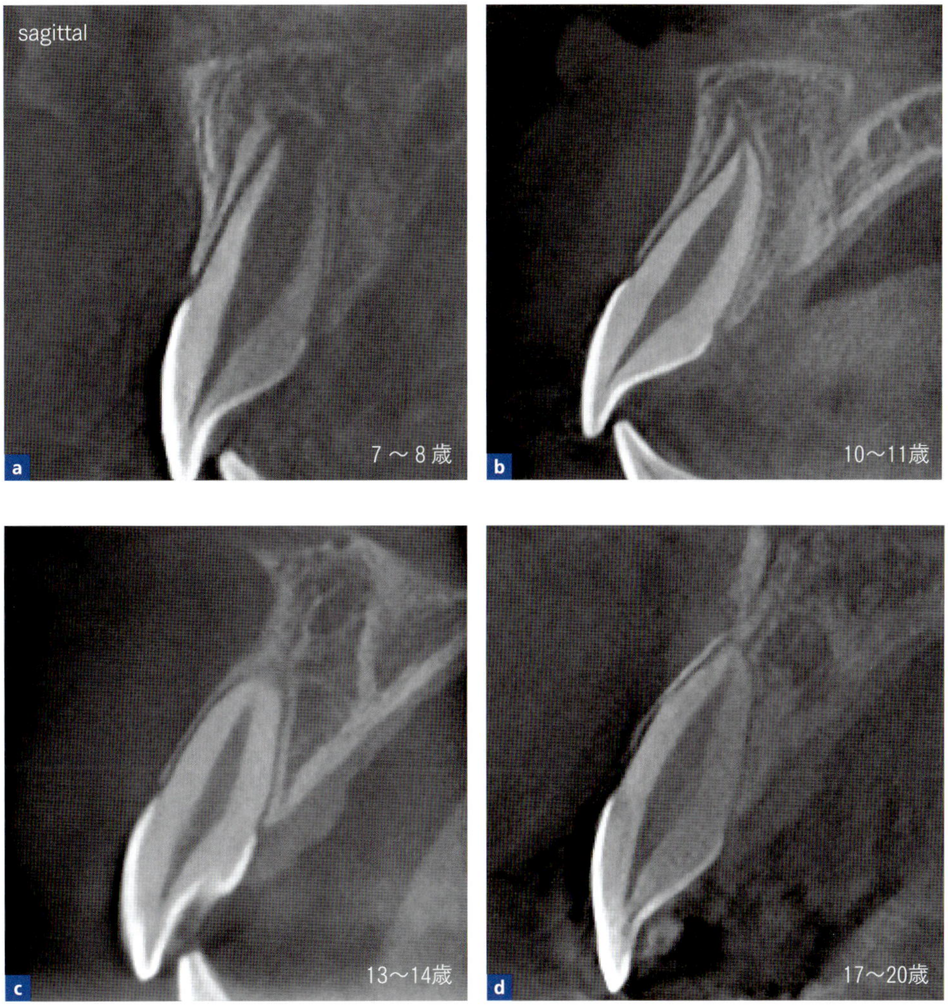

Fig 4a 7～8歳の上顎中切歯部のCBCT像．歯根の唇側は分厚い歯槽骨で覆われている．
Fig 4b 10～11歳の上顎中切歯部のCBCT像．歯根の唇側は根尖部で厚い歯槽骨で覆われている．

Fig 4c 13～14歳の上顎中切歯部のCBCT像．唇側歯槽骨は薄くなり，根尖が唇側に位置してきている．
Fig 4d 17～20歳の上顎中切歯部のCBCT像．唇側の歯槽骨はきわめて薄いことがわかる．

「埋入」の治療方針

埋入歯の予後は，治療方針よりむしろ治療前のさまざまな要因が影響を及ぼすかもしれない．Andreasenらが行った調査では[2]，埋入歯の治癒に及ぼす要因として，「患者の年齢」「歯根の発育度」「埋入の深さ」が取り上げられ，術後に生じるかもしれない歯髄壊死(PN)，辺縁骨の喪失(MA)，歯根吸収(RR)の3つの問題との関係が分析された．

Fig 5は，年齢と上記3つの問題(PN，MA，RR)との関係をグラフにしたものである．年齢が増すにつれ，PN，MA，RRの問題が増加することを示している．歯髄壊死は，患者の年齢が12歳以上では100％にみられ，12歳以下でも70％以上の歯でみられることは興味深い．すなわち，埋入歯では歯髄の治癒がほとんど期待できないことを示している．

Fig 6は，歯根の発育度がPN，MA，RRの問題に及ぼす影響を表したものである．歯

年齢，歯根の発育度，埋入の深さと，術後の問題の発生率との関係

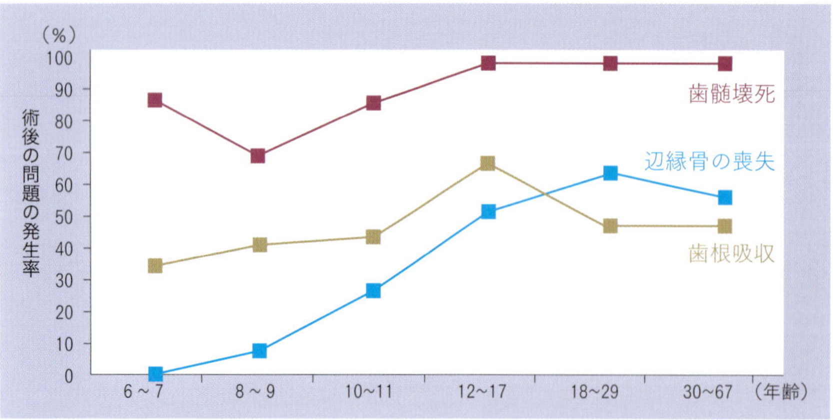

Fig 5 年齢と，術後の問題の発生率との関係をグラフに示した図(Andreasen[2]より改変引用).

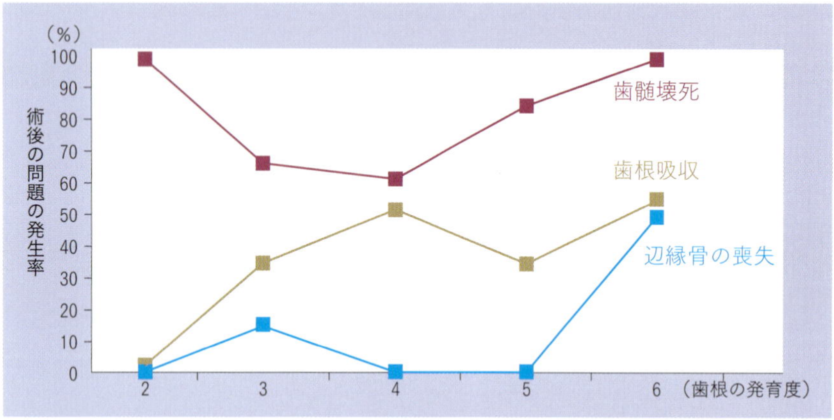

Fig 6 歯根の発育度(完成度)と，術後の問題の発生率との関係をグラフに示した図(Andreasen[2]より改変引用).

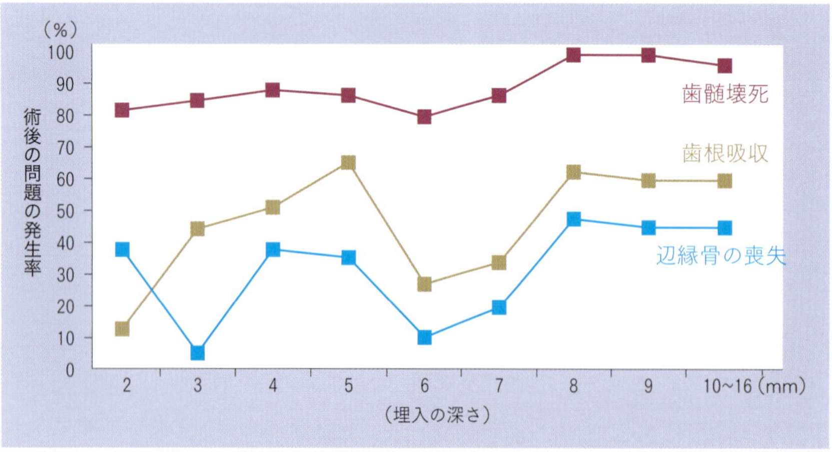

Fig 7 埋入の深さと，術後の問題の発生率との関係をグラフに示した図(Andreasen[2]より改変引用).

髄壊死の観点からは，歯根の発育度が3および4でもっとも低く，それ以上でも以下でも歯髄壊死の確率が高まることを示している．歯根吸収は歯根の発育度が高くなると起きやすいことを示している．また，辺縁骨の喪失は，歯根完成歯で高いことを示している．

Fig 7 は，埋入の深さが，PN，MA，RR の問題に及ぼす影響を表したものである．統計的に有意差はないものの，3 mm 以下に比べ 7 mm 以上の埋入でより多くの問題が生じる

ことを示している．

その他の要因として，外傷が起こってから治療を受けるまでの時間，固定の種類と期間，抗生物質の有無が考察されたが，どれも治癒に影響を及ぼさないことが示されている[3]．

埋入の治療法には，「自然挺出(整復)を待つ」「矯正的整復(挺出)をする」「外科的整復(挺出)をする」の3つがある．これらの治療法が，PN，MA，RRの問題に影響を及ぼすかどうかについても，Andreasenらは考察を加えている[3]．その研究によれば，自然挺出は，矯正的整復・外科的整復に比べ，PN，MA，RRいずれの問題もより少ないことが示されている．また，矯正的整復は外科的整復に比べ，わずかではあるが生じる問題が少ないように考察されている．この結果を重要視すれば，埋入の治療の第一選択肢は自然挺出を待つことになる．仮にすべての症例で自然挺出が必ず起これば，この治療法を選択する価値は大きい．しかし，埋入と診断された症例のなかに，側方性脱臼が含まれていると思われることや，埋入を放置したためにアンキローシスに移行する可能性があること，他の研究では，治療法による治癒に違いがないと示されていることから[4〜8]，治療法の決定には慎重な判断が必要であろう．したがって，治療法(自然挺出，矯正的整復，外科的整復)の選択は，時間(治療回数)，料金，患者の年齢，歯根の発育度，埋入の深さ，などを考慮して患者と相談のうえで決めるのが適切のように思われる．筆者は，埋入の程度が比較的浅く，歯根が未完成であれば，自然挺出を第一選択にし(**Fig 8** 参照)，歯根完成歯で埋入の程度が深い場合は，外科的挺出を第一選択にしている(**Fig 10** 参照)．ただし，いずれにしても歯髄の治癒がほとんど期待できないので，歯髄処置の介入時期や方法を慎重に見定める必要がある．

「埋入」の治療の流れ

自然挺出

歯根未完成歯の埋入では，自然挺出を待つことを第一選択とする(**Fig 8a〜c**)．3か月間観察を行い，挺出傾向がみられれば，さらなる観察を続ける(**Fig 8d, e**)．歯冠破折が併発している場合は，できるだけ早急に歯冠修復をコンポジットレジンで行う(**Fig 8e**)．露出した象牙質を放置すれば，歯髄腔への細菌の侵入を許し，歯髄壊死の可能性が増大する．

本来，歯根未完成歯の脱臼性外傷は，脱離も含め歯髄の治癒が得られやすいはずである．すなわち，いったん虚血性変性(pulp ischemia)に陥った歯髄が生活反応を取り戻すことが期待できる(**CHAPTER 5**，**6**，**8** 参照)．しかしながら，埋入では歯髄の治癒がほとんど期待できないことから(**Fig 5, 6, 7** および **Fig 8f〜t**)，埋入の深さが浅くしかも歯根未完成歯であっても歯髄処置が必要になると考えておいたほうが無難である．歯根未完成歯は電気歯髄診断に応答しにくいので，エックス線写真を3か月ごとに観察し，外傷から1年間歯髄腔の狭窄傾向や歯根の発育がみられない場合は，たとえ歯冠の変色がなく根尖病変が観察されない症例でも歯髄壊死の可能性が高いと判断したほうがよさそうである(**Fig 8f, j, l**)．

1年を待たず，打診痛，根尖病変の発現があれば，その時点で根管処置を開始する(**Fig 8i**)．歯根未完成歯であるので，アペキシフィケーションまたはアペクソジェネシスを目指す．具体的には，髄室を開拡したあと，知覚のある位置まで歯髄腔の清掃を行い，水酸化カルシウム製剤(ビタペックス：ネオ製薬工業)を填入する．歯髄壊死と思われる症例でも，根尖

埋入歯の自然挺出

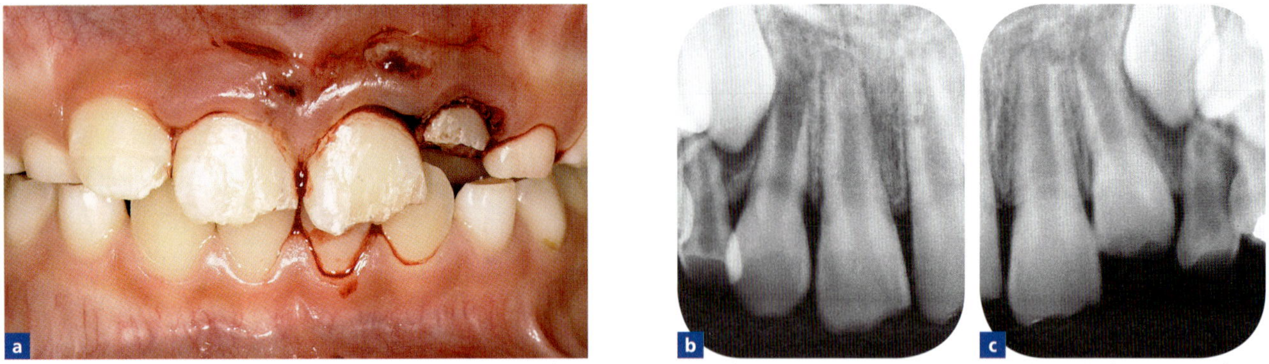

Fig 8a〜c　術前．8歳9か月，男子．1|1 2の外傷で来院．|2に明らかな埋入がみられる．エックス線写真を注意深く観察すると，1|1の生物学的幅径が正常でないことから，1|1にもわずかな埋入性の外傷が生じていると考えられる．歯根未完成歯であることから，自然挺出を待つことにした．

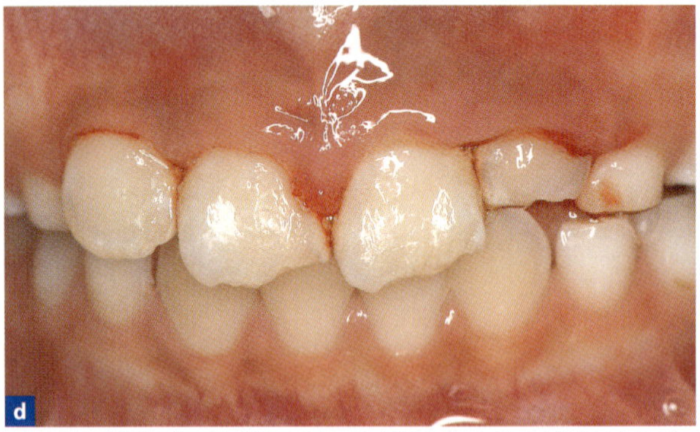

Fig 8d　1週間後．わずかではあるが埋入歯の挺出が観察される．この日に1|1 2の歯冠修復をコンポジットレジンで行った．本来は，細菌感染を防ぐ意味で，外傷当日に歯冠修復または露出象牙質の保護を行うべきであった．

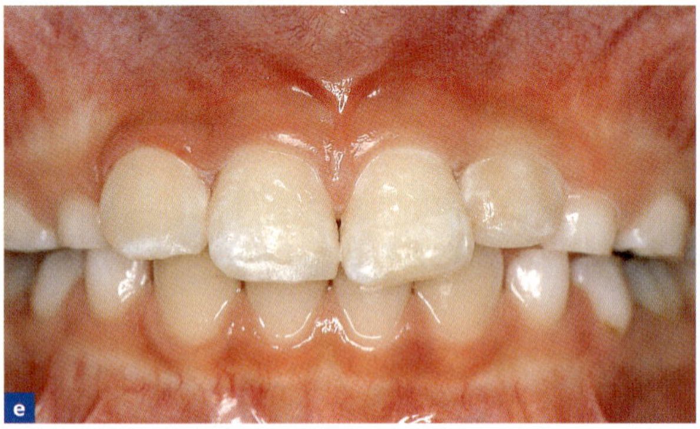

Fig 8e　3か月後．自然挺出により歯がほぼ正常な位置に整復されているのがわかる．

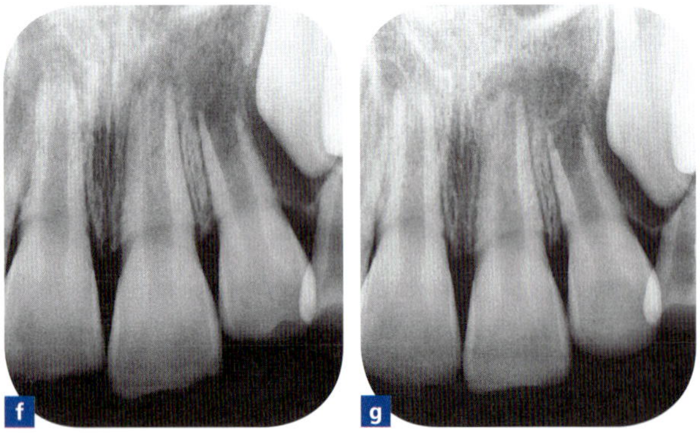

Fig 8f　3か月後のエックス線写真．正常な生物学的幅径が観察される．

Fig 8g　7か月後のエックス線写真．|2に根尖病変の発現がみられる．

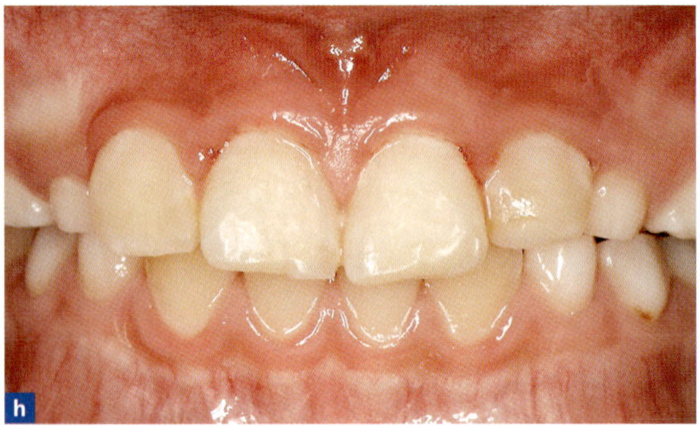

Fig 8h　8か月後の口腔内写真．|2の歯冠の変色が明らかである．

まで歯髄が完全に壊死していないこともあるので，壊死している歯髄組織だけの除去にとどめる（P.96 **CHAPTER 5 Fig 3** および P.146 **CHAPTER 8 Fig 8** 参照）．しかしながら，埋入ではヘルトヴィッヒの上皮鞘が機械的損傷を受けているので歯根発育が期待できるかどうかは疑問である（**Fig 8o, Fig 9h, i**）．

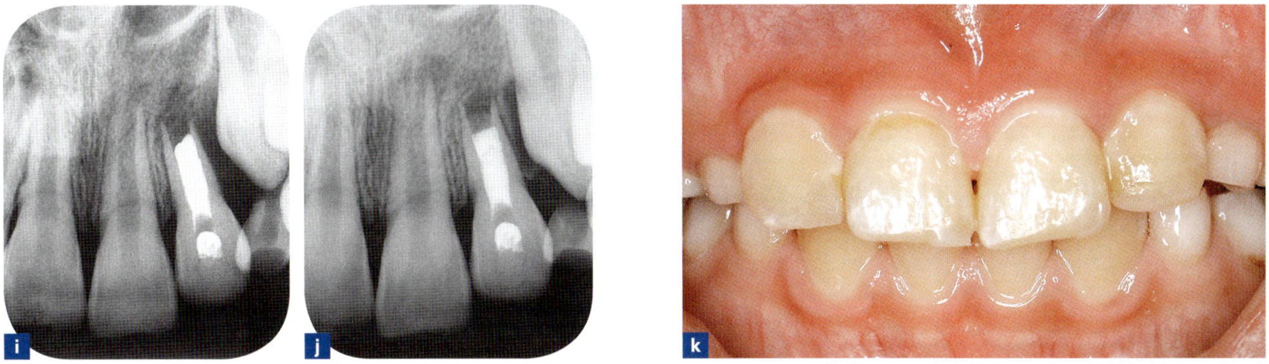

Fig 8i 8か月後のエックス線写真．|2の根管処置直後．根管はアペキシフィケーションを期待して，水酸化カルシウム製剤（ビタペックス）が填入されている．
Fig 8j, k 1年後．アペキシフィケーションが進行していないようにみえる．

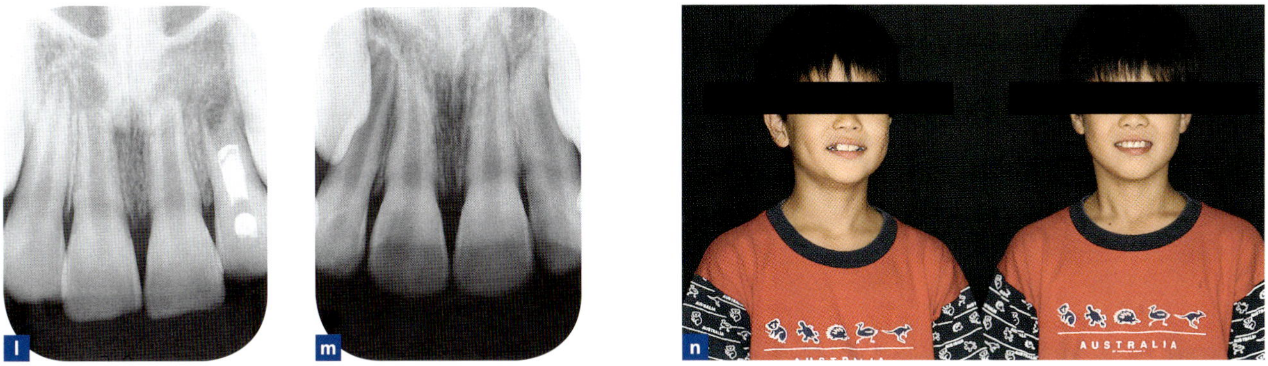

Fig 8l 1年9か月後．1|1 2ともに根尖の発育がみられない．また，1|1は歯髄腔の狭小化もみられないことから歯髄壊死が疑われる．このあと，患者の来院が約5年8か月間途切れることになる．
Fig 8m, n この患者（**n** の左）には一卵性の兄（**n** の右）がおり，同日の兄の上顎前歯部のエックス線写真（**m**）と **l** の写真を比べると，歯根の発育が停止していることがわかる．

矯正的整復

埋入した歯の自然挺出が数か月たっても観察されない症例や，歯の傾斜や捻転をともなった埋入の症例では，矯正的整復を選択する（**Fig 9**）．放置すれば，アンキローシスへ移行したり，自然挺出後に歯列不整が残るかもしれないからである．歯の挺出法は **CHAPTER 3** を参照されたい．

外科的整復

歯根完成歯で埋入が深い場合，外科的に歯を元に戻すことに利点を見いだすことができる（**Fig 10**）．審美性を早期に解決できるとともに，骨組織と歯根を遠ざけることによりアンキローシスに移行する可能性を軽減できると考えられる．側方性脱臼を見分けにくい症例では，むしろ外科的整復が第一選択肢となる（**Fig 3** および **CHAPTER 7** 参照）．

治療法は，適切な診査・診断のあと，麻酔下で歯を元の位置に整復し，隣在歯との間で固定を行う（**Fig 10d, e**）．歯槽骨骨折をともなっていることを考えると，固定は2～3か月間行うことが望まれる．根管治療は，約2週間後に開始する（**Fig 10f**）．完全な歯根完成歯であれば1回で根管拡大，形成，充填までを行ってもよい．根尖がわずかに開いているような症例では，アペキシフィケーションを行うが，mineral trioxide aggregate（MTA）による one visit apexification が有利かもしれない．

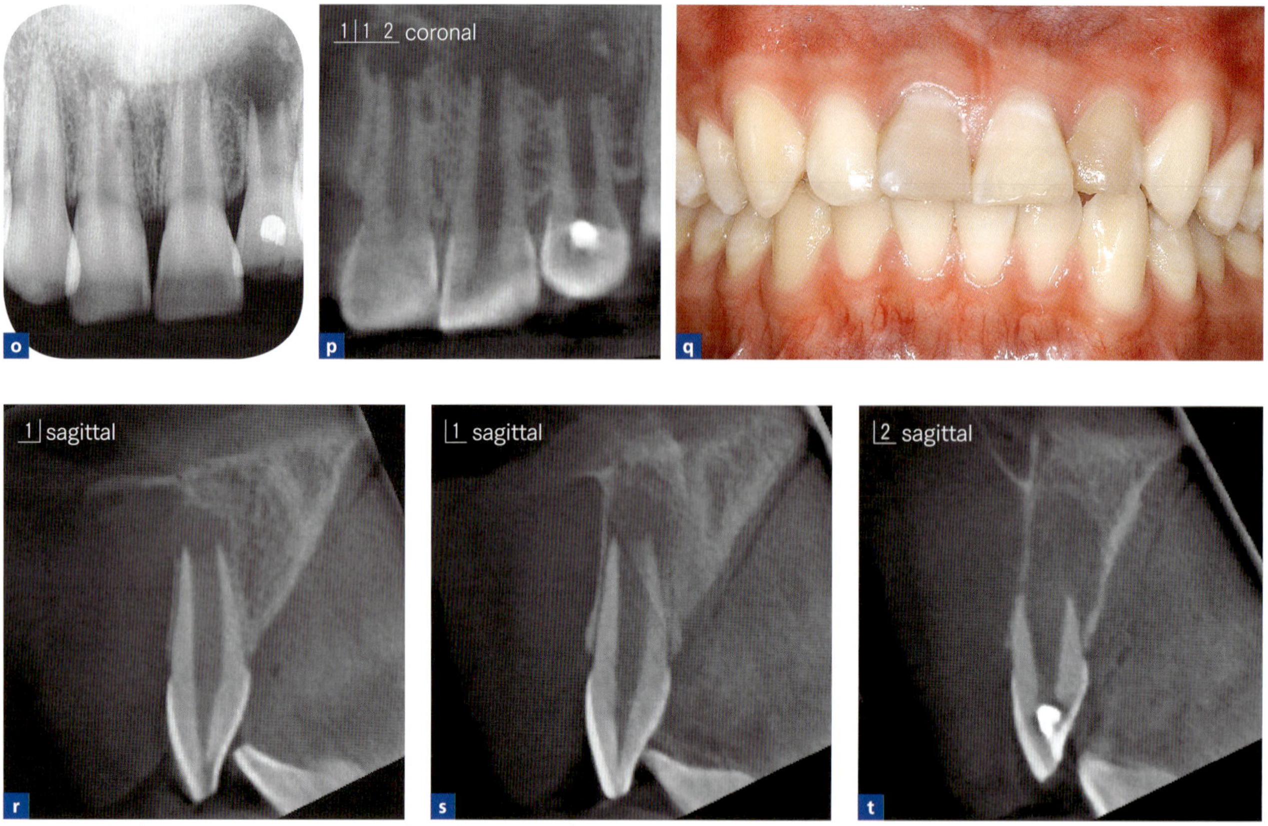

Fig 8o～t 初診から7年6か月後の状態．1|には歯冠の変色がみられ，根尖部に大きな病変が生じている，|1には変色はないが根尖病変がCBCT像で確認できる．|2は7年以上前に填入された水酸化カルシウム製剤がすべて吸収されており，歯根形成や閉鎖はまったくみられず，逆に広範囲な根尖病変が認められる．1|1 2いずれの歯にも痛みなどの自覚症状はない．この症例から，学ぶべき点は多い．まず，露出象牙質の保護は初診時に行うべきであった．脱臼性の外傷により歯髄死が生じた歯では，歯冠破折により露出した象牙質から容易に虚血性変性が生じている歯髄腔へ細菌が侵入し，歯髄の自然治癒が妨げられる．埋入歯では，歯髄の治癒が起こることが稀である以上，もっと早い時期（1年以内）での歯髄処置が適切であったと思われる．通常の歯根未完成歯のアペキシフィケーションは予知性をもって期待できるが，埋入ではそうではないようである．適切な時期に適切な治療法（たとえばMTAの利用）の選択が必要になるかもしれない．

埋入歯の矯正的整復

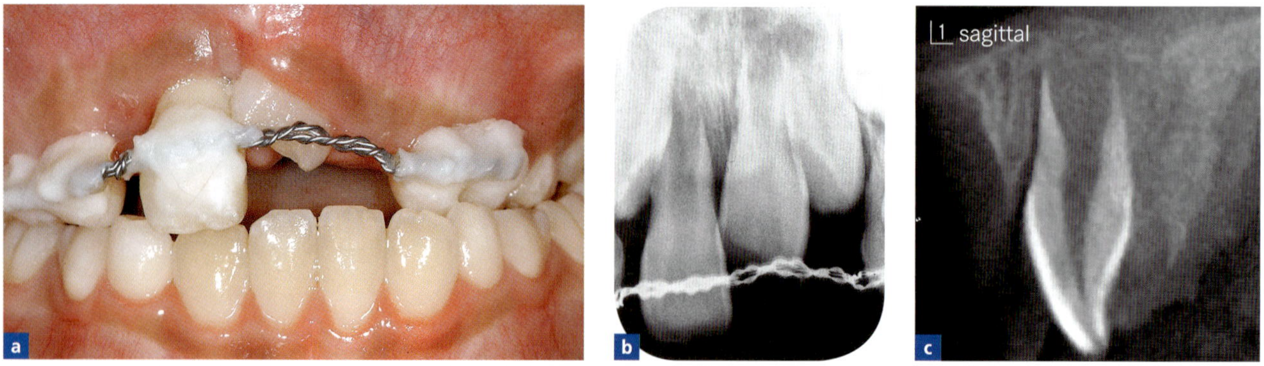

Fig 9a～c 初診時の状態．9歳5か月，男子．他院からの紹介患者．1か月前に前歯部を外傷．紹介歯科医師は歯の整復を行わずに約1か月間，1|のみを隣在乳歯と固定を行っている．また，|1には何も処置を施していない．エックス線写真（**b**）からもCBCT像（**c, j**）からも，|1には埋入が，1|には挺出が生じていることは明らかである．

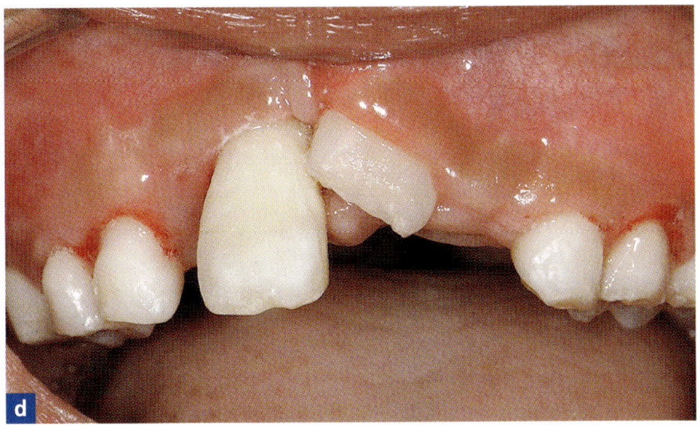

Fig 9d　固定を除去した直後．a と同日．

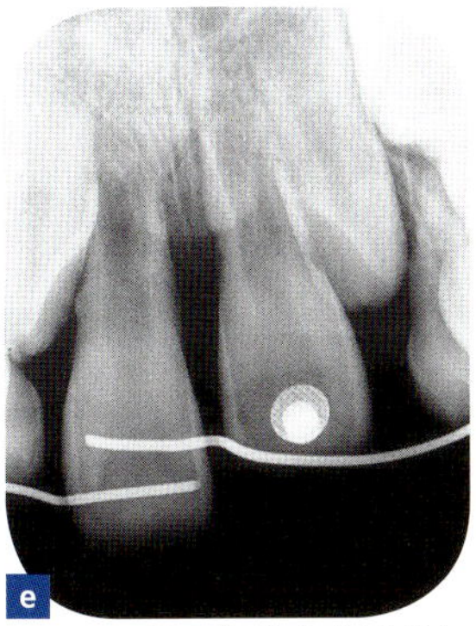

Fig 9e　矯正的整復を開始して1.5か月後．

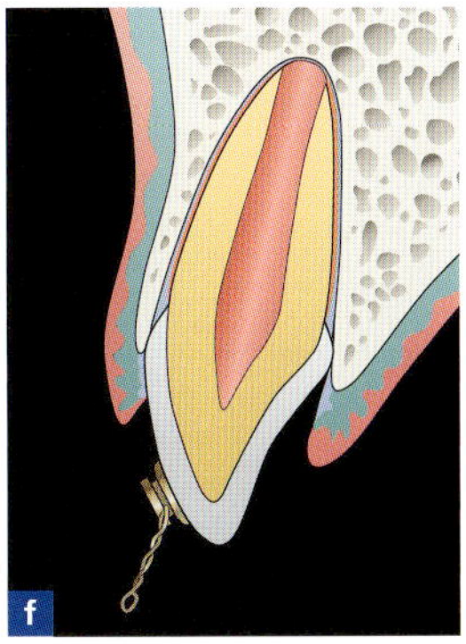

Fig 9f　矯正的整復（挺出）を示す模式図．

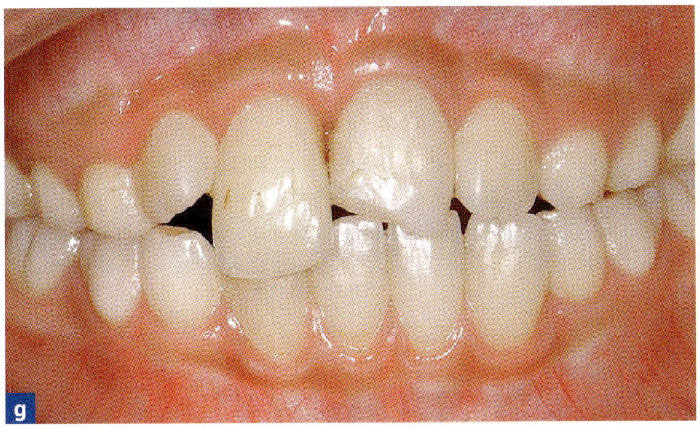

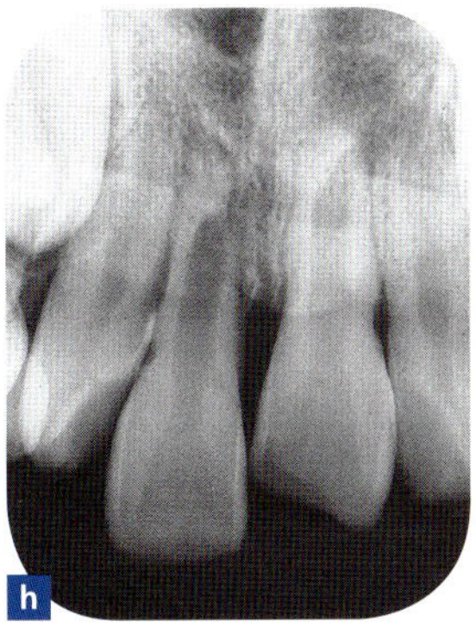

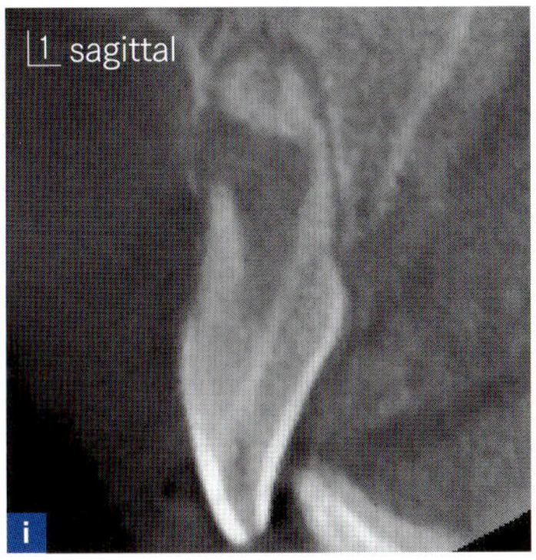

Fig 9g　初診から 1 年 6 か月後の口腔内写真．1|の圧下などの矯正治療が将来必要になるかもしれない．
Fig 9h　g と同日のエックス線写真．歯根形成がみられる．
Fig 9i　g と同日の|1 の CBCT 像．広い歯髄腔を残して根尖部が形成されている．根尖は正常より少し短く丸い形態になっているようにみえる．

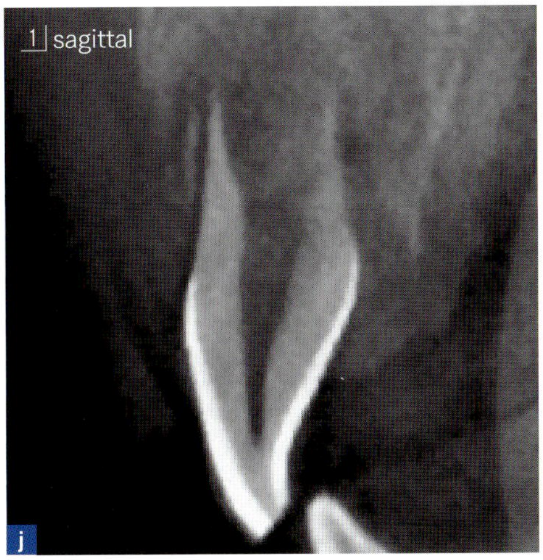

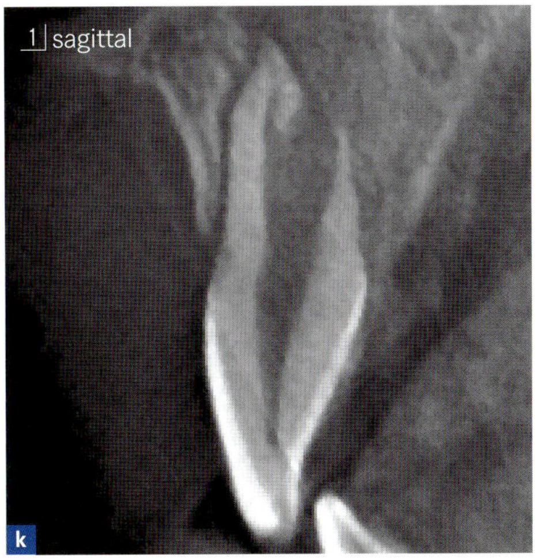

Fig 9j　1|の初診時の CBCT 像．挺出が生じていることが明確である．
Fig 9k　1|の 1 年 6 か月後の CBCT 像．広い歯髄腔を残して根尖がいびつに形成されているのがわかる．

埋入歯の外科的整復

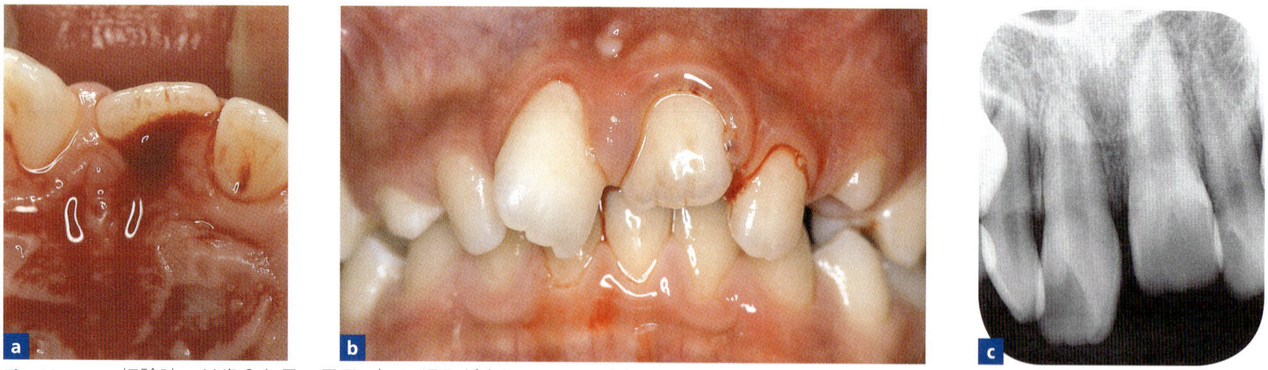

Fig 10a～c　初診時．11歳8か月，男子．|1に埋入が生じている．診断の根拠は，**Fig 2** を参照．矯正治療開始直前に外傷で来院した．

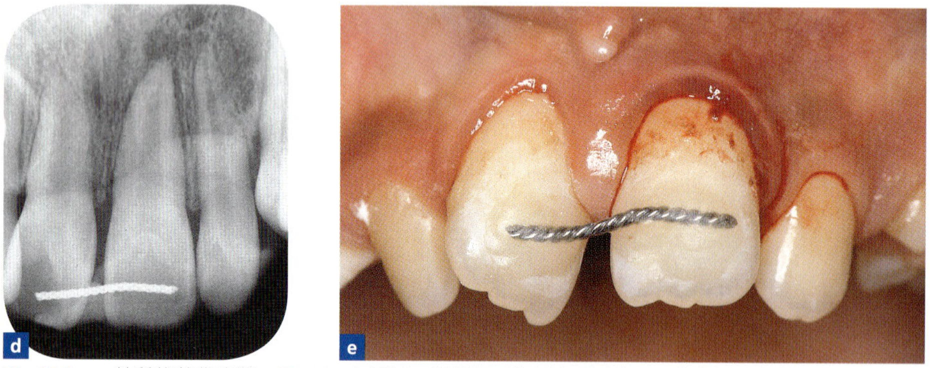

Fig 10d, e　外科的整復直後．**Fig 10a** と同日．麻酔下で歯冠をダイヤモンド鉗子で把持，元の位置に整復する．固定はツイストワイヤーと接着性レジン（スーパーボンド：サンメディカル）を利用している．歯肉溝からの細菌感染を防ぐ意味で，術後2日間はサージカルドレッシングで創面を保護する．固定は約2か月後に除去する．

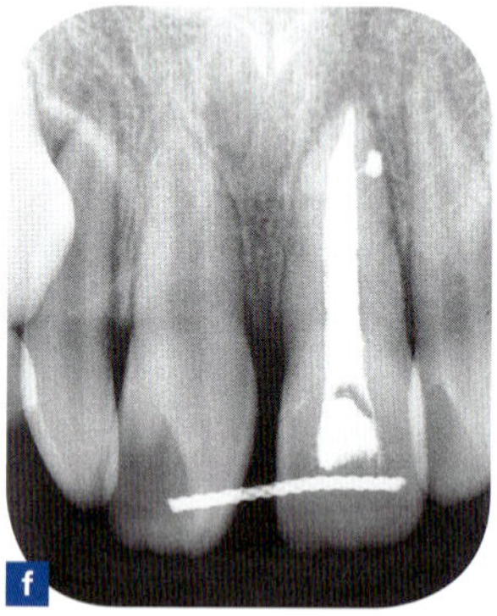

Fig 10f　2週間後．根管拡大，清掃を行い，水酸化カルシウム製剤（ビタペックス）で根管内を填塞した．

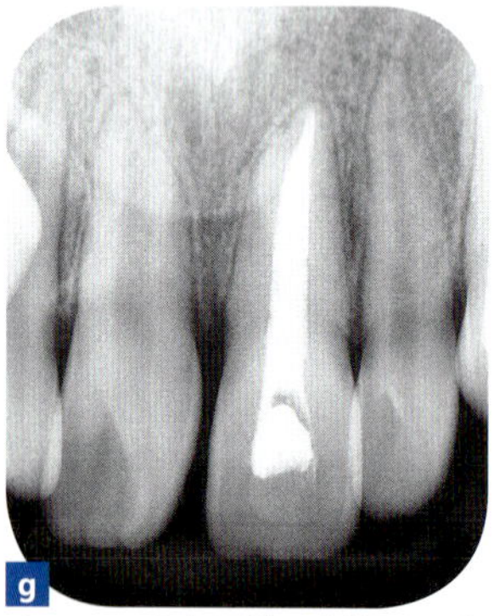

Fig 10g　6か月後．問題はみられない．

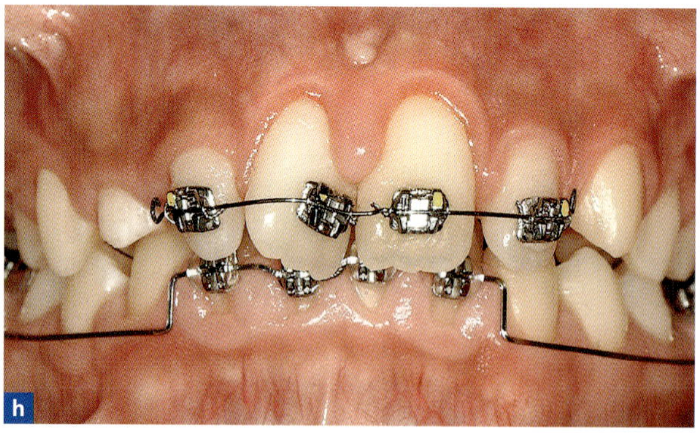

Fig 10h　矯正開始直後の口腔内写真．

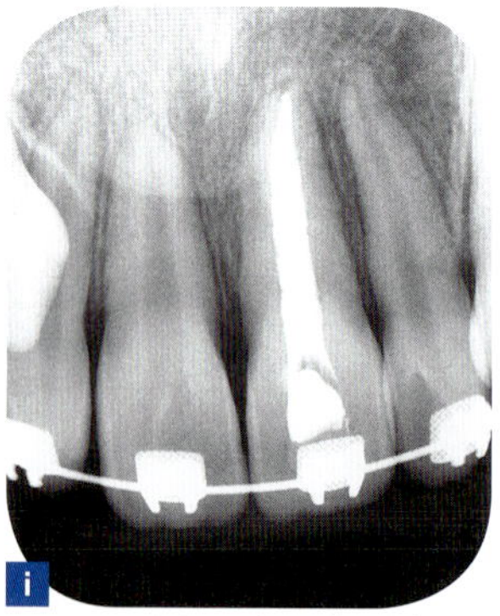

Fig 10i　1年1か月後．矯正治療中のエックス線写真．矯正は，外傷から6か月後に開始し，動的治療に3年9か月を要した．

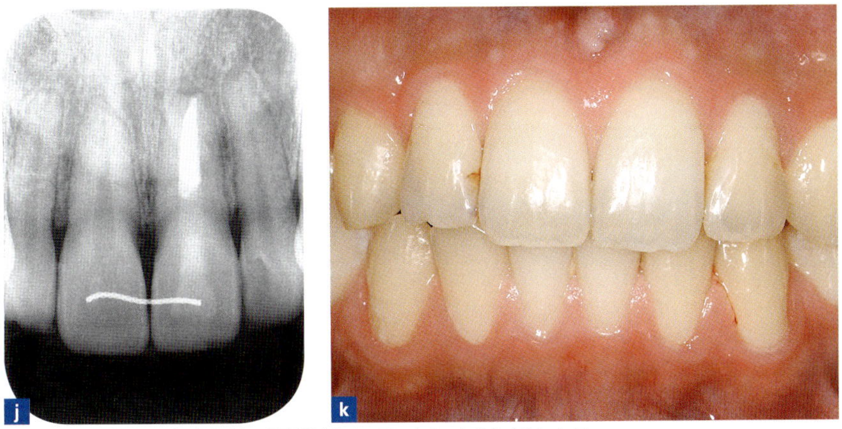

Fig 10j, k　外傷から８年後．問題は生じていないように思われる．

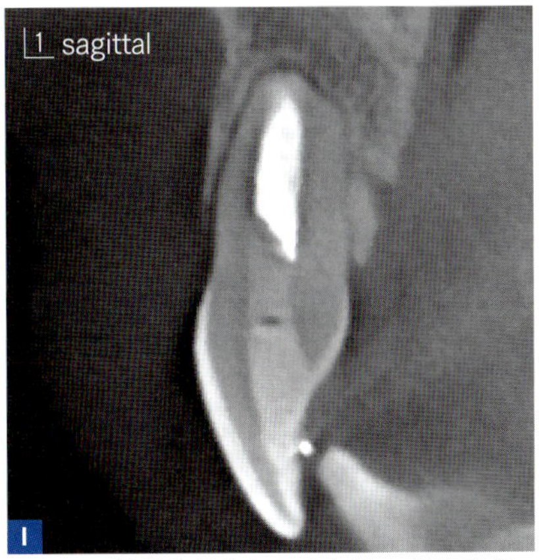

Fig 10l　外科的整復から８年後の CBCT 像．歯根吸収はみられず，正常な歯根膜腔が観察できる．

参考文献

1．Andreasen JO, Bakland LK, Matras RC, Andreasen FM. Traumatic intrusion of permanent teeth. Part 1. An epidemiological study of 216 intruded permanent teeth. Dent Traumatol 2006；22(2)：83-89.

2．Andreasen JO, Bakland LK, Andreasen FM. Traumatic intrusion of permanent teeth. Part 2. A clinical study of the effect of preinjury and injury factors, such as sex, age, stage of root development, tooth location, and extent of injury including number of intruded teeth on 140 intruded permanent teeth. Dent Traumatol 2006；22(2)：90-98.

3．Andreasen JO, Bakland LK, Andreasen FM. Traumatic intrusion of permanent teeth. Part 3. A clinical study of the effect of treatment variables such as treatment delay, method of repositioning, type of splint, length of splinting and antibiotics on 140 teeth. Dent Traumatol 2006；22(2)：99-111.

4．Turley PK, Joiner MW, Hellstrom S. The effect of orthodontic extrusion on traumatically intruded teeth. Am J Orthod 1984；85(1)：47-56.

5．Oulis C, Vadiakas G, Siskos G. Management of intrusive luxation injuries. Endod Dent Traumatol 1996；12(3)：113-119.

6．Cunha RF, Pavarini A, Percinoto C, Lima JE. Influence of surgical repositioning of mature permanent dog teeth following experimental intrusion: a histologic assessment. Dent Traumatol 2002；18(6)：304-308.

7．Humphrey JM, Kenny DJ, Barrett EJ. Clinical outcomes for permanent incisor luxations in a pediatric population. I. Intrusions. Dent Traumatol 2003；19(5)：266-273.

8．Chaushu S, Shapira J, Heling I, Becker A. Emergency orthodontic treatment after the traumatic intrusive luxation of maxillary incisors. Am J Orthod Dentofacial Orthop 2004；126(2)：162-172.

CHAPTER 11
顎骨の外傷，歯肉・歯槽粘膜の外傷

CHAPTER 11 では，一般開業医が扱えるような，歯槽骨と，歯肉・歯槽粘膜の外傷の診断と治療方針について簡単に解説する．

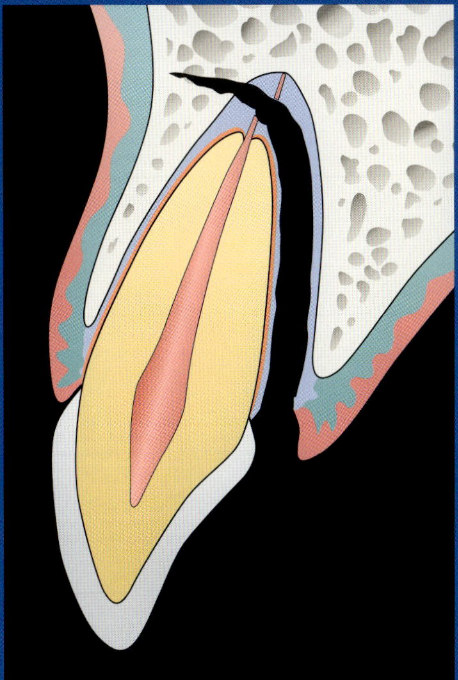

I　顎骨の外傷

「顎骨の外傷」の分類と定義

歯槽骨の骨折

顎骨のうち，根尖より歯冠側に位置し，歯の支持に直接かかわっている部分，すなわち歯槽骨に生じた骨折を指す．通常，脱臼性の外傷をともなっていることが多い(**Fig 1, 2**).

上顎あるいは下顎骨の骨折

基底骨および下顎枝などの，より大規模な骨折を指す(**Fig 3, 4**).

「顎骨の外傷」の診査・診断のポイント

多数歯にわたる外傷がみられる場合，歯槽骨の骨折の併発を疑う(**Fig 2**). また，埋入や側方性脱臼では歯槽骨の骨折が生じていることが多いので，エックス線写真で注意深く骨折線を探す.

顎，顔面への外傷のあとに，歯の変位が生じていないにもかかわらず咬合異常(上下のかみ合わせがうまくいかない)がみられた場合，顎骨の骨折を疑う(**Fig 4**). 下顎骨では骨折線が走りやすい部位があるので[1](**Fig 3**)，精検の指標とするとよい.

歯槽骨の骨折を表わす模式図

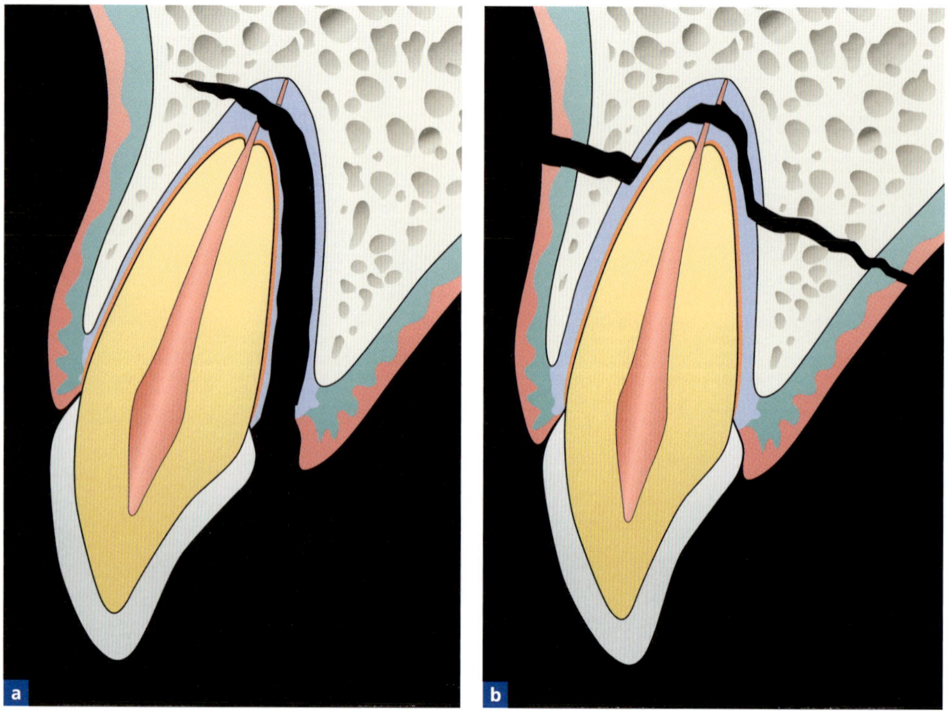

Fig 1a　唇側の歯槽骨骨折をともなって歯が脱臼している.
Fig 1b　唇側と口蓋側の歯槽骨の骨折をともなって歯が変位している.

「顎骨の外傷」の治療方針

歯槽骨の骨折

歯の変位と歯槽骨の変位を同時に整復し，歯を利用して固定する．固定は２～３か月後に除去する．

上顎あるいは下顎骨の骨折

診断がついた時点で，大学病院などの専門医に紹介する．

「顎骨の外傷」の治療の流れ

脱離と歯槽骨骨折を併発している症例を例にとり，治療の流れを示す．

診査・診断

多数歯に外傷がみられる場合，あるいは明らかな脱臼が生じていないにもかかわらず，歯の変位がみられる（歯槽骨とともに歯が移動している）場合は，歯槽骨骨折を疑う（**Fig 2a～e**）．デンタルエックス線写真で骨折線を正確に把握する．また，パノラマエックス線写真などで顎全体の精査を行う．

整復・縫合・固定

麻酔下で，歯と歯槽骨を同時に手で整復する．他の外傷歯の問題を同時に解決したあと，軟組織の縫合と固定を行う（**Fig 2f**）．

根管処置

歯槽骨骨折をともなう外傷歯は根尖部で脈管が断裂していることも多い．歯髄壊死が明らかな場合，根管処置を行う（**Fig 2h～j**）．歯髄壊死を放置すると，骨折の治癒を阻害する場合がある．

固定の除去と経過観察

固定は臨床症状やエックス線写真で治癒を確認してから除去する．固定の除去は通常２～３か月後に行う．その後，経過観察を行い，進行性の病変が生じていないかを注意深く追っていく（**Fig 2k～m**）．

歯槽骨骨折の治療の流れ

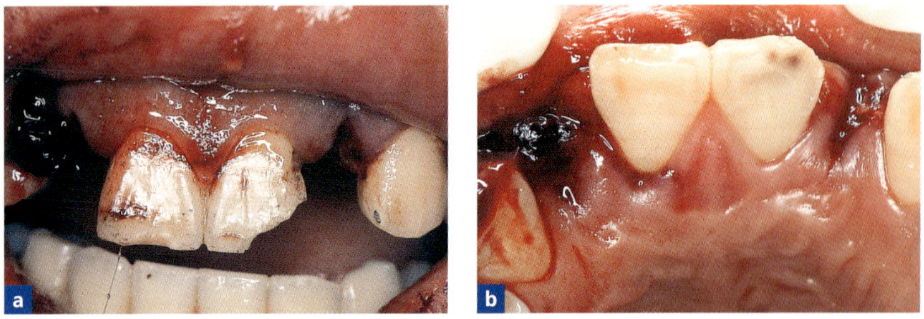

Fig 2a, b　初診．17歳，男子．バイクで転倒．事故から12時間後に来院．

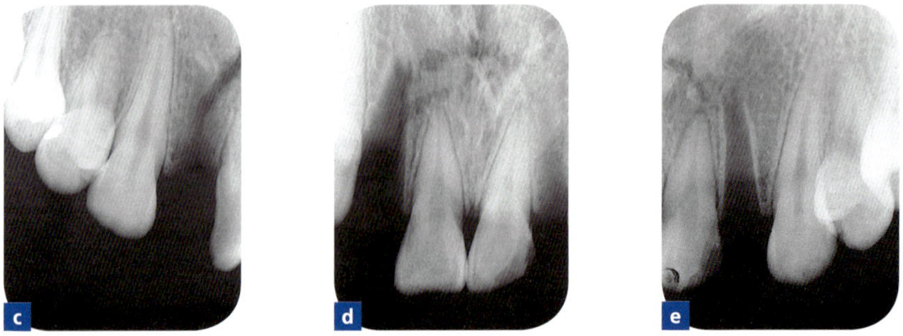

Fig 2c〜e　初診時エックス線写真．2┼2に及ぶ骨折線が確認できる．

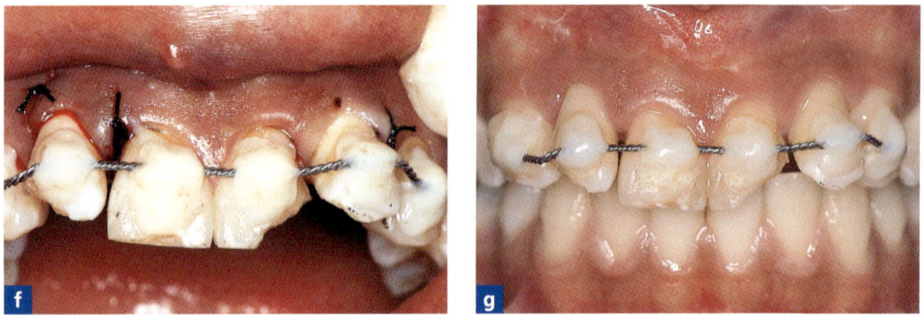

Fig 2f　整復・固定後．2|2の遅延型再植と同時に，歯槽骨の整復・固定を行った．
Fig 2g　6週間後の口腔内写真．

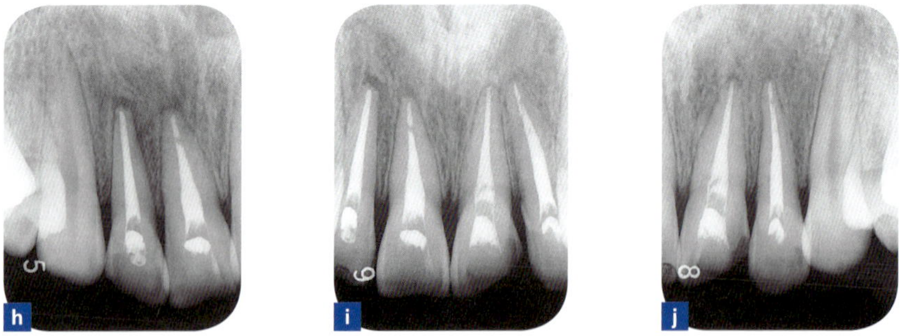

Fig 2h〜j　3か月後のエックス線写真．1|1に歯髄壊死の症状がみられたので，初診から6週間後に根管処置を行い，水酸化カルシウム製剤（ビタペックス）を充填した．2|2は再植直後に根管処置を行っている．歯槽骨骨折の治癒が起こりつつあると思われる．

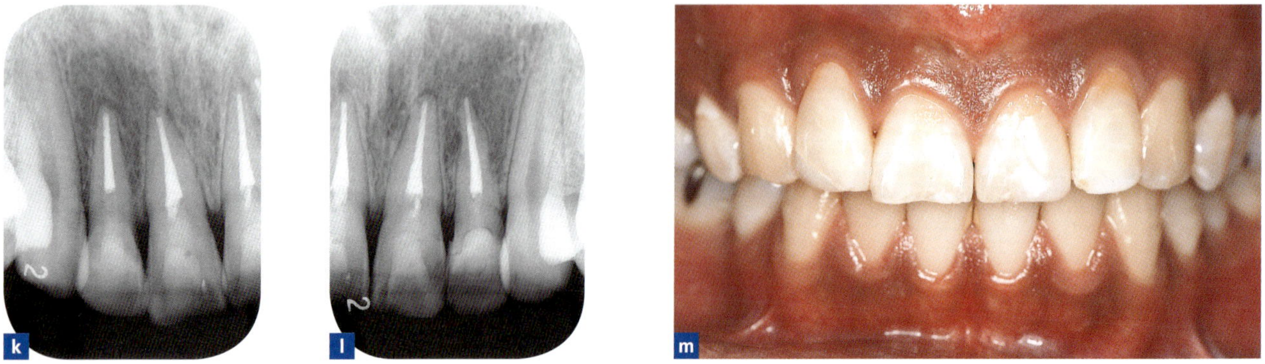

Fig 2k〜m　1年半後．遅延型再植歯の2|2はアンキローシスによる治癒が起こりつつあるが，歯槽骨骨折は完全に治癒していると思われる．

下顎骨の骨折

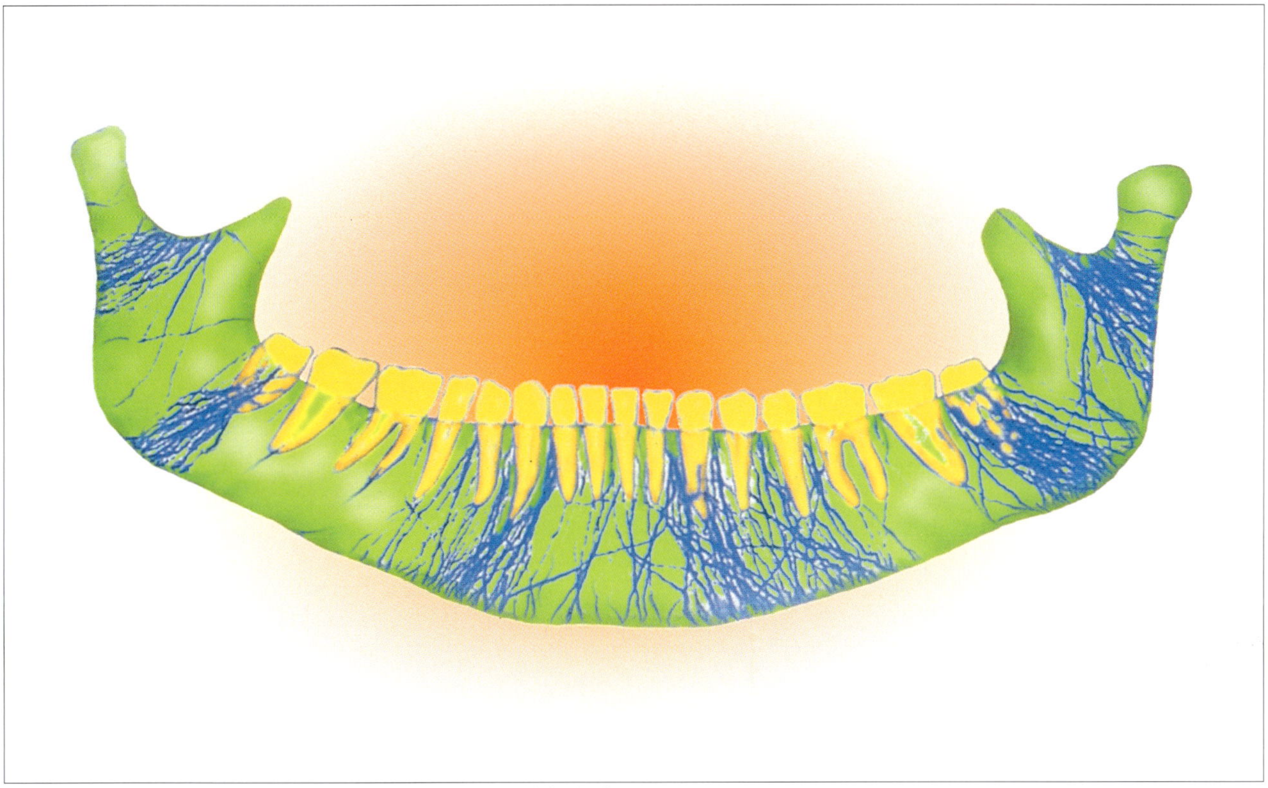

Fig 3　下顎骨の骨折と頻発部位を示す模式図（文献 1 より改変引用）．

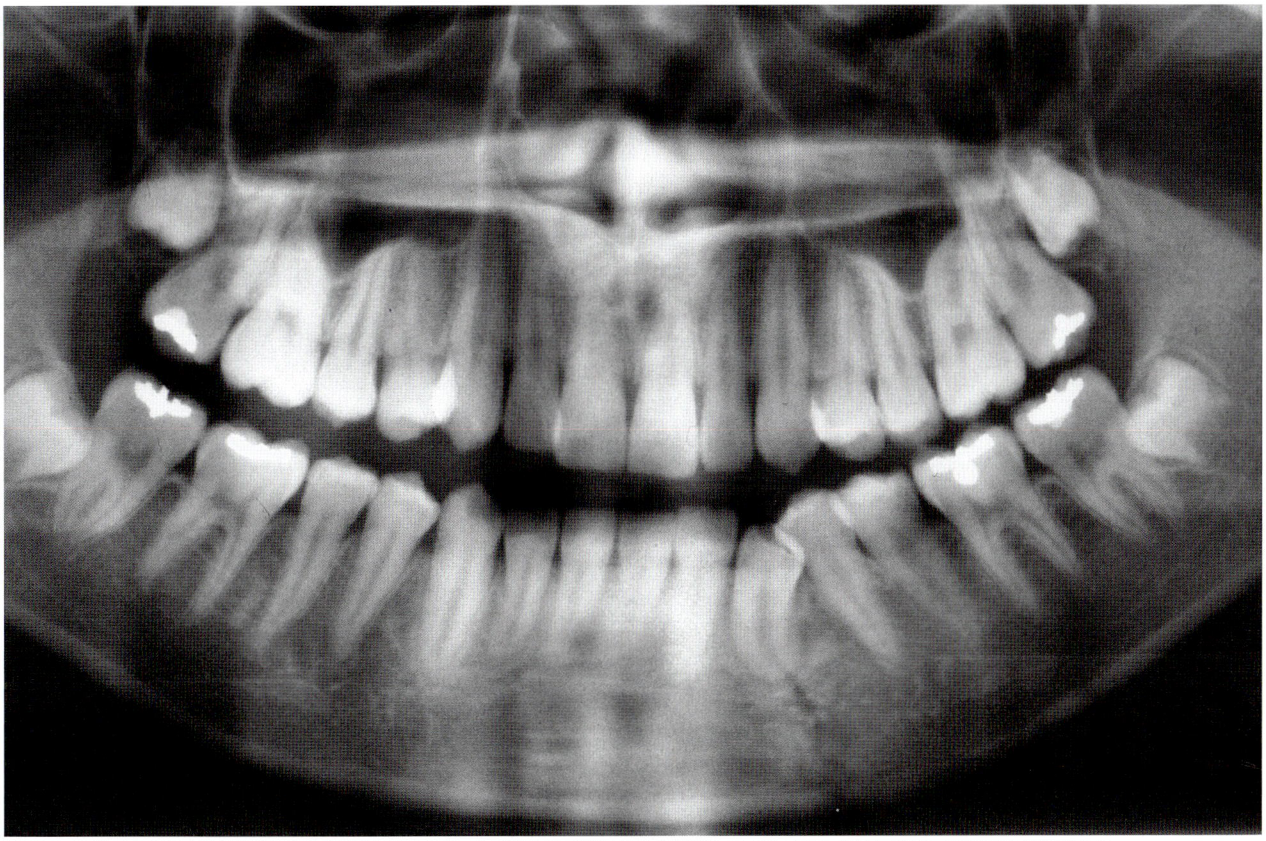

Fig 4　15歳，女子．姉弟喧嘩で顔面を強打される．左側顔面の腫脹と咬合異常で来院．⌈3 の部位に顎骨の骨折が確認できる．

II　歯肉・歯槽粘膜の外傷

「歯肉・歯槽粘膜の外傷」の分類と定義

擦過傷(abrasion)

上皮組織をこすったり，ひっかいたりするときにできる表面的な傷を指す(**Fig 5**).

挫傷(contusion)

上皮組織の断裂をともなわない，皮下組織の出血を指す．通常，鈍な物体がぶつかって生じる(**Fig 6**).

裂傷(laceration)

組織が引き裂かれることによってできる傷を指す．通常，鋭い物体がぶつかって生じる(**Fig 7～10**).

歯肉・歯槽粘膜の外傷

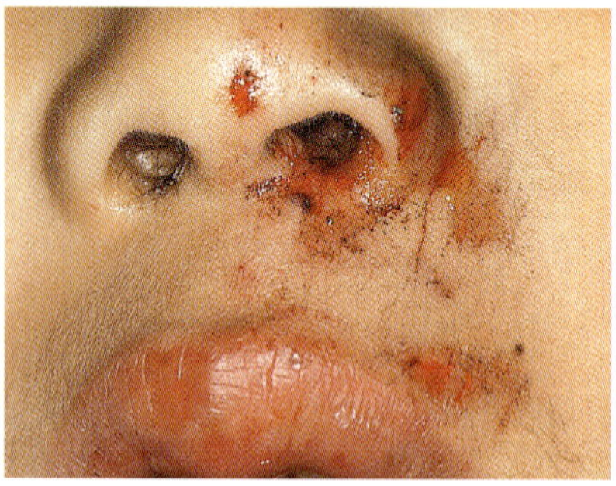

Fig 5　擦過傷.

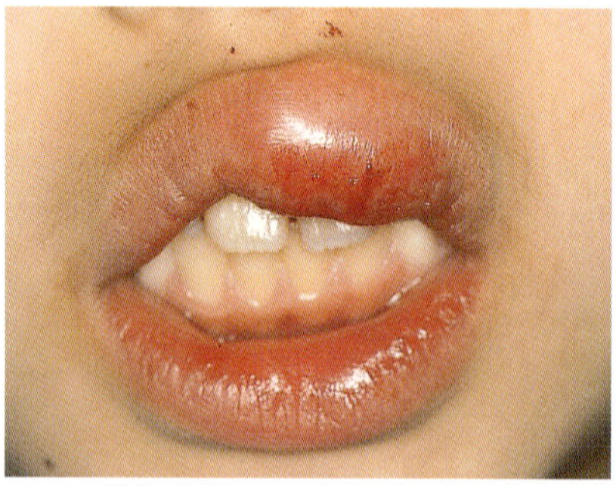

Fig 6　挫傷.

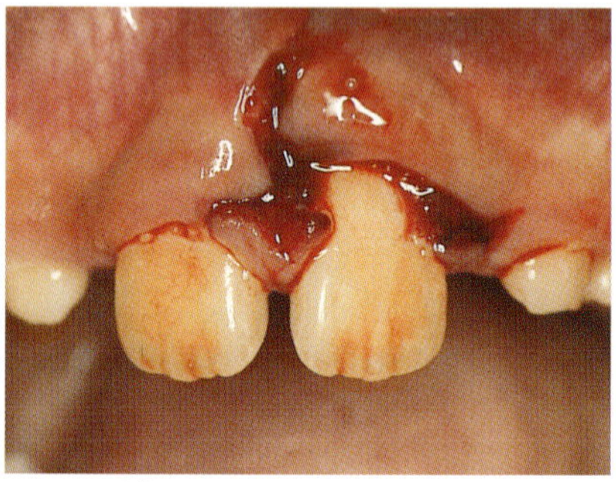

Fig 7　裂傷.

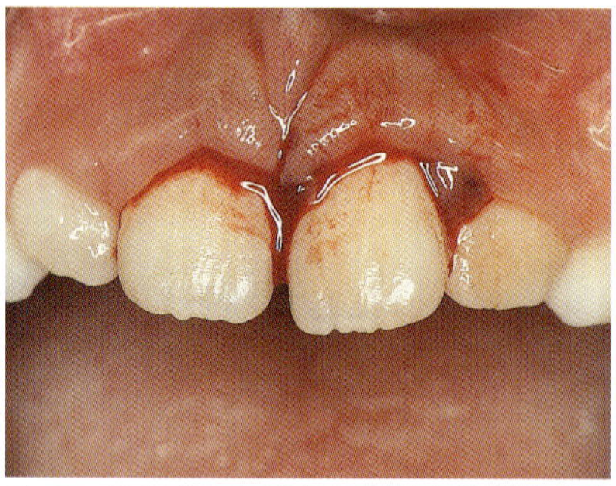

Fig 8　歯肉溝内の裂傷．上唇小帯が強く牽引されたことによって生じたと考えられる.

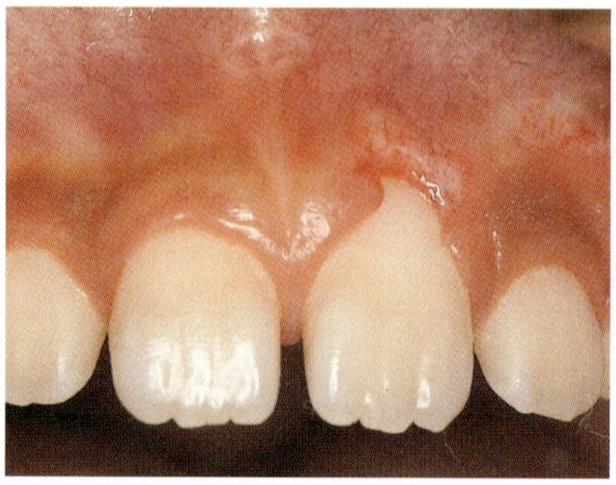

Fig 9　歯肉の実質欠損．歯肉のクリーピングによって自然治癒すると思われる.

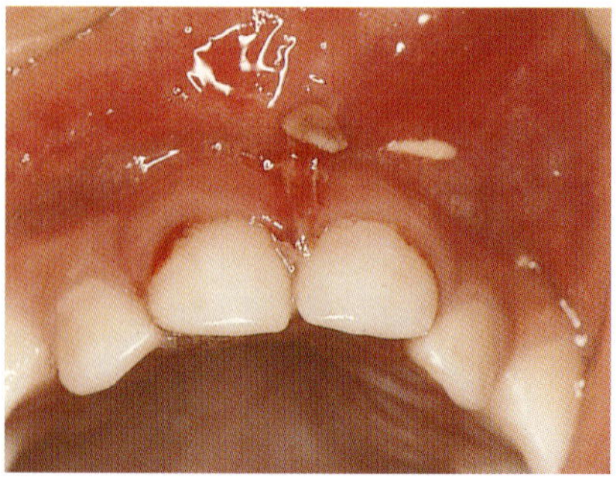

Fig 10　小帯の裂傷. 小児ではよくみられる. 出血などの問題がなければ，治療の必要はないと考えられる.

「歯肉・歯槽粘膜の外傷」の診査・診断のポイント

視診，触診で注意深く傷の大きさ，深さ，出血の程度を確認する．裂傷部では，アスファルトの破片や歯の破折片が埋入していないかにも注意をはらう必要がある．異物の埋入の疑いのある場合，同部のエックス線写真診査が必要である．

「歯肉・歯槽粘膜の外傷」の治療方針

裂傷以外は，洗浄と予後観察ですむ場合が多い．裂傷では，大きさと深さにもよるが，すみやかな一次治癒を得るべく，麻酔下で縫合を行うことが多い(**Fig 11a～c**)．

裂傷の治療方針

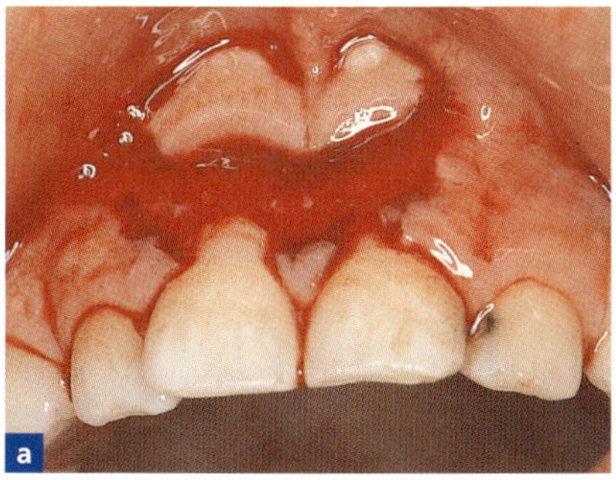

Fig 11a　術前．歯肉が骨膜から剥離している．

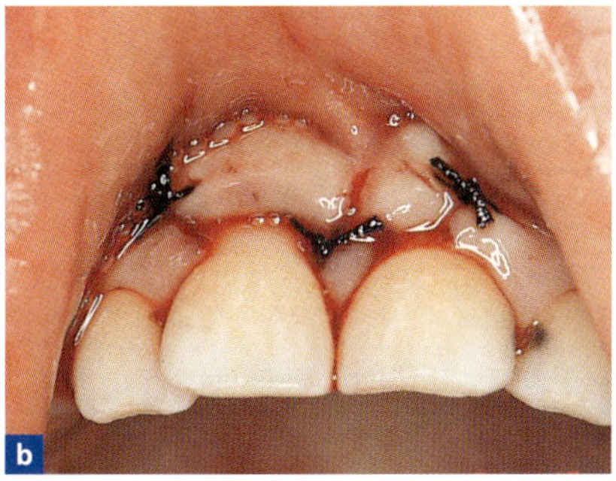

Fig 11b　麻酔下で縫合を行う．

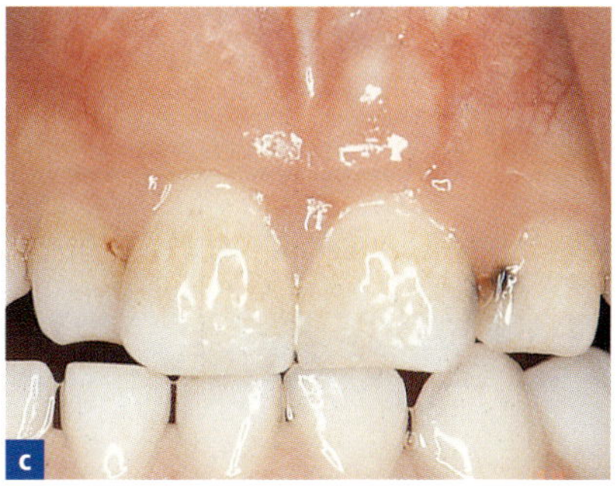

Fig 11c　治癒後．

参考文献

1．Oikarinen VJ, Malmström M. Jaw fractures. A roentgenolgical and statistical analysis of 1284 cases including aspecial study of the fracture lines in mandible drawn from orthopantomograms in 660 cases. Suomi Hammaslååk Toim 1969；65：95‑111.

CHAPTER 12
乳歯列への外傷

「乳歯列への外傷」は，後続永久歯胚への傷害と乳歯自身の外傷を同時に考慮に入れなければならない．しかし，後続永久歯胚を重視するあまり，外傷を受けた乳歯自身の治療に的を絞った報告は少なく，治療方針にもコンセンサスが得られていないのが現状のようである．**CHAPTER 12** では，筆者の治療例を中心に，外傷乳歯の治療方針についてスポットをあててみたい．

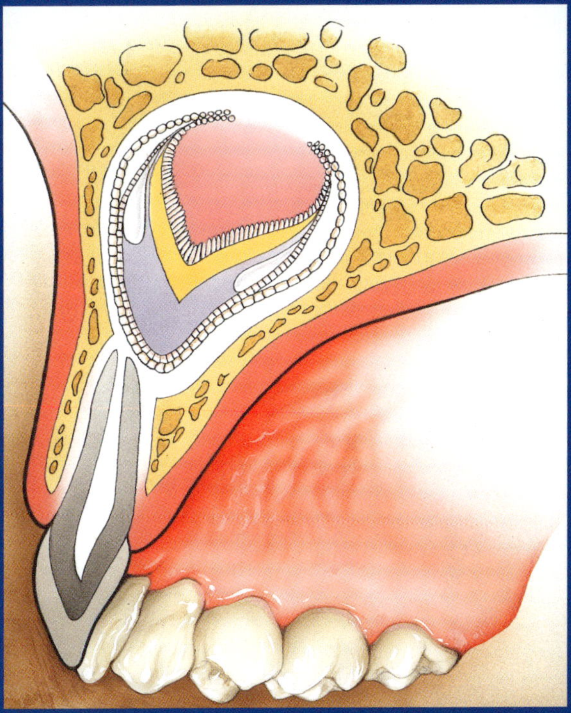

後続永久歯胚の傷害

乳歯列への外傷の特徴の１つは，後続永久歯胚に傷害が加わる可能性があることである[1～17](**Fig 1**)．患者の年齢，乳歯の変位の大きさや方向によっていくつかの問題が起こるが，大まかに分類すれば，①エナメル質の変色および形成不全(**Fig 1a, b, Fig 2a～d**)，②歯冠または歯根の湾曲および奇形(**Fig 1d～f, Fig 2e～h**)，③歯根の発育不全(**Fig 1g**)，④萌出不全，などである[1,2]．

これらの問題の多くは外傷の時点ですでに生じており，乳歯の治療によっても回避できないことが多い．しかし，患者の保護者にこれらの可能性を示唆しておき，定期検診を行いながら，永久歯との交換期に問題の解決を図るようにする．すなわち，エナメル質の形成不全は萌出後に修復は可能であり(**Fig 3**)，歯冠や歯根の湾曲は矯正治療と修復処置によって，ある程度改善が可能である(**Fig 2i**)．

外傷乳歯の治療

診査・診断のポイント

乳歯の外傷にも永久歯と同じく，歯冠破折(露髄をともなうもの，露髄をともなわないもの)，歯冠‐歯根破折，歯根破折，亜脱臼，側方性脱臼，脱離，埋入などが存在する．若年者特有の治療に対する非協力性から，診査・診断には多くの努力が必要とされるが，口腔内写真とエックス線写真を撮るよう心がける．エックス線写真は正確なものを撮ることが困難な場合も多いが，できるだけ付添いの保護者の手を借りて撮影を試みる．フィルムフォルダーを使えない場合は指で口蓋側(舌側)にフィルムを保持し，照射時間を短縮して(成人の線量の1/2から2/3で)素早く撮影する．理解力のある子どもでは，電気歯髄診断器が歯髄の生死を診査することに役立つ．

治療方針

乳歯の治療方針は永久歯のそれとは異なることが多い．理由は，乳歯の歯髄や歯周組織の創傷の治療機転が永久歯とはいくぶん異なり，永久歯でみられる治癒を乳歯で必ずしも期待できないこと，後続永久歯胚の損傷を最小限に食い止めるために，抜歯が優先される場合があること，子どもの非協力性のために治療ができないこと，などが挙げられる．

しかしながら，このことは外傷乳歯の安易な抜歯につながりかねないし，逆に乳歯独特の治癒機転の不理解から不必要な治療を行いかねないことを意味している．この項では，外傷乳歯の治療方針を筆者の臨床経験を中心に提示し，家庭医として，乳歯列から永久歯列への健全な移行を手助けするためのガイドラインとしたい．

乳歯の歯冠の変色

乳歯の変色を主訴として来院する患者は少なくない．また無意識のうちに乳歯の歯冠の変色が起こっている場合も多い．乳歯の変色は振盪や亜脱臼など軽微な傷害で起こると考えられる．歯冠の変色は，外傷から１か月以内に起こってくるが(**Fig 4a～g, Fig 5a～e**)，まず治療を行わず経過観察する．多くの症例で変色が軽減し，それと同時に歯髄腔の閉塞

乳歯の外傷が永久歯胚に及ぼす影響（文献27より改変引用）

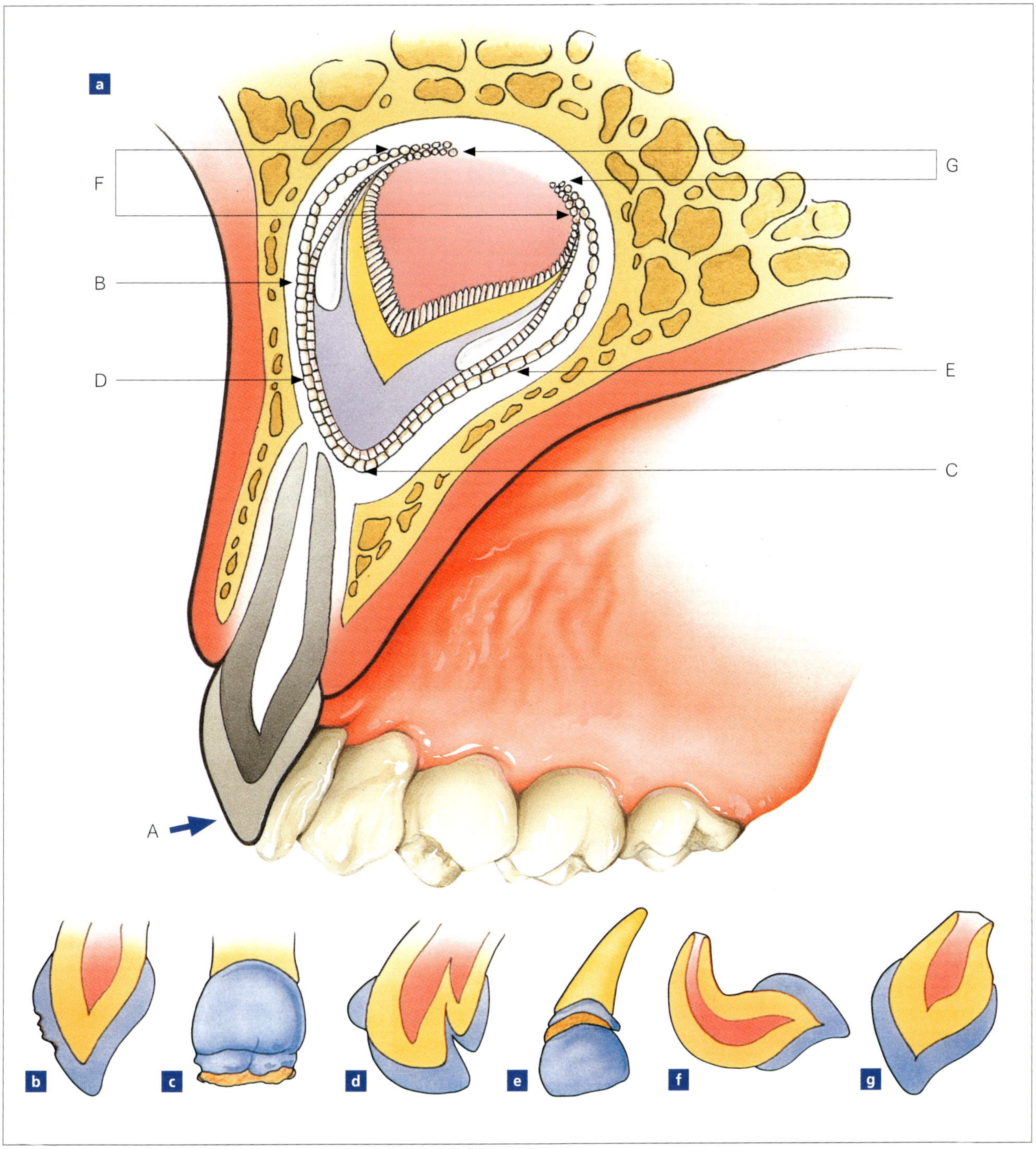

Fig 1a　乳歯の外傷力（A）が永久歯胚に加わる位置を表した模式図.

Fig 1b　エナメル質の形成不全と着色：乳歯が唇側へ埋入して，B部の形成途中のエナメル質とエナメル器を損傷することにより生じる.

Fig 1c　歯冠の形成不全とエナメル質の形成不全：発育段階の比較的早い時期にC部に垂直的な力が加わると生じる.

Fig 1d, e　歯冠の湾曲および奇形：乳歯の歯根が歯胚をDの部分で口蓋側に押すことにより，歯胚がEとBの部分で折れ曲がることで生じる.

Fig 1f　歯根の湾曲：歯胚がFの部位で折れ曲がることにより生じる.

Fig 1g　歯根の発育不全（不良）：歯胚全体が根尖側へ押され，ヘルトヴィッヒの上皮鞘（G）が損傷するために生じる.

（病態の発生メカニズムはすべて想定で，確定的なものではない.）

後続永久歯の形成不全

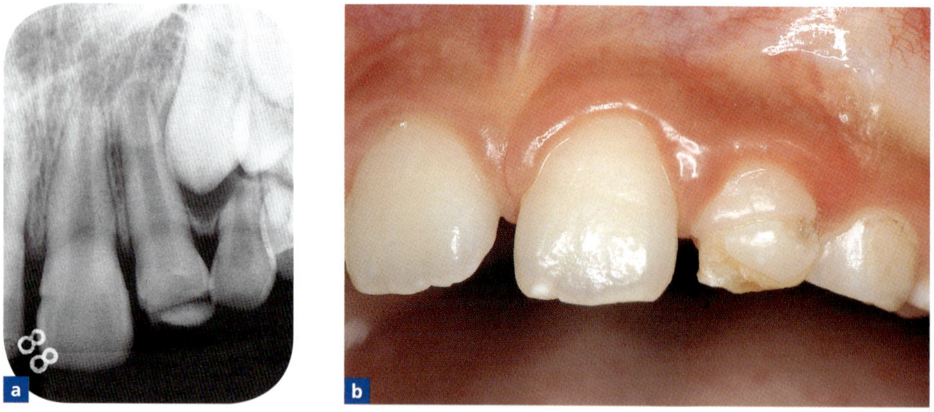

Fig 2a, b　歯冠の形成不全．⌊2 に肉眼で明らかな形成不全が確認できる．⌊1 には，エックス線写真で歯冠近心に石灰化の不十分な形成不全が確認できる．

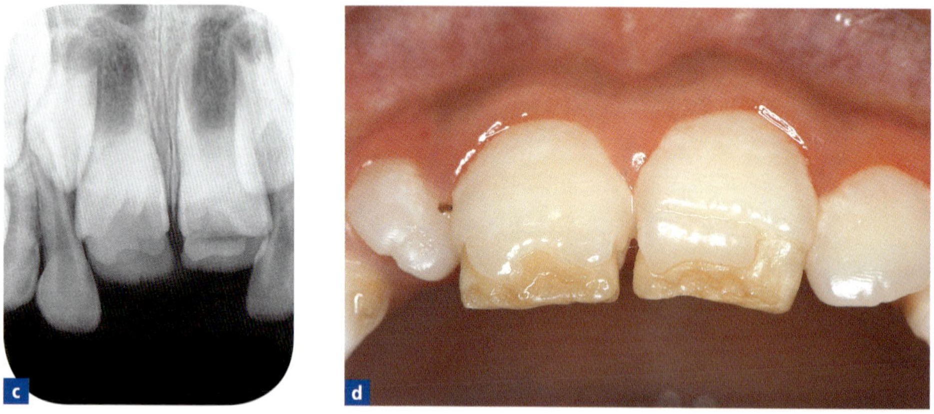

Fig 2c, d　歯冠の形成不全．**c**：萌出前の 1|1 のエックス線写真．**d**：萌出直後の 1|1．歯冠の形成不全がみられる．

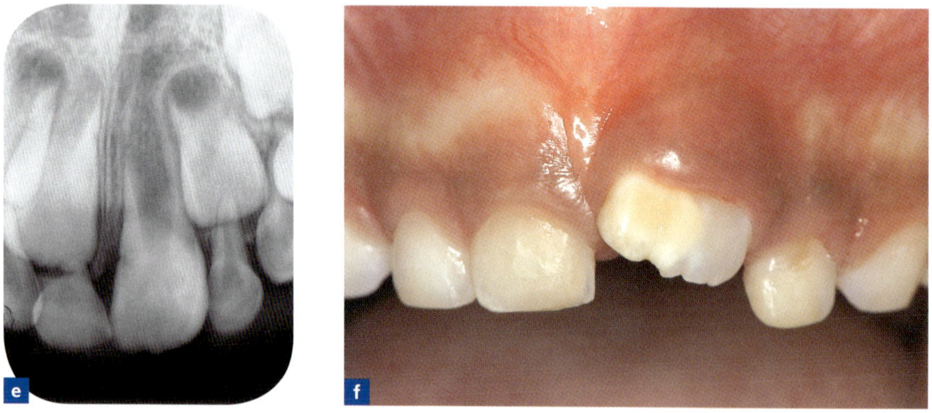

Fig 2e, f　歯冠の湾曲．萌出直後の ⌊1 に歯冠のわずかな湾曲と歯冠近心面に形成不全がみられる．

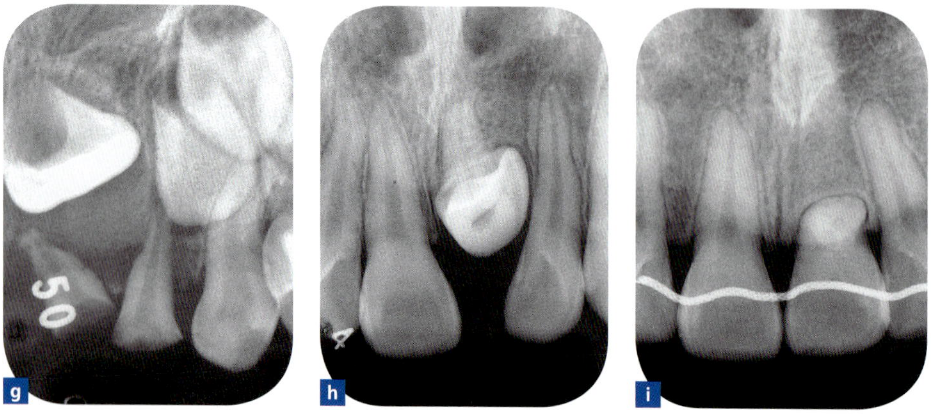

Fig 2g〜i　歯根の湾曲．**g**：3歳のときのエックス線写真．⌊A のアブセス（膿瘍）により後続永久歯胚 ⌊1 の歯冠に変位がみられる．**h**：12歳のときのエックス線写真．歯冠が歯根に対して口蓋側へ約90° に折れ曲がって歯が形成されている．**i**：矯正治療により，歯は萌出され，同時に唇面が正常な向きに是正されている．

歯冠の形成不全の治療方針

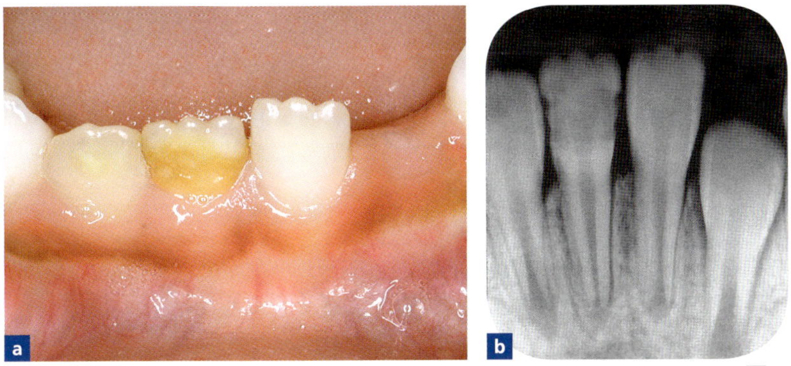

Fig 3a, b　萌出した$\overline{1|}$に歯冠の形成不全がみられる．原因は１歳３か月のときの$\overline{A|}$の脱離と不適切な再植が考えられる．

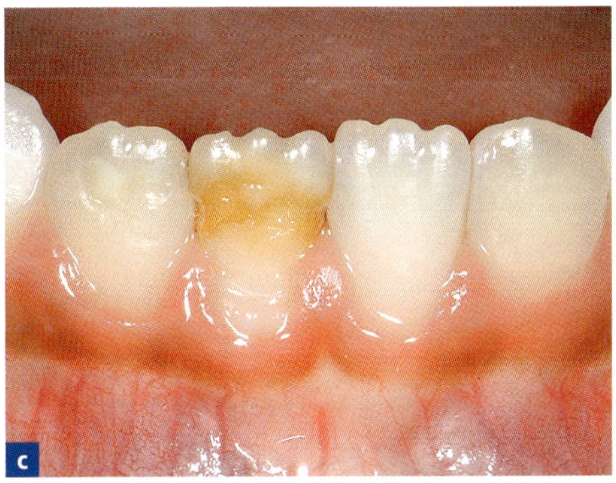

Fig 3c　１年２か月後．幼若永久歯が唾液で石灰化するのを待っている．

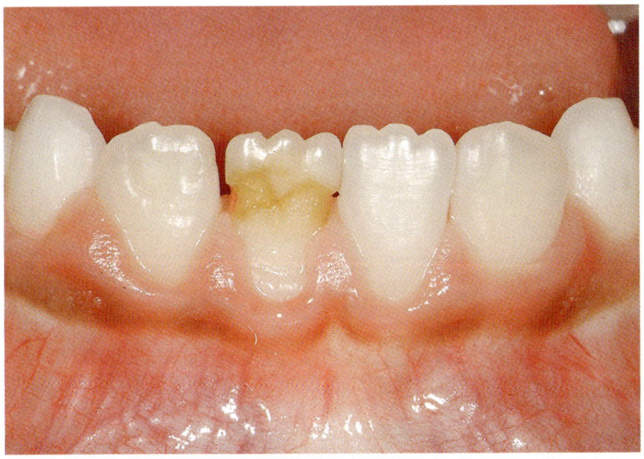

Fig 3d　１年５か月後．コンポジットレジンによる歯冠修復直前．エナメル質の形成不全は，十分な石灰化を待ってから歯冠修復に移行したい．

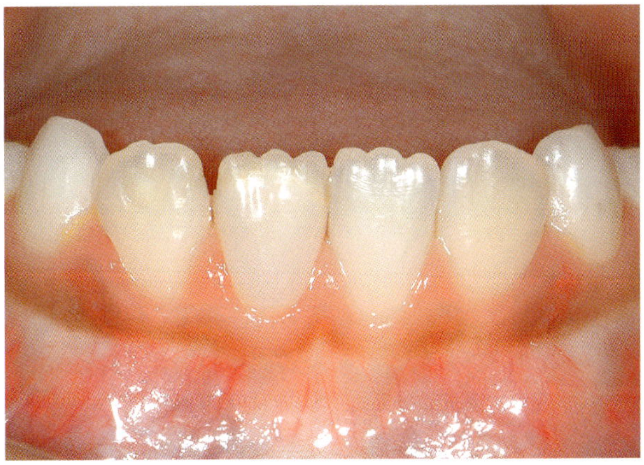

Fig 3e　歯冠修復後９か月の状態．

が観察される(**Fig 4h〜r, Fig 5 f〜k**)．また，変色が軽減しない，あるいは濃くなる場合があってもエックス線写真で歯髄腔の閉塞が観察されることもある(**Fig 6**)．歯髄腔の閉塞は歯髄の治癒を意味し，治療の必要はなく，問題なく永久歯と交換される[18, 19]．

しかし，変色が継続し，しかも歯髄腔の閉塞が起こってこない症例は歯髄壊死の可能性が高い．経過観察を行って，アブセス(膿瘍)や自覚症状がみられた場合，根管処置を行う(**Fig 7, Fig 8**)．歯冠の変色があるにもかかわらず歯髄腔の閉塞がみられない歯を放置した場合，後続永久歯との交換がスムーズに行われない場合があるので，継続的な観察が重要である(**Fig 9**)．

上記の症例を参考に考えれば，変色した乳歯を治療するかしないかは，色の変化ではなく，歯髄腔の閉塞がみられるかどうかを診断の根拠にすることが重要である．

乳歯の歯冠の変色の治療方針

症例①（**Fig 4**）

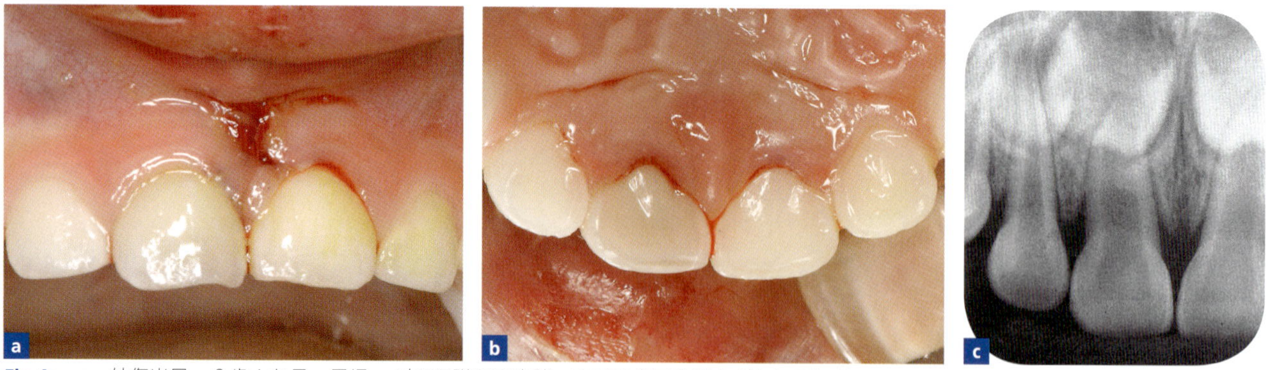

Fig 4a〜c　外傷当日．２歳１か月，男児．A|の亜脱臼で来院．すでに歯冠の変色が生じている．

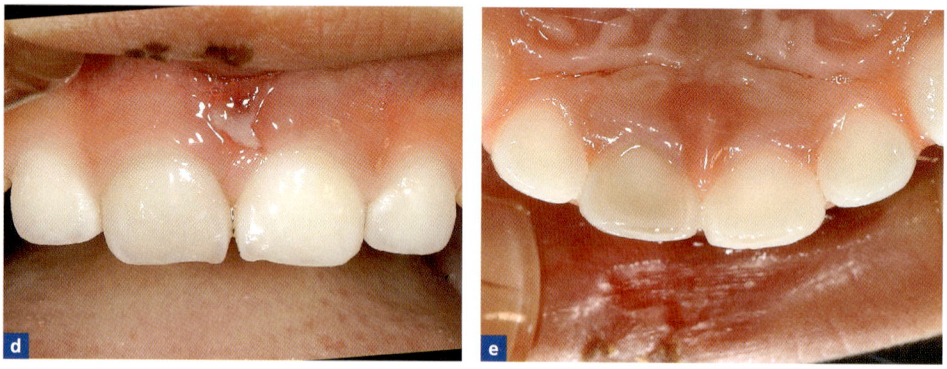

Fig 4d, e　３日目．

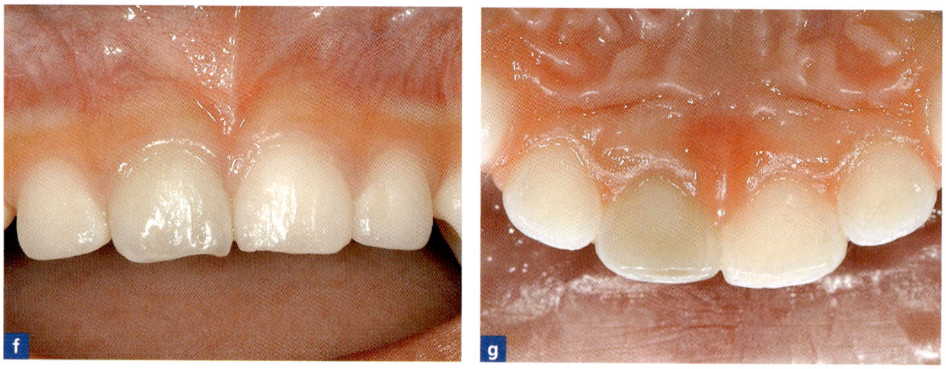

Fig 4f, g　１か月後．歯冠の変色が進行している．

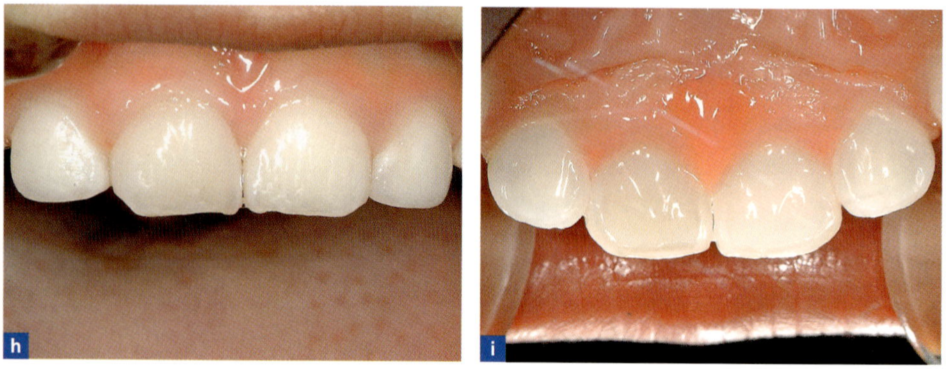

Fig 4h, i　２か月後．歯冠の変色が改善している．

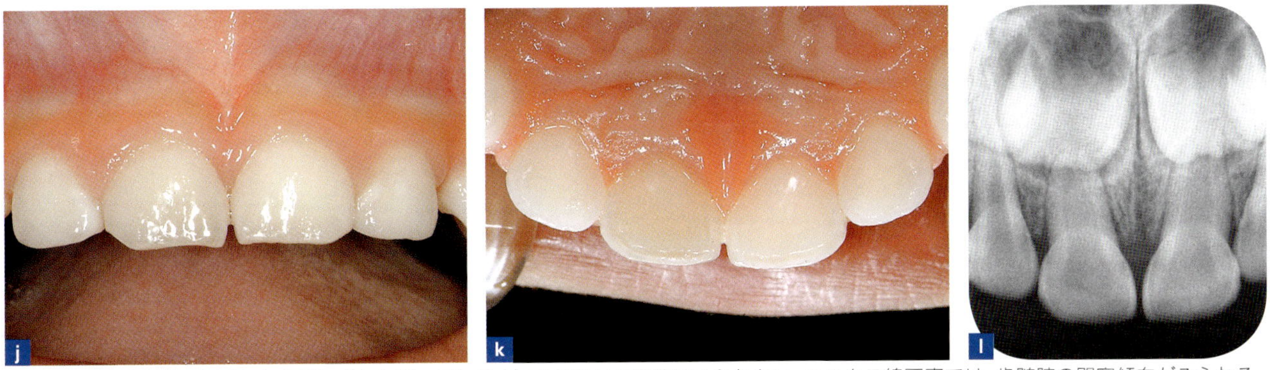

Fig 4j〜l　6 か月後. 歯冠の変色がわずかに残っているが，そのほかの問題はみられない. エックス線写真では，歯髄腔の閉塞傾向がみられる.

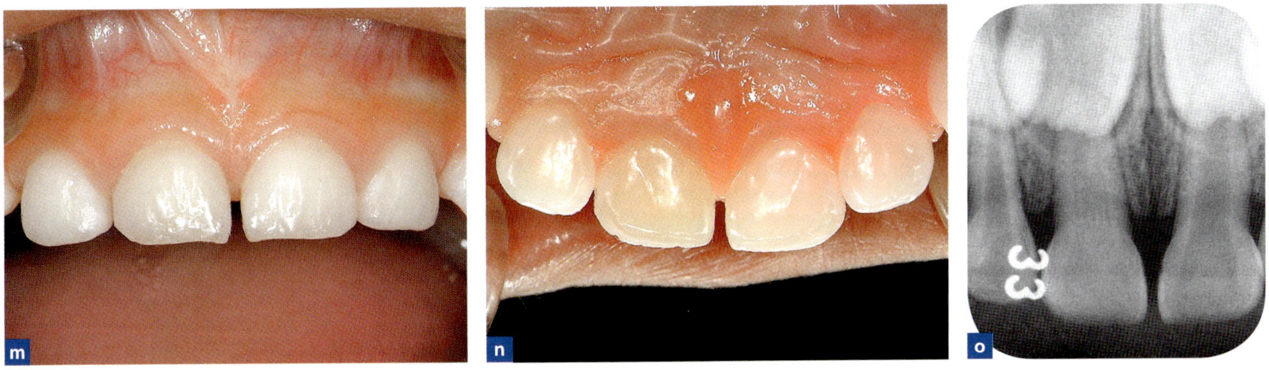

Fig 4m〜o　1 年後. 歯髄腔の閉塞が明らかに進行している.

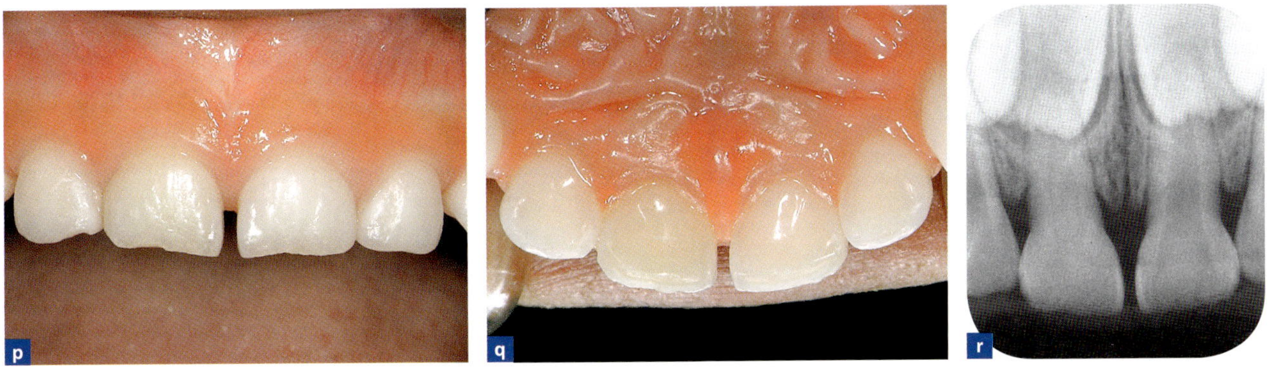

Fig 4p〜r　約 2 年後. その後，大きな変化はない.

症例②（**Fig 5**）

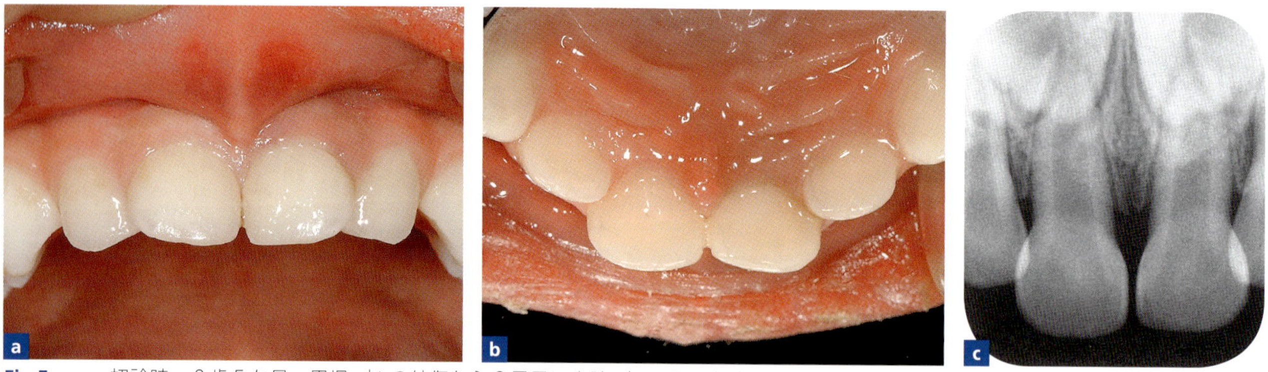

Fig 5a〜c　初診時．３歳５か月，男児．⌊Aの外傷から２日目に来院．⌊A：EPT（−）．

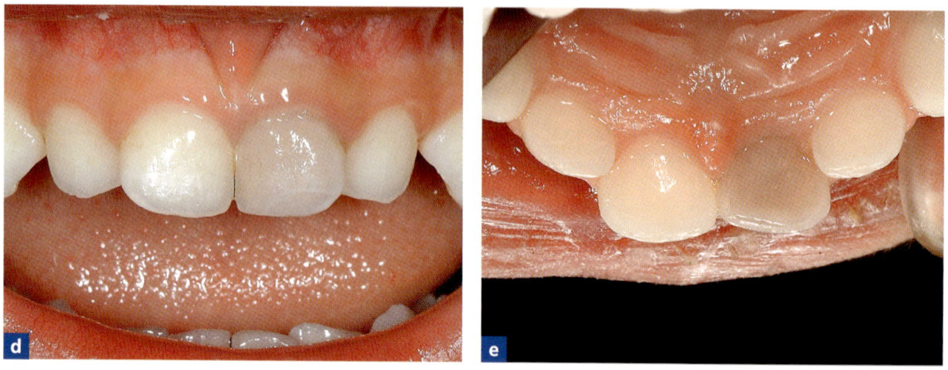

Fig 5d, e　１か月後．⌊Aに明らかな変色がみられる．

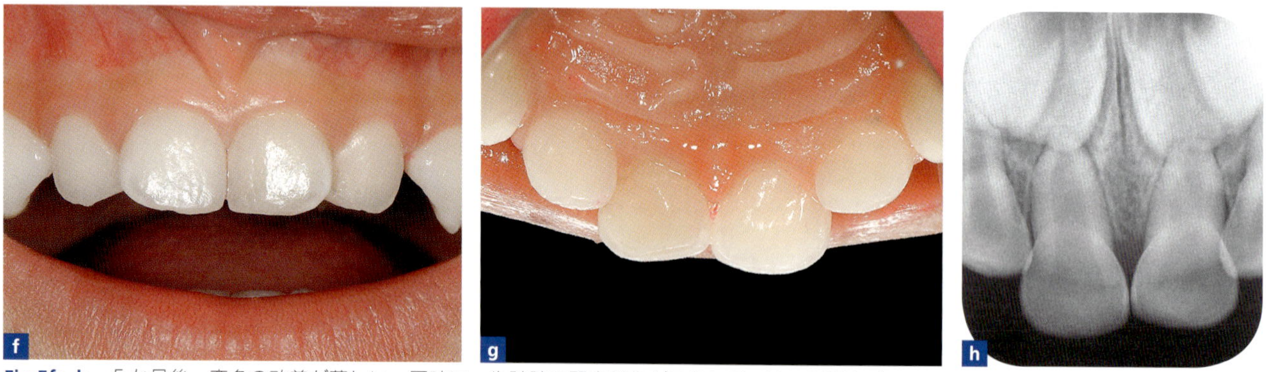

Fig 5f〜h　５か月後．変色の改善が著しい．同時に，歯髄腔の閉塞傾向がみられる．⌊A：EPT（＋）．

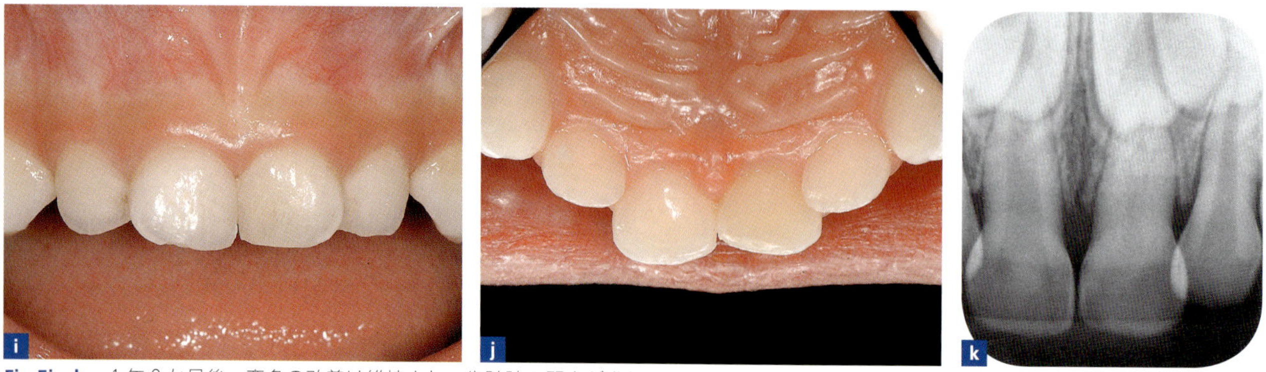

Fig 5i〜k　１年６か月後．変色の改善は維持され，歯髄腔の閉塞が進行している．

症例③（**Fig 6**）

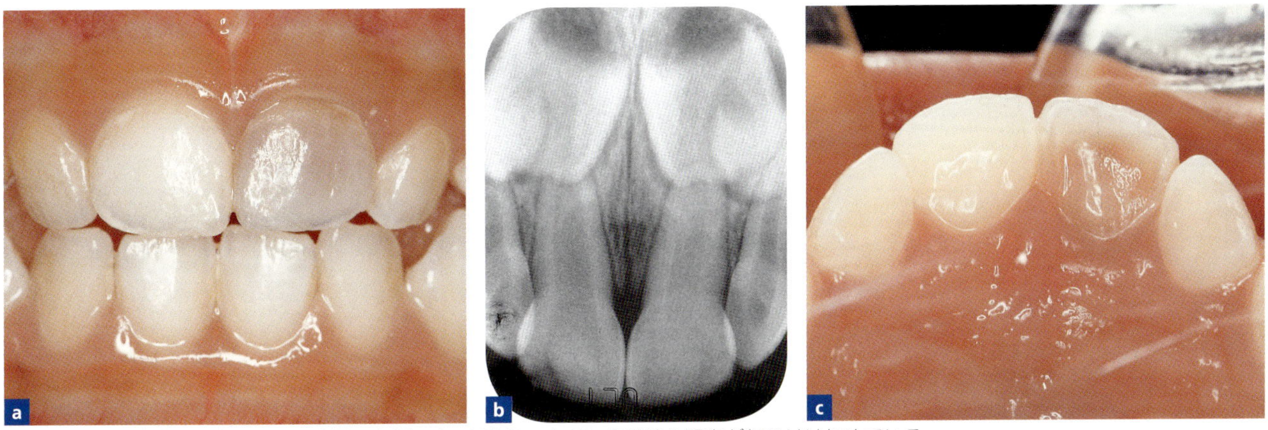

Fig 6a〜c　初診時．３歳６か月，女児．主訴：|Aの変色．すでに歯髄腔の閉塞が起こりはじめている．

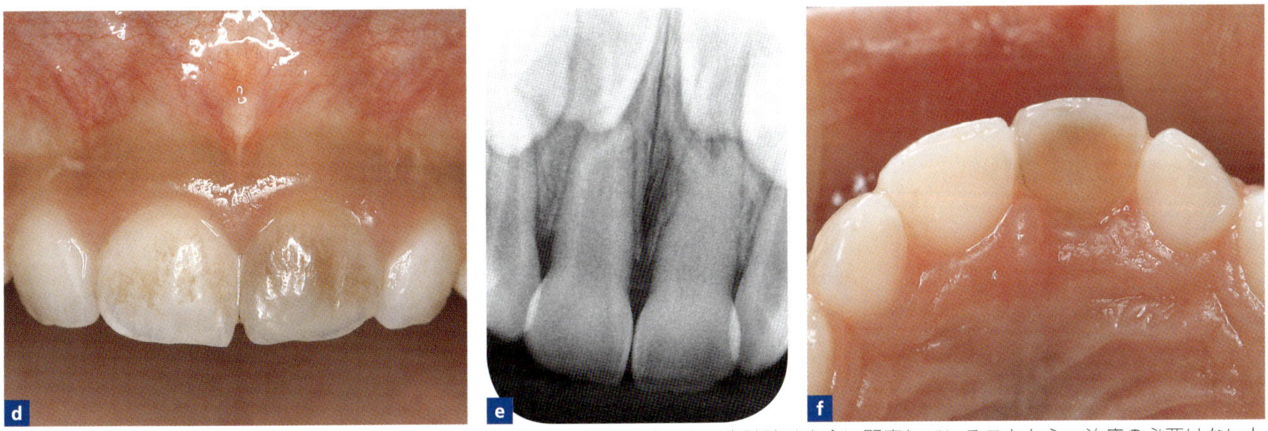

Fig 6d〜f　２年８か月後．|Aの変色はより進行しているが，エックス線写真で歯髄腔は完全に閉塞していることから，治療の必要はないと考えられる．

症例④（**Fig 7**）

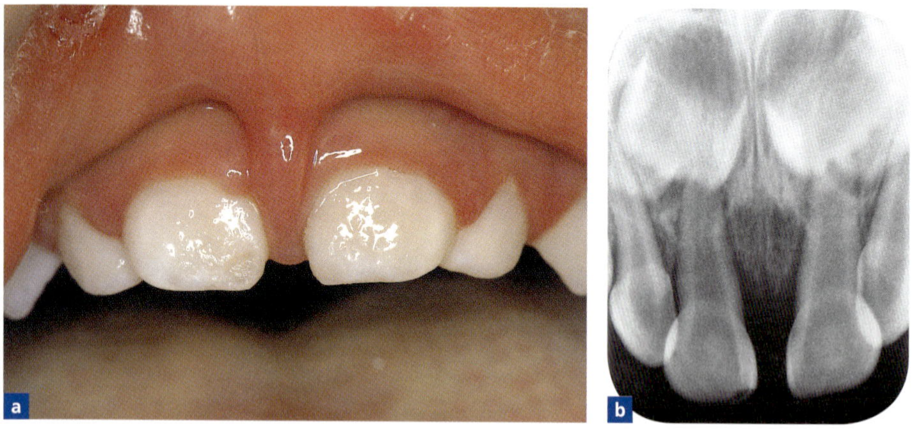

Fig 7a, b　初診時．1歳10か月，女児．前歯部の打撲．明らかな異常はみられない．

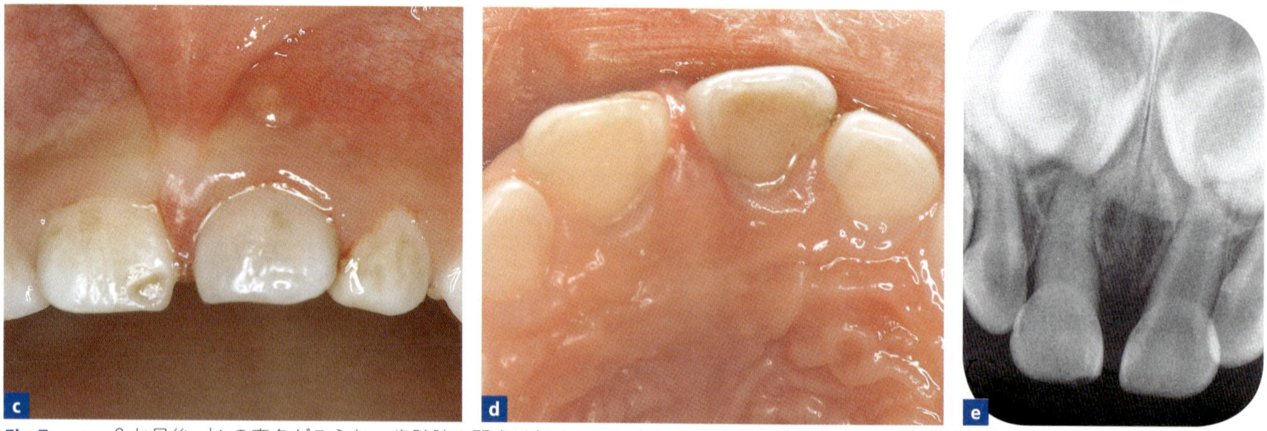

Fig 7c～e　9か月後．|Aの変色がみられ，歯髄腔の閉塞は起こっていない．よく観察すると，|Aの頬側根尖付近にアブセスがみられる．この日に，歯髄壊死と判断して根管処置を行った．

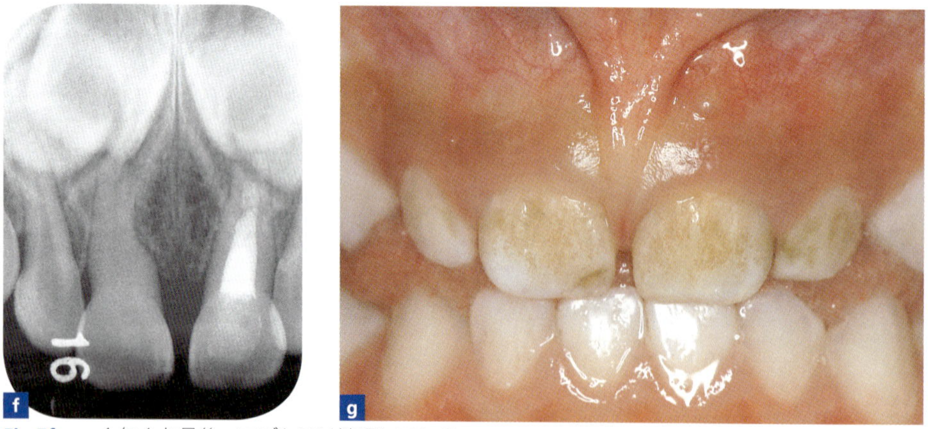

Fig 7f, g　1年1か月後．アブセスは消退している．

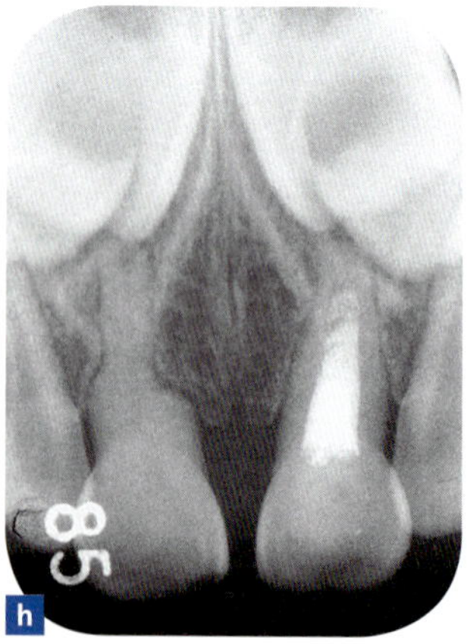

Fig 7h　2年後．問題はみられない．

症例⑤（**Fig 8**）

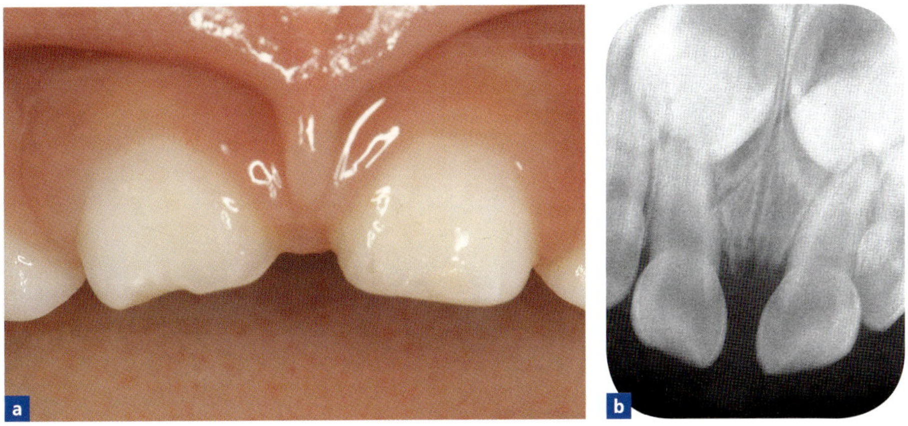

Fig 8a, b　初診時．2歳2か月，女児．主訴：前歯の打撲．変色も閉塞も起こっていない．

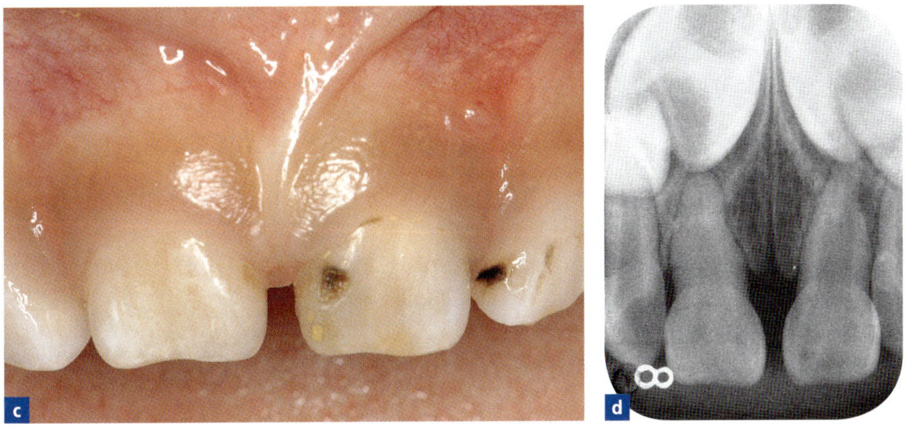

Fig 8c, d　2年3か月後．⌊Aに歯冠の変色と頬側に小さなアブセスの形成がみられる．歯髄腔の閉塞は起こっていない．一方，変色の少ないA⌋には閉塞が起こっている．

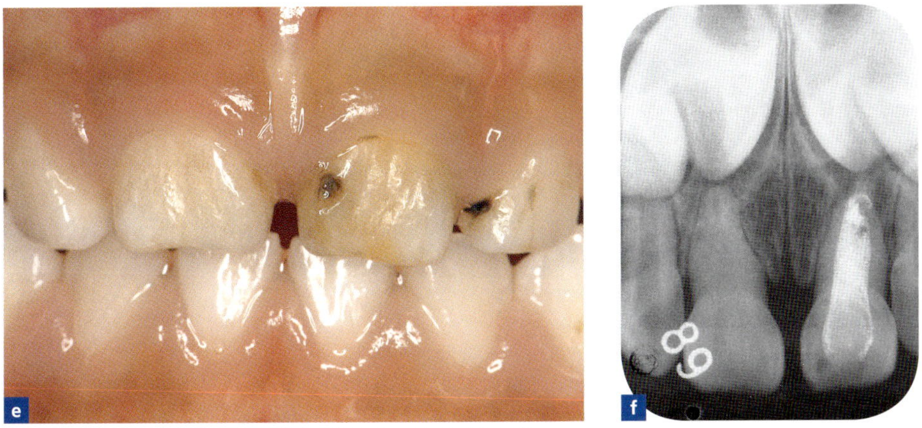

Fig 8e, f　2年10か月後．⌊Aの根管処置をしてから7か月後．

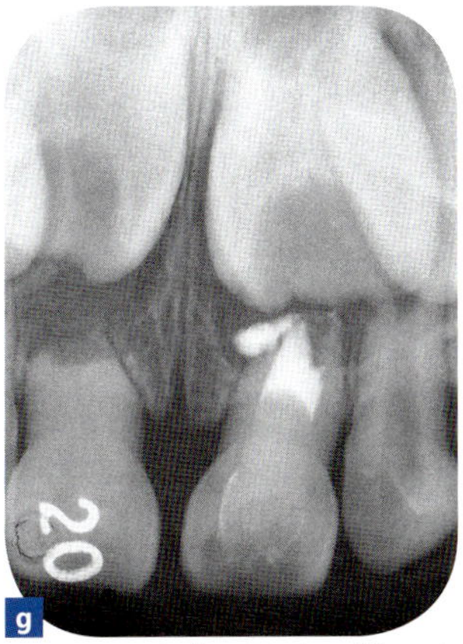

Fig 8g　4年後，再びアブセスの形成がみられたので，⌊Aの再根管治療を行った直後．

症例⑥（**Fig 9**）

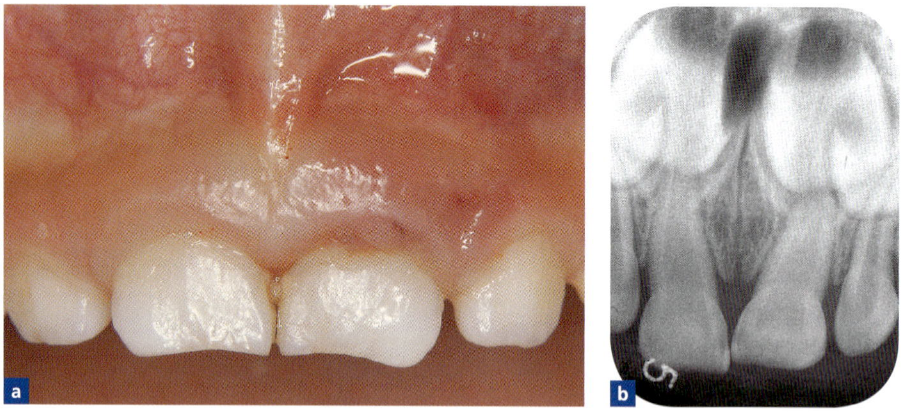

Fig 9a, b　初診時．2歳11か月，男児．|Aの外傷で来院．治療は行わず経過観察を行う．

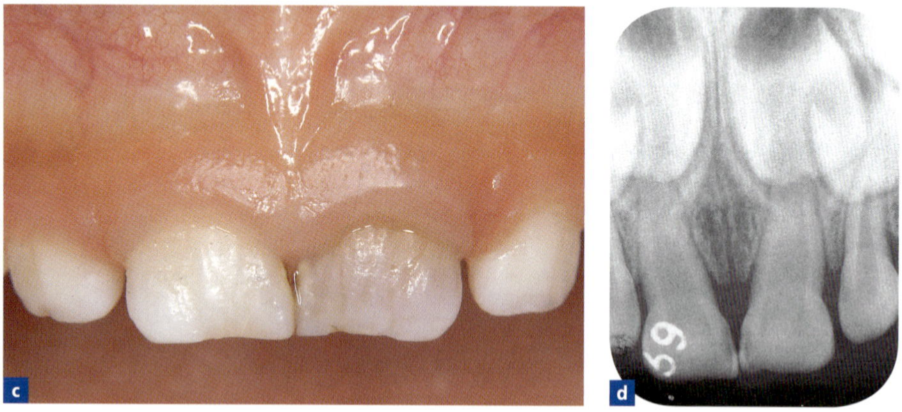

Fig 9c, d　4か月後．|Aに変色がみられるが，歯髄腔の閉塞は生じていない．

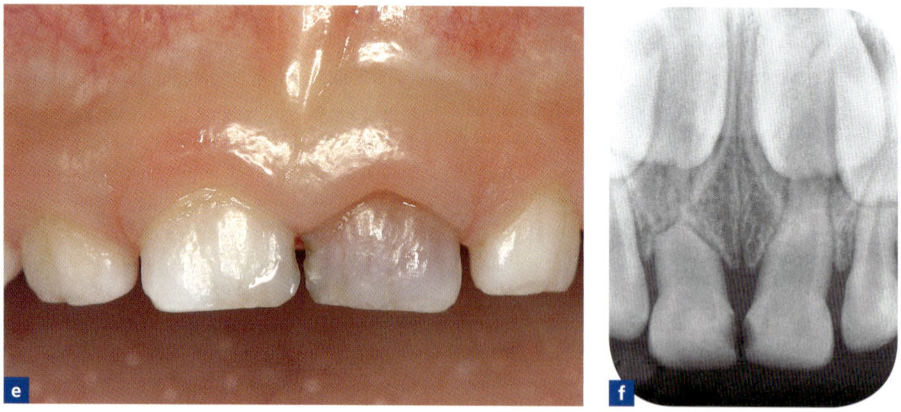

Fig 9e, f　2年後．|Aの変色が改善しておらず，歯髄腔の閉塞も生じていない．歯髄壊死と考えられるが，ほかの臨床症状がないので経過観察のみ行った．

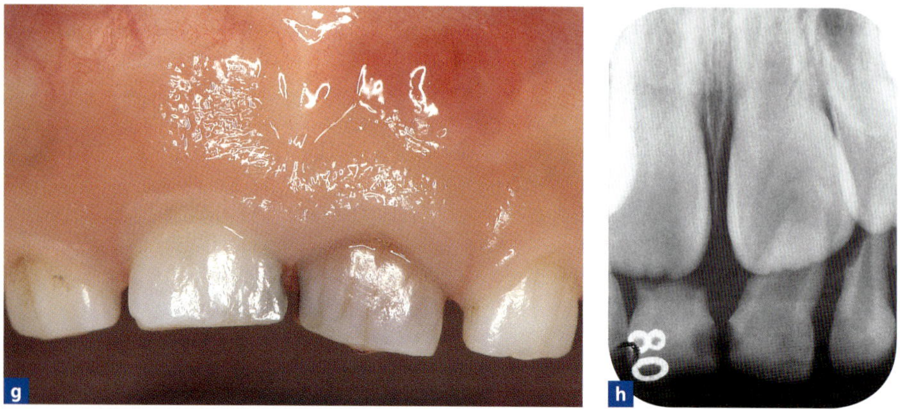

Fig 9g, h　3年10か月．A|の歯根吸収はスムーズに起こっているが，|Aには起こっていない．A|A同時に抜歯をすることにした．

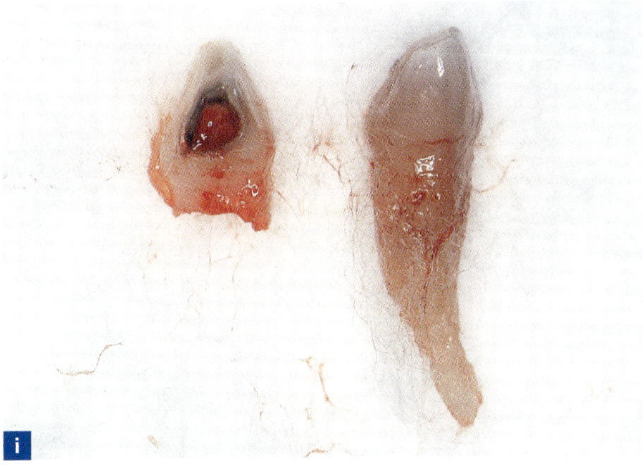

Fig 9i 抜歯されたA|A．歯髄壊死が生じていた|Aには歯根吸収の形跡がみられない．

露髄をともなわない歯冠破折

原則的に修復処置は行わず，選択削合を行い，鋭縁を是正する．冷水痛などがある場合はグラスアイオノマーセメントで破断面を覆罩する．子どもが協力的であり，保護者が強く歯冠修復を希望すれば，コンポジットレジンによる修復を行う．

露髄をともなう歯冠破折または歯冠-歯根破折

破折性の外傷によって乳前歯が露髄した場合，抜髄(低位断髄)を行い，永久歯との交換まで経過観察を行う(**Fig 10**)．筆者は，根管充填剤としては水酸化カルシウム製剤(ビタペックス)を多用しているが，後続永久歯との交換まで観察を続ける必要がある．

歯根破折

乳歯の歯根破折は，感染が起こらない限り，治療の必要はない(**Fig 11**)．もし破折部での急激な歯根吸収とアブセスがみられれば歯冠部歯髄の壊死が疑われるので，歯冠部のみを除去するか，歯冠部歯髄腔の根管処置を行う(**Fig 12**)．根尖部の破折片は自然に吸収されるので，除去する必要はない．

振盪，亜脱臼

一見，何ら歯の変位や出血もみられない症例でも，乳歯には振盪(concusion)や亜脱臼(subluxation)が起こっていることが多く，受傷後に歯冠の変色，歯髄腔の閉塞が起こることが多い(**乳歯の歯冠の変色**の項を参照)．初診時に異常がなくても，これらのことが起こる可能性が高いことを保護者に伝え，予後観察(定期検診)の重要性を強調しておく(**Fig 4～Fig 9** 参照)．

乳歯の歯冠 - 歯根破折の治療例

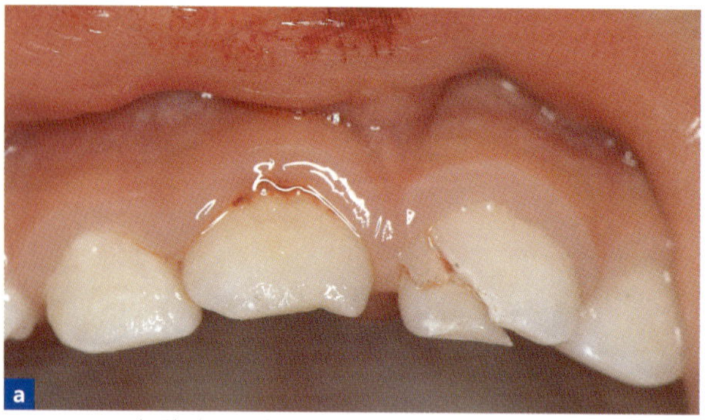
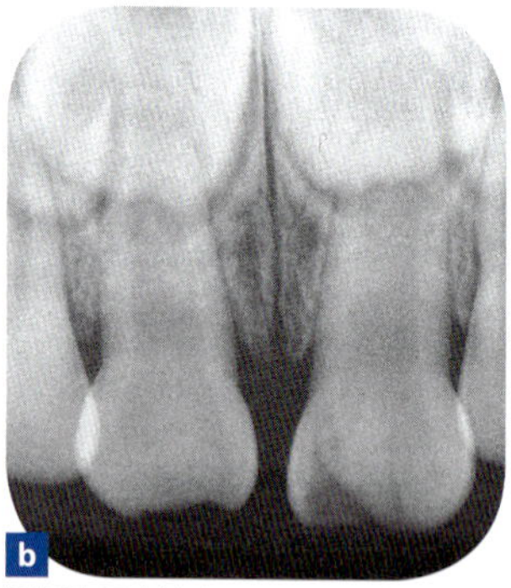

Fig 10a, b　初診時．2歳7か月，男児．⌊Aに露髄をともなう歯冠-歯根破折が生じている．乳歯の浅い断髄は予後不良と考え，この日に低位断髄と水酸化カルシウム製剤による根管充填を行った．

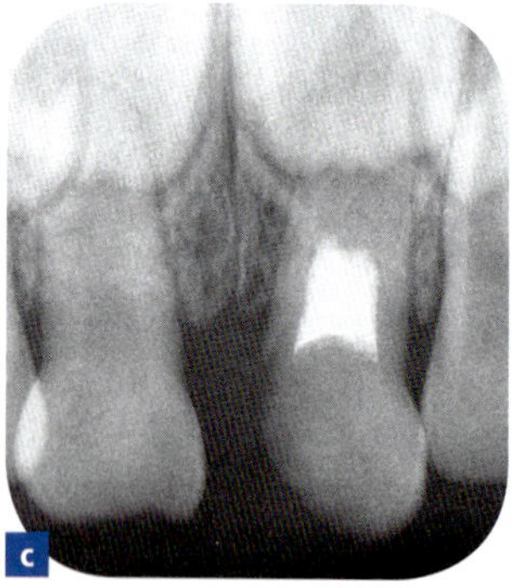

Fig 10c　3か月後のエックス線写真．根管充填剤は「ビタペックス」．

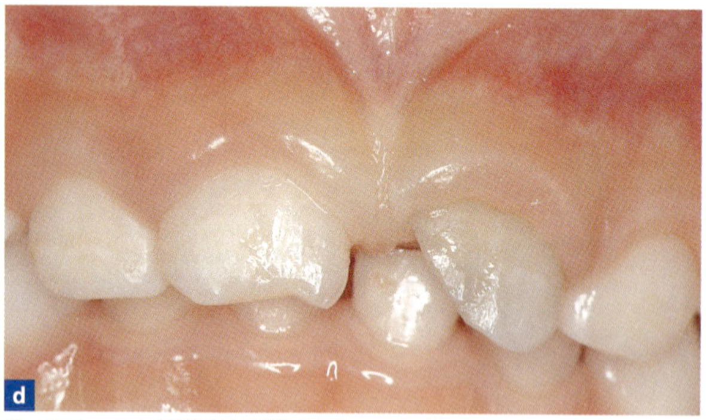

Fig 10d　3か月後の口腔内写真．

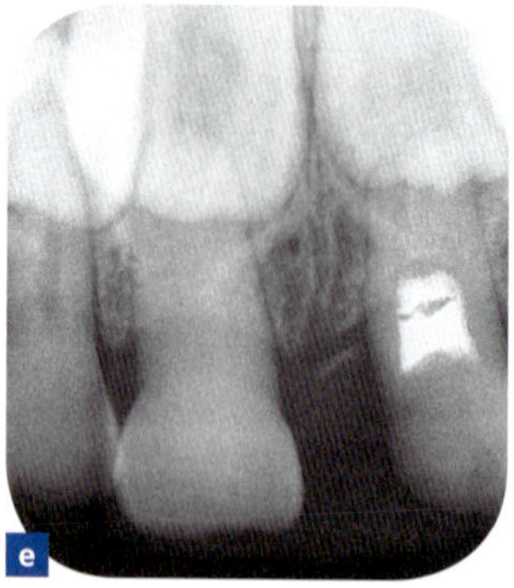

Fig 10e　2年2か月後．

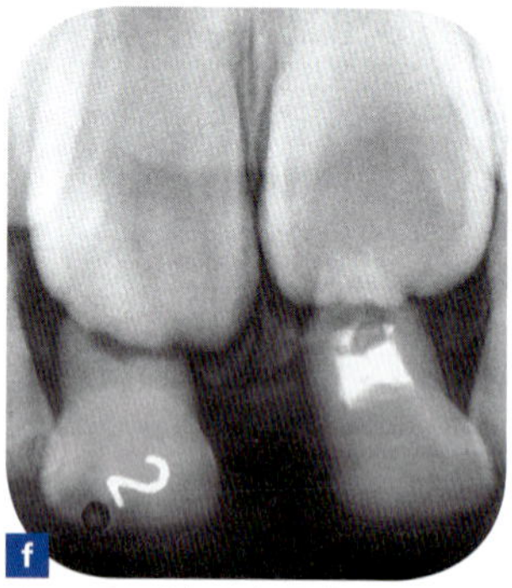

Fig 10f　4年4か月後．

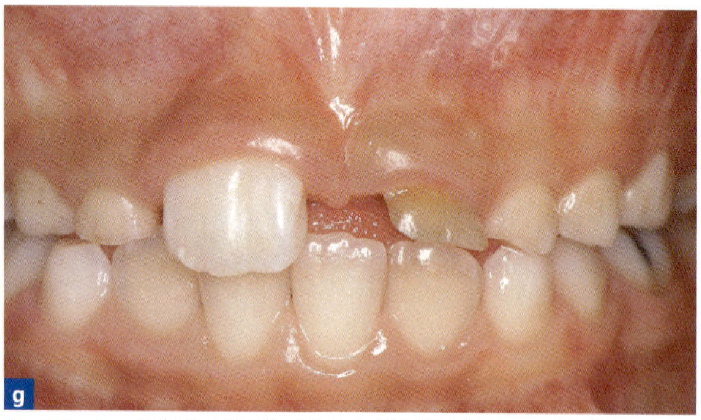
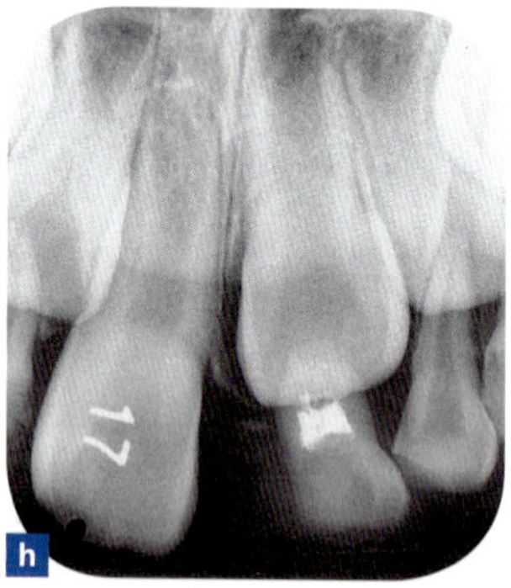

Fig 10g, h　5年7か月後．⌊Aの歯根吸収がスムーズに起こっていない．この日に⌊Aの抜歯を行った．

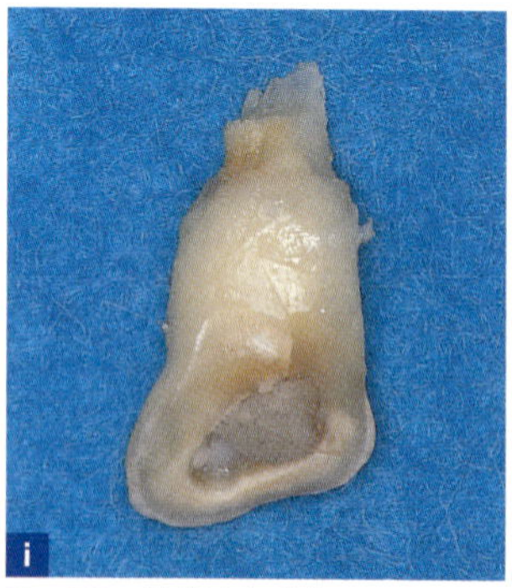

Fig 10i　抜歯された⌊A．

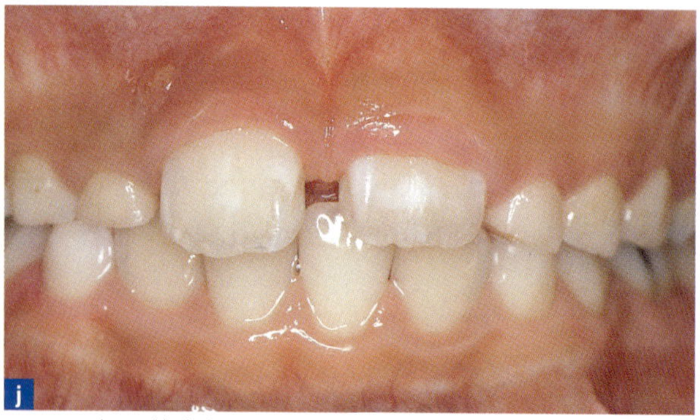

Fig 10j　⌊Aの抜歯から3か月後．⌊1の萌出が1⌋に追いついている．

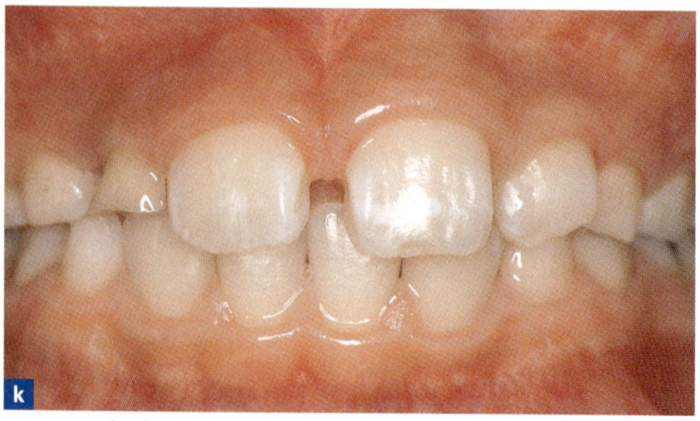

Fig 10k　初診から7年4か月後．⌊1の歯冠にはわずかな白濁（石灰化不全）があるものの，萌出に問題はみられない．

乳歯の歯根破折の治療例

症例①（**Fig 11**）

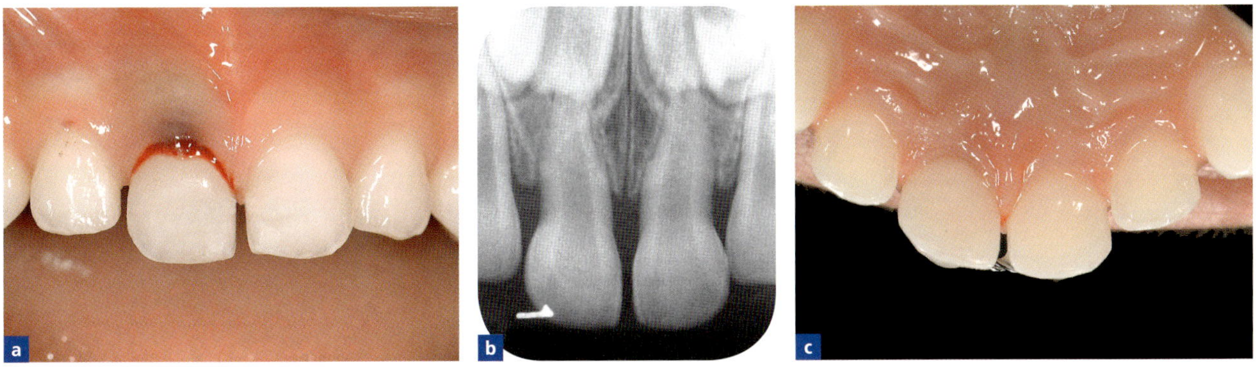

Fig 11a〜c　初診時．４歳３か月，男児．A|の外傷．歯根破折が疑われた．

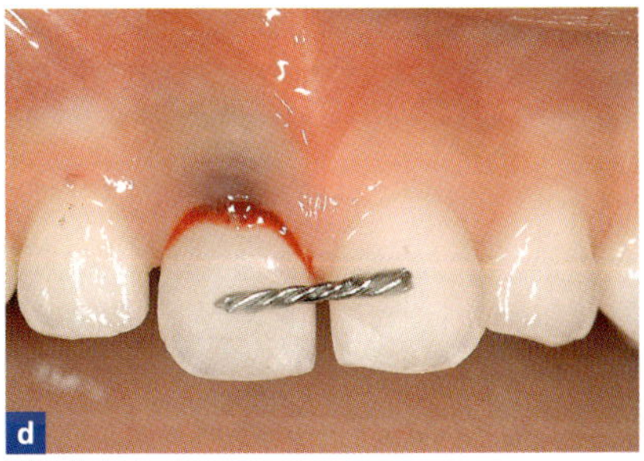

Fig 11d　A|の固定後．

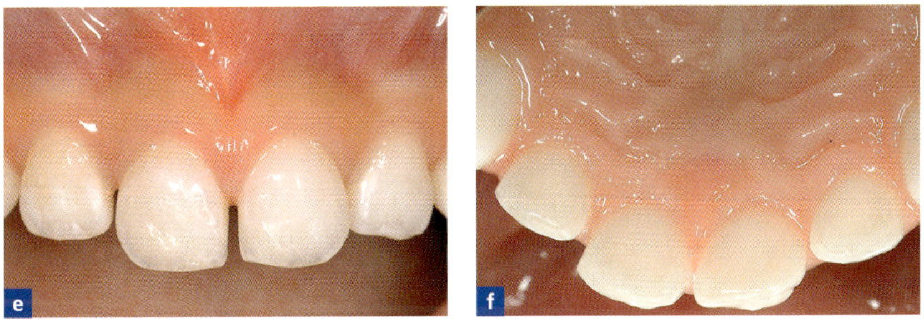

Fig 11e, f　１か月後．固定の除去直後．歯冠の変色はみられない．

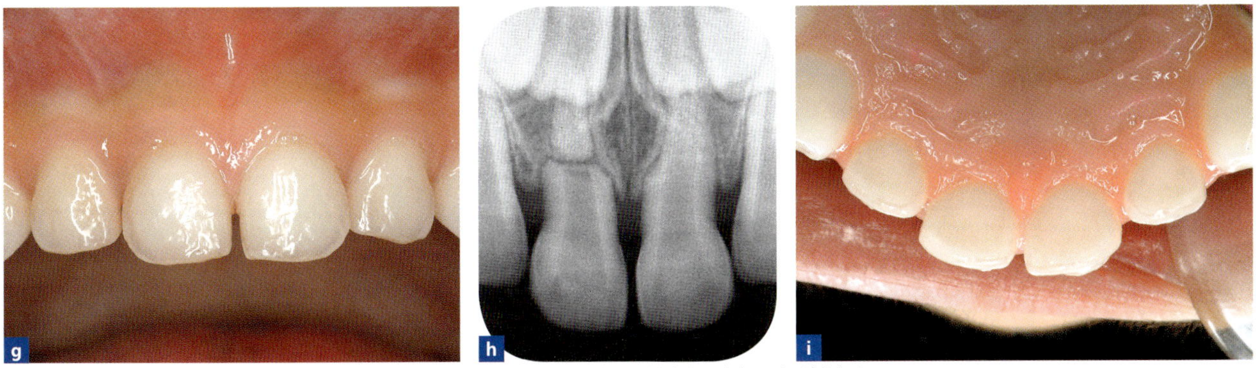

Fig 11g〜i　４か月後．破折線が明瞭になってきたと同時に，根尖部の破折片の歯根吸収が進行している．

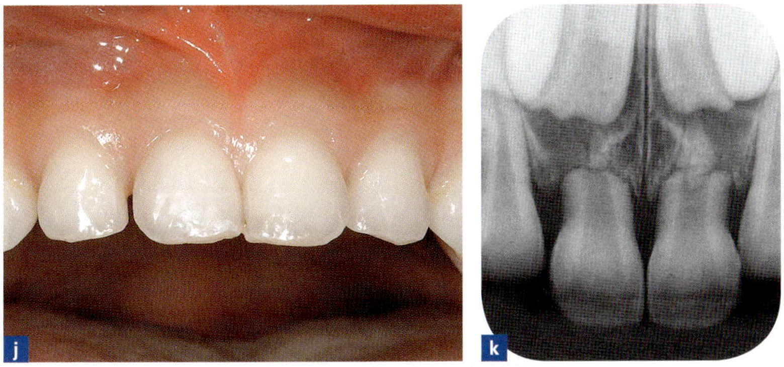

Fig 11j, k　１年１か月後．A|Aともに顕著な歯根吸収が進行している．

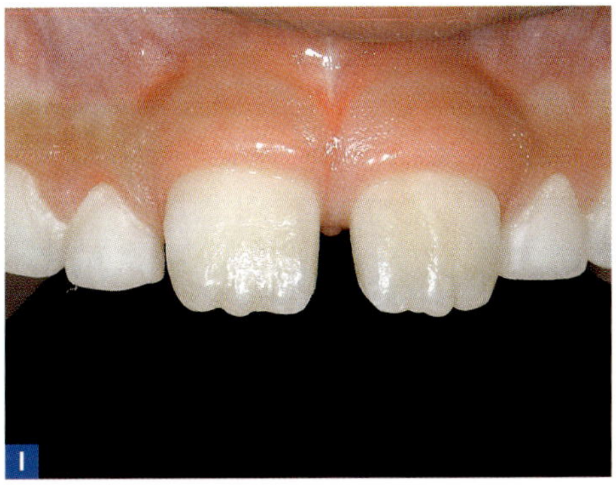

Fig 11l　３年２か月後．永久歯との交換がスムーズに行われている．

症例②(**Fig 12**)

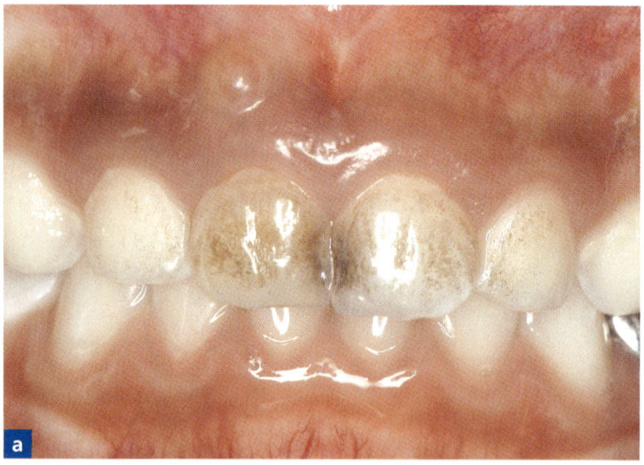

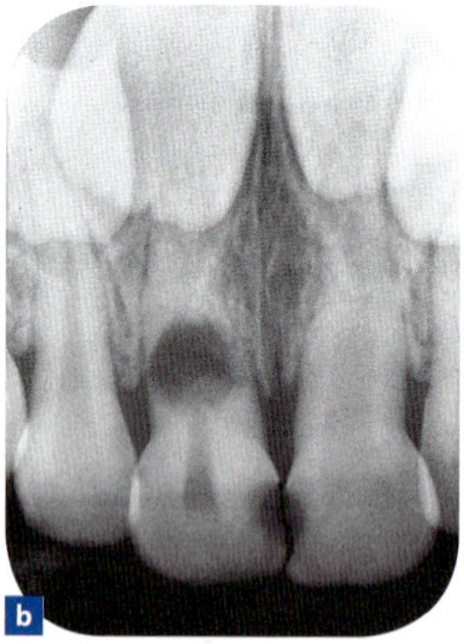

Fig 12a, b　初診時．5歳4か月，女児．主訴：A|のアブセス．歯根破折が原因と考えられる．

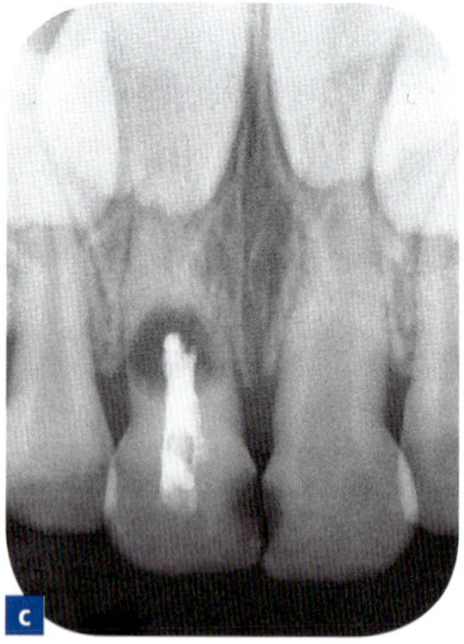

Fig 12c　歯冠側の破折片のみの根管処置後．根管充填剤はビタペックス．

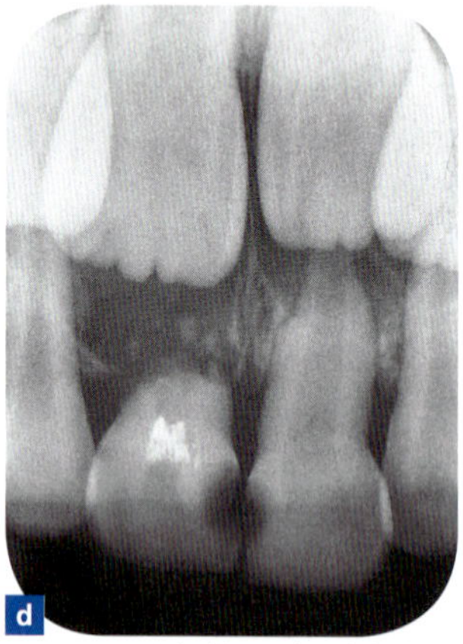

Fig 12d　1年後．A|の歯根側の破折片が完全に吸収されている．

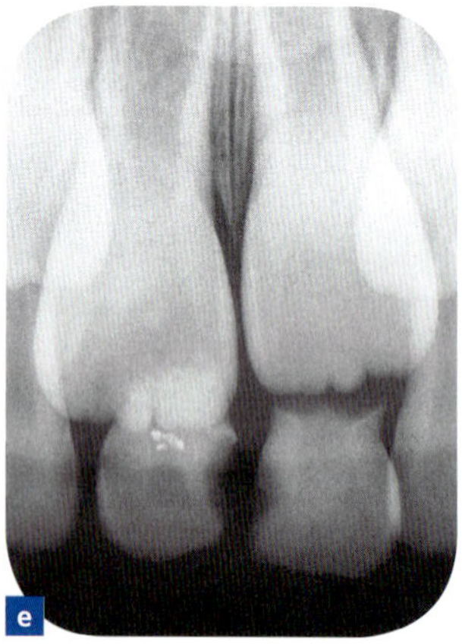

Fig 12e　2年後．

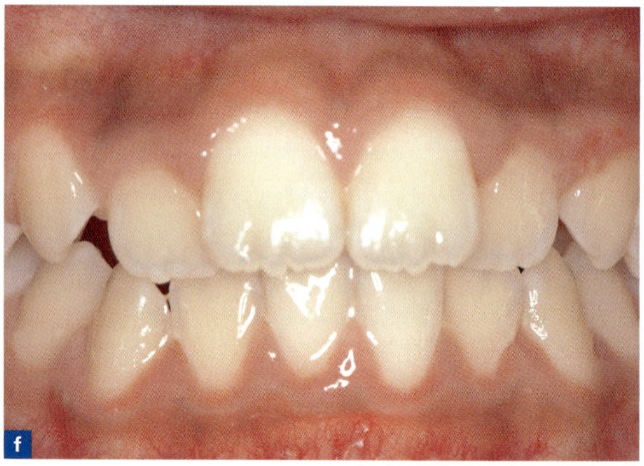

Fig 12f　5年3か月後．永久歯と問題なく交換されている．

挺出性脱臼，側方性脱臼，埋入

脱臼性の外傷が生じた乳歯は，手指による簡単な整復以外は，自然治癒にまかせることが推奨されている[20,21](**Fig 13**)．永久歯胚にそれ以上外傷力を加えないためである．しかし，脱臼によって上下の被蓋関係が逆になってしまった場合(上顎前歯が舌側へ変位した場合)，自然萌出は期待できないので，永久歯の場合と同じように麻酔後，整復・固定を行う場合もある(**Fig 14**)．ただし，このとき新たな機械的な損傷が後続永久歯胚に加わらないよう，力の向きには細心の注意をはらわなければならない．

治療(整復・固定)をする・しないにかかわらず，術後に歯髄腔の閉塞や急激な歯根吸収が認められることが多い(**Fig 13～15**)．この閉塞や吸収についても治療の必要性はない場合が多いが，予後観察中にこれらがみられることを十分に予測し，保護者に説明しておく．また，脱臼性の外傷にもかかわらず，根管処置が必要な場合は少ない．すなわち，歯髄の治癒(閉塞)が観察されることが多い(**Fig 14, 15**)．アブセスなどの歯髄壊死症状が観察された場合に初めて根管治療を開始すればよい(**Fig 7，8** 参照)．

乳歯の埋入性脱臼の治療例

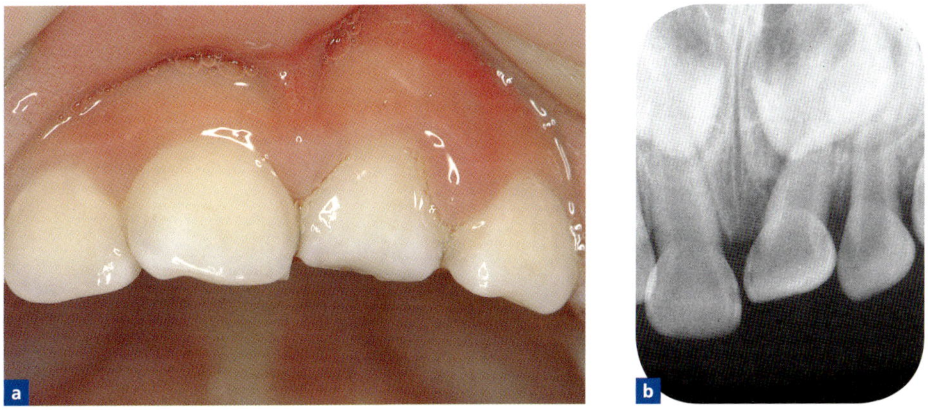

Fig 13a, b　初診時．3歳，男児．⌊Aに埋入が起こっていると思われる．自然挺出を待つことにした．

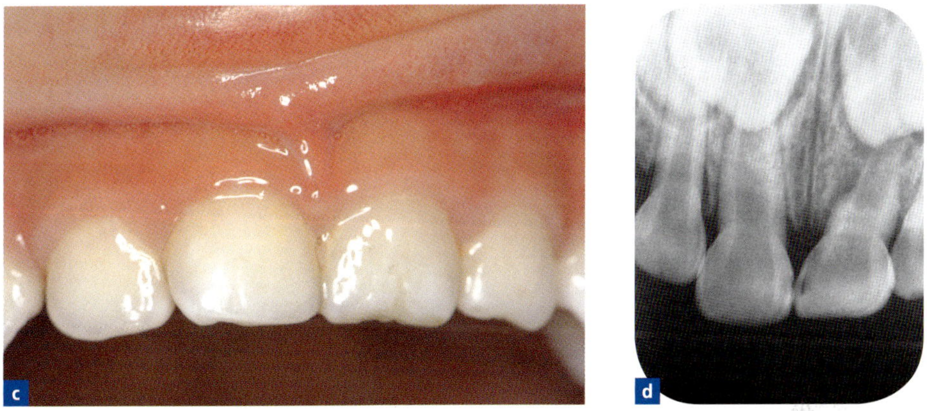

Fig 13c, d　3か月後．自然挺出により歯はほぼ元の位置に戻っている．しかし，わずかに歯根吸収が進行している．

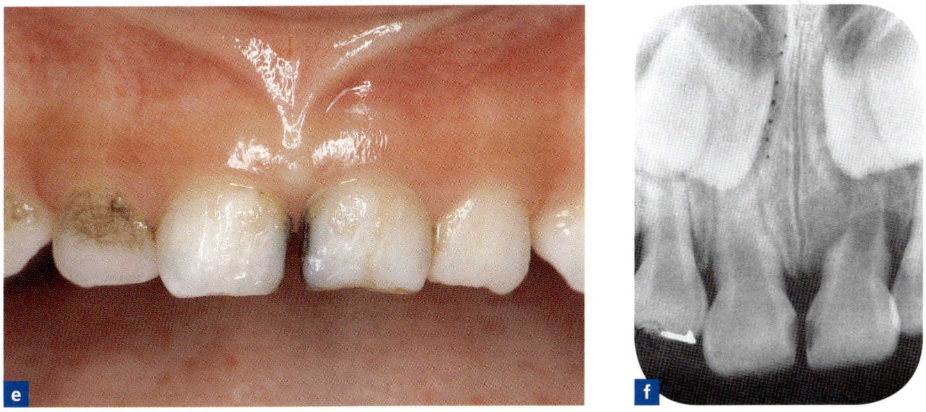

Fig 13e, f　1年3か月後．⌊Aの歯根吸収は進行しているが，経過観察にとどめる．

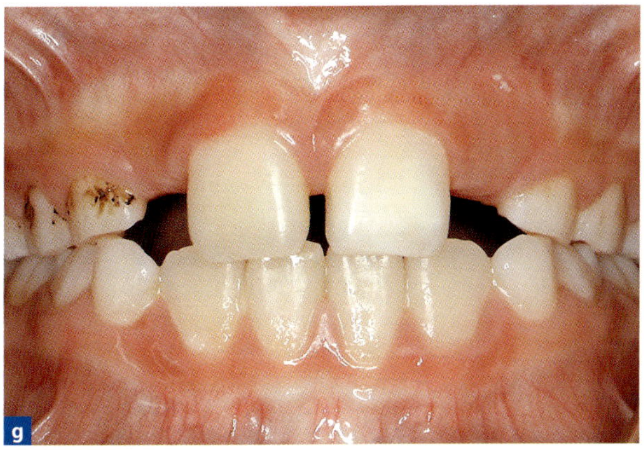

Fig 13g　6年後．永久歯に交換されているものの，⌊1の歯冠はやや白濁しており，エナメル質のわずかな石灰化不全がうかがわれる．

乳歯の脱臼性の外傷の治療例

症例①（Fig 14）

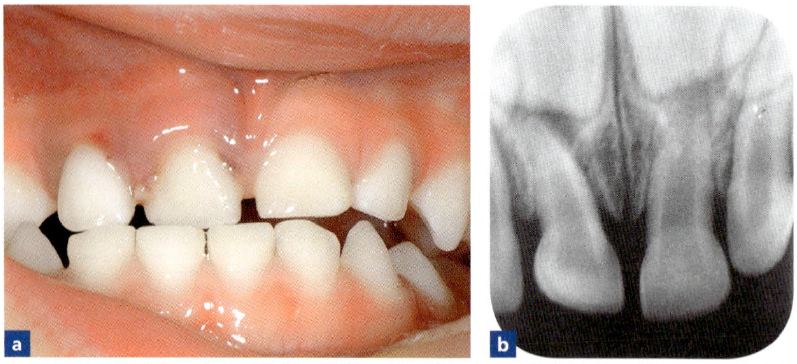

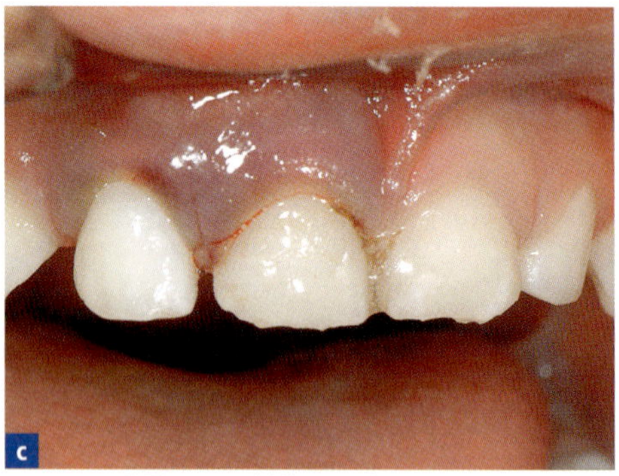

Fig 14a, b　初診時．２歳７か月，男児．A|に埋入または側方性脱臼が生じているように思われる．A|は口蓋側へ転位しているため，自然挺出が期待できないと判断された．

Fig 14c　麻酔下での整復・固定後．

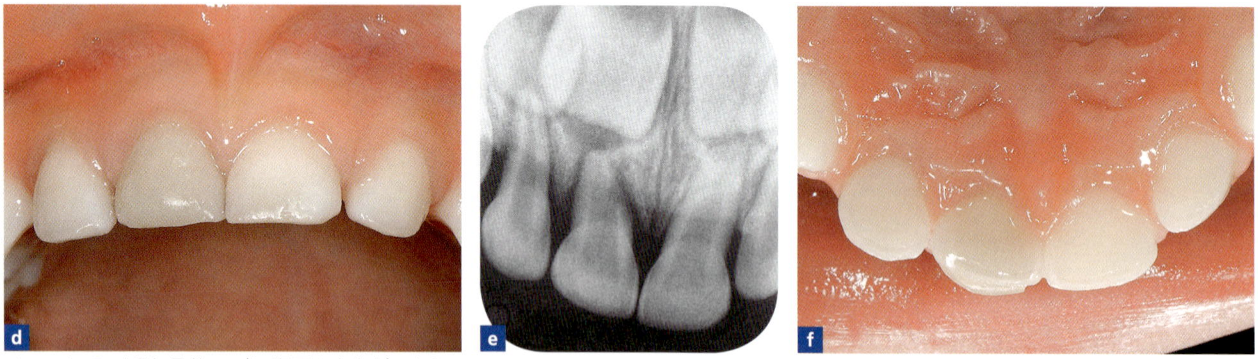

Fig 14d〜f　1.5か月後．A|に歯冠の変色がみられる．

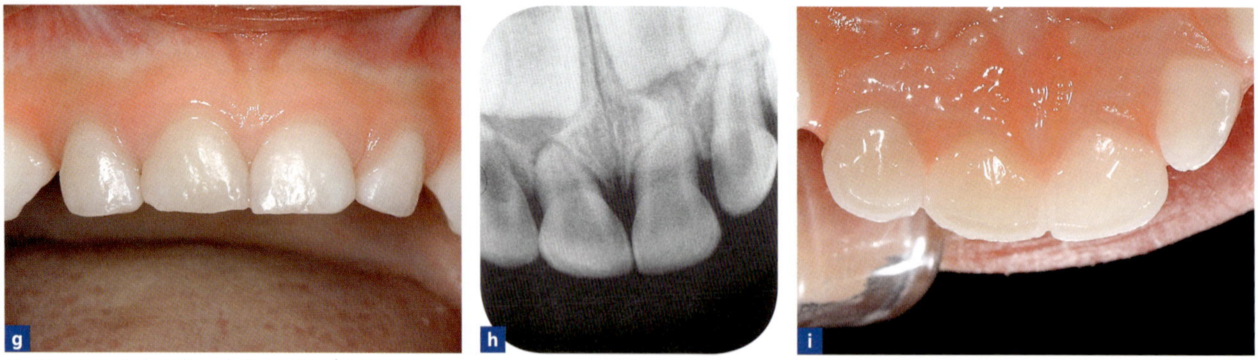

Fig 14g〜i　５か月後．変色の改善がみられる．

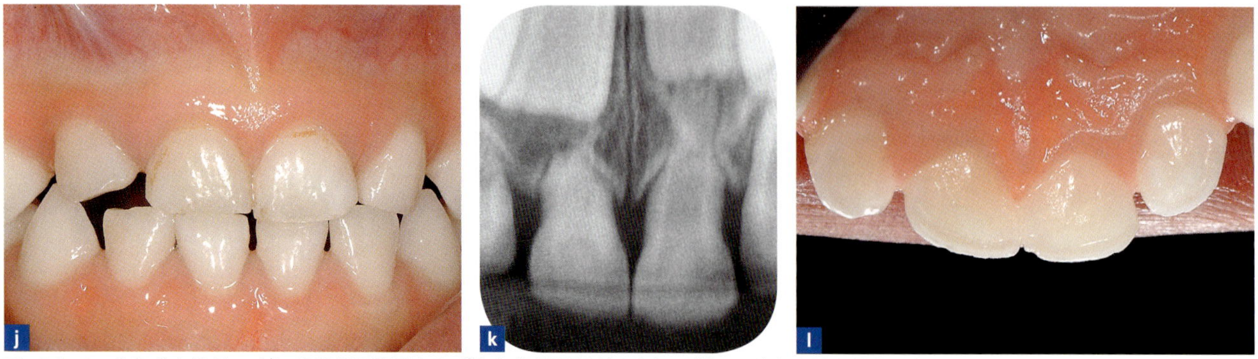

Fig 14j〜l　２年３か月後．A|に歯髄腔の閉塞とわずかな歯根吸収がみられるが，正常な審美と機能を保っている．

症例②（**Fig 15**）

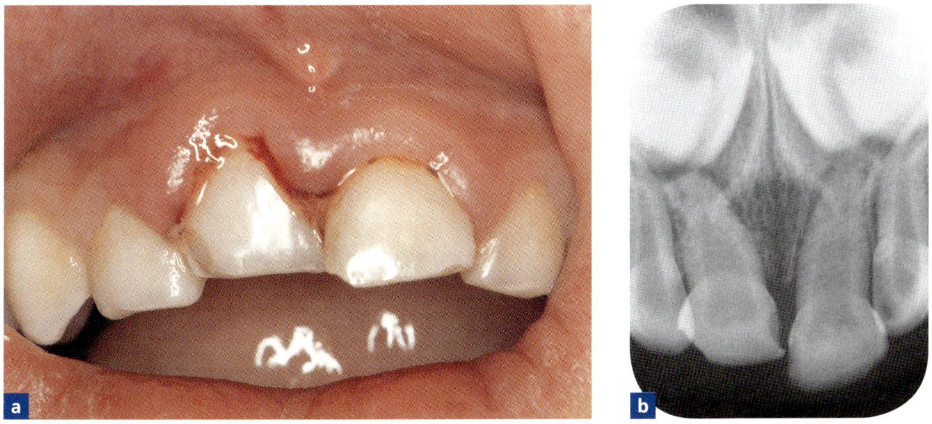

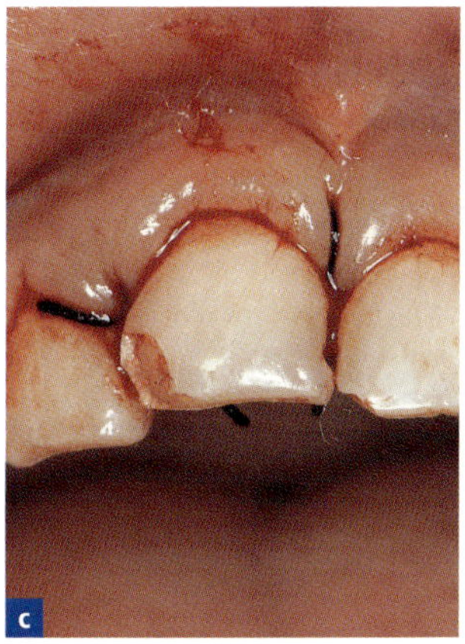

Fig 15a, b 初診時．３歳６か月，男児．A|に埋入または側方性脱臼が生じていると考えられる．

Fig 15c 麻酔下での整復直後．

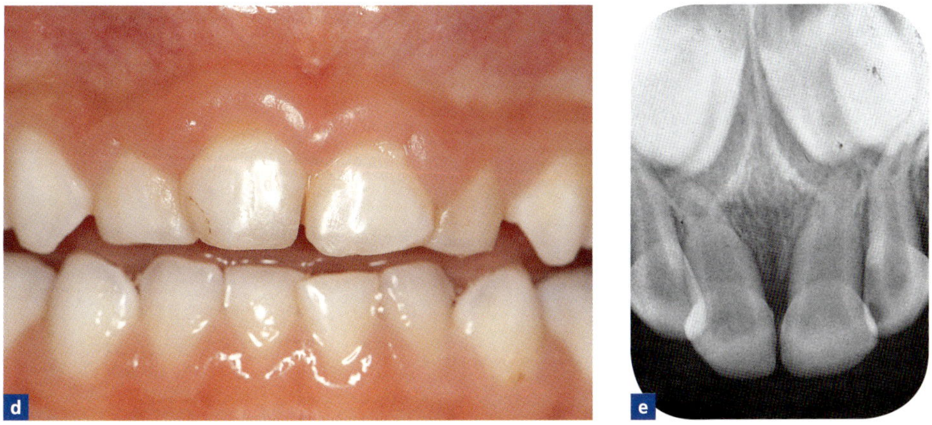

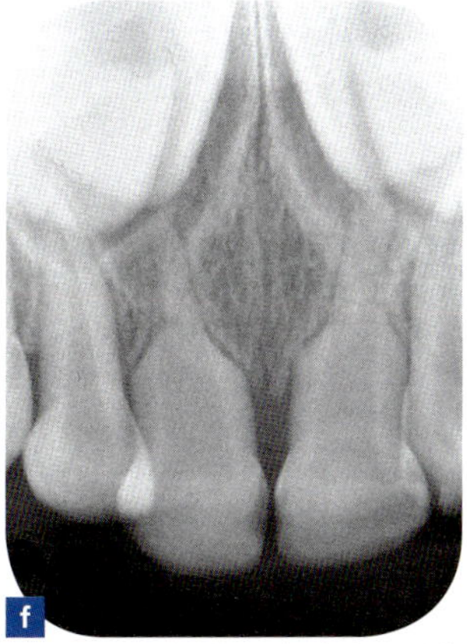

Fig 15d, e ３か月後．際立った変化はみられない．

Fig 15f １年後．歯髄腔の閉塞傾向と垂直的な歯根吸収がみられる．

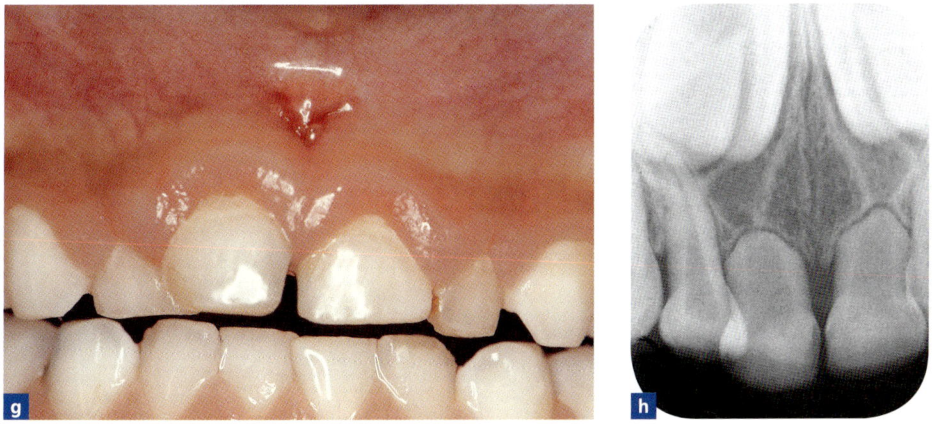

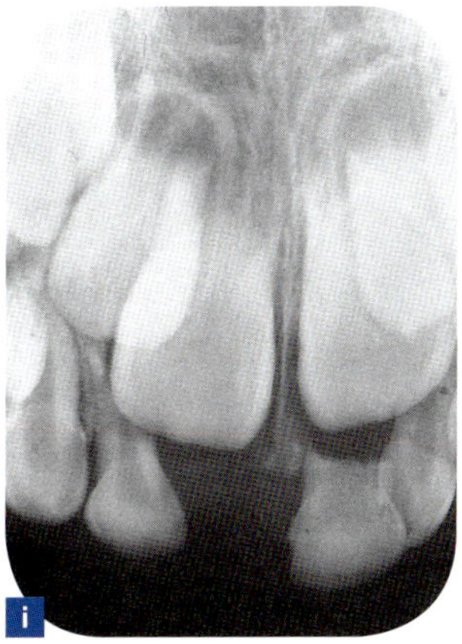

Fig 15g, h ２年後．後続永久歯の萌出に関係なく，歯根吸収が進行している．

Fig 15i ３年後．永久歯とスムーズな交換が期待できそうである．

乳歯の脱離の治療例

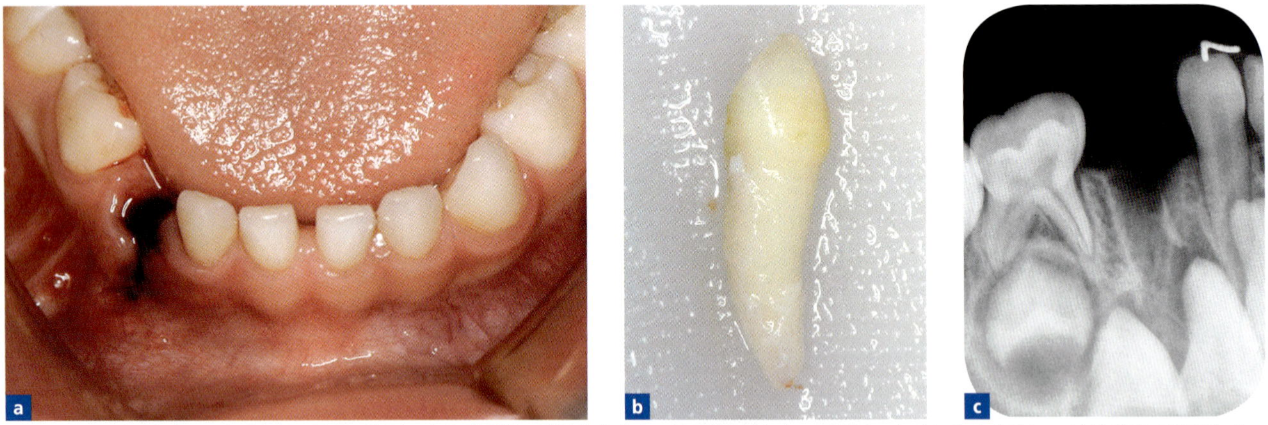

Fig 16a〜c　初診時．4歳10か月，男児．前日の夜8時半頃，階段から落ちてC|が脱離した．母親は，すぐに歯を牛乳につけ冷蔵庫で保管した．脱離から13時間後の午前9時30分，当院を来院した．

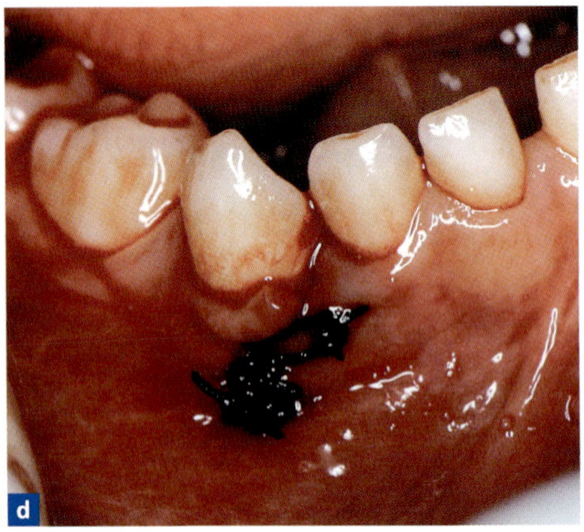

Fig 16d　歯肉の縫合と脱離歯の再植直後．脱離から13時間経過しているが，牛乳に保管されていたことから，歯根膜がある程度生存していると考えられた．

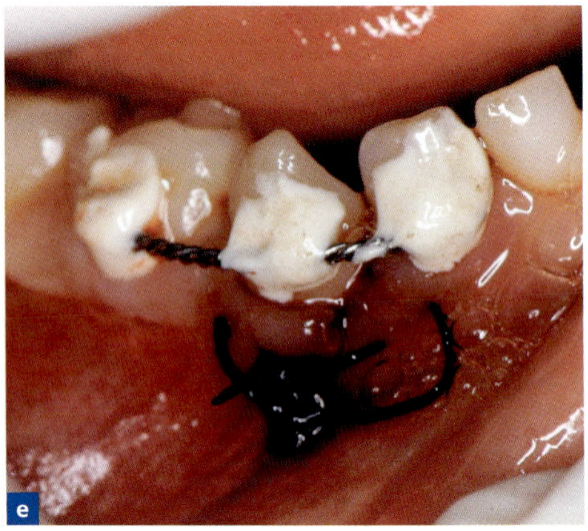

Fig 16e　固定直後．

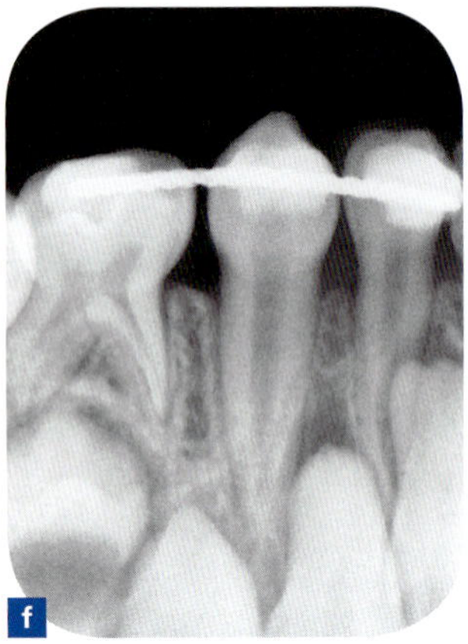

Fig 16f　再植，固定直後のエックス線写真．

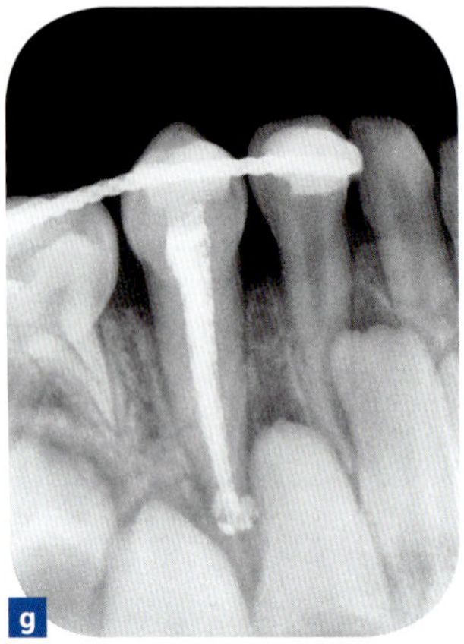

Fig 16g　2週間後．C|の根尖が閉じていたので歯髄の治癒が期待できないと判断し，この日に根管処置を行った．根管充填剤として水酸化カルシウム製剤（ビタペックス）を用いた．

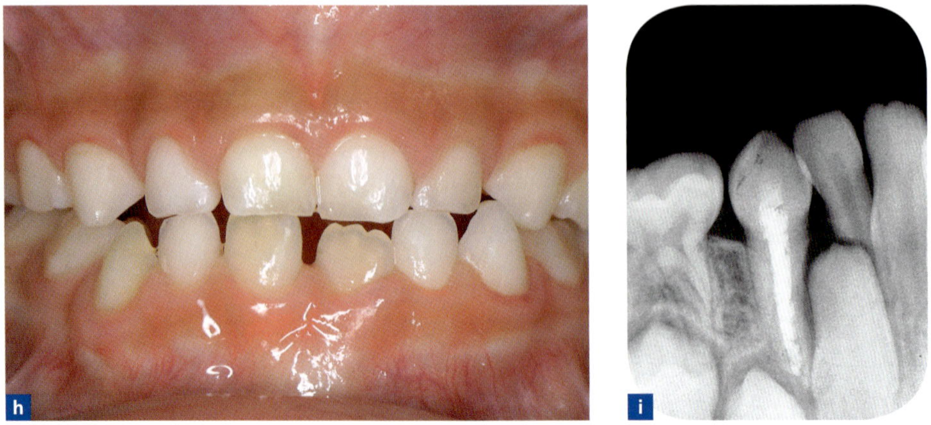

Fig 16h, i　1年8か月後．明らかな歯根吸収はみられない．とはいえ，C|の低位咬合がみられることから，部分的なアンキローシスが生じていることがうかがわれる．いずれにしても，小児とはいえ脱離歯の再植により機能と審美が確保されていることに変わりない．

脱離

すでに吸収が開始している脱離乳歯は再植の適応症とはいえない．外傷後にみられる（あるいは再植後にみられる）急激な歯根吸収や感染を考えると，再植の価値を見出すのは困難である[21〜23]．

しかしながら，きわめて低年齢の患者では，後続永久歯の萌出まで数年間，歯が欠落することは保護者にとっても本人にとっても，審美的・機能的・精神的にも問題が大きく，再植を試みる価値は高いと思われる（**Fig 16, 17**）．このとき注意したいことは，乳歯の再植では，永久歯でみられるような歯髄の治癒や歯根膜の治癒がいつも起こるとは限らないことである．さらに，再植によって後続永久歯胚に傷害が起こる危険性があることを必ず考慮に入れておく必要がある（**Fig 3** 参照）．議論の多い治療方針ではあるが，永久歯胚への感染や傷害の危険性が少なければ，再植の価値は十分高いと考えられる[24〜26]．

乳歯の脱離の治療方針

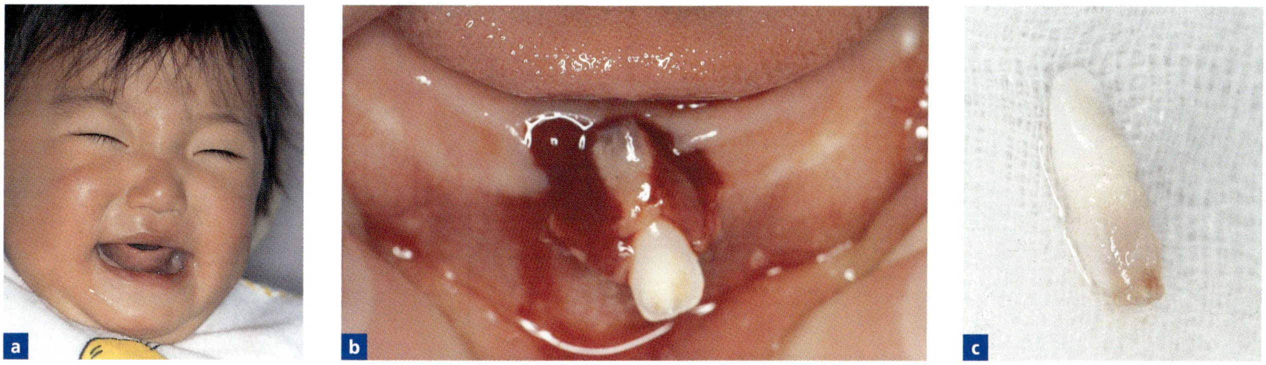

Fig 17a　初診時．9か月，女児．A|Aの脱離で来院．患者はベランダから落ちたとのこと．事故から15分経過している．母親は再植を強く要望した．
Fig 17b　口腔内にある|A．
Fig 17c　母親が手に持って来院したA|．

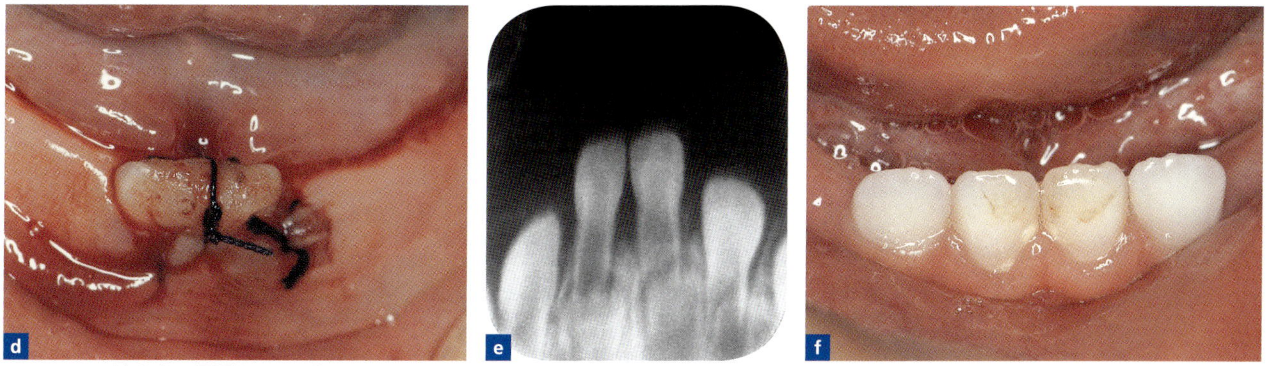

Fig 17d　再植直後．A|Aをコンポジットレジンで連結後，縫合糸で歯肉に固定した．
Fig 17e　2週間後のエックス線写真．
Fig 17f　4か月後の口腔内写真．再植歯の変色はみられない．

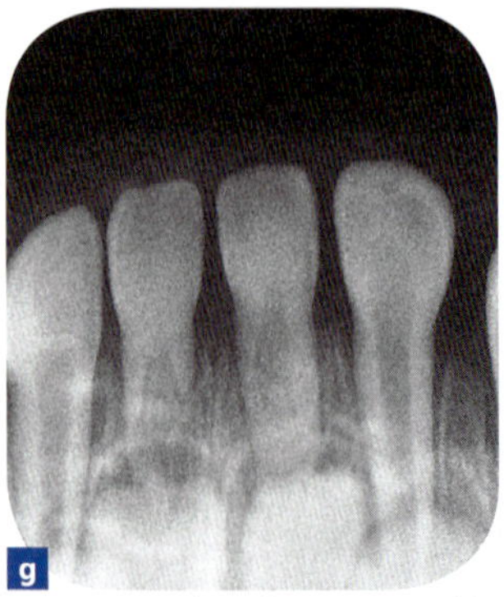
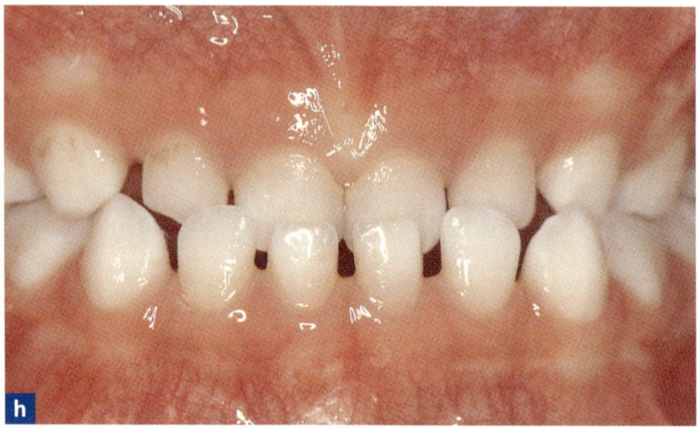
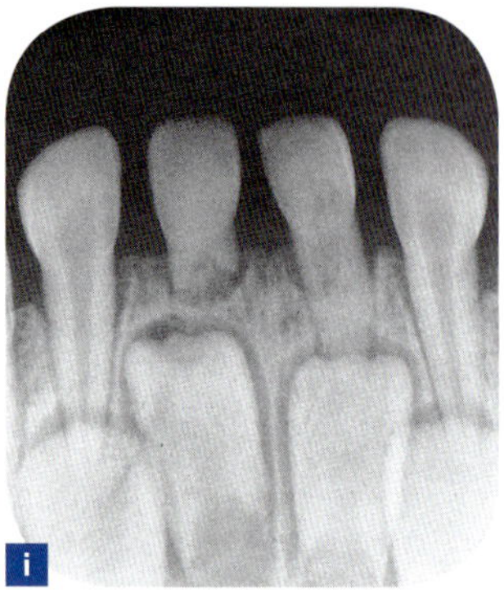

Fig 17g　8か月後のエックス線写真．A|には，内側性の歯根膜が，|Aには，歯髄腔の閉塞が起こっているように思われる．

Fig 17h, i　2年3か月後．歯冠の変色はなく，動揺度も正常である．A|の歯根吸収が|Aよりやや速い．

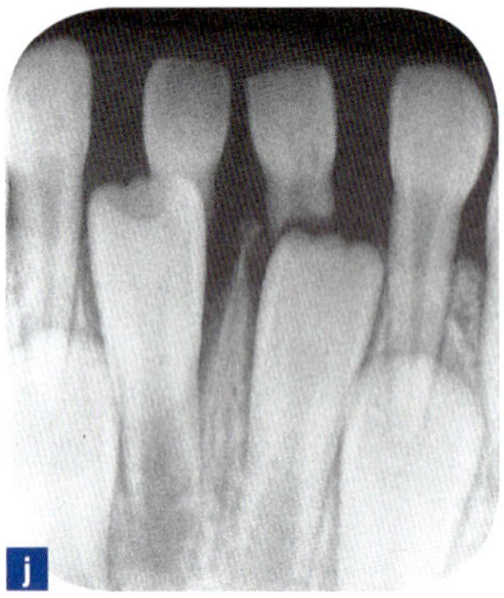
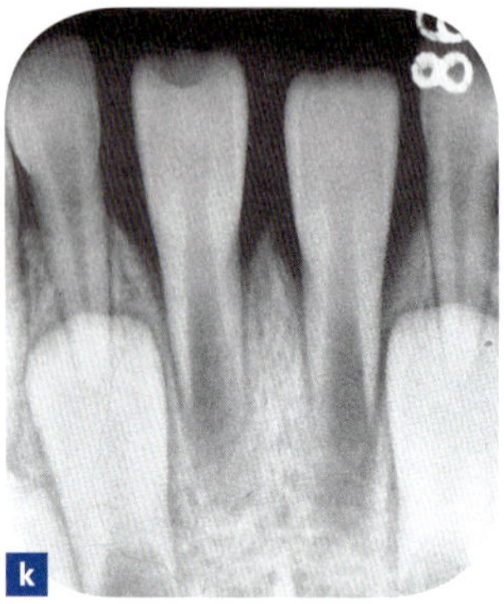
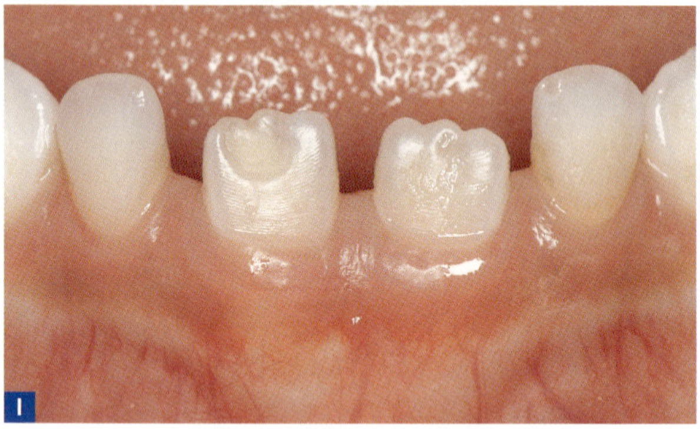

Fig 17j　3年10か月後．

Fig 17k, l　4年1か月後．1|1の唇側にわずかな実質欠損がみられる．A|Aの再植が原因しているのであろうか？　たとえそうであっても，外傷から4年間，前歯が保存され，審美と機能を保ったことは有意義であると考えている．

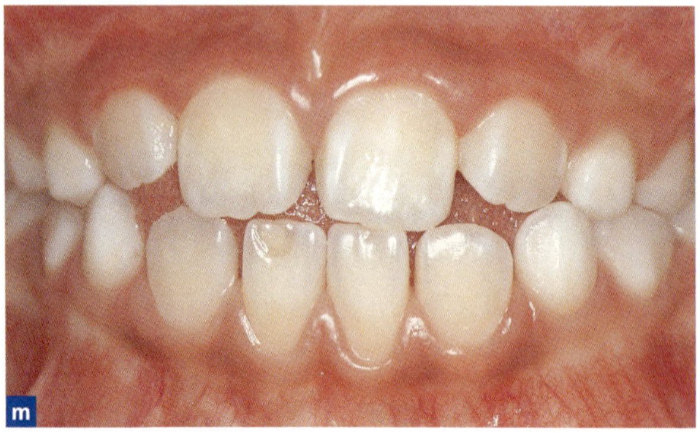

Fig 17m　5年7か月後．

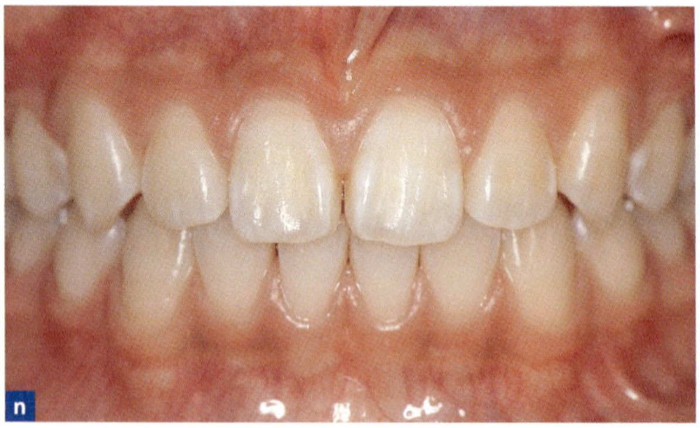

Fig 17n　9年後．

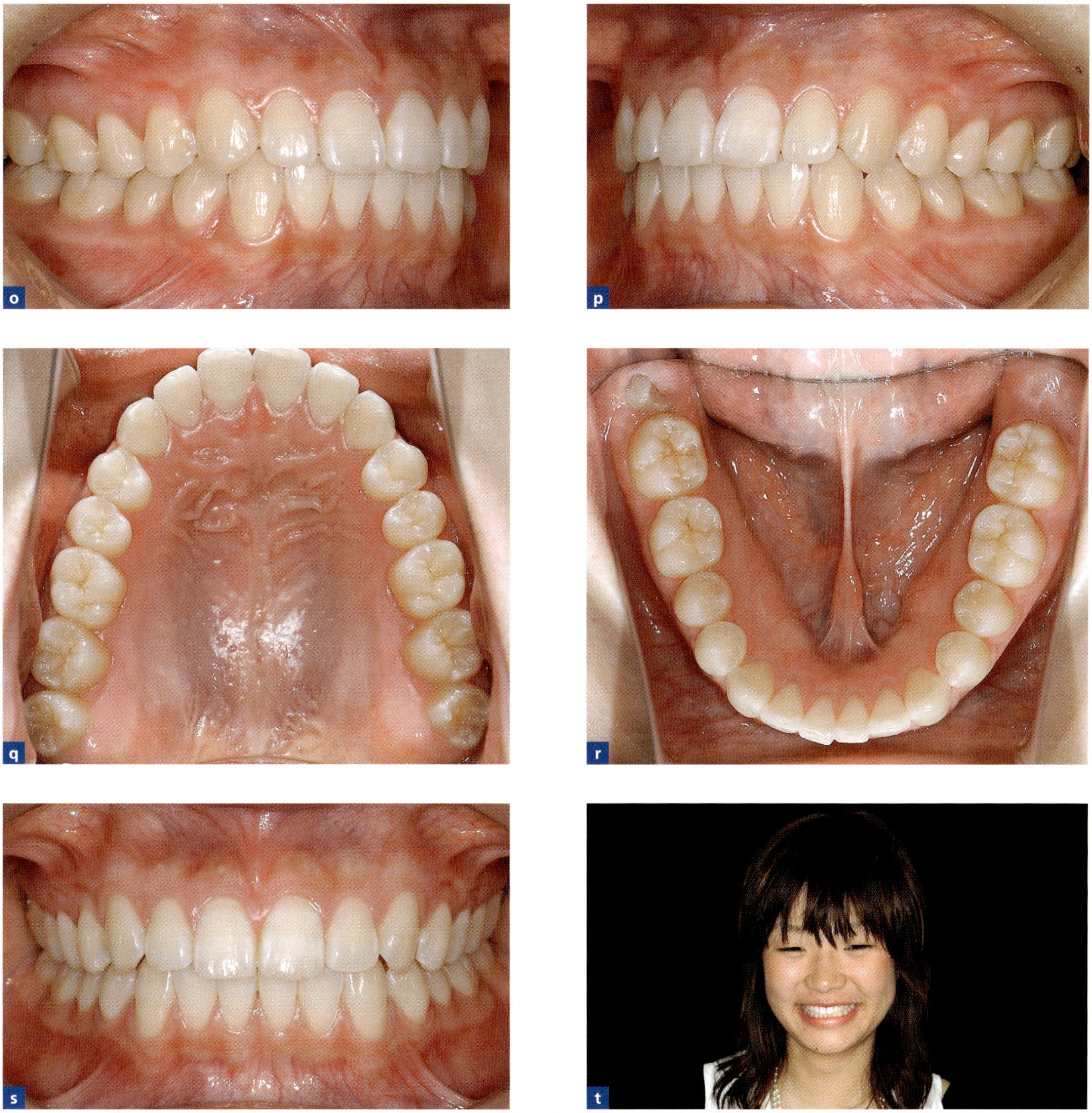

Fig 17o～t 外傷から18年後．治療によって抜けた乳歯が助かったことで，患者や母親と医院の間に大きな信頼関係が生まれ，患者は外傷後18年間，無断キャンセルもなく，定期検診に通い続けてくれた．その甲斐もあって，患者の口腔はう蝕や歯周病に縁のない理想的な状態を維持している．

脱落した乳歯の再植については賛否両論がある．事実，再植により永久歯胚にダメージが及ぶかもしれないことは否定できない．しかし，この症例のように，保護者の希望が歯を保存することであれば，また，再植の条件を備えていれば，それを行うことが歯科医師の責務かもしれない．乳歯の再植をして得られたもののほうが，失ったものよりはるかに大きいのではないだろうか．

参考文献

1. Andreasen JO, Sundström B, Ravn JJ. The effect of traumatic injuries to primary teeth on their permanent successors. I. A clinical, radiographic, microradiographic and electron-microscopic study of 117 injured permanent teeth. Scand J Dent Res 1970 ; 79 : 219-283.

2. Andreasen JO, Ravn JJ. The effect of traumatic injuries to primary teeth on their permanent successors. II. A clinical and radiographic follow-up study of 213 injured teeth. Scand J Dent Res 1970 ; 79 : 284-294.

3. von Arx T. Developmental disturbances of permanent teeth following trauma to the primary dentition. Aust Dent J 1993 ; 38(1) : 1-10.

4. Nagatani S, Mathieu GP. Partially arrested root formation in a permanent maxillary central incisor subsequent to trauma to the primary dentition. Endod Dent Traumatol 1994 ; 10(1) : 23-26.

5. Maragakis MG. Crown dilaceration of permanent incisors following trauma to their primary predecessors. J Clin Pediatr Dent 1995 ; 20(1) : 49-52.

6. Chadwick SM, Millett D. Dilaceration of a permanent mandibular incisor. A case report. Br J Orthod 1995 ; 22(3) : 279-281.

7. Prabhakar AR, Reddy VV, Bassappa N. Duplication and dilaceration of a crown with hypercementosis of the root following trauma: a case report. Quintessence Int 1998 ; 29(10) : 655-657.

8. Borum MK, Andreasen JO. Sequelae of trauma to primary maxillary incisors. I. Complications in the primary dentition. Endod Dent Traumatol 1998 ; 14(1) : 31-44.

9. Cole B, Welbury R. Malformation in the primary and permanent dentitions following trauma prior to tooth eruption: a case report. Endod Dent Traumatol 1999 ; 15(6) : 294-296.

10. Diab M, elBadrawy HE. Intrusion injuries of primary incisors. Part II: Sequelae affecting the intruded primary incisors. Quintessence Int 2000 ; 31(5) : 335-341.

11. Diab M, elBadrawy HE. Intrusion injuries of primary incisors. Part III: Effects on the permanent successors. Quintessence Int 2000 ; 31(6) : 377-384.

12. Katz-Sagi H, Moskovitz M, Moshonov J, Holan G. Pulp canal obliteration in an unerupted permanent incisor following trauma to its primary predecessor: a case report. Dent Traumatol 2004 ; 20(3) : 181-183.

13. Pomarico L, de Souza IP, Primo LG. Multidisciplinary therapy for treating sequelae of trauma in primary teeth: 11 years of follow-up and maintenance. Quintessence Int 2005 ; 36(1) : 71-75.

14. Arenas M, Barbería E, Lucavechi T, Maroto M. Severe trauma in the primary dentition-diagnosis and treatment of sequelae in permanent dentition. Dent Traumatol 2006 ; 22(4) : 226-230.

15. Sennhenn-Kirchner S, Jacobs HG. Traumatic injuries to the primary dentition and effects on the permanent successors - a clinical follow-up study. Dent Traumatol 2006 ; 22(5) : 237-241.

16. Andrade MG, Weissman R, Oliveira MG, Heitz C. Tooth displacement and root dilaceration after trauma to primary predecessor: an evaluation by computed tomography. Dent Traumatol 2007 ; 23(6) : 364-367.

17. Tozoglu S, Yolcu U, Tozoglu U. Developmental disturbance of maxillary lateral incisor after trauma. Dent Traumatol 2007 ; 23(2) : 85-86.

18. Holan G. Long-term effect of different treatment modalities for traumatized primary incisors presenting dark coronal discoloration with no other signs of injury. Dent Traumatol 2006 ; 22(1) : 14-17.

19. Fried I, Erickson P, Schwartz S, Keenan K. Subluxation injuries of maxillary primary anterior teeth: epidemiology and prognosis of 207 traumatized teeth. Pediatr Dent 1996 ; 18(2) : 145-151.

20. Gondim JO, Moreira Neto JJ.Evaluation of intruded primary incisors. Dent Traumatol 2005 ; 21(3) : 131-133.

21. Flores MT, Malmgren B, Andersson L, Andreasen JO, Bakland LK, Barnett F, Bourguignon C, DiAngelis A, Hicks L, Sigurdsson A, Trope M, Tsukiboshi M, von Arx T; International Association of Dental Traumatology. Guidelines for the management of traumatic dental injuries. III. Primary teeth.Dent Traumatol 2007 ; 23(4) : 196-202.

22. Zamon EL, Kenny DJ. Replantation of avulsed primary incisors: a risk benefit assessment. J Can Dent Assoc 2001 ; 67(7) : 386.

23. Boer FA, Percinoto C, Ferelle A, Cunha RF. Immediate reimplantation of primary teeth: a histological study in dogs. Dent Traumatol 2008 ; 24(3) : 337-342.

24. Filippi A, Pohl Y, Kirschner H. Replantation of avulsed primary anterior teeth: treatment and limitations. ASDC J Dent Child 1997 ; 64(4) : 272-275.

25. Weiger R, Heuchert T. Management of an avulsed primary incisor. Endod Dent Traumatol 1999 ; 15(3) : 138-143.

26. 木村光孝，高木裕三，香西克之，朝田芳信・編集．乳歯列期における外傷歯の診断と治療．東京：クインテッセンス出版，2005.

27. Andreasen JO, Andreasen FM. Textbook and color atlas of traumatic injuries to the teeth. 3rd ed. Copenhagen : Munksgaard, 1994.

EPILOGUE
おわりに

筆者の個人的なことであるが，筆者は2009年と2010年の２年間，国際外傷歯学会（International Association of Dental Traumatology）の会長の任を担うことになった．初代会長のDr. Jens O. Andreasenにあこがれて入会したこの会で，彼と同じポジションに就任させていただくことは，人生最大の喜びと名誉である．振り返れば，歯周治療における創傷の治癒に興味をもち，やがて歯の移植学に出会い，その元となる外傷歯学へと筆者の興味は移行した．自分の無知と技術不足を反省し，猪突猛進で外傷歯学にのめりこんできた結果が，上記の出来事につながったと思う．

この10年間に，歯科治療学および診断学は大きな発展を遂げた．とくに，近年開発された歯科用コーンビームCT（CBCT）は飛躍的に外傷歯の診断力を高めた．筆者は本書を上梓する６年前にCBCTを臨床に導入したが，このことが本書を改訂する大きな原動力となった．緒言でも述べたが，外傷歯学は歯科全般の知識・技術を必要とし，逆に外傷歯学から得られた情報は，ほかの歯科治療学の発展に少なからずフィードバックされると信じている．

どんな本も，知識も，技術も，時代とともに新しいものに淘汰されていくことは拒めない．この本もいつか時代のなかに埋もれていくであろうが，できるだけその価値が歯科の歴史のなかに長くとどめおかれることを願っている．

2009年５月

月星光博

APPENDIX

索引

著者略歴

月星光博（つきぼしみつひろ）

1952年　愛知県海部郡蟹江町に生まれる
1977年　大阪大学歯学部卒業
1981年　京都大学医学部大学院卒業
　　　　京都大学医学博士取得
1982年　愛知県にて月星歯科クリニック開設
1983年　朝日大学歯学部非常勤講師（2001年退任）
1988年　American Academy of Periodontology（米国歯周病学会）会員
1992年　International Association of Dental Traumatology（国際外傷歯学会：IADT）会員
1998年　大阪大学歯学部非常勤講師／米国ロマリンダ大学非常勤講師
2001年　「Dental Traumatology」編集委員
2003年　IADT 理事／岡山大学歯学部非常勤講師（2004年退任）
2009年　IADT 会長（2009～2010）

主な著書

「歯周治療の科学と臨床」クインテッセンス出版，1992（共著）
T. G. Wilson Jr：「歯科治療とメインテナンス－その基本概念と実際－」クインテッセンス出版，1992（共訳）
J. O. Andreasen：「カラーアトラス 歯牙の再植と移植の治療学」クインテッセンス出版，1993（監訳）
J. O. Andreasen，F. M. Andreasen：「カラーアトラス 外傷歯治療の基礎と臨床」クインテッセンス出版，1995（監訳）
「知っててよかった！歯のけが口のけが」クインテッセンス出版，1996
「外傷歯の診断と治療（旧版）」クインテッセンス出版，1998
「自家歯牙移植」クインテッセンス出版，1999
「カラーアトラス 治癒の歯内療法」クインテッセンス出版，2000（共著）
「Minimal Tooth Movement――一般臨床医のための MTM」クインテッセンス出版，2003（共著）
「改訂版 撮る・見る・見せる　デジタル口腔内写真」クインテッセンス出版，2005（共著）
ほか，訳書・著書・論文多数

QUINTESSENCE PUBLISHING 日本

シリーズ　MIに基づく歯科臨床 vol. 01
外傷歯の診断と治療（がいしょうしのしんだんとちりょう）　増補新版（ぞうほしんぱん）

1998年 6 月25日　第 1 版第 1 刷発行
2004年12月20日　第 1 版第 4 刷発行
2009年 8 月10日　第 2 版第 1 刷発行
2022年 3 月25日　第 2 版第 6 刷発行

著　　者　月星光博（つきぼしみつひろ）

発 行 人　北峯康充

発 行 所　クインテッセンス出版株式会社
　　　　　東京都文京区本郷 3 丁目 2 番 6 号　〒113-0033
　　　　　クイントハウスビル　電話(03)5842-2270(代表)
　　　　　(03)5842-2272(営業部)
　　　　　(03)5842-2279(編集部)
　　　　　web page address　https://www.quint-j.co.jp

印刷・製本　サン美術印刷株式会社

ISBN978-4-7812-0090-3　C3047